U0891084

ZHONGLIU ZONGHE ZHILIAO
YU XINJISHU YINGYONG

肿瘤综合治疗与新技术应用

主 编 于志红 张永胜 陈露斯 等

河南大学出版社
HENAN UNIVERSITY PRESS
·郑州·

图书在版编目（CIP）数据

肿瘤综合治疗与新技术应用 / 于志红等主编 .— 郑州 ：河南大学出版社，2019.7
ISBN 978-7-5649-3824-6

Ⅰ. ①肿…　Ⅱ. ①于…　Ⅲ. ①肿瘤 - 综合疗法　Ⅳ. ① R730.58

中国版本图书馆 CIP 数据核字（2019）第 151137 号

责任编辑： 阮林要
责任校对： 孙增科
封面设计： 卓弘文化

出版发行： 河南大学出版社
地址：郑州市郑东新区商务外环中华大厦 2401 号
邮编：450046
电话：0371-86059750（高等教育与职业教育出版分社）
0371-86059701（营销部）
网址：www.hupress.com
印　　刷： 北京虎彩文化传播有限公司
版　　次： 2019 年 7 月第 1 版
印　　次： 2019 年 7 月第 1 次印刷
开　　本： 880 mm × 1230 mm　1/16
印　　张： 14
字　　数： 454 千字
定　　价： 84.00 元

编　委　会

主　编　于志红　张永胜　陈露斯　黄文薮

曹小飞　邓彩旧　徐　珍

副主编　范过宇　周兴芹　陶玉华

胡广文　张连花　许馨月

编　委（按姓氏笔画排序）

于志红　河南省中医院（河南中医药大学第二附属医院）

邓彩旧　广州市番禺区中心医院

许馨月　长春中医药大学附属医院

张永胜　香港大学深圳医院

张连花　重庆市开州区人民医院

陈露斯　佛山市第一人民医院

范过宇　吉林市中心医院

周兴芹　南通大学附属医院

胡广文　中国人民解放军海军第九七一医院

胡柯硕　北华大学附属医院

徐　珍　常州市第四人民医院

陶玉华　南通市中医院

黄文薮　广州医科大学附属第二医院

曹小飞　广州市第一人民医院（华南理工大学附属第二医院）

前 言

随着社会经济的发展，人们生活水平的提高，肿瘤的发病率呈不断上升的趋势。在医学上，不断涌现出了许多关于肿瘤诊治的新理论、新知识，使肿瘤临床经验与技术的发展更加迅速。为了帮助工作在临床一线的广大医务人员更新自己的知识，更多地了解和掌握有关肿瘤诊治的新的观点和新的技术，更好地完成肿瘤疾病相关的诊疗工作。我们广泛参考国内外文献，结合自身丰富的临床经验，编出了本书，希望能对从事相关专业的同仁提供具有参考价值的信息和实用的诊疗方法。

本书首先介绍了肿瘤概述、抗肿瘤药物应用指导原则、肿瘤辅助治疗药物等综合内容；然后着重对常见肿瘤的诊疗策略、诊疗技术做了阐述，内容囊括肿瘤的内科治疗、肿瘤内科常见并发症与急症的处理、肺癌、消化系统肿瘤的内科治疗、肿瘤的放射治疗、颅内肿瘤的放射外科治疗、头颈部肿瘤、胸部肿瘤、血液系统肿瘤、肝脏肿瘤的介入治疗；并浅涉了常见肿瘤的中医诊疗方法。书中内容具有实用性、统一性、资料新颖、力求以循证医学证据材料为主，引导读者学习和研究，可供临床相关学科医师、科研人员参考使用。

本书作者有着丰富的临床经验，并贴合我国临床肿瘤的现状与发展，以患者为中心，围绕着患者的病情，以追求更高的诊疗的标准，力求既适应当前肿瘤学的发展，又能够适应今后一定时期内的需要。

在编写过程中由于参编作者较多，写作方式和风格都不统一，再加上编者水平有限，虽反复校对，但书中难免存在疏漏之处，望广大读者提出宝贵意见和建议，以便再版时修正，谢谢！

编　者

2019 年 7 月

目　录

第一章

肿瘤概述

第一节　肿瘤的基本特征

恶性实体瘤由实质和间质两部分组成，实质为恶性肿瘤细胞，间质则是分布于恶性肿瘤细胞之间的正常宿主组织。

（一）恶性肿瘤细胞的生物学特征

（1）细胞分化异常：肿瘤细胞缺乏成熟的细胞形态，缺乏成熟细胞的完整功能。

（2）细胞增殖失控：控制正常细胞增殖的神经体液调节因素，对肿瘤细胞不能发挥有效的控制作用，表现为肿瘤细胞的自主性增长。即使宿主体内多种组织细胞处于消耗性萎缩状态，肿瘤细胞也能摄取宿主的营养物质而不断增殖。

（3）接触抑制丧失：在体外培养的正常细胞，当细胞相互接触时，细胞分裂和运动即行停止，称为接触抑制。肿瘤细胞则不同，即使细胞间相互接触仍能继续生长、堆积，形成多层细胞群。肿瘤细胞之间相关的信号传导调节作用丧失。

（4）密度依赖性抑制降低：培养的正常细胞增殖到一定细胞密度后，由于培养液中血清营养成分的消耗导致细胞停止生长，称为细胞密度依赖性抑制作用。肿瘤细胞的生长对血清需求降低，细胞密度依赖性抑制作用降低。肿瘤细胞可以自分泌某些生长因子并可表达相应受体，表现为自分泌刺激作用，对外界的依赖降低。

（5）依赖性生长丧失：正常细胞必须依附于适宜的表面才能生长。肿瘤细胞却可以在液体特别是半固体（如软琼脂）中生长。该特点与体内成瘤性具有相关性，是判断肿瘤细胞体内成瘤性的可靠指征。

（6）可移植性：将肿瘤细胞移植于同种或同基因动物或免疫缺陷动物体内，细胞能不断增长繁殖形成移植瘤。

（7）侵袭性和转移性：肿瘤细胞表面的熟附分子表达下降，与细胞外基质的附着减弱；癌细胞能够分泌蛋白酶降解细胞外基质；分泌生长因子促进血管和淋巴管生成。这些变化导致了恶性肿瘤细胞的侵袭和转移。

（二）实体瘤间质的组成与作用

实体瘤间质是由肿瘤细胞诱导产生的正常组织，是肿瘤细胞与宿主相互作用的产物。肿瘤的间质包括组织液、血管、淋巴管、间质细胞（纤维母细胞、肥大细胞、巨噬细胞、淋巴细胞及其他炎性细胞）和细胞外基质。

肿瘤间质构成肿瘤细胞的微环境，对肿瘤生长、侵袭与转移具有重大影响。间质的作用可以表现为以下两方面：其一，为肿瘤提供营养和支架，促进肿瘤细胞的生长；其二，为机体提供纤维屏障、免疫活性细胞和抗体，对肿瘤具有一定防御作用。

1. 肿瘤血管生成（Angiogenesis） 早在20世纪70年代，Folkman就提出了肿瘤的生长和转移依赖于肿瘤组织的新生血管。肿瘤的生长可分为无血管期和血管期，前者肿瘤细胞依赖周围组织的弥散获取营养，当肿瘤直径达到2mm之后即进入血管期，肿瘤细胞周围出现新生毛细血管，细胞获得营养支持，并可进一步发生转移。

肿瘤血管生成包括以下步骤：①肿瘤附近血管的内皮基质膜溶解；②内皮细胞向肿瘤组织迁移；③内皮细胞在迁移前沿增殖；④内皮细胞管道化、分支形成血管环；⑤形成新的基底膜。

肿瘤血管生成是由一系列的血管刺激因子和抑制因子调控作用的综合结果。①血管生长刺激因子：主要有血管内皮生长因子（vascular endothelial growth factor，VEGF）、血小板源内皮细胞生长因子（platelet derived endothelial cell growth factor，PD-ECGF）和成纤维母细胞生长因子（fibroblast growth factor，FGF）。目前研究最深入的是VFGF，肿瘤细胞可分泌大量VEGF，能特异地结合血管内皮细胞，促进其增殖，并有促进内皮基质膜溶解的作用。肿瘤细胞分泌的PD-ECGF和FGF等因子也有促进内皮细胞增殖的作用。②血管生成抑制因子：主要有血管抑素（angiostatin，AS）、内皮抑素（Endostatin，ES）和金属蛋白酶组织抑制因子（tissue inhibitors of metalloproteinases，TIMPs）。它们通过不同机制抑制内皮细胞增殖和迁移。该法通过抑制肿瘤新生血管的生成来治疗肿瘤，是肿瘤治疗领域的一个新策略。

2. 肿瘤淋巴管生成（Lymphangiogenesis） 肿瘤间质内存在条索状的淋巴管，肿瘤组织周围淋巴管呈管腔状，密度增加。肿瘤毛细淋巴管生成的研究在近年开始受到重视，发现在结构上毛细淋巴管缺乏完整的基底膜，淋巴管内皮细胞间有裂隙。这些特点使淋巴管通透性增高，有利于肿瘤细胞进入。

肿瘤淋巴管生成的分子调控机制尚不清晰。有研究表明VECF-C和VEGF-D在促进肿瘤内淋巴管新生中发挥一定作用。对淋巴管生成的进一步研究，有可能开辟肿瘤治疗的一个新的领域。

3. 细胞外基质（Extracellular，ECM） ECM主要包括胶原、蛋白多糖、糖蛋白、糖胺多糖和弹力纤维5大类物质，在肿瘤细胞间构成栅栏状的网，形成分隔。ECM在上皮或内皮细胞的基底部特化形成基底膜（basement membranes，BM）。BM主要有Ⅳ型胶原，此外还有Ⅷ型胶原、糖蛋白如层粘连蛋白、接触蛋白等成分。BM除了起分隔作用外，在肿瘤细胞侵袭和转移过程中发挥重要作用。肿瘤细胞或间质细胞可以通过分泌ECM降解酶，破坏ECM网络与分隔，促进细胞移动和转移。已知与肿瘤细胞侵袭有关的ECM降解酶主要有尿激酶（urine-type plasminogen activator，u-PA）、组织蛋白酶B（cathepsin B）、组织蛋白酶D（cathepsin D）和基质金属蛋白酶类（matrix metalloproteases）。对上述诸酶的检查有助于判断肿瘤细胞的侵袭性，抑制其活性是抑制癌细胞转移的一种治疗思路。

（三）肿瘤的异质性

肿瘤细胞源于正常细胞恶性转化后的克隆性增生。在细胞生长与演进过程中，可能由于不同的附加基因作用于不同的细胞亚群，赋予肿瘤的异质性（Heterogeneity）特征，表现为细胞形态学、表面标志、分化程度、增殖能力、转移潜能、药物敏感性等多方面差异。因此，不同肿瘤患者之间、肿瘤病灶内部不同细胞之间，均可以表现出以上各方面的差别。同样是胃癌，有的生长较为缓慢，有的则早期就表现出远处器官转移一部分患者对化疗反应良好，另一部分则难以见效。迄今，临床上肿瘤治疗任一手段只能够解决一部分问题。充分认识肿瘤的异质性特征，对肿瘤的治疗采取多种治疗方式的综合措施必将有深一层次的认识。

第二节 肿瘤发生的原因

一、癌基因与抑癌基因

（一）癌基因

细胞中有一类调控细胞增殖与分化的基因，当基因结构和功能发生变异时具有使细胞发生恶性转化的作用，这样的基因称为癌基因（Oncogene）。癌基因在未发生变异的情况下具有重要的生理功能，细胞进行正常生命活动所必需，称为原癌基因。原癌基因可以通过基因突变、基因易位及基因扩增等方式激活成为癌基因。癌基因按照基因产物的功能可分为生长因子、生长因子受体、蛋白激酶、转录分子、细胞程序性死亡和细胞周期蛋白等几类。常见的癌基因有以下几种。

（1）ras基因：包括H–ras、K–ras和N–ras。Ras编码产物为鸟苷酸结合蛋白，具有CTP酶活性，定位于细胞膜的内侧面，是细胞的第二信使，参与生物信息的信号传递，启动细胞分裂。在肿瘤组织中，有50%的结肠癌、70%～90%的胰腺癌及30%的肺腺癌发生K–ras基因突变。

（2）myc基因：编码相对分子质量为62 000的核蛋白（p62蛋白），使细胞从G_1期进入G_1期，故称为细胞分裂信号效应蛋白。有30%～40%小细胞肺癌发生myc基因扩增，在神经母细胞瘤和胶质细胞瘤中也发生扩增。

（3）HER–2基因：又称为c–ErbB–2基因，编码的蛋白质与表皮生长出子受体（EGFR）非常相似，相对分子质量为185kDa，称为p185，为一磷酸化蛋白质。在乳腺癌、卵巢癌和胃癌等多种肿瘤细胞中有过度表达，是预后不良的分子标志之一。采用抗HER–2基因蛋白的单克隆抗体可以改变或抑制依赖于HER–2基因过度表达的肿瘤细胞恶性生长。

（4）C–met基因：C–met基因在细胞恶变中可出现基因扩增、重排和过量表达。

（5）bcl–2基因：绝大多数结节型非霍奇金淋巴瘤有易位活化的bcl–2基因表达。该基因还与细胞程序化死亡相关。

（6）mdm–2基因：mdm–2基因蛋白可与p53和Rb蛋白结合使其功能失活，从而促进肿瘤细胞生长。

（7）细胞周期蛋白：即cyclin蛋白，是一组细胞周期正性调节因子。细胞受刺激进入细胞周期后最早表达的是cyclin蛋白，在一部分淋巴瘤、乳腺癌、胃癌和食管癌中可检测到该蛋白的过度表达。

（8）端粒酶：端粒（Telomere）是染色体末端由端粒DNA和端粒蛋白质构成的一种特殊结构。正常情况下，随着细胞分裂，端粒进行性缩短并诱发一系列分子事件，最终导致细胞凋亡。端粒酶是一种能延长端粒末端的核糖蛋白酶，主要成分是RNA和蛋白质，含有引物特异识别值点，以自身RNA为模板，合成端粒DNA并整合到染色体末端，使端粒延长，从而延长细胞寿命甚至使细胞永生化。在大多数肿瘤组织中可以检测到活化状态的端粒酶，绝大多数正常体细胞组织端粒酶为阴性，

（二）抑癌基因

抑癌基因（tumor suppressor gene）是细胞生长的稳定因素，它的失活可以使细胞发生恶性转化。目前已经克隆的抑癌基因至少有三十余种，研究较多的有以下几种。

（1）Rb基因：视网膜母细胞瘤（retinoblastoma gene，Rb）基因在视网膜母细胞瘤中有高频率的缺失，在骨肉瘤、肺癌、软组织肉瘤等肿瘤中也存在该基因缺失或基因突变。

（2）p53基因：p53基因是研究最为广泛的肿瘤基因之一，人类肿瘤>50%与该基因突变或缺失有关。涉及肿瘤有结肠癌、胃癌、乳腺癌、膀胱癌、肺癌、肝癌等。p53基因有抑制细胞生长、促进细胞凋亡等作用。

（3）INK4基因家族：INK4（inhibitors of cyclin–dependent kinases–4，INK4）基因家族包括p16、p15、p18和p19基因，在细胞周期调控中发挥重要作用，能特异性抑制细胞周期依赖性蛋白激酶（cyclin–dependent kinase，CDKs）的活性。

（4）CIP–KIP基因家族：该基因家族包括p21、p27和p57基因，能抑制多种细胞周期依赖性蛋白激酶（cyclin–dependent kinase CDKs）的活性，在细胞分化、细胞周期及控制肿瘤发生中有重要作用。

（5）PTEN基因：PTEN基因（gene of phosphate and tension homology deleted on chromometer，PTEN）的缺失、突变或甲基化失活发生于胶质母细胞瘤、前列腺癌、子宫内膜癌、肾癌等。

（6）FHIT基因：FHIT（fragile histidine triad，FHIT）基因缺失发生于肺癌、乳腺癌、消化道肿瘤等。

（7）BRCA基因：BRCA（breast and ovarian cancer susceptibility gene，BRCA）基因在50%乳腺癌、57%卵巢癌发生杂合型缺失，在家族性乳腺癌和卵巢癌中缺失发生率>90%。

（8）APC基因：APC（adenomatous polyposis coli，APC）基因是家族性肿瘤样息肉病的始动基因，在大肠癌发生的早期阶段也发挥重要作用。

（9）DCC基因：DCC（deleted in colorectal cancer）基因的缺失参与大肠癌发生。

（10）WT-1 基因：是与肾母细胞瘤（Whilms tumor，WT）发生相关的基因。

二、信号传导与肿瘤

细胞接受细胞外信号刺激后产生相应的反应是细胞的基本生命活动之一，细胞与环境之间、细胞与细胞之间的通讯和信息交流就是信号传导（signal transduction）。信号传导的概念是：细胞外因子通过与受体（膜受体或核受体）结合，引发细胞内一系列生物化学反应，直至细胞生理反应所需基因的转录表达开始的全过程在细胞生长相关的信号传导途径中，很多癌基因和抑癌基因产物就是其中的一分子，信号传导的异常与肿瘤发生密不可分。

（一）主要信号传导通路

细胞外因子与细胞表面受体结合，进而激活细胞内效应酶，作为信号传递分子起始连锁反应扩增和信号传导，最终调节基因表达。已经发现的信号传导通路很多，分类也不统一。与肿瘤生长有关的细胞传导途径主要有：蛋白酪氨酸激酶系统，主要有 MAP 激酶途径和 PI3K/Akt/mTOR 途径；TNF 通路；G 蛋白耦联受体通路；Wnt/β-catenin 通路等。

（二）蛋白酪氨酸激酶系统

蛋白酪氨酸激酶（protein tyrosine kinase，PTK）受体通路是细胞信号传导网络中最重要的传导通路之一。几乎所有的生长因子刺激信号、大部分细胞因子的信号、抗原结合淋巴细胞表面受体诱发细胞各种反应，都离不开酪氨酸激酶受体通路。包括：表皮生长因子受体家族；胰岛素受体家族；血小板衍生生长因子受体家族；神经细胞生长因子受体家族；肝细胞生长因子受体家族；血管内皮生长因子受体家族等。

1. 丝裂原激活蛋白激酶途径　丝裂原激活蛋白（mitogen-activated protein，MAP）激酶级联反应途径是经典的细胞质信号传导模式，在哺乳动物细胞中，至少有 3 种这样的模式已被阐明，这些途径负责将众多的细胞外信号传送至细胞核以改变基因的表达。其中最典型的 MAP 激酶途径是 Raf/MEK/ERK 途径，它在应答多种生长因子时被激活。在上述级联反应中，Raf 是 Ras 癌基因的一类直接效应器；MEK 为胞外丝裂原激活蛋白激酶（extracellular mitogen-activated protein kinase）；ERK 为细胞外信号调节蛋白激酶（extracellular signal regulation protein kinase）。该通路在肿瘤学上的重要意义在于 Raf 是常见的癌基因 Ras 的直接效应器。Raf 是丝氨酸 / 苏氨酸激酶，它随着和细胞质膜上激活的 Ras 结合而被激活。激活后的 Raf 使 MEK 磷酸化，MEK 是酪氨酸 / 苏氨酸激酶，激活的 MEK 又使 ERK 磷酸化，后者是丝氰酸 / 苏氨酸激酶，激活的 ERK 使许多蛋白底物，包括转录因子亚单位 ELK-1 磷酸化。MAP 激酶级联反应的激活所引起的细胞反应可以使早期基因转录增加、DNA 合成增加和细胞转化。

生长因子刺激所致的激活 MAP 激酶级联反应受到很多因素调节，包括负反馈环和蛋白磷酸酶等。例如：鸟苷酸交换因子 SOS 的磷酸化使 Ras 及 MAP 激酶级联反应下调；c-AMP 的水平升高时，蛋白激酶 A（protein kinase A，PKA）使 Raf 磷酸化，导致 Raf 催化活性减退；蛋白磷酸酶能使 MAP 激两级联反应的成分脱磷酸。可以设想，这些途径中的任何一个的缺失将导致 MAP 激酶级联反应的异常激活。

2. PI3K/AktmTOR 途径　PI3K/Akt 信号传导通路是与细胞增殖及调节细胞凋亡关系密切的另一种通路 PBK（phosphoinositol 3'-kinase，磷酸肌醇 3'- 激酶）是一种酪酶，可以使磷酸肌醇在 D3 位磷酸化，从而影响多种和细胞生长及分化有关的细胞功能。Akt 是一个丝氨酸 / 苏氨酸蛋白激酶，是 PI3K 的下游分子，可以通过 PH 区域（Pleckstrin homology）和 H3K、PIP2、PIP3 的产物结合，从而通过 3- 磷酸激酶依赖的激酶 PDK1 和 PDK2 被磷酸化，因而被激活。可被 Akt 直接或间接影响的下游分子可分为 2 类，分别是生存和死亡因子及控制翻译的蛋白。前者已知包括 Bad 蛋白和蛋白水解酶 9、β_3 生长抑制蛋白糖原合成肠激酶、forkhead 转录因子 FKHR、JFKR-Ll、AFX、IKKα 激酶、NF-kappab 正向调节因子等。后者包括 mTOR 激酶及其下游分子和 4E-BP-1，可以分别控制特定亚组的 mRNAs 的翻译。

哺乳动物雷帕霉素靶分子（mammalian target of rapamycin，mTOR）又称 FRAP、$RAFT_1$ 或 $RAPT_1$，是一个相对分子质量为 289kDa 的丝氨酸 / 苏氨酸蛋白激酶，属于 PIKKs（磷酸肌醇激酶 3 相关激酶）。mTOR 的基本结构为催化结构域 CD（catalytic domain）；一个 FRB（FKBP-12-rapamycin binding）结构域；

N端有20个串联重复的HEAT模体；靠近C端有一个自抑制结构域RD（repressor domain）和FATC（FATC terminal）结构域参与催化活性的调节，最后还有FAT（FRAPATM–TRRAP）结构域TOR基因序列从酵母到哺乳动物都十分保守，具有95%的同源性。mTOR在真核细胞中最基本的功能是耦联增生刺激，促进与细胞周期进展有关的mRNA翻译，后者的蛋白产物，如cyclinD_1、c–myc等，是细胞周期跨越G_1期所必需。mTOR在肿瘤组织中的表达和活性显著高于癌旁组织和正常组织，mTOR的抑制剂sirolimus（Rapamycin）或衍生物temsirolimus（CCI–779）、everolimus（RADOO1）可显著抑制肿瘤的生长，并增加对化疗药物的敏感性，诱导凋亡。mTOR过度活化还可刺激VEGFR和MMP1（matrix metalloproteinases 1，基质金属蛋白酶1）的表达，诱导血管生成促进肿瘤的侵袭和转移。

（三）信号传导与肿瘤发生

在研究肿瘤发生分子机制的初期阶段，人们发现了很多与肿瘤发生相关的癌基因与抑癌基因，通过对癌基因产物–癌蛋白（Oncoprotein）的功能分析，发现许多癌蛋白位于细胞信号传导通路的不同部位，如生长因子、生长因子受体、细胞内激酶、核内转录因子等，对促进细胞分裂增殖起重要作用；抑癌基因蛋白则主要是抑制细胞增殖、在细胞周期中发挥负性调节作用。一般而言，在肿瘤发生中，正常的基因调控紊乱，细胞信号传导网络异常，一些通路处于异常活跃状态，而有些通路却传递受阻。常见的异常有：

1. 增殖失控与细胞生长、分裂和增殖有关的信号传导通路　多处于异常活化状态，包括生长因子、生长因子受体、蛋白激酶、G蛋白、细胞周期调控因子等。

2. 凋亡受阻　肿瘤细胞常有多种凋亡途径受阻，或拮抗正常的诱导凋亡，主要有TNF、Fas、bcl–2、IAP、p^{53}等。

3. 侵袭与转移　肿瘤细胞的侵袭、转移和细胞新附，与细胞之间、细胞与基质之间的信号传导通路异常有关，包括Integrin、E–Cadherin、MMP、nm23、VEGF等。

近年来，针对肿瘤信号传导异常活跃通路中的某些关键分子设计新型分子靶向药物，特异性地抑制肿瘤细胞生长，正在成为肿瘤治疗领域的一种新的策略。针对表皮细胞生长因子受体和血管内皮细胞生长因子的治疗，已经获准常规在临床应用，肿瘤治疗效果获得显著提高。

第三节　肿瘤细胞的生长动力

一、肿瘤的生长曲线

肿瘤细胞增殖是肿瘤生长的基础。由于肿瘤细胞数量不断增加，肿块增大，出现相应临床症状。当肿瘤在体内时，并不是所有肿瘤细胞都在增殖。在肿瘤生长早期，绝大多数细胞处于增殖状态，肿瘤呈指数增长。达到一定体积后，很多细胞进入非培植状态（G_0期），生长趋缓。一个肿瘤临床可被检出时，约有1.0g或10^9个细胞，这时肿瘤已经倍增30次左右，不再呈指数生长。当肿瘤细胞数量达到接近引起死亡的10^{12}个时，还需要10次倍增，但是后10次倍增比前30次要慢得多，肿瘤在体内的生长可用Gompertzian曲线表示。从单个肿瘤细胞增殖至患者死亡是肿瘤的自然病程，临床观察到的肿瘤生长期通常仅为自然病程的后1/4部分。

二、肿瘤细胞动力学

肿瘤的生长是细胞增殖和细胞损失的失衡，细胞增加超过细胞损失。肿瘤的生长可用以下肿瘤细胞动力学参数表示：肿瘤细胞倍增时间；肿瘤增殖比率；细胞群体中细胞损失的速度。

（一）肿瘤细胞倍增时间

肿瘤生长速率可用瘤体的倍增时间（doubling time，DT）反映。如果用DO表示初次测得的肿瘤直径（cm）。经过若干天（t）后测得的肿瘤直径为Dt（cm），倍增时间可以按照Gerstenberg公式计算：

$$倍增时间（天数）= \frac{0.1 \times t}{\log Dt - \log DO}$$

假设某一部位肿瘤直径 90 天内由 2cm 增至 4cm，根据以上计算公式就可算得倍增时间为 30 天。临床通常讲的肿瘤倍增时间就是指肿瘤体积增加 1 倍所需的时间。人体常见肿瘤倍增时间参见表 1-1。在肿瘤早期，倍增时间短，生长快，随着肿瘤体积的增大，倍增时间逐渐延长，肿瘤生长趋缓。

表 1-1　人体常见肿瘤倍增时间

肿瘤类型	倍增时间 / 天
肺腺癌	147
肺鳞癌	84
肺间变性癌	77
乳腺癌原发灶	98
乳腺癌肺转移	77
乳腺癌软组织转移	21
大肠癌原发灶	630
大肠癌肺转移	98
淋巴瘤	28
睾丸癌肺转移灶	28
成人肉瘤肺转移灶	49

（二）肿瘤增殖比率

在一个肿瘤组织中，并非所有肿瘤细胞处于增殖周期之中。事实上仅有少部分肿瘤细胞处于增殖状态。增殖比率（growth fraction，GF）是指肿瘤中分裂增殖的细胞占肿瘤细胞总数的比例。如以 P 代表增殖细胞群，Q 代表非增殖细胞群，则 GF=P/（P+Q）。在肿瘤生长的早期阶段，几乎所有细胞处于增殖周期中，GF 高。随着肿瘤的生长，细胞丢失增加或离开增殖周期进入 G_0 期，GF 可比肿瘤初期小，但仍高于正常细胞。GF 是反映肿瘤生长速度的常用指标。临床上生长迅速的肿瘤 GF 一般为 20 左右。

（三）细胞丢失速度

肿瘤生长到达一定体积后，细胞由于坏死、凋亡所致增加，生长趋于缓慢。肿瘤细胞丢失的原因有：①肿瘤生长超过血供导致细胞缺氧；②营养与生长激素缺乏；③毒性代谢产物的蓄积；④细胞通讯抑制。

熟悉肿瘤生长曲线和肿瘤细胞动力学特点对临床肿瘤的治疗有重要指导意义。目前临床使用的化疗药物主要针对细胞增殖周期的 DNA 合成、细胞分裂等环节发挥抑制作用，对具有高 GF 的肿瘤效果较好。临床检出的肿瘤已处于 Gomperzian 曲线上段，G_0 期较低。如果通过手术等局部治疗使瘤体缩小，理论上肿瘤可以回到 Gomperzian 曲线低段，使处于 G_0 期的细胞重新进入细胞增殖周期，肿瘤的 GF 升高，生长速度加快，因而对化疗变得敏感。以上观点已经成为肿瘤辅助化疗的理论基础。

三、细胞周期与肿瘤

（一）概念与分期

细胞周期（cell cycle）指细胞增殖过程中一次有丝分裂结束到下一次有丝分裂结束的过程。大多数人类正常细胞的细胞周期时间为 1 ~ 2 天，绝大多数恶性肿瘤细胞的细胞周期为 2 ~ 3 天。

为了方便描述，根据细胞增殖不同阶段的功能特点，将细胞周期分为 5 个时段：G_0 期：细胞处于静止状态，对启动 DNA 合成的信号无反应，仅有 RNA 和蛋白质合成活动。G_0 期细胞在适当刺激下可进入细胞周期循环。G_1 期：为 DNA 合成前期。此期长短差距很大，可以从数小时至数年不等。S 期：为圆 DNA 合成期。持续时间 8 ~ 30 小时，个别为 60 小时。G_2 期：有丝分裂前期。此期染色体加倍，为分裂准备，持续时间 1 ~ 1.5 小时。M 期：有丝分裂期。先由核开始分裂，继而细胞质，最终分裂成 2 个子细胞，约需要 1 小时。

（二）细胞周期的调控

细胞周期的调控机制十分复杂，目前认为主要是通过细胞周期素（Cyclins）、细胞周期依赖性蛋白激酶（cyclin dependent kinase，CDKs）和细胞周期依赖性蛋白激酶抑制因子（cyclin dependent kinase inhibitors，CDKIs），通过对有丝分裂促进或抑制通路的调节来完成。调节作用主要发生在 G_1 期和 G_2 期。CDKs 是相对分子质量仅有 32 ~ 40kDa 的丝氨酸 / 苏氨酸激酶，是调控细胞周期的核心。细胞周期素是 CDKs 的正性调节因子，细胞周期素与 CDKs 结合才使得 CDKs 发挥作用。细胞周期素在细胞周期中的表达水平波动较大，水平最高时，CDKs 的活性也达到最大。

在细胞由 G_1 期进入 S 期过程中，CDKs 的活性受到细胞周期素 D、E、A 的精细调节。细胞周期素 D 通过与 CDK-2、4、5、6 结合，引起 pRB 蛋白磷酸化，pRB 蛋白与转录因子 E2F 解离，使得进入 S 期所必需的蛋白质的转录过程得以顺利进行。在细胞由 G_0 期进入细胞周期过程中，细胞周期素 D/CDKs 复合物也发挥重要作用。细胞周期素 B/CDK-1 结合可促进细胞由 G_1 期进入 M 期，而细胞周期素 B 的快速降解可以促使细胞终止有丝分裂。

CDKIs 是 CDKs 的负性调节因子。CDKIs 可分为两大类：KIP（kinase inhibitory protein）和 INK4（inhibitor of CDK4）家族。KIP 家族包括 CIP/WAF1、p21、SDI1、KIP1 和 KIP2，这些蛋白通过与 cyclinCDKs 复合物结合，抑制其活性。KIP1 水平升高可使细胞停滞于 G_1 期。转化生长因子（transforming growth factor beta）可通过上调 KIP1 表达抑制细胞生长。INK4 家族包括 $p15^{INK4b}$、$P16^{INK4a}$，$P18^{INK4c}$ 和 $P19^{INK4d}$，通过干扰 cyclinD-CDK4 或 cyclinD-CDK6 复合物的结合，阻止细胞离开 G_1 期。

在肿瘤发生中，调节细胞周期的基因发生异常。cyclinD 表达可出现于 45% 的乳腺癌细胞中；INK4a 基因突变或缺失也较常见。调节 pRB 通路异常也在肿瘤发生中发挥一定作用。

四、细胞凋亡与肿瘤

（一）凋亡的概念与特点

细胞死亡通过两种途径完成：一种是坏死（Necrosis），是对损伤的被动反应，表现为细胞肿胀、裂解、释放内容物到间质，通常诱发局部炎性反应。另一种是凋亡（Apoptosis），即程序化细胞死亡，是机体清除细胞的主动性过程。凋亡细胞有以下形态学特点：染色体固缩、细胞核碎裂、细胞皱缩、与周围细胞脱离连接，接着出现细胞膜发泡（Blebbing）形成凋亡小体（apoptosis bodies），凋亡小体由部分碎裂的染色质覆以细胞膜组成，小体被周围的吞噬细胞摄取、清除，整个过程几乎不诱发局部炎性反应。

（二）凋亡的发生机制

细胞凋亡的发生可以由外源性和内源性因素引起的损伤、细胞膜损伤、生长因子信号传导途径异常等因素引起，通过凋亡相关信号传导途径完成细胞凋亡的过程。迄今，人们对凋亡相关信号传导过程的认识还很初步，这里仅简要叙述一下目前研究较多的几个方面。

1. caspases 家族　细胞凋亡主要包括两个途径：外源通路死亡受体途径和内源通路线粒体途径。死亡受体（Death receptor）是一大类传递细胞凋亡信号的膜蛋白，属于肿瘤坏死因子受体（TNFR）超家族。死亡受体的一个特点是其胞质区包含了由 60 ~ 80 个氨基酸组成的结构域，称为死亡结构域（Death domain）。在死亡受体中，研究最多的是 Fas 和 TNFR。Fas 及其配体途径在免疫系统的发育和功能调节方面发挥重要作用。TNF 通过与 TNFR 结合发挥促凋亡作用。无论是死亡受体途径还是线粒体途径，都导致 caspases 的活化。caspases 是天冬氨酸特异性半胱氨酸蛋白酶（Cysteinyl aspartate-specific proteinases）的统称，是细胞凋亡的核心成分，活化的 caspases 在细胞凋亡的过程中发挥核心作用。

2. bcl-2 蛋白　bcl-2 是一种细胞内膜蛋白，主要定位于线粒体、内质网和核膜。bcl-2 是内源性凋亡途径的主要负性调节因子。哺乳动物细胞的 bcl-2 同源蛋白至少有 20 个，其中 bcl-2、Mcl-2、bcl-XL 抑制凋亡，另外一些如 Bax、bcl-Xs 则有促进凋亡作用。这些蛋白相互作用形成同二聚体（homodimer）或异二聚体（heterodimer），抑制性因素和促进性因素的比例决定了细胞凋亡是否发生。Bax/Bax 二聚体可以诱导凋亡，bcl-2/Bax 二聚体无诱导凋亡作用，单纯 bcl-2 表达增高不足以抑制细胞凋亡。有研究表明，bcl-2 在很多肿瘤细胞中高表达，并能增加肿瘤细胞对化疗药物如环磷酰胺、喜树碱、足叶乙甙、卡铂、甲氨蝶呤和阿霉素的耐药性。

3. p^{53} 蛋白　p^{53} 是凋亡活化基因。化疗药物或放射线引起 DNA 损伤可诱导 p^{53} 表达增多，使细胞停

滞于 G_1 期，以便提供足够的时间对损伤的 DNA 进行修复，在细胞损伤严重无法修复的情况下，p^{53} 则通过抑制 bcl-2、促进 Bax 等多种作用引发细胞凋亡。在肿瘤细胞中，p^{53} 基因经常发生突变或缺失，导致 p^{53} 阻遏细胞生长、诱导细胞凋亡的正常功能丧失。

4. DcR3 受体　诱导受体 3（decoy receptor 3，DcR3）是 1998 年确定的新的抗凋亡分子，成熟 DcR3 是一种由 271 个氨基酸组成的分泌蛋白。DcR3 基因在正常组织中不表达或呈低表达，在消化、呼吸及其他系统的肿瘤细胞中表达显著增高。DcR3 受体能够与 Fas L 结合，竞争性地阻断 Fas L 通过 Fas 诱导的细胞凋亡；与 LIGHT 结合阻断细胞凋亡；与 TLIA 结合，竞争性地阻断死亡受体 3 通过 TLIA 诱导的细胞凋亡。

通过研究细胞凋亡的机制，对揭示肿瘤的恶性生物学本质、阐明抗肿瘤药物诱发细胞凋亡的作用环节、寻找新型抗肿瘤药物均有裨益。

第四节　肿瘤的侵袭和转移

肿瘤侵袭是指恶性肿瘤细胞脱离原发肿瘤，侵犯和破坏周围正常组织进入血循环的过程。肿瘤转移是指侵袭过程中的癌细胞通过各种方式迁移到继发组织或器官得以继续增殖生长形成与原发肿瘤相同性质的继发肿瘤的过程。侵袭和转移是一个过程的两个阶段，侵袭是转移的前奏；转移是侵袭的结果。肿瘤侵袭和转移的结果是使侵犯和转移的器官组织破坏，功能逐渐丧失，直至全身衰竭死亡。研究肿瘤的侵袭和转移对预防、诊断、治疗恶性肿瘤，提高患者生活质量，延长生存期有着十分重要的意义。

一、肿瘤转移的基本过程

肿瘤转移包括多个步骤，被形象地称为多阶梯瀑布过程。每个步骤都具有频率限制特性，只要某一步骤未独立完成，肿瘤转移就不能实现。

（一）细胞变异和培植

细胞基因变异促进肿瘤发生的同时，也使肿瘤细胞获得了转移潜能。细胞增殖是肿瘤侵袭和转移的前提。在原发肿瘤的早期，直径 2mm 的肿瘤靠周围组织器官微环境弥散的养料维持生长，此期恶性肿瘤称为原位癌。

（二）肿瘤细胞的分离脱落并侵入基质

肿瘤细胞通过分泌一些物质，使细胞运动能力增强，从肿瘤母体中脱离成为游离肿瘤细胞，完成侵袭第一步。游离的肿瘤细胞分泌各种蛋白溶解酶，破坏细胞外基质导致肿瘤细胞突破结缔组织构成的屏障。

（三）肿瘤血管形成

当肿瘤直径 $\geqslant$ 2mm 时，原弥散提供养分的方式已不能满足肿瘤生长的需要，肿瘤周围原有的血管在肿瘤细胞、血管内皮细胞和周围基质释放多种生物分子的调节下，以芽生的方式长入肿瘤形成毛细血管网肿瘤毛细血管网的形成不仅提供肿瘤增殖所需要的养分，还为肿瘤细胞在向周围组织侵袭进程中进入毛细血管，从而为进入循环系统完成转移提供了条件。

肿瘤毛细血管芽生形成方式包括以下步骤：①血管内皮基膜溶解；②内皮细胞向肿瘤组织迁移；③内皮细胞在迁移前沿增殖；④内皮细胞管道化；⑤分支形成血管环；⑥形成新的基底膜。新形成的肿瘤毛细血管有明显的缺陷，其基底膜的不完整性使肿瘤细胞易于进入血循环而产生转移。

（四）肿瘤细胞进入脉管系统

肿瘤组织进入的脉管系统主要是肿瘤内新生的毛细血管（基底膜缺陷）、与肿瘤周围薄弱的小静脉（有裂隙）和微小的淋巴管（缺少完整的基底膜和铰链复合物）。肿瘤细胞在溶解酶破坏脉管基底膜以后进入脉管。

（五）癌栓形成

进入循环系统的癌细胞绝大多数被杀死，只有极少数转移潜能极高的肿瘤细胞相互聚集形成微小癌栓在循环系统中存活下来。导致癌细胞绝大多数被杀死的原因有；①肿瘤细胞本身缺乏变形和形成癌栓的能力或肿瘤细胞表面缺乏黏附因子；②宿主的免疫系统在清除肿瘤细胞的过程中扮演了重要角色；③血液湍流加速了肿瘤细胞的破损；④由内皮细胞产生的NO非特异杀伤作用等。

（六）癌栓在继发组织器官脉管锚定

当癌栓经循环系统到达特定的组织和器官时，由于毛细血管内皮周期性频繁脱落更新或因磨损撕裂的内皮形成暂时裂隙，使基底膜暴露，癌栓与血小板相互作用并交结成簇，在损伤内皮表面黏附锚定；高转移潜能的肿瘤细胞还可以形成同类较大癌栓被微小脉管截获通过楔入附着于管壁上。

肿瘤转移有明显的器官选择性，不能单纯通过解剖学或血液流体学来解释。肿瘤细胞表型差异对器官的选择性起重要作用。同一种肿瘤中包含不同脏器转移的选择性亚系，如同为B16黑色素瘤细胞有肺转移亚系和脑转移亚系。表型差异性表现在细胞表面糖蛋白复合物、细胞表面抗原表达、细胞膜神经节苷脂含量、细胞表面酶活性和细胞转运能力等方面。组织器官微环境的差异对器官选择也起重要作用，表现在继发肿瘤器官微环境对转移肿瘤组织具有特殊亲和力，继发器官组织结构和功能、局部间质作用、局部免疫特性共同形成是否适应肿瘤继发生长的微循环，结缔组织、骨、肝、肺、脑较易形成转移灶，而软骨、心、肌肉组织、脾和甲状腺相对不易形成转移灶。

（七）肿瘤细胞逸出循环系统

当肿瘤细胞与脉管内皮熟附锚定后，可进一步导致内皮细胞回缩，暴露细胞外基质，肿瘤细胞分泌和释放多种蛋白溶解酶（与肿瘤细胞侵入脉管时分泌释放的溶解酶相类似）分解脉管基底膜和脏器细胞外基质，逸出脉管，并与细胞外基质，如纤维结合素、层黏素和血小板反应素结合，定位转移在已选择的特定脏器组织中。

（八）肿瘤细胞定位增殖完成转移

肿瘤细胞进入继发脏器基质后并不意味着转移成功。肿瘤细胞与继发脏器细胞接触时，可反应性通过自分泌、旁分泌或内分泌方式产生多种信号因子。这些因子包括正调节信号（促进肿瘤生长）和负调节信号（抑制肿瘤生长因子）并处于一种动态平衡状态，如结果使肿瘤细胞增殖形成转移灶则完成了转移。宿主自分泌和旁分泌基质产生的生长因子在促进正常组织修复和更新同时，也刺激肿瘤灶细胞生长。

肿瘤细胞转移完成后，转移肿瘤可重复以上步骤产生二级转移癌灶。肿瘤细胞还可以长期处于休眠状态，不形成转移，其机制目前尚不明了，可能因素为：①肿瘤细胞停留在G_0期；②肿瘤细胞分裂和死亡处于动态平衡；③毛细血管床始终未能长入肿瘤为其提供养分，使微小肿瘤灶一段时间内不能迅速生长；④机体的免疫功能状态抑制了肿瘤生长。目前认为，肿瘤毛细血管形成缺如和正常的机体免疫功能状态是促使肿瘤休眠的重要因素。

二、肿瘤转移的分子基础

肿瘤转移过程的不同阶段，均有很多基因参与，目前研究发现参与肿瘤转移的基因主要有以下类型。

（一）癌基因

诱发和促进癌转移的基因有ras、bcl-2、CD44V、突变型p^{53}、nm- 23基因等。ras基因包括：K-ras、N-ras、H-ras 3类；ras基因12、13、61位点的基因突变后，可表达异常的ras蛋白，其中最重要的是膜转运蛋白（与G蛋白类似），参与腺苷酸环化酶的激活。由于突变型ras引起的信号传导通路异常，产生与迁移有关的效应蛋白和细胞因子，肿瘤发生转移。K-ras基因过度表达常显示肿瘤晚期或有淋巴结转移，可作为判断卵巢癌、胰腺癌、结肠癌预后的指标。nm-23基因表达产物是膜蛋白核苷酸二磷酸激酶（NDPK），NDPK通过信号传导影响肿瘤细胞微管的组合和细胞骨架蛋白的活动，抑制细胞活动能力，抑制转移。NDPK还参与C蛋白的信号传递，最终抑制细胞增殖和蛋白结合GDP的磷酸化过程。nm-23基因表达水平在不同转移能力的肿瘤细胞中差异很大，多达10倍，与肿瘤转移呈负相关。

（二）黏附分子

肿瘤转移过程中，黏附着的肿瘤细胞从原发肿瘤脱落（解聚）变为游离的肿瘤细胞，完成肿瘤侵袭第一步；进入循环系统的癌栓，肿瘤细胞穿出脉管后定位增殖（黏附），完成肿瘤转移的最后一步。这些肿瘤转移过程中的关键步骤都与黏附因子有关。

1. 钙连接素　跨膜糖蛋白家族成员，有 E、P 和 N3 种。E- 钙连接素分布在各种上皮组织，是影响肿瘤侵袭转移较重要的一种，基因位点在 16q22-q23.1。钙连接素是同源肿瘤细胞间的黏附因子，维持着肿瘤细胞的连接，使肿瘤细胞不容易从母体脱落。钙连接素基因丢失与肿瘤的分化程度和侵袭能力相关，低分化肝细胞癌 88%E－钙连接素丢失；高分化仅有 18%/E- 钙连接素丢失。

2. 整合素　一种膜镶嵌蛋白。有 18α 和 18β 2 个亚单位共价形成异二聚合体复合物，亚单位的变异使整合素形成庞大家族。它们调节细胞内信号通道，控制细胞骨架变形和能量代谢；诱导活化蛋白溶解酶促进细胞外基质和基底膜溶解；启动某些细胞逃逸机制抑制细胞的凋亡，促进肿瘤转移。各种肿瘤细胞表面整合素不同表达水平也不一样，这种差异决定肿瘤细胞有不同的转移潜能。

3. 免疫球蛋白类黏附因子　这类黏附因子结构上同源，除主要参与细胞之间连接，还有其他影响肿瘤转移的作用。①免疫细胞黏附因子 -1（ICAM-1）从肿瘤细胞表面脱落进入循环系统形成可溶性分子，帮助肿瘤细胞逃逸 Tc 和 NK 细胞免疫杀伤效应；②血管内皮细胞黏附因子 -1（VCAM-1）可能协助肿瘤细胞逸出脉管，进入继发器官，增加肿瘤转移概率；③神经细胞黏附因子（NCAM）可能起信号传导调控细胞生长的作用；④其他，包括 CEA、MVC-18 和 DCC 这 3 种免疫球蛋白黏附因子参与黑色素和肠道肿瘤的侵袭和转移过程。

4. 选择素　由植物凝集素样末端和表皮生长因子（EGF）样结构共同组成。由于附属调节蛋白不同，选择素可分为 L、E 和 P 三种。L 选择素参与白细胞和有寡糖分子的其他细胞结合，E 选择素参与内皮细胞与肿瘤细胞和白细胞结合，P 选择素参与肿瘤细胞与血小板结合。选择素主要在血管内癌栓形成，以及肿瘤细胞选择性脏器脉管内皮的锚定过程中发挥作用。所以，选择素与肿瘤器官选择性有关。

（三）血管生成相关分子

肿瘤内血管生成不仅是肿瘤生长、营养供给的需要，更是肿瘤细胞进入循环系统完成远处转移的门槛，是当今研究肿瘤转移和治疗的热点。

（四）纤维蛋白溶解酶

纤维蛋白溶解酶原是纤维蛋白溶解酶的前体，分布广泛，并与细胞外基质有形成分，例如层黏素、胶原蛋白Ⅳ和纤维结合素紧密相连。在其激活因子 PA 作用下形成纤维蛋白溶解酶，可稀释和消化大多数基质物质，并促进胶原酶原变为活性的胶原酶共同参与消溶作用，对肿瘤侵袭和转移起正调节作用，其抑制因子 PAI 则起负调节作用。PA 系统有组织型（t-PA）和尿激酶类（u-PA），两者结构类似，区别在于 t-PA 有 2 条激酶胶原分子，而 u-PA 仅 1 条。t-PA 和 u-PA 都可促使肿瘤细胞外基质降解，u-PA 还可参与细胞分化、血管形成、细胞迁移和组织重建。t-PA 和 u-PA 过度表达，可作为判断肿瘤恶性度的重要指标。PAI 包括 PAI-1、PAI-2 和 PAI-3，前两者属于蛇毒类，可抑制 PA 的活性，PAI-1 高表达在大多数肿瘤提示预后良好，PAI-2 高表达在乳腺、胃、胰、卵巢、皮肤癌患者提示预后良好，而在结肠和皮肤黑色素瘤则相反。而 PAI-3 属于蛋白酶连接素，功能尚不清楚。

（五）基质金属蛋白酶

基质金属蛋白酶（MMPs）是一个庞大的蛋白溶解两家族。按结构和基质特性不同可分为胶原酶（MMP-1，-8，-13，-18）、明胶酶（MMP-2，-9）、基质降解素（MMP-3，-7，-10，-11）和膜型 MMP（MT-MMP）4 类。关键酶是 MT-MMP 和 MMP2。MMPs 功能主要为降解基质膜和细胞外基质，还可促进肿瘤血管生成，调节原发和继发肿瘤的生长。基质金属蛋白酶组织抑制剂 TIMPs 有 TIMP-1（抑制活化的胶原酶）和 TIMP-2（抑制 MMP-2 活性），关键酶是 TIMP-2。

（六）机体免疫状态

进入循环的肿瘤细胞需逃逸机体细胞和体液免疫抗肿瘤作用，才能在继发器官定位生长。只有极少的肿瘤细胞能获得这种能力最终形成转移瘤处。在特定的局部组织，肿瘤细胞逃逸免疫系统的排斥作用，往往通过调控一些特殊生长因子的产生以及这些因子参与下的信号传递，在肿瘤周边形成一种免疫特定环境。

基因突变、血管生成、细胞粘连是肿瘤转移的 3 个关键环节，针对这些环节发挥作用的生物分子进行深入研究，在进一步揭示肿瘤转移规律的基础上，有利于发现发挥侵袭与转移核心作用的靶点，特异性地抑制肿瘤的生长和转移。

第五节 肿瘤与宿主

一、肿瘤对机体的影响

恶性肿瘤在自身生长的同时对机体会产生严重影响，主要表现为肿瘤直接局部压迫与刺激引起的异常改变；肿瘤通过分泌某些物质扰乱机体内环境产生的相应症状。肿瘤对患者心理方面的影响也会左右患者的生活质量。

（一）局部压迫

肿瘤对病灶所在局部器官的影响由病灶大小、部位和局部血供特点等因素决定。主要归纳为：①占位效应：如颅内肿瘤引起颅压增高、肝肿瘤引起肝功能减退或衰竭；②阻塞效应：空腔器官肿瘤可以引起管腔阻塞，出现相应症状；③癌性疼痛：心肿瘤侵犯或压迫局部神经引起，为晚期肿瘤最严重的影响生活质量的原因之一；④出血感染：常因肿瘤生长快、血供不足引起器官表面的肿瘤坏死、糜烂所致。

（二）癌性发热

肿瘤通过外源或内源性发热机制引起机体发热，称为癌性发热。癌性发热通常为低至中度热，快速生长的肿瘤也可出现高热。

（三）食欲不振与恶病质

恶病质（Cachexia）是指患者由于食欲缺乏、乏力、贫血等原因引起极度消瘦和全身衰竭的状态。肿瘤患者在就诊时25% ~ 40%有食欲不振，晚期患者占80%以上。食欲不振与恶病质常伴随出现，是肿瘤患者最常见的晚期病症和直接死因之一。

（四）激素效应

少数内分泌肿瘤可分泌大量激素而引起内分泌功能失调，出现相应症状。如胰岛细胞瘤可分泌大量胰岛素引起低血糖休克；胃泌素瘤可分泌大量胃泌素引起顽固性消化性溃疡（Zollinger–Ellison综合征）；嗜铬细胞瘤分泌大量儿茶酚胺引起阵发性高血压等。

（五）肿瘤伴随综合征

肿瘤伴随综合征（paraneoplastic syndrome）是指肿瘤通过分泌异位激素或其他活性产物引起的内分泌异常，出现的肿瘤伴随性病变。大约有15%的肿瘤患者到了晚期可出现肿瘤伴随综合征，常见肿瘤有肺癌、肝癌、肾癌、乳腺癌等。临床上可出现肾上腺皮质功能亢进、高钙血症、低钾血症、低钠血症、高血糖、肌无力、皮肌炎等。有时肿瘤伴随综合征可以成为患者的首发症状。

二、机体对肿瘤的反应

机体对肿瘤在体内发生、增殖和转移过程的影响，主要表现为针对肿瘤的免疫应答。对某些激素敏感性肿瘤，体内的激素分泌状况影响肿瘤的生长。

（一）肿瘤免疫

肿瘤可以诱发机体的免疫应答（immune response）。免疫应答包括非特异性免疫应答和特异性免疫应答两大类。非特异性免疫应答是机体在进化过程逐渐建立起来的一系列天然防御功能，对抗原无特异性。特异性免疫应答是指免疫活性细胞对抗原分子的识别、自身活化、增殖、分化及产生效应的全过程，抗原是启发特异性免疫应答的始动因素。特异性免疫应答又可分为由B细胞介导的体液免疫和T细胞介导的细胞免疫两部分，对肿瘤免疫应答而言，非特异性免疫应答和体液免疫应答发挥的效应较弱，细胞免疫应答在肿瘤免疫应答中发挥着主要作用。

1. 肿瘤抗原　肿瘤抗原是指细胞癌变过程中出现的新抗原物质的总称。肿瘤抗原可分为肿瘤特异性抗原（tumor–specific antigen，TSA）和肿瘤相关抗原（tumor–associated antigen，TAA）两大类。TSA

只存在于癌变细胞表面，在正常细胞中不表达。TAA 不是肿瘤细胞所特有，正常细胞也存在，只是在细胞癌变时其含量明显增加。在肿瘤免疫治疗领域，通常不强调某一种肿瘤抗原是 TSA 还是 TAA，只要具有激活机体的细胞免疫功能，诱发排斥肿瘤细胞的免疫应答，就有实际应用的潜能。这一类抗原被称为肿瘤排斥抗原（tumor rejection antigen，TRA）。

2. 肿瘤抗原的递呈过程　在以往较长时间里，人们对肿瘤抗原递呈过程的认识不够深入，认为肿瘤在 MHC-1 分子协同下可直接与 $CD8^+$T 细胞表面的 TCR 受体结合进而引起 CD^+T 细胞的活化，发挥细胞毒作用。这一过程也被称为肿瘤抗原的直接递呈过程。经过近 10 年的研究，已经明确，在自然状态下，肿瘤细胞不具备将肿瘤排斥抗原直接递呈给 T 细胞的能力。肿瘤抗原需经过抗原递呈细胞（antigen presenting cell）的摄取、加工，才能够完成抗原向 T 淋巴细胞的有效递呈。APC 细胞在肿瘤抗原的递呈中发挥了关键作用。

具有抗原递呈作用的细胞主要有树突细胞、B 细胞和单核巨噬细胞 3 类，它们最主要的特征是能够加工处理摄入的抗原和表达 MHC- Ⅰ、Ⅱ类分子，还表达共刺激分子（Costimulator）如 B7 分子等，使 T 细胞充分活化。

树突细胞（dendritic cell，DC）是迄今为止发现抗原递呈作用最强的细胞，可通过胞饮或利用其树突捕捉和滞留抗原异物，其表面有丰富的 MHC- Ⅰ、Ⅱ类分子，能有效地把抗原决定簇以多肽 -MHC- Ⅰ或Ⅱ类分子复合体的形式递呈给 $CD8^+$T 细胞或 $CD4^+$T 细胞。该细胞也表达 B_7（CD80）分子，作为第二信号，使 T 细胞充分活化。单核吞噬细胞和 B 细胞也具有较强的抗原递呈功能。

T 细胞识别的是经过 APC 处理并与 MHC 分子结合的抗原肽，抗原被摄入 APC 细胞内，经蛋白水解酶降解成多肽片段（8 ~ 12 个氨基酸），在粗面内质网与新合成的 MHC- Ⅰ类分子形成多肽 - Ⅰ类分子复合体，或者与 MHC- Ⅱ类分子形成多肽 - Ⅱ类分子复合体，并从粗面内质网移入高尔基体，最后移到细胞表面，将多肽 - Ⅰ类分子复合体递呈给 $CD8^+$T 细胞，将多肽 - Ⅱ类分子复合体递呈给 $CD4^+$T 细胞。

3. T 细胞活化与增殖　肿瘤抗原经过 APC 细胞的加工，以多肽 -MHC 类分子复合体的形式递呈给 T 细胞，与细胞表面的 T 细胞受体（T cell receptor，TCR）结合，构成向 T 细胞信息传递的第一信号。这是 T 细胞活化的基础，TCR 接受刺激后，苏氨酸激酶首先被活化，使苏氨酸磷酸化，进而激活磷酸酯酶，将磷酰肌醇二磷酸盐转变为三磷酸肌醇和乙酰甘油。前者可显著增加细胞内钙含量，后者能够激活蛋白酶 C。在两者协同作用下最终激活白细胞介素 -2（interleukin-2，IL-2）基因转录因子，使 T 细胞产生 IL-2。但是仅凭此途径尚不足以引起 T 细胞活化。相反，容易引起免疫耐受。T 细胞至少需要来自 B 细胞的 B_7 分子与 T 细胞表面的 CD28 结合，形成第二信号后，才能够充分活化。

B_7 分子是最先证实可以引起 T 细胞活化的第二信号分子。虽然现已明确除了 B_7 分子以外尚有不少分子可以起到第二信号分子的作用，但是 B_7 分子与 CD28 之间形成的第二信号传递途径发挥着主要作用。CD28 与 B_7 分子的结合，可以使 T 细胞表达 IL-2 量至少增加 30 倍。IL-2 等细胞因子含量的增多可以进一步促进 T 细胞的分裂及活化，成为具有杀伤靶细胞功能的细胞毒 T 淋巴细胞（CTL），使细胞免疫效应得以充分发挥。

B_7 分子表达于树突细胞、单核吞噬细胞和活化的 B 细胞，肿瘤细胞由于不表达 B_7 分子，不具备抗原递呈的能力。

4. 活化的 T 细胞对肿瘤细胞的杀伤作用　$CD4^+$T 细胞活化后，产生一系列淋巴因子，激活其他效应细胞如 $CD8^+$T 细胞、巨噬细胞、自然杀伤细胞及 B 细胞等，共同发挥抗肿瘤效应，如 IL-2 能诱导细胞毒 T 细胞分泌 IFN- γ 等淋巴因子，增强巨噬细胞和自然杀伤细胞的抗肿瘤作用；淋巴毒家能特异地抑制瘤细胞的代谢与分裂；炎症因子使肿瘤局部血管通透性增加，有利于免疫活性细胞进入肿瘤组织；移动抑制因子使巨噬细胞停留于病灶局部发挥作用；巨噬细胞活化因子、特异性巨噬细胞武装因子使巨噬细胞特异性地发挥细胞毒活性等。

$CD8^+$T 细胞活化后，成为具有较强杀伤靶细胞活性的细胞毒 T 淋巴细胞（CTL），这种杀伤有 MHC 限制性和抗原特异性。CTL 可通过以下两种机制发挥细胞毒作用：一种是 CTL 细胞可直接与靶细胞通过抗原受体和抗原紧密结合在一起，在 Ca^{2+} 的参与下，CTL 细胞释放穿孔素介质进入细胞间隙并迅速嵌入靶细胞膜，在 Ca^{2+} 和 ATP 依赖下，多个穿孔素单体聚合成跨膜孔道，引起靶细胞膜的不可逆损伤，大量 Ca^{2+}、Na^{+} 及水分进入靶细胞内，靶细胞内部的电解质及大分子代谢产物不断流失，导致细胞死亡，裂解成碎片，此过程一般需要 1 小时或稍长一点时间。CTL 细胞自身具有保护性蛋白，能防止穿孔素等物质对自身的裂解，与行将裂解的靶细胞分离后，又可攻击其他靶细胞。1 个 CTL 在数小时内可以杀伤数十个靶细胞。另一种途径是通过 CTL 的 Fas 配体激发 Fas^{+} 肿瘤细胞死亡信号系统，引起细胞凋亡。

5. 肿瘤免疫逃逸　虽然有免疫系统的存在，但是事实上肿瘤患者仍然发生了细胞癌变、肿瘤生长甚至转移。肿瘤细胞能够成功逃避机体免疫监视系统抑制作用的现象称为免疫逃逸。免疫逃逸的发生与以下因素有关：①肿瘤抗原无法被免疫系统识别：肿瘤抗原性弱、MHC-Ⅰ类分子表达缺陷、缺乏第二信号等，使肿瘤细胞不被免疫系统认识；②肿瘤细胞干扰机体免疫反应：肿瘤细胞能够分泌抑制免疫反应的分子如前列腺素 E2、白细胞介素 -10、转化生长因子等抑制抗肿瘤免疫应答；③肿瘤细胞通过表达 Fas 配体与肿瘤浸润 CTL 细胞的 Fas 结合引起 CTL 细胞凋亡；④机体免疫功能低下。

（二）激素

一些肿瘤如乳腺癌、子宫内膜癌、卵巢癌、睾丸肿瘤、前列腺癌和甲状腺癌，肿瘤细胞的生长与激素水平关系密切，称为激素依赖性肿瘤。一般而言，激素可以通过以下机制促进肿瘤细胞增殖：①促进癌基因表达；②促进表皮生长因子（EGF）和胰岛素样生长因子（IGF-Ⅱ）的表达而促进细胞增殖。不同的激素作用的靶器官有所差异，雌激素分泌过多可促使子宫内膜癌和乳腺癌的发生和发展，雄激素分泌过多与前列腺癌有一定关系。临床上可根据肿瘤细胞激素受体表达情况选择激素受体拮抗剂进行抗肿瘤内分泌治疗。

第二章

抗肿瘤药物应用指导原则

第一节　抗肿瘤药物应用基本原则

正确合理地应用抗肿瘤药物是提高恶性肿瘤患者生存率和生活质量，降低死亡率、复发率和药物不良反应发生率的重要手段，是肿瘤综合治疗的重要组成部分。

鉴于部分抗肿瘤药物都有明显的不良反应，可给人体造成伤害，故对抗肿瘤药物的应用要谨慎、合理，需要遵循以下基本原则。

一、权衡利弊，最大获益

力求患者从抗癌治疗中最大获益，是使用抗肿瘤药物的根本目的。用药前应充分掌握患者病情，进行严格的风险评估，权衡患者对抗肿瘤药物治疗的接受能力、对可能出现的不良反应的耐受能力和经济基础的承受能力，尽量规避风险，客观评估疗效。即使不良反应不危及生命，并能被患者所接受，也要避免所谓“无效但安全”的不当用药行为。

二、明确目的，有序治疗

抗肿瘤药物治疗是肿瘤整体治疗的一个重要环节，应针对患者肿瘤的临床分期和身体耐受情况，进行有序治疗，并明确每个阶段的治疗目标。

三、医患沟通，知情同意

用药前务必与患者及其家属充分沟通，说明治疗的目的、疗效、给药方法及可能引起的不良反应等，医患双方尽量达成共识，并签署知情同意书。

四、适度治疗，规范合理

抗肿瘤药物治疗应行之有据，规范合理，依据业内公认的临床诊疗指南、规范或专家共识实施治疗，确保药物适量、疗程足够，不宜随意更改，避免治疗过度或治疗不足。药物疗效相近时，治疗应舍繁求简，讲求效益，切忌重复用药。

五、熟知病情，因人而异

应根据患者年龄、性别、种族及肿瘤的病理类型、分期、耐受性、分子生物学特征、既往治疗情况、个人治疗意愿、经济承受能力等因素，综合制订个体化的抗肿瘤药物治疗方案，并随患者病情变化及时调整。

特殊年龄（新生儿、儿童、老年）及妊娠期、哺乳期妇女患者和有重要基础疾病的患者需要使用抗肿瘤药物时，应充分考虑上述人群的特殊性，从严掌握适应证，制订合理可行的治疗方案。

六、不良反应，谨慎处理

必须参见说明书谨慎选择、合理应用抗肿瘤药物，充分认识并及时发现可能出现的不良反应，施治前应有相应的救治预案，毒副反应一旦发生，应及时处理。

七、临床试验，积极鼓励

药物临床试验是在已有常规治疗的基础上，探索、拓展患者治疗获益的新途径，以求进一步改善肿瘤患者的生活质量和预后，应鼓励符合条件的患者积极参加。

进行药物临床试验的机构必须具有国家认可的相应资质，严格按《药物临床试验质量管理规范》（GCP）的要求进行，严禁因药物临床试验延误患者的有效治疗。

第二节 抗肿瘤药物应用的管理

一、抗肿瘤药物的管理

鉴于抗肿瘤药物的药理特性和临床实际用药情况，在抗肿瘤药物处置的各个环节应建立健全相应的管理制度，包括安全用药制度、安全管理措施、工作流程等，以保证抗肿瘤药物安全有效地管理和使用，同时做好相关人员的防护和环境保护工作。科室安全管理小组应对抗肿瘤药物的管理和使用制订安全监管办法并具体实施，同时应加强抗肿瘤药物不良反应的上报工作，防范抗肿瘤药物不良事件的发生。

（一）分级管理

根据抗肿瘤药物特点、药品价格等因素，将抗肿瘤药物分为特殊管理药物、一般管理药物和临床试验药物三级进行管理。

1. 特殊管理药物　指药物本身或药品包装的安全性较低，一旦药品包装破损可能对人体造成严重损害；价格相对较高；储存条件特殊；可能发生严重不良反应的抗肿瘤药物。特殊管理药物应设专柜加锁，专人保管、明显标识、每日清点，做到账物相符；保存条件应严格按照药品说明书要求执行。

药品包装上具有明确毒性药品标识的抗肿瘤药物，必须严格遵循国家颁布的相关管理规定。

2. 一般管理药物　未纳入特殊管理和非临床试验用药物，属于一般管理范围。一般管理药物应设专柜，明显标识，做到账物相符。

3. 临床试验药物　依据国家食品药品监督管理总局发布的《药物临床试验质量管理规范》中试验用药品管理的有关规定执行。

（二）使用管理

1. 药品调配　调配抗肿瘤药物必须凭医师开具的处方或医嘱单，经药师审核后予以调配；并由药师复核药品，确认无误方可发放或配置。

2. 用药复核　给患者使用抗肿瘤药物前必须核对患者信息、药品信息，并仔细检查药品的外观状况，确认无误后方可给药。特殊管理的抗肿瘤药物使用时必须由护师复核。

3. 渗漏处理　医护人员应掌握抗肿瘤药物的相关不良反应及药液渗漏发生时的应急预案和处置办法。一旦出现给药部位药液漏出，需要及时采取相应的对症处理，以减轻对患者造成的局部损害。对有较大刺激性的药物应采取深静脉给药或PICC导管给药方式。

4. 安全用药　在选择和使用抗肿瘤药物时，应注意与其他药物之间的配伍禁忌。密切关注药物不良反应，一旦发生应立即对症处理并及时上报有关部门。

（三）配置管理

静脉用抗肿瘤药物的配置，应依据原卫生部《静脉用药集中调配质量管理规范》（卫办医政发［2010］

62号）制订完善的静脉用抗肿瘤药物配置的防护措施和操作规程。抗肿瘤药物静脉用药应当实行集中调配与供应，应建立符合相关规定的静脉用药调配中心（室）（PIVAS），并经卫生行政部门审核、验收、批准。相关药学专业技术人员，应经过相关专业知识、操作技能、配置流程及安全防护等培训，经考核合格后方可从事抗肿瘤药物的集中配置工作。

抗肿瘤药物配置成品的保存条件，如放置时间、储存温度、是否需要避光等应符合药品说明书要求，以保证药效。配置成品应由专人传送到用药病区或部门，护理人员经核对后接收。用药过程中，应注意抗肿瘤药物的保存条件、给药方式、输注速度、输注时间、渗漏处理等各个环节，严格把关。

（四）人员管理

应用抗肿瘤药物的临床医师必须具有主治医师及以上专业技术职务任职资格和相应专业资质，并经过相应的专科培训且考核合格。特殊管理抗肿瘤药物中可能造成比较严重不良反应的药物，需要由有经验的医师开具处方，使用时必须具有相应的应急措施和相应的抢救设备，必要时要有医师在场。

二、监督检查

（1）各相关专业应加强对抗肿瘤药物临床应用的管理，根据本指导原则，制订本科室相应的实施细则，并将抗肿瘤药物安全与合理使用纳入医疗质量和综合目标管理考核体系。

（2）按照《医疗机构药事管理规定》，定期组织开展安全与合理用药知识培训；依据本指导原则和实施细则，定期对临床安全、合理用药工作开展监督检查。

（3）不准以任何形式将医师开出的药品处方与个人或科室经济利益挂钩。

第三节　各类抗肿瘤药物的适应证和注意事项

一、细胞毒类药物

（一）作用于DNA化学结构的药物

本类药物的作用靶区部位为肿瘤细胞核内的DNA，因此可对多种生长活跃的正常组织和重要器官产生明显的毒性。常见不良反应有：骨髓抑制、消化道反应、心脏毒性、皮肤黏膜毒性、脱发、神经毒性、肺毒性及肝肾功能损伤等。在临床应用过程中，应权衡利弊、合理选择，必要时可根据药物毒性反应的程度，酌情减低药物剂量甚至停药。

1. 烷化剂　本类药物主要有氮芥、苯丁酸氮芥、环磷酰胺、异环磷酰胺、美法仑、噻替派、白消安、六甲蜜胺；亚硝脲类：卡莫司汀、尼莫司汀、司莫司汀等。

（1）适应证：多数药物对恶性淋巴瘤、白血病、乳腺癌、卵巢癌有效；部分药物对消化道肿瘤、肺癌、睾丸癌、肉瘤有效；少数药物对甲状腺癌、鼻咽癌、膀胱癌、恶性黑色素瘤等有效。亚硝脲类对脑瘤及脑转移瘤有效。

（2）注意事项：

1）对本类药物过敏的患者，妊娠及哺乳期妇女禁用。

2）有肝肾功能损害、骨髓抑制、感染的患者禁用或慎用。有骨髓转移、多程放化疗患者应适当减低剂量。

3）尽量减少与其他烷化剂联合使用或同时接受放射治疗。

4）氮芥可使血及尿中尿酸增加，血浆胆碱酯酶浓度减低。应定期检测血清尿酸水平。有严重呕吐患者应进行血生化（氯化物、钠、钾、钙）检测。

5）苯丁酸氮芥、白消安应慎用于有癫痫史、头部外伤或使用其他潜在致癫痫药物的患者。

6）使用环磷酰胺、异环磷酰胺时应鼓励患者多饮水，大剂量给药时应水化利尿，给予保护剂美司钠。

7）卡莫司汀、司莫司汀可抑制身体免疫机制，使疫苗接种不能激发身体抗体产生。化疗结束后3个月内不宜接种活疫苗。

2. 铂类　本类药物主要有顺铂、卡铂、奥沙利铂、奈达铂、洛铂等。

（1）适应证：顺铂和卡铂主要用于治疗肺癌、卵巢癌、膀胱癌、头颈部鳞癌和生殖细胞癌等；顺铂还可用于治疗骨肉瘤及神经母细胞瘤等；卡铂亦可用于治疗食管癌和间皮瘤等。奥沙利铂主要用于治疗转移性结直肠癌，原发肿瘤完全切除后的Ⅲ期结肠癌等。

（2）注意事项：

1）对含铂类化合物有过敏史的患者、孕妇及哺乳期妇女、严重肾功能不全及严重骨髓抑制的患者禁用。

2）顺铂的主要限制性毒性是肾功能不良。一般剂量每日超过 $90mg/m^2$ 即为肾毒性的危险因素，治疗时应特别注意水化问题。神经损害如听神经损害所致耳鸣、听力下降较常见。避免使用与肾毒性或耳毒性叠加的药物，如氨基糖苷类抗生素、两性霉素 B、头孢噻吩等。几乎所有患者均可发生程度不同的恶心、呕吐，应对症治疗。静脉滴注时需要注意避光。

3）卡铂的剂量限制性毒性是骨髓抑制，在治疗前后应定期复查血常规。出血性肿瘤患者须禁用。

4）奥沙利铂的剂量限制性毒性是神经系统毒性反应，治疗停止后，神经系统症状通常可以改善。

3. 抗生素类　本类药物主要有丝裂霉素、博莱霉素、平阳霉素等。

（1）适应证：主要用于治疗头颈部肿瘤、消化道肿瘤、皮肤癌、肺癌、乳腺癌、宫颈癌。此外，丝裂霉素对膀胱恶性肿瘤有效；博莱霉素对恶性淋巴瘤和神经胶质瘤有效；平阳霉素对恶性淋巴瘤、阴茎癌、外阴癌有效。

（2）注意事项：

1）禁用于对本类药物有过敏史，有严重肺、肝、肾功能障碍，有严重心脏疾病的患者。胸部及其周围接受放疗者，骨髓功能抑制者，合并感染者，患水痘者禁用或慎用。

2）丝裂霉素有时会引起严重骨髓功能抑制，故应定期进行临床检验（血液检查、肝功能及肾功能检查等）。充分注意可能出现的感染和出血倾向。

3）博莱霉素或平阳霉素用药过程中，可出现咳嗽、咳痰、呼吸困难等肺炎样症状，同时胸部 X 线片出现异常，应及时停药。进行胸部 X 线检查、血气分析、动脉氧分压、一氧化碳扩散度等相关检查。可给予激素和适当的抗生素治疗。

4）对于肺功能较差的患者，60 岁以上的高龄患者，给予博莱霉素的药物总剂量应控制在 150mg 以下。

5）平阳霉素给药后，如患者出现发热现象，可给予退热药。对出现高热的患者，在以后的治疗中应减少剂量，缩短给药时间，并在给药前后给予解热药或抗过敏剂。

4. 蒽环类　本类药物主要有柔红霉素、米托蒽醌、多柔比星、表柔比星、吡柔比星等。骨髓抑制及心脏毒性是最重要的不良反应，个别患者甚至发生严重的骨髓再生障碍。

（1）适应证：主要用于治疗急性白血病、恶性淋巴瘤、肉瘤。多柔比星、表柔比星、吡柔比星还可用于治疗乳腺癌、肺癌、消化道肿瘤、头颈部恶性肿瘤、泌尿生殖系统肿瘤。柔红霉素对神经母细胞瘤有效；表柔比星对恶性黑色素瘤、多发性骨髓瘤有效。

（2）注意事项：

1）严禁用于严重器质性心脏病或心功能异常的患者、对本类药物过敏的患者、妊娠及哺乳期的妇女等。

2）对严重感染的患者不提倡使用。过去曾足量用过柔红霉素、表柔比星及多柔比星的患者不能再用。表柔比星的总限量为 $550 \sim 800mg/m^2$。

3）心脏毒性可表现为心动过缓，如室上性心动过缓临床表现和心电图改变。心脏毒性与累积剂量相关，用药期间应严密监测心功能，以减少发生心力衰竭的危险。心力衰竭有可能在完全缓解期或停药几周后发生，在累积剂量很高时，心力衰竭可随时发生，而心电图预先却无任何改变。

4）柔红霉素、表柔比星可迅速溶解肿瘤细胞而致血中尿素和尿酸升高，必要时给予充足的液体和别嘌醇，以避免尿酸性肾病。

5）骨髓抑制及消化道反应明显，脱发常见。应监测血常规及肝肾功能。

6）本类药物漏出外周血管外后，可导致局部组织坏死。

（二）影响核酸合成的药物

本类药物又称抗代谢类药物，是模拟正常代谢物质如叶酸、嘌呤碱、嘧啶碱等的化学结构所合成的类似物，与有关代谢物质发生特异性的拮抗作用，从而干扰核酸，尤其是DNA的生物合成，阻止肿瘤细胞的分裂繁殖。它们是细胞周期特异性药物，主要作用于细胞周期的S期。

1. 二氢叶酸还原酶抑制剂　本类药物主要有甲氨蝶呤、培美曲塞等。主要不良反应有骨髓抑制，皮肤系统、消化系统、泌尿系统、中枢神经系统反应等。

（1）适应证：甲氨蝶呤主要用于治疗急性白血病，特别是急性淋巴细胞性白血病、恶性葡萄胎、绒毛膜上皮癌、乳腺癌、恶性淋巴瘤，头颈部癌、肺癌、成骨肉瘤等。培美曲塞可联合顺铂用于治疗无法手术的恶性胸膜间皮瘤。

（2）注意事项：

1）甲氨蝶呤禁用于严重营养不良、肝肾功能不全、骨髓抑制、免疫缺陷者及孕妇。对于有感染、消化性溃疡、溃疡性结肠炎、体弱、年幼或高龄的患者应慎用。可能发生肺炎，特别是卡氏肺囊虫性肺炎。

2）大剂量甲氨蝶呤治疗仅能由专家、在有必需设备和人员的医院内使用，同时应采用“亚叶酸解救”。要密切监测肾功能和甲氨蝶呤血清水平以发现潜在的毒性，建议碱化尿液及增加尿量。

3）培美曲塞禁用于对本品或该药的其他成分有严重过敏史的患者。治疗前需要预服皮质类固醇和维生素等药物。

2. 胸腺核苷合成酶抑制剂　本类药物主要有氟尿嘧啶、卡培他滨、替加氟、卡莫氟、替吉奥、去氧氟尿苷、氟尿苷等。

（1）适应证：主要用于治疗消化道肿瘤、乳腺癌。部分药物还可用于肺癌、宫颈癌、卵巢癌、膀胱癌及皮肤癌、鼻咽癌的治疗。氟尿嘧啶较大剂量可治疗绒毛膜上皮癌。替吉奥主要用于治疗晚期胃癌。

（2）注意事项：

1）对本类药物过敏者和孕妇禁用。当伴发水痘或带状疱疹时及衰弱的患者禁用氟尿嘧啶。正在接受抗病毒类药物索立夫定或其同型药物（如溴夫定）治疗的患者，必须禁用去氧氟尿苷、替吉奥和卡培他滨。卡培他滨禁用于已知二氢嘧啶脱氢酶（DPD）缺陷的患者；禁用于严重肝肾功能损伤的患者。

2）高龄、骨髓功能低下、肝肾功能不全、营养不良者慎用。

3）用药期间定期检查白细胞、血小板，若出现骨髓抑制，应酌情减量或停药。卡培他滨心脏毒性与氟尿嘧啶类药物相似，包括心肌梗死、心绞痛、心律失常、心脏停搏、心力衰竭和心电图改变。在既往有冠脉疾病史的患者中，心脏不良事件的发生率更高。

4）使用氟尿嘧啶、卡莫氟时，不宜饮酒或同用阿司匹林类药物，以减少消化道出血的可能。

5）去氧氟尿苷使用时，应注意感染症状和出血倾向的发生。

6）去氧氟尿苷和卡培他滨可能会引起严重的肠炎与脱水。当发生严重的腹部疼痛、腹泻及其他症状时，应立即停药并给予对症治疗。

7）卡培他滨可引起高胆红素血症及手足综合征（手掌 - 足底感觉迟钝或化疗引起的肢端红斑）。

3. 嘌呤核苷合成酶抑制剂　本类药物主要有巯嘌呤等。

（1）适应证：主要用于治疗绒毛膜上皮癌、恶性葡萄胎、急性淋巴细胞白血病及非淋巴细胞白血病和慢性粒细胞白血病的急变期。

（2）注意事项：

1）骨髓抑制并出现明显的出血现象者，严重感染、肝肾功能损害、胆管疾患者，有痛风病史、尿酸盐肾结石病史者，4 ~ 6周内已接受过细胞毒性药物或放疗者慎用。

2）老年性白血病确定必须服用本品时，则需要加强支持疗法，并严密观察症状、体征及周围血常规等动态改变，及时调整剂量。

3）白血病时有大量白血病细胞破坏，在服用本品时则破坏更多，血液及尿中尿酸浓度明显增高，严重者可产生尿酸性肾结石。

4. 核苷酸还原酶抑制剂 本类药物主要有羟基脲等。

（1）适应证：主要用于治疗慢性粒细胞性白血病、对白消安耐药的慢性粒细胞性白血病、恶性黑色素瘤、肾癌、头颈部癌、宫颈鳞癌（与放疗联合）等。

（2）注意事项：

1）水痘、带状疱疹及各种严重感染性疾病者禁用。

2）骨髓抑制为剂量限制性毒性。有胃肠道反应，致睾丸萎缩、致畸胎和引起药物热的报道。偶有中枢神经系统症状和脱发。

3）用药期间避免接种死或活病毒疫苗。

4）用药期间应适当增加液体的摄入量，以增加尿量及尿酸的排泄。

5. DNA 多聚酶抑制剂 本类药物主要有阿糖胞苷、吉西他滨等。

（1）适应证：阿糖胞苷主要用于治疗急性非淋巴细胞白血病、急性淋巴细胞白血病，慢性髓细胞白血病（急变期）、儿童非霍奇金淋巴瘤、鞘内应用预防和治疗脑膜白血病。吉西他滨主要用于治疗局部晚期或已转移的非小细胞肺癌、局部晚期或已有转移的胰腺癌。

（2）注意事项：

1）对本类药物过敏者禁用。吉西他滨禁与放疗同时应用，严重肾功能不全患者禁联合使用吉西他滨与顺铂。

2）可抑制骨髓，需要密切观察骨髓情况。吉西他滨可引起严重的血小板减少，有时需要输注血小板。

3）阿糖胞苷综合征表现为发热、肌痛、骨痛，偶尔胸痛、斑丘疹、结膜炎和全身不适等。通常发生于用药后 6 ~ 12 小时，可给予皮质类固醇预防和治疗。阿糖胞苷可引起继发于肿瘤细胞快速分解的高尿酸血症。

4）阿糖胞苷使用苯甲醇作为溶媒，禁止用于儿童肌内注射。鞘内应用和大剂量治疗使用时，不要使用含苯甲醇的稀释液。鞘内注射后最常见的不良反应是恶心、呕吐和发热。

5）如果在放疗的同时给予 1 000mg/m^2 的吉西他滨，可导致严重的肺或食管病变。由于放疗导致的严重辐射的敏化性，采用吉西他滨化疗时，与放疗间隔的时间至少应≥ 4 周。如果患者情况允许，可缩短其间隔时间。

6）吉西他滨滴注时间延长和增加用药频率可增加其毒性。推荐用无防腐剂的 0.9% 氯化钠注射液为唯一溶剂。

（三）作用于核酸转录的药物

本类药物主要是通过影响细胞核酸转录发挥其抗肿瘤的作用，主要有放线菌素 D、阿克拉霉素等，常见不良反应包括骨髓抑制、胃肠道反应等。

1. 适应证 放线菌素 D 主要用于治疗霍奇金病（HD）及神经母细胞瘤、无转移的绒癌、睾丸癌、儿童肾母细胞瘤（Wilms 瘤）、尤因肉瘤、横纹肌肉瘤。阿克拉霉素主要用于治疗肺癌、乳腺癌、消化道癌等。

2. 注意事项 如下所述。

（1）放线菌素 D 禁用于有水痘病史者：有骨髓功能低下、出血倾向、痛风病史、肝功能损害、感染、有尿酸盐性肾结石病史、近期接受过放疗或抗癌药物者慎用。

（2）放线菌素 D 的剂量限制性毒性为骨髓抑制。

（3）放线菌素 D 的胃肠道反应多见于每次剂量超过 500μg 时，为急性剂量限制性毒性。

（4）当放线菌素 D 漏出血管外时，应立即用 1% 普鲁卡因局部封闭，或用 50 ~ 100mg 氢化可的松局部注射及冷湿敷。

（四）作用于 DNA 复制的拓扑异构酶抑制剂

本类药物主要通过抑制拓扑异构酶而发挥其细胞毒性作用，使 DNA 不能再复制，造成不可逆的 DNA 链的破坏，从而导致肿瘤细胞死亡。主要包括：①拓扑异构酶 I 抑制剂，如伊立替康、托泊替康、羟喜树碱；②拓扑异构酶Ⅱ抑制剂，如依托泊苷、替尼泊苷等。常见不良反应有骨髓抑制、胃肠道反应等。

1. 适应证　伊立替康主要用于治疗晚期结直肠癌。托泊替康主要用于治疗小细胞肺癌及初始化疗或序贯化疗失败的转移性卵巢癌；羟喜树碱、依托泊苷和替尼泊苷多用于治疗恶性淋巴瘤、白血病、消化道肿瘤、肺癌、膀胱癌等，羟喜树碱还可治疗头颈部癌；依托泊苷对恶性生殖细胞瘤、神经母细胞瘤、横纹肌肉瘤、卵巢癌有效；替尼泊苷对颅内恶性肿瘤有效。

2. 注意事项　如下所述。

（1）对本类药物过敏者、严重骨髓抑制者、妊娠和哺乳期妇女禁用。

（2）伊立替康禁用于慢性炎性肠病和（或）肠梗阻者，血清胆红素超过正常值上限 3 倍者。

（3）伊立替康的剂量限制性毒性为延迟性腹泻（用药 24 小时后发生）和中性粒细胞减少。出现严重腹泻者，在下个周期用药时应酌情减量。单药治疗时，可有 9% 的患者出现急性胆碱综合征，可用阿托品治疗。其他不良反应包括对胃肠道、呼吸系统、免疫系统、肝功能等的影响。

（4）托泊替康和替尼泊苷的剂量限制性毒性是骨髓抑制。

（5）依托泊苷不宜静脉推注，静滴时速度过快，易引起低血压、喉痉挛等过敏反应。因含苯甲醇，故禁止用于儿童肌内注射。

（五）主要作用于有丝分裂 M 期干扰微管蛋白合成的药物

本类药物主要作用于有丝分裂的 M 期干扰微管蛋白合成，通过干扰有丝分裂中纺锤体的形成，使细胞分裂停止于有丝分裂中期。如紫杉类、长春碱类、鬼臼碱类及高三尖杉酯碱等。

1. 紫杉类　本类药物主要有紫杉醇、多西他赛等。

（1）适应证：主要用于治疗乳腺癌、非小细胞肺癌；紫杉醇还可用于治疗卵巢癌、头颈部癌、食管癌、精原细胞瘤、复发非霍奇金淋巴瘤等。

（2）注意事项：

1）禁用于对紫杉类过敏者、中性粒细胞计数 $<1.5\times10^9/L$ 的患者、妊娠及哺乳期的妇女、肝功能有严重损害的患者。

2）紫杉醇的剂量限制性毒性是骨髓抑制，具有剂量和时间依赖性，可逆转且不蓄积。为预防紫杉醇发生过敏性反应，治疗前必须做预防性处理。

3）紫杉类药物的常见不良反应还有发热、贫血、感染、低血压、神经毒性、脱发、皮肤反应、指甲改变、肝功能异常、恶心、呕吐、腹泻、黏膜炎、脱发、水肿等。

4）多西他赛由于可能发生较严重的过敏反应，应具备相应的急救设施，注射期间必须密切监测患者的主要功能指标。

2. 长春碱类　本类药物主要有长春碱、长春新碱、长春地辛、长春瑞滨等。

（1）适应证：主要用于治疗肺癌、乳腺癌；长春碱、长春新碱、长春地辛还可用于治疗恶性淋巴瘤、消化道癌、生殖细胞肿瘤、恶性黑色素瘤。长春新碱亦可用于治疗尤因肉瘤、肾母细胞瘤、神经母细胞瘤等。

（2）注意事项：

1）禁用于妊娠和哺乳期的妇女：严重肝功能不全者、骨髓功能低下和严重感染者禁用或慎用。

2）骨髓抑制：长春碱、长春地辛最常见的为白细胞降低，并成为剂量限制性因素。长春瑞滨的血液系统毒性表现为粒细胞减少和中度贫血，粒细胞减少局限性毒性。

3）长春新碱的剂量限制性毒性是神经系统毒性，主要引起外周神经症状，如手指、足趾麻木，腱反射迟钝或消失，外周神经炎；运动神经、感觉神经和脑神经也可受到破坏。

4）长春瑞滨的外周神经毒性一般限于深腱反射消失，感觉异常少见，长期用药可出现下肢无力；自主神经毒性主要表现为小肠麻痹引起的便秘；呼吸道毒性可引起呼吸困难或支气管痉挛，可在注药后数分钟或数小时内发生。

5）有局部组织刺激反应，可引起静脉炎，药液应避免漏出血管外和溅入眼内。长春碱仅用于静脉给药，严禁鞘内注射（可致死）。

3. 高三尖杉酯碱　如下所述。

（1）适应证：主要用于治疗急性非淋巴细胞白血病、骨髓增生异常综合征、慢性粒细胞白血病、真性红细胞增多症等。

（2）注意事项：

1）原有心律失常及各类器质性心血管疾病的患者应慎用或不用。骨髓功能抑制或血常规呈严重粒细胞减少或血小板减少者；肝肾功能损害、有痛风或尿酸盐肾结石病史者；孕妇及哺乳期妇女等须慎用。

2）对骨髓各系列的造血细胞均有抑制作用。对粒细胞系列的抑制较重，红细胞系列次之，对巨核细胞系列的抑制较轻。

3）较常见的心脏毒性有窦性心动过速、房性或室性期外收缩、心电图出现 S–T 段变化及 T 波平坦等心肌缺血表现。但高三尖杉酯碱每次剂量 >3.0mg/m^2 时，部分患者于给药 4 小时左右会出现血压降低现象。

4）常见消化系统不良反应：白血病时有大量白血病细胞破坏，采用本品时破坏会增多，血液及尿中尿酸浓度可增高。

（六）其他细胞毒药物

主要有门冬酰胺酶，通过分解肿瘤细胞增殖所必需的门冬酰胺而起到抗肿瘤作用。

1. 适应证 急性白血病、慢性淋巴细胞白血病、霍奇金病及非霍奇金淋巴瘤、恶性黑色素瘤等。

2. 注意事项 如下所述。

（1）禁用于对本品有过敏史或皮试阳性者、有胰腺炎病史或胰腺炎者及患水痘、广泛带状疱疹等严重感染者。

（2）主要不良反应为胃肠道反应，其次还有发热、高氨血症、休克等。

（3）给药期间应监测纤维蛋白原、纤维蛋白溶酶原、抗凝血酶 – Ⅲ（AT– Ⅲ）、蛋白 C 等。

二、激素类药物

（一）芳香化酶抑制剂

芳香化酶是雄烯二酮转化为雌激素的限速酶，绝经后女性雌激素合成主要是由外周组织中肾上腺内的雄激素经芳香化酶作用转化而来，芳香化酶抑制剂（AIs）通过作用于芳香化酶达到阻断雌激素合成的目的。但是对于绝经前的女性，卵巢是产生雌激素的主要器官，所以，芳香化酶抑制剂不能完全阻断卵巢产生的雌激素。因此，芳香化酶抑制剂仅适用于绝经后乳腺癌的患者。

氨鲁米特（AG）为第一代 AIs，第二代的代表药物为福美坦，第三代药物有阿那曲唑（瑞宁得）、来曲唑（弗隆）和依西美坦（阿诺新）等。

1. 第一代芳香化酶抑制剂 氨鲁米特（AG）又称氨基导眠能，为第一代芳香化酶抑制剂。作为非特异性芳香化酶抑制剂，可以同时抑制肾上腺的多种内分泌功能，起到“药物性肾上腺切除”的作用。AG 抑制肾上腺分泌肾上腺皮质激素，从而导致患者出现 Addison 综合征的临床表现。因此，在使用 AG 治疗肿瘤的同时，需要同时使用肾上腺皮质激素（氢化可的松）替代疗法。

因为 AG 可增加肝脏对地塞米松的降解能力，故而不宜用地塞米松代替氢化可的松。AG 治疗除因抑制肾上腺分泌导致患者出现 Addison 综合征外，还有其他更多的不良反应，而致大于 10% 的患者不得不因毒副反应而停止治疗。因其缺乏特异性，低效能和不良反应较多，故其临床应用受到限制。

（1）适应证：

1）适用于绝经后的晚期乳腺癌，对骨转移者疗效较好。用于晚期乳腺癌的治疗，一般用药剂量为 250 ~ 500mg/d，2 周后逐渐加量到 500 ~ 1 000mg/d。

2）有类似肾上腺切除作用，故也可用于治疗睾丸切除术后雌激素治疗无效或者复发的前列腺癌患者和库欣综合征，与雌激素合用可提高疗效。

（2）注意事项：

1）妊娠、哺乳期妇女及儿童禁用。

2）用药期间定期复查血常规、电解质。

3）给药期间同时补充适量的糖皮质激素。

2. 第二代芳香化酶抑制剂　福美坦（兰他隆）为第二代芳香化酶抑制剂，能够高度特异性地与芳香化酶不可逆结合，这种抑制通常被称为“自杀性抑制”。能够延长抑制酶活性的时间，持续时间依赖于新酶的合成和抑制剂的存在时间，体外实验证明福美坦抑制芳香化酶的活性强于 AG 30 倍。因为福美坦只作用于芳香化酶，对细胞色素 P450 相关的酶无作用，因此不需要同时进行糖皮质激素的替代治疗。由于福美坦明显的不良反应和需要长期注射的用法，限制了其临床的应用。

（1）适应证：主要用于治疗绝经后的晚期乳腺癌。使用方法一般为深部肌内注射，250mg / 次，1 次 /2 周。

（2）注意事项：

1）对福美坦药物过敏者禁用；绝经前、哺乳期妇女禁用。

2）血常规和肝功能异常者慎用。

3）妊娠妇女不宜使用；应用福美坦治疗时，应定期检查患者的外周血白细胞计数及分类、电解质、血糖、肝肾功能等。

3. 第三代芳香化酶抑制剂　第三代芳香化酶抑制剂具有高效、低毒和高选择性的优势，分为甾体类和非甾体类。前者通过与芳香化酶不可逆结合而抑制其功能，后者则通过竞争性抑制机制发挥作用。前者包括来曲唑和阿那曲唑，后者的代表性药物为依西美坦。阿那曲唑与 AG 相比，能够抑制芳香化酶活性 95% 以上，同时并不影响体内 ACTH 和醛固酮水平，用法为 1mg/ 次，1 次 /d。

来曲唑的体内活性较 AG 强 150 ~ 250 倍，体外活性较 AG 强 10 000 倍，且未发现对肾上腺甾体类物质的生成有显著影响，使用方法为 2.5mg/ 次，1 次 /d。依西美坦为芳香化酶的灭活剂，可以和内源性配体竞争芳香化酶的活性位点，通过共价键结合，永久性地灭活芳香化酶，推荐用法为 25mg 口服，1 次 /d。

（1）适应证：用于激素受体阳性乳腺癌患者的辅助治疗及晚期乳腺癌的治疗，尤其是三苯氧胺治疗失败后复发转移性乳腺癌的一线用药。

（2）注意事项：

1）用于绝经后乳腺癌患者，用药前需要明确患者处于绝经状态。

2）中、重度肝肾功能损害者慎用。

3）由于降低了循环中的雌激素水平，故有可能导致骨密度下降。对伴有骨质疏松或潜在骨质疏松风险的妇女，应当在其治疗的开始及其后的复查中，定期进行正规的骨密度检查，并在适当的时间开始骨质疏松的治疗或预防，并进行定期监测。

4）运动员慎用。

（二）雌激素和抗雌激素

1. 雌激素　雌激素治疗晚期乳腺癌有一定的缓解率，其作用机制并未完全清楚，可能的机制为抑制垂体促性腺激素的分泌，使卵巢分泌的雌激素减少，进而改变体内激素的平衡，破坏肿瘤细胞赖以生存的条件。用于绝经后晚期乳腺癌患者的疗效略优于雄激素，对皮肤及软组织转移的患者疗效较好，目前雌激素仅作为复发转移的绝经后晚期乳腺癌的第二、三线内分泌治疗方案应用。同时由于雌激素能够抑制前列腺腺体分泌，使其腺体处于萎缩状态，也可用于前列腺癌的治疗，但应用范围逐渐缩小。临床应用的雌激素主要为己烯雌酚（DES），为人工合成的非甾体类雌激素，用法为口服每次 5mg，3 次 /d。

（1）适应证：前列腺癌、晚期乳腺癌，也可用于肺癌、肾癌等。

（2）注意事项：

1）肝肾功能不良、血栓性静脉炎、肺栓塞患者禁用或慎用。

2）绝经前女性乳腺癌等雌激素依赖性肿瘤患者禁用。

3）女性乳腺癌患者使用本药物时应先做阴道涂片，雌激素水平低者才可使用。

4）停药应逐渐减量，以免引起阴道出血。

2. 三苯氧胺　三苯氧胺（TAM，他莫昔芬）为非甾体类抗雌激素药物，是雌激素的部分激动剂，具有雌激素样作用，但强度仅为雌二醇的一半。主要通过和体内的雌激素竞争乳腺癌细胞的雌激素受体（ER）而达到抑制肿瘤细胞生长的目的。三苯氧胺进入体内与雌激素竞争结合雌激素受体，形成受体复合物，转位进入细胞内，阻止雌激素作用的发挥，从而抑制乳腺癌细胞的增殖。此外，三苯氧胺还可通过抑制肿瘤新生血管形成和提高机体细胞免疫水平等机制抑制乳腺癌细胞的生长。耐受性较好，很少患者因副反应而停药。

（1）适应证：用于激素受体阳性的各期乳腺癌患者，是乳腺癌治疗应用最为广泛的内分泌药物。

（2）注意事项：

1）用药前检查有视物障碍、肝肾功能不全的患者慎用。

2）禁用于孕妇。

3）长期使用可增加子宫内膜癌的罹患风险。使用过程中应定期复查子宫内膜厚度，必要时行子宫内膜诊刮术。

3. 托瑞米芬　托瑞米芬又名法乐通，是由芬兰研制的新一代非甾体类三苯乙烯的衍生物，其抗肿瘤作用机制除了和TAM一样，可以竞争性地与乳腺癌细胞内的ER结合，抑制乳腺癌细胞增殖之外，还能诱导转化具有肿瘤抑制作用的生长因子（TGF-β）的产生并诱导肿瘤细胞的凋亡。

其适应证类似于三苯氧胺，不良反应较轻，未发现长期服用所致的子宫内膜癌、视网膜改变等不良反应。与三苯氧胺相比，该药临床应用时间较短，病例样本数量较小，因此疗效和不良反应有待于进一步观察。

（三）雄激素与抗雄激素

1. 雄激素　雄激素能够抑制垂体前叶分泌FSH，使卵巢分泌的雌激素减少，并具有抗雌激素的作用。其治疗乳腺癌的机制并不完全清楚，可能是由于阻断了雌激素的刺激作用所致。同时雄激素还具有骨髓刺激作用，可以改善患者的血常规和一般情况，增加食欲。目前临床应用的雄激素主要为丙酸睾酮，又名丙酸睾丸素、丙酸睾丸酮，为人工合成的雄激素。

（1）适应证：

1）晚期乳腺癌，尤其对有骨转移的患者效果较好；对于非骨转移的晚期乳腺癌，雄激素仅作为第三、四线内分泌治疗应用。对伴有骨转移者，无论绝经前后，雄激素类药物都可以选用。一般适用于老年妇女，这类患者常伴有轻度的水钠潴留，故适用于并发心力衰竭的患者。用法为每次100mg，深部肌内注射，每周2～3次，连用2～3个月，总量达4～6g。

2）子宫肌瘤、卵巢癌、肾癌、多发性骨髓瘤等。与其他抗肿瘤药物联合应用可提高疗效，并对骨髓有一定的保护作用。

（2）注意事项：

1）孕妇、前列腺癌患者禁用。

2）心、肝、肾功能不良伴有水肿及前列腺肥大者慎用。

3）不宜大量长期用药，用药前及用药期间应常规检查，如有电解质紊乱应及时停药。

4）药物需要密闭、避光、低温保存。

2. 氟他胺　氟他胺为非甾体类雄激素拮抗剂，可与雄激素竞争雄激素受体，并与之结合成受体复合物，进入细胞内与核蛋白结合，从而抑制依赖雄激素的肿瘤细胞生长。也可以阻滞细胞对雄激素的摄取，抑制雄激素与靶器官的结合。

（1）适应证：适用于未经治疗或对激素控制疗法无效或失效的晚期前列腺癌患者。剂量为250mg，口服，3次/d，间隔8小时。

（2）注意事项：使用时应注意患者的血转氨酶检测值，高于正常值上限2～3倍者禁用，男性患者应定期检查精子计数。有心血管疾病的患者慎用。

（四）孕激素

黄体酮类药物主要通过负反馈作用机制，抑制卵泡刺激素和黄体激素的分泌，减少卵泡刺激素的产生，通过抑制促肾上腺皮质激素的分泌，减少肾上腺皮质中雌激素的产生。竞争抑制雌二醇与雌激素受体结合，阻断雌激素对乳腺癌细胞的作用。大剂量孕激素还可用于晚期肿瘤患者改善一般状况，增加患者食欲，保护骨髓造血功能。

常用药物有甲羟孕酮（MPA）和甲地孕酮（MA）。甲羟孕酮用于晚期乳腺癌治疗的推荐用法为 1 000 ~ 1 500mg/d。甲地孕酮又名美可治，为半合成孕激素的衍生物，其作用除了与甲羟孕酮相同外，还有直接的细胞毒作用。用于晚期乳腺癌治疗的用量为 160mg/ 次，口服，1/d。孕激素最常见的不良反应为体重增加，其次为过度出汗。消化道反应较轻，偶有过敏反应、血栓形成及发生糖尿病。

1. 适应证　如下所述。

（1）用于对激素敏感的肿瘤，如乳腺癌、子宫内膜癌、前列腺癌和肾癌。

（2）晚期肿瘤患者的食欲缺乏和恶病质。

（3）与化疗药物联合应用，减轻化疗导致的骨髓抑制。

2. 注意事项　如下所述。

（1）并发血栓性静脉炎、血栓栓塞性疾病的患者禁用。

（2）严重肝功能不良、高钙血症、妊娠或对本药物过敏者禁用。

（3）糖尿病、高血压患者慎用。

（五）RH–LH 激动剂 / 拮抗剂

天然的促黄体激素释放激素（LHRH）可以促使垂体分泌 LH 和 FSH，两者具有促进卵巢合成雌激素的作用。合成的促黄体激素释放激素类似物（LHRHa），通过竞争结合垂体 LHRH 的大部分受体，使得 LH 和 FSH 的生成和释放呈一过性增强，但这种刺激的持续，会导致受体的吞噬、降解增多，受体数目减少，垂体细胞的反应能力下降，LH 和 FSH 的分泌能力降低，从而抑制卵巢雌激素的生成。大剂量给予后易造成垂体促性腺激素耗竭，最后使得血清中雄激素减少。

绝经前患者应用 LHRH 类似物可使雌激素水平降低到绝经后水平，此过程是可逆的。对于骨质疏松和心血管系统的副反应比卵巢切除轻，所以 LHRHa 可用作绝经前或围绝经期患者不可逆性卵巢切除的替代疗法。其不良反应是卵巢功能抑制导致的各种症状，主要是潮热和性欲减低，偶有头痛、情绪变化和阴道干燥。常用的药物包括戈舍瑞林和亮丙瑞林。（戈舍瑞林诺雷德）主要用于前列腺癌、绝经前激素受体阳性的乳腺癌患者，使用方法为 3.6mg 皮下注射，每 28 天使用 1 次。亮丙瑞林（抑那通）用于绝经前乳腺癌患者及前列腺癌患者，用法为皮下注射 3.75mg/ 次，每 28 天使用 1 次。

1. 适应证　如下所述。

（1）晚期前列腺癌，绝经前乳腺癌。

（2）子宫内膜异位症及子宫肌瘤。

2. 注意事项　用药初期由于高活性的 LHRH 衍生物对垂体 – 性腺系统的刺激作用，使得血中睾酮水平一过性增高，可使前列腺癌患者骨转移灶疼痛加剧，排尿困难或者出现脊髓压迫。故开始用药时应密切观察，出现症状时采取适当的措施。

三、分子靶向与生物治疗药物

（一）生物反应调节剂

1. 干扰素　干扰素（interferon）包括 α 干扰素（IFN–α）、β 干扰素（IFN–β）、γ 干扰素（IFN–γ）。

（1）适应证：毛细胞白血病（HCL）、慢性粒细胞白血病（CML）、非霍奇金淋巴瘤（NHL）、多发性骨髓瘤（MM）、肾癌、恶性黑色素瘤、类癌、宫颈上皮内肿瘤、癌性胸腔积液和心包积液。

（2）注意事项：

1）初次用药时，患者常出现流感样症状。症状较轻时可不予治疗，症状重者则必须服用镇痛药，如阿司匹林、吲哚美辛（消炎痛）等。

2）部分患者可出现消化道症状、皮肤过敏样症状或精神症状。

3）部分患者外周血白细胞和血小板减少，注意监测血常规。

4）禁忌：①已知对干扰素制品、大肠埃希菌来源的制品过敏者；②有心绞痛、心肌梗死病史及其他严重心血管病史者；③严重的肝肾损害者；④不能耐受本品、可能有不良反应者；⑤癫痫和其他中枢神经系统功能紊乱者；⑥妊娠妇女。

2. 白细胞介素 –2（IL–2） 如下所述。

（1）适应证：肾细胞癌、恶性黑色素瘤、乳腺癌、膀胱癌、肝癌、直肠癌、淋巴癌、肺癌等恶性肿瘤及癌性胸腹腔积液和心包积液等。

（2）注意事项：

1）药物过量可引起毛细血管渗透综合征。

2）可引起发热、寒战、乏力，给予适当药物（如吲哚美辛、哌替啶、对乙酰氨基酚等）将有效地减轻不良反应。

3）部分患者可出现肝肾功能损害，应注意监测。

3. 胸腺肽 包括胸腺五肽和胸腺肽 α_1。

（1）适应证：肾细胞癌、黑色素瘤、乳腺癌、膀胱癌、肝癌、结直肠癌、淋巴癌、肺癌等恶性肿瘤，作为肿瘤患者的免疫应答增强剂。

（2）注意事项：

1）部分患者发生发热反应，对症处理即可。

2）对于过敏体质者，建议做皮内敏感试验。

3）极少数患者可能发生过敏性休克。

4）禁忌：①对胸腺肽成分过敏者禁用；②正在接受免疫抑制剂治疗的患者如器官移植者禁用；③孕妇及哺乳期妇女慎用。

4. 肿瘤坏死因子（TNF） 如下所述。

（1）适应证：肾细胞癌、黑色素瘤、乳腺癌、膀胱癌、肝癌、结直肠癌、淋巴癌、肺癌等恶性肿瘤。

（2）注意事项：

1）最常见不良反应是注射部位局部反应，包括皮肤出现红斑、瘙痒、疼痛和肿胀等。

2）近期不良反应主要表现为发热、寒战，发生率在 50% 左右。

3）其他不良反应包括血压变化、乏力、头晕、头痛、关节酸痛、骨骼肌痛、恶心、呕吐、白细胞减少、血小板下降、血红蛋白下降、肝功能异常等。

4）禁忌：①严重肝肾功能、心肺功能异常者；②对本品所含成分过敏者禁用。

5. 左旋咪唑 如下所述。

（1）适应证：用作免疫调节剂。

（2）注意事项：

1）服用本品后可诱发粒细胞缺乏症。

2）禁忌：肝肾功能不良、肝炎活动期、妊娠早期或原有血吸虫病者禁用。

6. COX 抑制剂 包括塞来昔布和阿司匹林。

（1）适应证：用于家族性腺瘤息肉病（FAP）的辅助治疗和恶性肿瘤的辅助治疗。

（2）注意事项：

1）哮喘患者服用本品有发生支气管痉挛的可能性。

2）不良反应主要表现为头痛、恶心、呕吐、便秘、关节痛、腰背痛、失眠、肌痛。长期或大剂量服用可有胃肠道出血或溃疡。

3）禁忌：①对此类药物过敏者；②已知对磺胺类药过敏者；③不可用于服用阿司匹林或其他非甾体类抗炎药后诱发哮喘、荨麻疹或过敏反应者。

（二）单克隆抗体

1. 利妥昔单抗 如下所述。

（1）适应证：CD20 阳性的 B 淋巴细胞型非霍奇金淋巴瘤。

（2）注意事项：

1）治疗过程中，可发生暂时性低血压和支气管痉挛。

2）对有心脏病病史的患者（如心绞痛，心律失常或心力衰竭）使用本药时应密切监护。

3）患者在静脉给予蛋白制品治疗时，可发生过敏样或高敏感性反应。

4）治疗期间应注意定期观察全血细胞数，包括血小板计数。

2. 曲妥珠单抗　如下所述。

（1）适应证：Her-2 过度表达的乳腺癌。

（2）注意事项：

1）心功能不全的患者应谨慎使用，并严密检查心功能。

2）不推荐本药与蒽环类药（多柔比星或表柔比星）联合使用，会增加心脏功能减退的风险。

3）第一次输注本药时，约有 40% 的患者会出现通常包括寒战和发热等症状的症候群。

3. 西妥昔单抗　如下所述。

（1）适应证：结直肠癌和头颈部鳞状细胞癌。

（2）注意事项：

1）痤疮样丘疹的发生率达 88%，常可引起不同程度的皮肤毒性反应，此类患者用药期间应注意避光。

2）大约有 <0.5% 的患者出现间质性肺病。

3）少数患者可能发生严重致命性的变态反应。

4）K-ras 基因状态对西妥昔单抗的应用具有指导意义。

5）西妥昔单抗可通过乳汁分泌，故哺乳期的妇女慎用。

4. 尼妥珠单抗　如下所述。

（1）适应证：表皮生长因子受体（EGFR）阳性表达的Ⅲ / Ⅳ期鼻咽癌。

（2）注意事项：

1）不良反应主要表现为发热、血压下降，使用过程中应严密观察。

2）孕妇或没有采用足够避孕措施的妇女慎用。

3）禁忌：对该药品或其任一组分过敏者禁用。

5. 贝伐珠单抗　如下所述。

（1）适应证：贝伐珠单抗联合以氟尿嘧啶为基础的化疗，适用于转移性结直肠癌患者的治疗。

（2）注意事项：

1）胃肠道穿孔的发生率为 0.3% ～ 2.4%，故治疗中如果出现腹痛，应考虑胃肠道穿孔的可能。

2）皮肤黏膜出血：鼻出血者较常见，可发生致命的肺出血。

3）高血压：半数患者的舒张压升高。

4）肾病综合征：主要表现为蛋白尿。

5）充血性心力衰竭。

6）手术和伤口愈合并发症：手术前后 28 天内不能使用贝伐珠单抗。

6. ^{131}碘（^{131}I）肿瘤细胞核人鼠嵌合单克隆抗体　如下所述。

（1）适应证：试用于放化疗不能控制或复发的晚期肺癌的放射免疫治疗。

（2）注意事项：

1）本品为放射性制剂，必须在有开放性核素工作许可证和核医学医师执业证的单位使用。

2）医师应按本说明书所推荐的用量给药，严防过量。

3）患者停用本药后请注意随访甲状腺功能。

4）禁忌：①肝肾功能异常者、心肌损害或有充血性心力衰竭者；②孕妇、哺乳期妇女、未成年患者；③碘过敏患者或抗 TNT 抗体反应阳性者；④曾用过鼠源性抗体者；⑤造血功能不良者，近期化疗、放疗患者需要依靠造血恢复药物维持外周血患者，白细胞、血小板等血细胞计数低于正常范围者；⑥有明显胸腹腔积液者，或者肿块表面红肿热痛伴有白细胞 $>10 \times 10^9$/L 者；⑦各种急性或慢性炎症患者。

7. 美妥昔单抗　如下所述。

（1）适应证：主要用于不能手术切除或术后复发的原发性肝癌患者，以及不适宜做动脉导管化疗栓塞（TACE）或经 TACE 后无效、复发的晚期肝癌患者。

（2）注意事项：

1）本品只能在有资质的医院内使用，在使用过程中，应严格按照 GB/8703–88《辐射防护规定》的有关条款进行。

2）不推荐孕妇及哺乳期妇女使用，不推荐儿童使用。尚缺乏用于老年患者的安全有效性方面的研究。

3）禁忌：①对本品以及成分过敏者；② HAMA 反应阳性者；③曾用过鼠源性抗体者；④不能耐受甲状腺封闭药物的患者。

（三）细胞分化诱导剂

全反式维甲酸、三氧化二砷

1. 适应证 急性早幼粒细胞性白血病、骨髓异常增生症、急性早幼粒细胞白血病。

2. 注意事项 如下所述。

（1）本品内服可产生头痛、头晕（50 岁以下较老人为多）、口干、皮肤脱屑等不良反应，注意控制剂量。

（2）可引起肝损害，肝肾功能不全者慎用。

（3）请勿与四环素、维生素 A 同时使用。

（4）禁忌：对该药品或其任一组成成分过敏者禁止使用。

（四）细胞凋亡诱导剂

1. 硼替佐米 如下所述。

（1）适应证：本品用于多发性骨髓瘤患者的治疗。

（2）注意事项：

1）治疗过程中会导致周围神经病变，主要是感觉神经。

2）可导致低血压和心力衰竭，应密切监测。

3）治疗期间应密切监测全血计数。

4）禁忌：对硼替佐米、硼或者甘露醇过敏者禁用。

2. 三氧化二砷 如下所述。

（1）适应证：适用于急性早幼粒细胞性白血病。

（2）注意事项：

1）主要不良反应为皮肤干燥、丘疹、红斑或色素沉着，恶心，胃肠胀满，指尖麻木，血清转氨酶升高。

2）有肝肾功能损害者慎用。

3）禁忌：孕妇及哺乳期妇女禁用。

3. 吉西他滨 如下所述。

（1）适应证：骨髓增生异常综合征（MDS）。

（2）注意事项：

1）在治疗过程中，会发生中性粒细胞减少和血小板减少，必须定期进行血常规检查。

2）肝肾功能不良患者慎用，在开始治疗前应检测肝脏生化和血清肌酐。

3）孕妇及哺乳期妇女慎用。

4）禁忌：禁用于已知对地西他滨过敏的患者。

（五）新生血管生成抑制剂

1. 沙利度胺 如下所述。

（1）适应证：可用于多发性骨髓瘤（MM）的治疗，亦在肾癌、肉瘤、肺癌、胶质瘤、皮肤癌和乳腺癌等多种恶性肿瘤中具有一定的疗效。

（2）注意事项：

1）主要不良反应为头晕、倦怠、嗜睡、恶心、腹痛、便秘、面部水肿、面部红斑、过敏反应及多发性神经炎等。

2）禁忌：①孕妇及哺乳期妇女禁用；②儿童禁用；③对本品过敏者禁用；④驾驶员、机器操作者禁用。

2. 重组人血管内皮抑制素　如下所述。

（1）适应证：本品联合长春瑞滨和顺铂化疗方案，可用于治疗初治或复治的Ⅲ / Ⅳ期非小细胞肺癌。

（2）注意事项：

1）过敏体质或对蛋白类生物制品有过敏史者慎用。

2）临床使用过程中需要定期监测心电图。

3）禁忌：心、肾功能不全者慎用。

（六）表皮生长因子受体抑制剂

吉非替尼、厄洛替尼

1. 适应证　用于治疗既往接受过化疗或不适于化疗的局部晚期或转移性非小细胞肺癌（NSCLC）。厄洛替尼联合吉西他滨可用于局部晚期、不可切除或转移性胰腺癌的一线治疗。

2. 注意事项　如下所述。

（1）最常见的不良反应是皮疹和腹泻。

（2）偶可发生急性肺间质性病变，部分患者可因此死亡。

（3）已观察到无症状性肝转氨酶升高。因此建议定期检测肝功能。

（4）服用华法林的患者应定期监测凝血酶原时间或 INR 的改变。

（5）EGFR 突变检测结果，可指导用药。

（6）禁忌：①对本品及成分过敏者禁用；②孕妇及哺乳期妇女禁用。

（七）基因治疗

重组人 p53 腺病毒注射液

1. 适应证　与放射治疗联合可用于现有治疗方法无效的晚期鼻咽癌患者。

2. 注意事项　如下所述。

（1）部分患者用药后出现Ⅰ / Ⅱ度自限性发热。一些患者会出现寒战、注射部位疼痛、出血。其他偶可出现的不良反应是恶心、呕吐、腹泻、消化道出血和应激性过敏反应。

（2）本品为瘤内注射用药，使用时应充分考虑肿瘤转移的可能性。

（3）禁忌：①在患者有全身感染、发热等中毒症状时禁用；②对本品过敏者禁用；③孕妇和哺乳期妇女禁用。

（八）多靶点小分子抑制剂

1. 甲苯磺酸索拉非尼　如下所述。

（1）适应证：不能手术的晚期肾细胞癌；无法手术或有远处转移的原发性肝细胞癌。

（2）注意事项：

1）手足皮肤反应和皮疹是最常见的不良反应。

2）服药后患者高血压的发病率增加，多为轻到中度，应常规监控血压。对于发生心肌缺血和（或）心肌梗死的患者，应考虑暂时或长期终止索拉非尼的治疗。

3）对合用华法林的患者，应常规检测凝血酶原时间、INR 值并注意临床出血倾向。

4）需要做大手术的患者建议暂停索拉非尼。

2. 苹果酸舒尼替尼　如下所述。

（1）适应证：

1）甲磺酸伊马替尼治疗失败或不能耐受的胃肠道间质瘤（GIST）。

2）不能手术的晚期肾细胞癌（RCC）。

3）晚期胰腺等内分泌肿瘤的治疗。

（2）注意事项：

1）最常见的不良反应包括疲乏、食欲缺乏、恶心、腹泻，此外皮疹、手足综合征、皮肤变色、味觉改变也常发生。

2）若出现充血性心力衰竭的临床表现，建议停药。心脏射血分数 <50%，以及射血分数低于基线 20% 的患者，应停药和（或）减量。

3）本品可延长 Q-T 间期，且呈剂量依赖性。故应慎用于已知有 Q-T 间期延长病史的患者、服用抗心律失常药物的患者，或有相应基础心脏疾病、心动过缓和电解质紊乱的患者。

4）使用期间如果发生严重高血压，应暂停使用，直至血压得到控制。

5）禁忌：对本品任何成分过敏者禁用。

四、抗肿瘤治疗辅助药物

（一）造血生长因子

造血生长因子是促进骨髓造血细胞分化、增殖和定向成熟的一系列活性蛋白，临床使用的均为基因重组注射剂，主要包括以下几种。

（1）集落刺激因子（CSF）：主要有粒细胞集落刺激因子（G-CSF）和粒细胞 - 巨噬细胞集落刺激因子（GM-CSF）。

（2）白细胞介素 -11（IL-11）。

（3）红细胞生成素（EPO）。

（4）血小板生成素（TPO）。

此外，含刺激造血细胞生成有效成分的口服药物有促核酸代谢药物（如维生素 B）、小檗胺、茜草双脂、茴香烯、氨肽素等；也有些中药单药或复方制剂在临床使用，如：人参、黄芪、党参、女贞子、鸡血藤、枸杞子、地黄、川芎、苦参、刺五加、茜草、灵芝、三颗针、淫羊藿、皂矾等。

1. 粒细胞集落刺激因子（G-CSF）　如下所述。

（1）适应证：

1）干细胞移植后促进中性粒细胞生成：①恶性实体肿瘤、白血病化疗后的中性粒细胞减少；②骨髓增生异常综合征、再生障碍性贫血伴发的中性粒细胞减少症；③先天性、特发性中性粒细胞减少症等。

2）治疗性用药：放疗、化疗后中性粒细胞数量降低时使用，剂量较大，时间较长。

3）严格选择后的预防性用药：个别骨髓造血功能较差者，在中性粒细胞尚未明显下降时使用本药，可避免由于化疗或放疗引起的严重骨髓抑制。

（2）注意事项：

1）限中性粒细胞减少者使用。

2）骨髓幼稚细胞未充分降低或外周血存在未成熟细胞的髓性白血病患者慎用。

3）对本类药物或其他基因重组制品有过敏反应者禁用；肝、肾、心、肺功能重度障碍者慎用。

4）避免与化疗或大面积放疗同步使用：化疗结束后 24 ~ 48 小时使用；停药至少 48 小时后，方可进行下一疗程的放、化疗治疗。

5）首选皮下或肌内注射，除非紧急情况下，不主张静脉注射。

6）儿童应用剂量目前尚无明确规定，一般与成人相同。

7）不良反应：①常见不良反应有发热、头痛、肌肉疼痛、皮疹、骨痛等，多可耐受；②少见不良反应有低血压、恶心、腹泻、水肿、过敏、毛细血管渗漏综合征、呼吸困难等；③偶见休克、间质性肺炎、急性呼吸窘迫综合征；④罕见并发症有脾大甚至脾破裂出血，均应即刻停药及时处理；⑤少数患者周围血中出现幼稚粒细胞，应停药观察。

8）用药期间定期检查血常规（一般隔日 1 次），当中性粒细胞升至 5.0×10^9/L（白细胞总数升至 10.0×10^9/L）以上时应及时停药。

2. 粒细胞 - 巨噬细胞集落刺激因子（GM-CSF）　如下所述。

（1）适应证：为骨髓基质细胞产生的多效应细胞因子，作用于巨核细胞分化的早期阶段。主要用于干细胞移植后、放疗、化疗后骨髓严重抑制和中性粒细胞减少的患者。基本用药方法与 G-CSF 相同。

（2）注意事项：

1）不良反应：①常见不良反应是发热、皮疹；②少见低血压、恶心、水肿、胸痛、骨痛和腹泻；③罕见变态反应、支气管痉挛、心力衰竭、室上性心律失常．脑血管疾病、精神错乱、惊厥、呼吸困难、肺水肿和晕厥等；④可伴发多浆膜炎综合征，如胸膜炎、胸膜渗液、心包炎和体重增加，可用非甾体抗炎药控制，常与超剂量用药有关。

2）有过敏史者慎用，自身免疫性血小板减少性紫癜患者禁用。

3）避免与放、化疗同步使用（参见 G-CSF）。

4）偶可引起血浆白蛋白降低，如同时使用血浆白蛋白结合率较高的药物，应注意调整药物剂量。注射丙种球蛋白者，应间隔 1 个月以上再使用本类药物。

5）对某些肿瘤细胞，尤其是髓性白血病细胞有刺激作用，在用药过程中若出现肿瘤进展或周围血中原始细胞增多时应停用。

6）老年患者用药时应注意剂量和间隔，慎重给药；儿童、孕妇、高血压患者及有癫痫病史者慎用。

7）治疗反应和耐受性个体差异较大，用药期间应定期检查血常规。

3. 白细胞介素 -11（IL-11） 如下所述。

（1）适应证：适合多种原因导致的血小板减少症。在肿瘤化疗中可做预防或治疗用药。基本用药原则与 CSF 相同，两者可同时使用。

（2）注意事项：

1）IL-11 的大部分不良反应为轻至中度，停药后能迅速消退。约有 10% 的患者有不良反应出现，主要为水肿、发热、结膜充血、呼吸困难及心律失常等。使用期间应注意毛细血管渗漏综合征的监测，如体重增加、水肿、胸腹腔积液等。

2）对 IL-11 过敏者禁用，对血液制品及大肠埃希菌表达的其他生物制剂有过敏史者慎用。

3）器质性心脏病，尤其是充血性心力衰竭和有房颤、房扑病史者，以及血液高凝状态疾病、近期发生血栓病者慎用。

4）避免与放、化疗同步使用（参见 G-CSF）。

5）使用期间应定期检查血常规，血小板升至 100×10^9/L 时应及时停药。

4. 红细胞生成素（EPO） 如下所述。

（1）适应证：由肾源性疾病引起的贫血是应用 EPO 的首选适应证；也可在一定程度上纠正由恶性肿瘤及化疗引起的贫血；还可减少手术中的输血量。对失血性贫血、红细胞减少症及铅中毒所致的贫血无效。

肿瘤患者应用 EPO 须符合如下条件：红细胞压积（HCT）<30% 或血红蛋白浓度（Hb）<90g/L，再加上以下 5 项中的任何一项：①正在接受化疗或放疗；②肿瘤侵及骨髓；③骨髓异常增生综合征；④转铁蛋白饱和率 <20%；⑤血清铁 >100ng/mL。

（2）注意事项：

1）血清 EPO>200mg/L 者不推荐使用；难以控制的高血压患者、孕妇、有感染者及对本品过敏者禁用。

2）不良反应为血压升高、心悸、头痛等，可随剂量增加而加重。偶可诱发脑血管意外或癫痫发作、过敏反应、转氨酶升高、高血钾等，有可能促进血栓形成。

3）治疗中应每周检查血常规，如 2 周内 HCT 增加 4%，则剂量可减少 50%；如 4 ~ 6 周后 HCT 增加少于 50%，则剂量应提高 50%；但最大剂量不宜超过 300L/kg。若 HCT>30%，或 Hb ≥ 120g/L，可考虑停药。

4）若血清铁 <100ng/mL 给予 EPO 治疗时应补铁，使转铁蛋白饱和度维持在 20% 以上。

5）用药后 2 ~ 4 周起效，如果连续用药 12 周仍无效，可以停用。

5. 血小板生成素（TPO） 系我国享有自主知识产权首先研发的肝脏合成的促血小板生成因子，可全程调控巨核细胞分化、成熟、释放血小板。

（1）适应证：

1）主要用于治疗实体瘤化疗所致的血小板减少症，当血小板低于 50×10^9/L 且医师认为有必要进行升血小板治疗者。

2）恶性实体瘤化疗预计可能引起血小板减少及诱发出血时，可于化疗结束后 6 ~ 24 小时使用。

3）化疗中伴发白细胞严重减少或贫血时，可分别与 CSF 或 EPO 合并使用。

（2）注意事项：

1）偶有发热、肌肉酸痛、头晕等“类感冒症状”，对症处理后，多可自行恢复。

2）过敏、严重心脑血管疾病、血液高凝状态、近期发生血栓者禁用；合并严重感染者，应控制感染后再使用；对孕妇及哺乳期妇女的用药安全性尚未确定，原则上不宜应用。

3）个别特异体质者，常规应用即可造成血小板过度升高，故必须在有经验的临床医师指导下应用。

4）隔日一次检查血常规，血小板计数达到所需指标时应及时停药。

（二）止吐药

1. 止吐药的作用机制　各异，可大致分为以下几类。

（1）P 物质 / 神经激肽 -1（NK1）受体拮抗剂，如阿瑞吡坦。

（2）常用的 5- 羟色胺（5-HT_3）受体拮抗剂，包括昂丹司琼、格拉司琼、托烷司琼、多拉司琼、帕诺司琼等。

（3）多巴胺受体阻断剂，如多潘立酮、甲氧氯普胺、丁酰苯类药物（如氟哌啶醇）。

（4）皮质类固醇激素，如地塞米松、甲泼尼龙等。

（5）精神类药物，如苯二氮䓬类（如劳拉西泮、奥氮平等）。

（6）吩噻嗪类药物，如氯丙嗪。

2. 选用止吐药的原则

（1）化疗所致呕吐：根据患者化疗呕吐风险分级及病情需要选用相应的止吐药。

1）高致吐风险药物化疗：联合应用 5-HT_3 受体拮抗剂、地塞米松和 NK_1 受体拮抗剂。低治疗指数止吐药（甲氧氯普胺、丁酰苯类和吩噻嗪类）不作为首选药物，仅用于无法耐受上述止吐药或止吐效果不佳者。

2）中致吐风险药物化疗：5-HT_3 受体拮抗剂和地塞米松二联治疗。

3）低致吐风险药物化疗：地塞米松止吐。

4）极低致吐风险药物化疗：不必常规应用止吐药。

5）既往用药后呕吐控制不佳者：化疗前提前个体化给予止吐药，如单次应用地塞米松、口服甲氧氯普胺或吩噻嗪等。

6）预防化疗后迟发性呕吐：地塞米松和阿瑞吡坦二药联合，可应用于所有接受顺铂和其他高致吐风险药物化疗的患者。

（2）放疗所致呕吐：口服或静脉应用 5-HT_3 受体拮抗剂，合用或不合用地塞米松。

（3）预防用药治疗前可口服抗焦虑药物（劳拉西泮、阿普唑仑等）。

3. 注意事项

（1）有些化疗药（如环磷酰胺、多西他赛）和皮质类固醇激素是 CYP_3A_4 的底物，阿瑞吡坦是 CYP_3A_4 的中度抑制剂，使用时应减少化疗药物及激素剂量，不适合用于含皮质类固醇激素化疗方案的患者。

（2）甲氧氯普胺与抗胆碱药物有拮抗作用，使地高辛、西咪替丁（甲氰咪胍）吸收减少，乙酰水杨酸、左旋多巴、锂盐、乙醇和地西泮等吸收增加，故不能与吩噻嗪和丁酰苯类药物同时使用，否则易致锥体外系反应。禁用于接受单胺氧化酶抑制剂、三环类抗抑郁药物和拟交感类药物、机械性胃肠梗阻、消化道出血和穿孔、嗜铬细胞瘤及过敏者。

（3）多巴胺受体拮抗剂可促泌乳素分泌，不宜用于乳腺癌患者。

（4）多潘立酮、莫沙必利等的严重不良反应为 Q-T 间期延长、晕厥、室性心律失常等，可导致死亡。尤其是在与咪唑类、大环内酯类等药物合并使用时最易发生。多天连续应用多巴胺受体拮抗剂时，会发生急性肌张力障碍，需要接受数日治疗的患儿，不宜选用该类药物。

（5）联合化疗时，应根据最高致吐风险级别的化疗药物给予止吐药。

（6）劳拉西泮和苯海拉明是有效的止吐辅助药，但不宜单独应用。

（7）常用的5-HT_3受体拮抗剂的止吐效果相似，不良反应轻微，可互相替代；等效剂量时，皮质类固醇激素具有相同的疗效和安全性，也可互相替代。

（8）口服给药疗效与其他途径相当，且更为安全、方便，也可以经静脉、肌内和直肠给药。

（9）除化疗外，肠梗阻、前庭功能紊乱、肿瘤脑转移、电解质失衡、同时口服阿片类药物等也可导致患者呕吐，应注意甄别。

（三）镇痛药

1. 用于癌症疼痛的镇痛药物　包括非甾体类抗炎药、对乙酰氨基酚、阿片类药物和辅助药物。

（1）常用非甾体类抗炎药物：包括布洛芬、双氯芬酸、乙酰水杨酸、吲哚美辛等。.

（2）常用阿片类药物：①弱阿片类药物：可待因、曲马多、双克因等，常制成复合制剂；②强阿片类药物：吗啡（即释片、缓释片）、芬太尼透皮贴剂、羟考酮、美沙酮即释剂等。

（3）辅助药物：①三环类抗抑郁药：阿米替林；②抗惊厥类药：卡马西平、加巴喷丁、普瑞巴林等；③皮质类固醇激素：地塞米松、甲泼尼龙等。

2. 适应证

（1）NSAIDs：用于由肿瘤原发或转移病灶局部非感染性炎症、水肿所导致的轻度到中度癌痛。NSAIDs与阿片类药物同时使用有协同作用。乙酰水杨酸因其抑制血小板聚集，并对消化器官、肾脏有潜在的毒性，近年已不再用于癌痛的治疗。

（2）对乙酰氨基酚：是许多复方解热镇痛药的重要成分，可以减少阿片类药物用量。治疗轻度疼痛有效，但抗炎作用微弱，所以多用于不合并局部炎症的轻度疼痛患者。

（3）弱阿片类药物：用于缓解持续的轻度到中度疼痛。

（4）强阿片类药物：用于缓解持续的中度到重度疼痛，包括癌性疼痛和非癌性疼痛。芬太尼透皮贴剂适用于不能或不适合于口服止痛药物的患者。

（5）三环类抗抑郁药：主要用于神经病理性疼痛，对灼痛、坠胀痛、麻木样疼痛有效。

（6）抗惊厥类药：主要用于神经病理性疼痛，对撕裂痛、电击样疼痛或枪击样疼痛有效。加巴喷丁对消除感觉异常和痛觉过敏尤其有效，而且与其他药物几乎无相互作用，尤其适用于老年患者或肝功能异常的患者。

（7）皮质类固醇激素：适用于脑部原发或继发性肿瘤所致的颅内高压、神经受压迫引起的疼痛，常与阿片类药物和抗抑郁类药物联合，用于神经病理性疼痛；对臂丛、腰骶丛疼痛与阿片类合用效果良好；对恶性肿瘤引起的骨痛、肝转移及内脏转移的牵拉痛，头颈、腹部、盆腔肿瘤的浸润性酸痛及脉管阻塞的胀痛亦有效。

按照世界卫生组织（WHO）癌症三阶梯止痛治疗原则：第一阶梯轻度疼痛用药包括非阿片类药物（对乙酰氨基酚或NSAIDs）+辅助药物；第二阶梯中度疼痛用药包括弱阿片类药物+NSAIDs+辅助药物；第三阶梯重度疼痛用药包括强阿片类药物+NSAIDs+辅助药物。当疼痛在前一个阶梯未获得控制时，即选择下一个阶梯的镇痛药物。

3. 注意事项

（1）NSAIDs具有剂量限制性毒性，主要不良反应发生于肝、肾、胃肠道和心血管；长期服用NSAIDs可增加心血管事件的风险。

（2）有如下高风险者慎用NSAIDs：老年人、肾功能不全、心力衰竭、肝功能不全、低血容量的患者；伴有其他肾毒性药物，如利尿剂、血管紧张素Ⅱ药物或儿茶酚胺类药物的患者；因服用乙酰水杨酸或其他非类固醇类抗炎药物诱发哮喘、鼻炎或荨麻疹的患者。

（3）服药期间戒烟、忌酒，不服用含咖啡因或酸性饮料，定期检查血和尿常规、肝肾功能、大便潜血。

（4）不同时使用两种或两种以上的NSAIDs，尽量不将NSAIDs和皮质类固醇激素并用。

（5）阿片类药物没有剂量限制性毒性，且对重要脏器没有明显的近期或远期毒性，但应及时处理便秘、恶心、呕吐等毒副反应。

（6）癌痛患者应用阿片类药物止痛不会发生精神（心理）依赖，但应按国家现行法规到指定医院处方取药。

（7）哌替啶不宜用于癌痛治疗。

（四）抑制破骨细胞药

主要为双磷酸盐类药物，包括：①第一代双磷酸盐：以氯屈磷酸盐为代表；②第二代为含氮的双磷酸盐，包括帕米膦酸钠、阿仑膦酸钠；③第三代为具有杂环结构的含氮双磷酸盐（唑来膦酸）和不含环状结构的含氮的伊班膦酸。

1. 适应证　适用于肿瘤骨转移所致的高钙血症及骨痛，治疗和预防骨相关事件及多发性骨髓瘤和各类型骨质疏松症。双磷酸盐类药物可与化疗、放疗、手术、内分泌治疗及阿片类镇痛药等联合使用。长期使用双磷酸盐应注意每天补充适量的钙和维生素 D。

2. 注意事项　如下所述。

（1）在使用双磷酸盐类药物之前，必须检测患者血清的电解质水平，重点关注血肌酐、血清钙、磷酸盐、镁等指标，同时行下颌骨拍片和口腔科会诊。

（2）帕米膦酸治疗骨转移输注时间不少于 4 小时，浓度不超过 15mg/125mL，滴速不得大于 15mg/h；治疗高钙血症应严格按照血钙浓度酌情用药，同时注意补充液体，每日尿量需达 2L 以上。

（3）唑来膦酸输注时间不少于 15 分钟。氯屈膦酸二钠胶囊应整粒吞服。要保持摄入足够的水分，不能与含有钙或其他二价阳离子的牛奶、食物或药物同服。

（4）对于肾功能不全（肌酐清除率 >30mL/min）的患者，除伊班膦酸不需要调整剂量外，其他双磷酸盐均应根据不同产品的说明书进行减量调整或推迟输注时间。

（5）停药指征主要有：明显与双磷酸盐相关的不良反应、病情恶化、发生其他脏器转移并危及患者生命。经其他治疗骨痛缓解不是停药指征。

（6）下颌骨坏死：少数患者长期使用双磷酸盐有此风险，使用前应注意每日清洁口腔，服药期间尽量避免包括拔牙在内的口腔手术。

（五）神经精神用药

用于肿瘤患者的常用神经精神类药物主要有：①抗抑郁药物：阿米替林；②抗惊厥和抗癫痫药物：卡马西平、加巴喷丁等；③精神用药：氟哌啶醇。

注意：抗焦虑抑郁药物用于止痛时的药物选择与治疗焦虑抑郁状态时的药物选择原则有所不同，后者可选 SSRI、SSNR 等新药，起效快，疗效好，不良反应低。应请有资质的神经精神科医师会诊决定用药。

1. 适应证　如下所述。

（1）抗抑郁药物：用于患各类抑郁症的肿瘤患者，如内源性抑郁症、更年期抑郁症、反应性抑郁症等；镇静、催眠；与阿片类药物协同治疗难治性及神经病理性疼痛。

（2）抗惊厥和抗癫痫药物：卡马西平也可用于癌性疼痛，特别是癌性神经病理性疼痛。近年来，由于其不良反应的报道增多，故临床多用加巴喷丁替代。加巴喷丁为抗癫痫药，但近年来也常用于多种重度疼痛综合征的辅助治疗，特别是对一些特定的慢性疼痛综合征有显著疗效，严重不良反应发生率低，尤其适用于老年患者或肝功能异常患者。

（3）氟哌啶醇：属丁酰苯类抗精神病药，治疗精神分裂症和焦虑症。在肿瘤科主要用于顽固性呕吐、呃逆和焦虑的患者；与阿片类药物合用，还可增强其镇痛作用。其心血管系统不良反应较少，可用于脑器质性精神障碍和老年性精神障碍。

2. 注意事项　如下所述。

（1）阿米替林的不良反应为口干、嗜睡、便秘、视物模糊、排尿困难、心悸，还可引起心律失常，偶见直立性低血压、肝功能损害及迟发性运动障碍。

（2）卡马西平的不良反应中，常见有中枢神经系统反应，表现为视物模糊、复视、眼球震颤及水潴留和低钠血症；少见变态反应、中毒性表皮坏死溶解症、皮疹、荨麻疹、瘙痒、严重腹泻、红斑狼疮样综合征；罕见心律失常或房室传导阻滞（老年人尤其注意）、不同程度的骨髓抑制、中枢神经系统中毒、药物性肝炎等。

（3）氟哌啶醇的不良反应，以锥体外系反应较重且常见，降低剂量可减轻或消失；还可见失眠、头痛、口干及消化不良；大剂量长期使用可引起心律失常、心肌损伤；个别出现肌内注射后呼吸肌运动障碍；可影响肝功能，但停药后可逐渐恢复；可引起血浆中泌乳素浓度增加，表现为溢乳、男子女性化乳房。与麻醉药、镇痛药、催眠药合用时应减量。

（4）本类药物禁用于严重心脏病、近期有心肌梗死发作史、癫痫、青光眼、尿潴留、甲状腺功能亢进、肝功能损害及对本类药物过敏者。使用期间应监测心电图、定期检查肝功能与白细胞计数。

（5）孕妇慎用，哺乳期妇女使用期间应停止哺乳；老年患者用药从小剂量开始，视病情酌减用量；用药期间不宜驾驶车辆、操作机械或高空作业。

（6）阿米替林和氟哌啶醇与多种药物之间存在相互作用，需要注意配伍。阿米替林不得与单胺氧化酶抑制剂合用，停用单胺氧化酶抑制剂 14 天后才能使用。

（7）在治疗过程中，加巴喷丁的停药或新治疗方案的加入均需要逐渐进行，时间最少为 1 周。急性胰腺炎的患者禁服加巴喷丁。

第四节　化疗毒副反应的治疗

近 30 年来，化疗药物治疗恶性肿瘤已发生了突飞猛进的进展，有些恶性肿瘤已经能够通过单纯化疗的方法得到根治，并有较高的治愈率。但是，化疗的毒副反应也是不可忽视的问题，处理不当会造成严重后果。近些年来，大剂量化疗药物的应用，虽然提高了治疗恶性肿瘤的疗效，但是它的不良反应也更严重，甚至危及生命，应引起临床医护人员的高度重视。

一、化疗药物的局部反应

（一）静脉炎或静脉血栓

静脉化疗常有相应血管的静脉炎，严重时有静脉血栓发生。常见此反应的药物有：去甲长春碱、长春碱、氮芥、丝裂霉素、长春新碱、长春酰胺、多柔比星及 5- 氟尿嘧啶等。临床表现为穿刺静脉及其上行静脉发红、疼痛，以后可发生色素沉着、呈硬条索状，甚至整条静脉纤维化而失去功能。

防治办法是对有些刺激性强的药物，在静脉给药前应确定注射针头是否已在静脉内，然后再给药。给药时宜小壶冲入或静脉推注，而不宜缓慢静滴。但有些药物在理论上要求长时间持续静脉滴注（如 5- 氟尿嘧啶常持续静滴数小时至 24 小时），但在给药中间休息 30 ~ 60 分钟，改用生理盐水 200 ~ 500mL +地塞米松 2 ~ 5mg 静滴，化疗结束后再用生理盐水 200 ~ 500mL 静滴，以减轻静脉炎。如果静脉炎已经发生，可试用局部外敷如意金黄散。一旦发生静脉纤维化，则难以逆转，目前尚无特效药物。

（二）局部软组织无菌性炎症

一些化疗药物对组织具有较强的刺激性，如蒽环类（多柔比星、柔红霉素等）、丝裂霉素、长春碱类（长春新碱、长春碱、长春酰胺、去甲长春碱）、氮芥、依托泊苷等。这些药物在静脉给药时，如果渗漏到皮下常可引起局部软组织无菌性炎症，表现为局部红肿热痛，严重时局部组织变黑、发生坏死，特别是去甲长春碱及多柔比星等，使用时须特别小心。

防治方法是在应用上述药物时，特别是使用去甲长春碱和多柔比星时，应选用弹性较好的静脉，必要时选用大静脉作为给药途径，确认注射针头在静脉内后再开始给药。给药时小壶快速滴入，或适当速度静脉推注，不宜高压快速推注或加入大量液体稀释后缓慢滴注，因为这样均有可能增加渗漏机会。一旦发生局部组织无菌性炎症，立即局部注射 2% 普鲁卡因和地塞米松 5mg，行局部封闭治疗及冷敷，也可试用局部外敷如意金黄散。

二、化疗药物的全身反应

（一）发热

有些化疗药物常规剂量下即会引起发热，例如平阳霉素、博来霉素。这些药物引起发热的机制尚不十分清楚，可能是体温中枢受到了药物的作用所致。表现为用药后数小时内体温升高到 38 ~ 39℃，严重时可达 40℃左右。应用消炎痛栓和糖皮质激素（地塞米松）等常可控制体温，为预防发热可于化疗前 0.5 ~ 1 小时预先使用上述药物。

（二）乏力和周身不适

多数化疗药物均可引起这些症状，而且与药物剂量有一定关系。随着剂量的增加，乏力和周身不适等则更加明显，特别是细胞毒药物。其他尚有阿霉素类、铂类、长春碱类、鬼臼素类等，应用扶正滋补的中药可有助于减轻此类症状。

（三）全身疼痛

紫杉醇类药物能引起全身酸痛，以全身肌肉骨骼酸痛为主，机制不清，可口服解热镇痛药物对症处理。

（四）变态反应

紫杉醇类药物偶有变态反应，主要表现为皮疹和面色潮红，严重时可发生过敏性休克。此药变态反应的发生重点在预防，用药之前先使用地塞米松、异丙嗪等抗过敏药物；使用专用输液导管，防止药物在输液过程中发生化学反应。用药后严密观察患者的病情变化。

三、各系统的化疗反应

（一）消化系统反应

绝大多数的化疗药物均可引起消化道反应。常见的症状有食欲下降、恶心、呕吐、腹痛、腹泻、消化道出血及消化道（口腔）黏膜溃疡等。恶心、呕吐是最常见的消化道反应，明显影响患者的生活质量。其原因：①药物直接刺激延髓呕吐中枢；②外周神经受刺激，反射到呕吐中枢，引起相应症状。在此过程中，H_2 受体发挥着主要的介导作用，一般化疗后数小时内即可发生，也有不少患者化疗次日才有明显的恶心、呕吐，但 3 日后多明显减轻，少数患者可持续 1 周左右。精神心理作用对恶心、呕吐的发生也有明显影响，女性影响较大且多见，严重时一见输液瓶就发生恶心、呕吐。

防治方法以药物治疗为主。① H_2 受体阻滞剂类：奥丹司琼 8mg，化疗前半小时静滴，必要时 4 ~ 6 小时后重复 1 次，或追加 8mg 口服；康泉 3mg，或托烷司琼 5mg，于化疗前半小时静滴，疗效均较满意；国产蒽丹西酮、枢丹等也有良好的止吐效果，其基本成分和用法同奥丹司琼。②非 H_2 受体阻滞剂类也有一定的止吐效果，单独使用疗效不佳，联合用药可起协同作用。甲氧氯普胺调节呕吐中枢和促进肠蠕动可减轻恶心、呕吐。用法：甲氧氯普胺 10mg/ 次，化疗前 30 分钟和化疗后 4 ~ 6 小时肌内注射（肌注）。同时使用地塞米松 5mg 静推或肌注，异丙嗪 25mg 或地西泮 10mg 肌注，或氯丙嗪 12.5 ~ 25mg 肌注，可以加强疗效，使用氯丙嗪时要预防体位性低血压。③有精神紧张者给予心理治疗，解除恐惧、紧张状态。

（二）骨髓抑制

绝大多数化疗药物均有不同程度的骨髓抑制，例如烷化剂、蒽环类、长春碱类、铂类、鬼臼素类、抗代谢类、达卡巴嗪等，少数化疗药物对骨髓影响较小，如长春新碱、博来霉素和平阳霉素等。

1. 化疗药物对骨髓各系统的抑制作用　一般以粒细胞系统受影响最为明显，出现得较早，多见于用药后 1 ~ 3 周，2 ~ 4 周恢复，但卡莫司汀、洛莫司汀常发生在第 3 ~ 4 周，6 ~ 8 周恢复。巨核细胞系统受抑相对较轻，出现也较粒系统迟，一般多见于用药后 2 ~ 4 周。但丝裂霉素及卡铂治疗后，血小板减少较其他化疗药物更加明显。红细胞系统受抑制时表现为贫血，其症状出现的时间会更迟些，因为红细胞的寿命达 120 天。骨髓抑制的程度与化疗药物的剂量呈正相关。

常规剂量化疗一般在前 2 个周期内不易发生严重地骨髓抑制，也有极个别者例外，特别是部分血常规偏低的患者。为了及时化疗，可使用粒细胞集落刺激因子（G-CSF）或粒 - 巨噬细胞集落刺激因子（GM-CSF），虽然血常规可以很快上升到正常水平，但可能只是以动员成熟的白细胞进入循环，尚无大量成熟粒细胞产生，这时化疗后外周血白细胞仍可能会迅速下降，甚至低到 $<10\times10^9/L$，这个过程可以快到 3 ~ 7 日，应当引起足够的重视。

2. 骨髓抑制的临床表现及其防治　Ⅰ ~ Ⅲ度骨髓抑制一般无特殊症状，可表现为乏力和食欲下降等非特异性表现。但Ⅳ度骨髓抑制会有相应的症状，最常见的是粒细胞系统的Ⅳ度毒性，表现为外周血白细胞 $<1.0\times10^9/L$，粒细胞 $<0.5\times10^9/L$，患者极易并发感染而发热，常见的是呼吸道和消化道感染，可无特殊症状，而以发热为主。此时应及时用大剂量广谱抗生素静脉滴注，有条件时入层流无菌病房，至少行简易保护性隔离，口服诺氟沙星肠道灭菌。做口腔护理，每日 2 ~ 3 次。

注意皮肤清洁，发热时（>38℃）多次做血培养 + 药敏试验，指导临床用药。当白细胞 $<0.5\times10^9/L$ 伴有高热时，应及时使用二线、三线的抗生素治疗，如头孢曲松、头孢他啶、泰能等。此时还容易合并真菌感染，可同时服用氟康唑 50 ~ 100mg/日，以预防之。有条件时应及时使用粒细胞集落刺激因子或粒－巨噬细胞集落刺激因子 150 ~ 300μg/d，直到白细胞大于正常值以上，最好达 $10.0\times10^9/L$。常规化疗后的Ⅳ度粒细胞毒性反应，多在 1 周内度过危险期（白细胞 $>1.0\times10^9/L$）。

3. 血小板低下所致出血的治疗　Ⅰ ~ Ⅱ度血小板毒性反应多无明显出血表现，可能有皮肤瘀点或大便隐血阳性，无须特别处理。Ⅲ ~ Ⅳ度血小板毒性反应常伴有Ⅳ度粒细胞毒性反应，很少会单独出现。Ⅲ度毒性反应在实体瘤患者较少发生严重出血症状，但可表现为皮下瘀斑，尤其是静脉穿刺点更明显，有时大便隐血阳性。但在白血病患者可能出现严重鼻出血或齿龈出血。Ⅳ度毒性反应时上述症状更为明显，若血小板 $<5\times10^9/L$ 时，则可能出现难以控制的鼻腔、齿龈出血或大量消化道出血，个别患者并发其他脏器出血。治疗方法有以下几点。

（1）及时提高血小板数量：静脉输入血小板是提高血小板数量的有效办法，一般血小板 $>25\times10^9/L$ 即较少发生严重出血。促血小板生成素（TPO）在国外已经进入Ⅱ期临床研究阶段，将来有望成为提高血小板的有效药物。

（2）止血药物：酚磺乙胺、氨甲苯酸、巴曲酶等。

（3）局部治疗：鼻出血时须用鼻镜查明出血部位，然后先用麻黄碱棉片填敷局部，如无效则根据出血部位及时行前鼻孔填塞术或前后鼻孔填塞术。

（4）失血过多发生休克时按失血性休克处理。

4. 红细胞系统的损伤　常在反复化疗后出现，可发生不同程度的贫血，Ⅰ ~ Ⅱ度损伤一般无明显的临床症状，不需特殊处理。Ⅲ ~ Ⅳ度损伤可出现胸闷气短、心慌乏力等症状，在一定程度上会影响放疗、化疗的进行和疗效，应给予有效的如下处理和治疗。

（1）输血或输红细胞悬液，可使血红蛋白短期内迅速提高，并很快缓解上述症状。

（2）促红细胞生成素（EPO）3 000U 皮下注射 2 ~ 3 次/周，连续 1 ~ 3 个月，用药 1 个月后血红蛋白可望有所恢复，但停药后血红蛋白可能还会下降。

（3）一些补血的中药可能有助于贫血的改善。

（4）造血干细胞移植技术支持大剂量化疗，药用剂量是常规化疗的 2 ~ 5 倍以上，其骨髓抑制较常规化疗更为严重，常为Ⅳ度损伤，甚至白细胞下降到零，血小板 $<5\times10^9/L$。这时的患者十分危险，必须有造血干细胞移植支持、无菌隔离环境、强有力的抗生素治疗和足量的血小板输入等一整套治疗措施及时跟上，疗前必须充分准备，才能确保患者安全。

（三）肝脏毒性

大多数化疗药物对肝脏都有一定的毒性，如氮芥类、铂类、蒽环类、鬼臼素类、长春碱类、甲氨蝶呤及达卡巴嗪等，因此，化疗前后应常规检查肝功能。一般化疗第 2 周期以后开始出现肝功损伤，少数患者可出现在第 1 周期。表现为丙氨酸氨基转移酶异常升高，多 $<5\ 000nmolS^{-1}/L$（300U/L），个别患者 $>8\ 330nmolS^{-1}/L$（500U/L），甚至出现轻度黄疸。治疗：①立即停用化疗药物；②应用泰特：葡醛内酯及中医中药保肝治疗；②保持良好的休息和营养；一般在 1 ~ 3 周内肝功能可恢复至正常。

（四）泌尿系损伤

1. 肾功能损伤　顺铂是最常见的引起肾功能损伤的药物，它主要是引起肾小管上皮细胞的变性坏死、间质水肿及肾小管扩张，严重时引起肾衰竭。肾损伤的严重程度与顺铂剂量有关，损伤一般是可逆性的。防治方法：顺铂化疗时，当日至第3天应每日水化，即每日输液量3 000mL或以上，并用利尿药，使每日尿量在2 000 ~ 2 500mL以上。

能引起肾脏损伤的其他药物尚有：甲氨蝶呤、环磷酰胺、异环磷酰胺、丝裂霉素等，但常规剂量一般不会引起严重肾损伤。大剂量时应做水化处理，甲氨蝶呤应加亚叶酸钙，环磷酰胺和异环磷酰胺应加美司纳（Mesna）解毒。

2. 膀胱损伤　大剂量环磷酰胺和异环磷酰氨可使部分患者发生出血性膀胱炎。因此，用药时用美司纳保护。一般异环磷酰胺2.5g/m^{2}溶于500 ~ 1 000mL生理盐水中，静滴3 ~ 4小时，美司纳400 ~ 800mg溶于5mL生理盐水中小壶冲入（第0、4、8小时，也可在第0、6、12小时冲入），以达到预防膀胱出血的目的。

（五）心脏毒性

多柔比星是心脏毒性较大的药物，最严重的是诱发充血性心力衰竭，心电图有各种心律失常和心脏缺血性改变。多柔比星的毒性有蓄积性，一般累计用药总量应<550mg/m^2。如果患者原有心脏疾病（如冠心病等）应慎用此药，避免造成严重心脏损伤，因此，用多柔比星前，应常规查心电图。大剂量环磷酰胺也会引发心脏毒性，如心律失常、心包炎等，特别是做造血干细胞移植的预处理过程中，同时做全身照射或全淋巴结照射时更应小心。

其他可引起心脏损伤的药物尚有：鬼臼噻吩苷、博来霉素、5-氟尿嘧啶等。心脏受过放射治疗的患者对柔比星的心脏毒性损伤会更加敏感，因此，应酌情减少多柔比星的用量，或改用心脏毒性较少的表柔比星或吡柔比星。发现心脏毒性损伤后应立即停止化疗，使用心脏保护药物，如1，6-二磷酸果糖、辅酶Q_{10}、极化液等治疗。有心律失常或心包炎的患者应做相应的内科处理。

（六）肺毒性

化疗后典型的肺毒性损伤并不多见，主要表现为间质性肺炎和肺纤维化，其中以博来霉素较为多见，甲氨蝶呤、环磷酰胺和亚硝脲类也有发生。博来霉素肺毒性损伤的发生与剂量有关，一般累积剂量应<300mg，做过肺部放疗或与其他肺损伤药物并用时应注意肺毒性的发生。多为慢性发病，少数为急性过程，临床表现无特异性，主要为咳嗽、乏力、胸闷、气短、胸痛、发热等，晚期可有呼吸困难；少数急性发病者可迅速出现呼吸衰竭。治疗：急性期以大剂量糖皮质激素、广谱抗生素为主，同时对症处理；对于晚期发生的肺纤维化尚无有效的治疗方法。

（七）神经毒性

1. 外周神经毒性　最常见的是长春碱类药物，主要是外周神经毒性，表现为四肢远端麻木感，尚有腱反射低下、四肢乏力、足下垂等，一般化疗后数日内出现，停药后持续4周左右可自然恢复。对自主神经系统也有毒性反应，表现为肠蠕动减慢、便秘，严重时引起肠麻痹；少数病例有膀胱功能损伤，甚至出现尿失禁。预防的办法主要是控制药物剂量，一旦出现症状，可使用神经营养药物。顺铂也可造成外周神经损伤，表现为肢体手套式感觉异常或减退、肌无力等，可发生听神经损伤，表现为耳鸣及听力下降，其严重程度与剂量相关。

2. 中枢神经系统损伤　鞘内注射大剂量化疗药物（甲氨蝶呤、阿糖胞苷等）可有相应的中枢神经系统损伤，表现为脑膜刺激征，如头痛、颈强直、恶心、呕吐。可伴有发热和脑脊液的细胞成分升高，还可出现脊髓损伤，表现为肢体麻痹和截瘫，也可表现为意识障碍。防治方法是鞘内注入化疗药物时应严格控制剂量，可同时加入地塞米松5mg，以减轻药物不良反应。中枢神经系统放疗，特别是全脑、全脊髓照射，对鞘内化疗的不良反应有一定影响，应引起注意。

（八）皮肤损伤及脱发

有些化疗药物能引起患者广泛的皮肤色素沉着，尤其是甲床色素沉着更多见，如博来霉素、顺铂等，特别是大剂量使用时。多数药物对毛囊均有损伤，产生不同程度的脱发，其中阿霉素、环磷酰胺、甲氨蝶呤及依托泊苷等的脱发作用较强。一般呈全脱发，为可逆性，停止化疗3个月后可开始再生新发，目前尚无有效防治办法。

（九）对性腺的毒性

卵巢和睾丸的生殖细胞均是生长旺盛的细胞，化疗药物对这些细胞也有较强的抑制作用，男性精子减少，女性卵泡成熟障碍，出现月经紊乱，患者暂时失去生育能力，妊娠妇女出现流产。作用较强的有氮芥、环磷酰胺及亚硝脲类等，损伤程度与化疗药物的剂量有关。

（十）远期毒性效应

化疗后长期生存的患者可以发生第二种癌，应引起注意。其原因可能是因为化疗使患者免疫功能受到抑制，特别是免疫监控功能受损。另外，化疗药物本身也有致癌作用，如霍奇金病治疗后长期生存的患者，其急性非淋巴细胞白血病和非霍奇金淋巴瘤的发病率较正常人群明显升高。使用带有烷化剂化疗方案的患者发生第二种癌的报告较为多见；失去生育能力也是较常见的化疗不良反应所致的后遗症，特别是在经受大剂量化疗的患者中更为多见。

总之，化疗是目前治疗恶性肿瘤的主要有效手段之一，期临床疗效较 30 年前有了较大的进展，但是，必须充分了解化疗药物的治疗和不良反应的特点，在使肿瘤得到有效控制的同时，将其不良反应降低到最低限度，使患者获得最佳的治疗效果，这是肿瘤科医生的职责。

四、化疗常见不良反应的处理

（一）药物过敏反应

1. 临床表现　许多抗癌药物和其他药物一样，可因药物过敏引起多种皮疹，停药后可消失。少数抗癌药物如门冬酰胺酶、紫杉醇、博莱霉素、替尼泊苷等可发生严重的速发性过敏反应。临床表现为胸闷、呼吸困难、喘鸣、皮疹、水肿、发绀、低血压、休克等，有时可致死亡。

2. 处理　如下所述。

（1）应用上述药物时应密切观察，特别是在注射药物后的 2 小时内，要密切观察患者的反应、体温、脉搏、呼吸和血压。

（2）用门冬酰胺酶类药物前应做皮肤试验，应用门冬酰胺酶及紫杉醇前要常规应用地塞米松和抗组胺类药物。

（3）一旦发生过敏性休克，应立即给予肾上腺素、地塞米松、吸氧、升压药等进行抢救。

（二）化疗药物外渗的处理

要减少化疗药物的外渗，关键要加强对使用化疗药物的医生和护士的专业培训。使用腐蚀性化疗药物时，重在预防，避免外渗。

1. 腐蚀性化疗药物的输注方法　如下所述。

（1）选择一条合适的静脉。

（2）使用头皮针建立静脉通路。

（3）使用一次性针筒冲入 8 ~ 10mL 生理盐水，确认静脉回血良好，没有渗出，同时检查注射部位有无红肿、疼痛和回血情况。

（4）确保静脉通畅后，接上稀释好的化疗药物。

（5）缓慢注射，阻力要小。

（6）每注射 1 ~ 2mL 后，均应检查有无回血情况。

2. 发生化疗药物外渗时应及时正确的处理　如下所述。

（1）外周静脉输注时外渗的处理程序：

1）如果患者诉输注部位疼痛，即使没有外渗的征象，也应立即停止输液。

2）根据需要原位保留针头。

3）用针筒尽量吸出局部外渗的残液。

4）通知医生，指导进一步处理。

5）使用相应的解毒剂：解毒剂经静脉滴注给药时，量要适当，避免局部区域压力过大。皮下局部注射解毒剂时应先拔去针头。

6）抬高肢体或注射部位 48 小时，患者应注意休息。

7）必要时请外科医师会诊。

8）避免外渗部位受压。

9）记录外渗液量、输注部位、药物浓度、患者症状及累及范围。

（2）中心静脉输注时外渗的处理：

1）一旦患者感觉中心静脉部位有不适、疼痛、烧灼感、肿胀，胸部不适或输液速度发生变化时，应立即停止输液。

2）如果是皮下埋泵，应评价针头的位置是否合适。

3）尽可能回抽渗出液。如果渗出是针头滑出埋泵所致，尽可能通过针头吸出渗出液，如果无法吸出，则拔除针头，从皮下抽吸残留液。

4）给予适当的解毒剂。通过埋泵输注解毒剂时，应避免液量过多引起局部压力过大，注射后及时封泵。

5）同（1）的 6）~ 9）步骤。

6）必要时拍正侧位 X 线胸片，确定渗液的原因及影响范围，并请外科会诊。

（3）特殊化疗药物外渗的处理方法（表 2-1）。

表 2-1　特殊化疗药物外渗的处理方法

药物	局部解毒剂	处理原则
烷化剂：		
顺铂（DDP）	硫代硫酸钠溶液	用 4 ~ 8mL 10% 硫代硫酸钠和 6mL 注射用水配成溶液，外渗 1mg 氮芥或 100mg 顺铂时，需局部注射 2mL 该溶液
氮芥（HN_2）		
丝裂霉素（MMC）	50% ~ 99%（w/v）二甲基亚砜溶液	局部注射 1.5mL，每 6 小时 1 次，连用 14 天，避免覆盖，自然晾干
DNA 结合剂：		
多柔比星（ADM）	冷敷	立刻冷敷 30 ~ 60 分钟，然后每隔 15 分钟冷敷 15 分钟，连用 1 天
柔红霉素		
长春碱类：		
长春新碱（VCR）	热敷	立刻冷敷 30 ~ 60 分钟，然后每隔 15 分钟冷敷 15 分钟，连用 1 天；也可局部注射透明质酸酶 150U
长春碱（VLB）	透明质酸酶	
鬼臼毒类：		
依托泊苷（VP-16）	热敷	与长春碱类渗漏处理相同
替尼泊苷（VM-26）		

（三）肝肾功能损害时化疗药物剂量的调整

（1）肝功能损害时化疗药物剂量的调整（表 2-2）。

表 2-2　肝功能损害时化疗药物剂量的调整

45 ’澳酚醛磺酸滞留试验	血清胆红素水平（mg/dL）	其他①	药物剂量	
			ADR、EPI 及其他蒽环类药物	其他②
< 9	< 1.2	< 2×N	100%	100%
9 ~ 15	1.2 ~ 3.0	（2 ~ 5）×N	50%	75%
> 15	> 3.0	> 5×N	25%	50%

注：①指其他肝功能试验，如 PT、ALB、AST、γ-GT 等，N 为正常值上限；②指 MTX、CCNU、BCNU、MeCCNU、VCR，VLB、VDS、MMC、VP-16、VM26、DTIC 等。

（2）肾功能损害时化疗药物剂量的调整（表 2-3）。

表 2-3 肾功能损害时化疗药物剂量的调整

肌酐清除率（Cc）（mL/min/1.73）	血清肌酐浓度（Cr）（mg/dL）	血尿素氮浓度（BUN）（mg/dL）	药物剂量		
			DDP&STZ	MTX	其他
> 70	< 1.5	< 20	100%	100%	100%
70 ~ 50	1.5 ~ 2.0	20 ~ 40	50%	50%	75%
< 50	> 2.0	> 40	–	25%	50%

注：①当血清肌酐水平是评价肾功能的唯一可参考指标时，老年人的药物剂量应进一步降低；②尿蛋白≥ 3.0g/L 时，亦需要对化疗药物的剂量进行调整；③其他指 BLM、VP-16、VM26、CPA、PCZ、MMC、DTIC 等。

（四）骨髓抑制时化疗药物剂量的调整

化疗产生骨髓抑制时，必须对化疗药物的剂量进行如下调整。重度骨髓抑制性药物（ADM、DACT、CBP、CLB、BCNU、CTX、Ara-C、DBD、EPI、VP – 16、IFO、CCNU、MTX、IDA 等），当白细胞≥ 4.0×10^9/L、血小板≥ 120×10^9/L 时，使用推荐剂量的 100%；当白细胞（2.5 ~ 3. 9）$\times10^9$/L、血小板（75 ~ 119）$\times10^9$/L 时，使用推荐剂量的 50%；当白细胞 <2.5×10^9/L、血小板 <75×10^9/L 时，须暂停化疗，等待血常规恢复。

中度骨髓抑制性药物（DTIC、DDP、STZ、VCR），当白细胞≥ 3.5×10^9/L、血小板≥ 100×10^9/L 时，使用推荐剂量的 100%；当白细胞≥（2.0 ~ 3.4）$\times10^9$/L、血小板≥（60 ~ 99）$\times10^9$/L 时，使用推荐剂量的 50%；白细胞 <2×10^9/L、血小板 <60×10^9/L 时，须暂停化疗，等待血常规恢复。

（五）血小板减少症、粒细胞减少症及缺乏症的处理

1. 血小板减少症的处理　处理血小板减少症时，应注意以下几点。

（1）血小板低于 50×10^9/L 时，应减少活动，预防损伤，避免搬运重物，防治便秘。

（2）维持收缩压在 140mmHg 以下，预防颅内出血。

（3）避免使用非甾体类消炎药（NSAIDS）和含有阿司匹林的药物。

（4）避免肌内注射等创伤性操作，操作后必须局部按压 5 ~ 10 分钟以上。

（5）一过性血小板减少时，可考虑应用小剂量糖皮质激素。

（6）血小板低于 20×10^9/L 时，或有出血时可考虑输注血小板。

（7）预防输血反应。输血小板后发生寒战时，应使用盐酸派替啶（杜冷丁）。

（8）中成药：血康口服液（主要成分为肿节风等）：每次 10 ~ 20mL，每日 3 次口服，用于原发性及继发性血小板减少性紫癜等。益血生胶囊（由阿胶、鹿血、紫河车、黄芪、熟地黄、当归、大枣等组成）：每次 3 ~ 4 粒，每日 3 次口服，用于各类贫血及血小板减少症；对慢性再生障碍性贫血也有一定疗效。

（9）集落刺激因子的应用，如白细胞介素 -3、白细胞介素 -11、白细胞介素 -2、血小板生成素等，可刺激巨核细胞的生长和分化。

2. 输血小板的指征　一般来说，血小板在 20×10^9/L 以下时，有输注血小板的指征，但也有学者认为只有血小板在 10×10^9/L 以下时，才可以考虑输注血小板。当然也要结合患者的具体情况来决定，当术后患者血小板低于 20×10^9/L 时，其发生出血的危险性则高于非手术患者。此外，当患者有肝功能障碍等伴随疾病及凝血机制障碍时，一旦发生血小板减少时，就比单纯性血小板减少者易发生出血。

血小板输注 1 ~ 4 小时后，应评价血小板增加的数量，可通过以下公式计算血小板输注后血小板增加的数量，一般来说，每输 1U 的血小板，可增加（5 ~ 10）$\times10^9$/L 的血小板数量。

$$CCI=\frac{\text{输注后血小板数}-\text{输注前血小板数}\times BSA}{\text{输注血小板总数}\times10^{-11}}$$

注：血小板数指每升的血小板数，BSA 指患者的体表面积，CCI 指校正后的血小板数增加量。

3. 粒细胞减少症的处理　粒细胞减少症的处理重在预防。减少由外源性微生物引起感染的危险性，避免接触新鲜水果、蔬菜、花和其他植物、动物及其排泄物、疫苗接种过的人或患有传染性疾病的患者（如水痘、带状疱疹、流感及普通感冒等）。医护人员检查患者前必须洗手，严防交叉感染。患者自身

应养成良好的卫生习惯，注意饮食卫生，做到饭后漱口及口腔护理，加强大小便后会阴部清洁，每天洗澡。预防皮肤和黏膜的创伤，正确处理伤口。

粒细胞减少症导致发热的处理应注意以下几点。

（1）仔细检查，尽可能发现感染病灶或来源。

（2）常规进行尿培养、血培养、中心静脉置管或可疑感染部位的培养。

（3）拍摄胸片，每天或隔天检查血常规。

（4）经验性应用广谱抗生素，根据药敏试验结果更换抗生素。

（5）集落刺激因子的应用，集落刺激因子是一类刺激各类造血干细胞生长和分化的因子，包括C-CSF、GM-CSF、M-CSF等。

（6）当化疗引起粒细胞减少症或缺乏症时，一般不主张输注白细胞，而推荐使用集落刺激因子。当中性粒细胞 $<0.5\times10^9/L$、化疗或肿瘤引起骨髓增殖障碍、又有合并严重感染且广谱抗生素治疗无效时，才考虑输注浓缩白细胞。

第三章

肿瘤辅助治疗药物

第一节　化学保护剂

（一）亚叶酸钙（Calcium Folinate）

1. 别名　甲酰四氢叶酸钙、醛氢叶酸、甲酰叶酸，商品名为同奥、立克林、欧力、安曲希、Antrex、Calcium Leucovorin，简称 CF、LV。化学名为：N-{4-［（2-氨基-5-甲酰基-1，4，5，6，7，8-六氢-4-氧代-6-蝶啶基）甲基］氨基}苯甲酰基一谷氨酸钙盐无水合物。分子式：$C_2OH_21O_7N_7Ca \cdot 5H_2O$。

2. 药理作用　CF 是四氢叶酸的甲酰衍生物，本身无抗肿瘤作用。CF 在四氢叶酸还原酶作用下形成四氢叶酸，四氢叶酸作为一碳单位的传递者参与核酸和氨基酸的合成，具有多种药理作用。

（1）CF 用于大剂量甲氨蝶呤的临床解救：甲氨蝶呤在体内与四氢叶酸还原酶结合，阻断二氢叶酸转化为四氢叶酸。CF 通过提供四氢叶酸有效地对抗甲氨蝶呤的毒性，保护骨髓和黏膜等正常组织的功能和完整，但对已存在的甲氨蝶呤的神经毒性无解救作用。

（2）CF 与氟尿嘧啶联合提高氟尿嘧啶疗效：氟尿嘧啶在体内首先转变为氟尿嘧啶脱氧核苷酸（FdUMP），后者代替 dUMP 与胸腺嘧啶核苷酸合成酶（TMPS）、四氢叶酸结合成不易分离的三联复合物，使 TMPS 失活，则脱氧尿嘧啶核苷酸不能生成脱氧胸腺嘧啶核苷酸（dTMP），从而抑制 DNA 的合成，发挥抗肿瘤作用。三联复合物的结合力和数量，即 FdUMP 对 TMPS 的抑制程度与四氢叶酸的浓度成正比。CF 能提供四氢叶酸，增强氟尿嘧啶的疗效。

（3）CF 可促进白细胞的生长和成熟，与维生素 B_{12} 联合改善巨幼细胞贫血。

（4）解救力比泰所致的严重骨髓毒性。

（5）CF 口服吸收完全，肌内注射后需（0.71 ± 0.09）小时达血清峰浓度，肌内注射和静脉注射的半衰期为 6 小时，药物持续作用时间为 3 ~ 6 小时，可通过血脑、血眼、睾丸等生理屏障。CF 经肝和肠黏膜作用后代谢为 5-甲基四氢叶酸，80% ~ 90% 经肾排泄，5% ~ 8% 随粪便排出。

3. 适应证　用于大剂量甲氨蝶呤的解救；与氟尿嘧啶联合提高氟尿嘧啶疗效；解救力比泰所致的严重骨髓毒性；与维生素 B_{12} 联合治疗巨幼细胞贫血；作为乙胺嘧啶或甲氧苄啶等叶酸拮抗剂的解毒剂。

4. 用法

（1）大剂量甲氨蝶呤解救：在大剂量 MTX 静脉点滴开始后 24 小时或静脉点滴结束后 4 ~ 18 小时开始给予 CF 6 ~ 15mg/m^2，肌内注射或静脉注射，每 6 小时 1 次，共 12 次；有条件者最好能测定 MTX 血药浓度来调整 CF 用量和用药时间，当血清 MTX 浓度低于 5×10^{-8}mol/L 时停药。

（2）氟尿嘧啶增效：在静脉使用氟尿嘧啶前使用 CF 200 ~ 500mg/m^2，静脉滴注 2 小时，每日 1 次，与5-FU联合使用。

（3）治疗巨幼细胞贫血：每日10mg肌内注射，连用10 ~ 15天，后减至每日5mg至血常规正常。

（4）解救力比泰骨髓毒性：使用力比泰后，如发生Ⅳ度白细胞减少或Ⅳ度粒细胞缺乏，持续3天以上，建议使用CF；如出现Ⅳ度血小板减少或Ⅲ度血小板减少伴出血或3度以上黏膜炎，应尽早应用CF 50mg/m^2（首次100mg/m^2），静脉注射，6小时1次，共32次（8天）。

5. 不良反应　较少。偶有皮疹、荨麻疹、哮喘等过敏反应，较大剂量时可有胃部不适。

6. 注意事项　恶性贫血和维生素B_{12}缺乏所致的贫血、对本品过敏者、妊娠和哺乳期妇女禁用。以下情况慎用：肾功能障碍、胃肠道梗阻、胸腔积液、腹腔积液、脱水、酸性尿（尿PH<7）。必须应用时要同时有效地处理并发症。

CF用药前要检查血肌酐和肌酐清除率，用于大剂量甲氨蝶呤解救时，同时要水化、碱化治疗，保持每日尿量达3 000mL。CF不能与碳酸氢钠注射液混合输注；由于本药为含钙制剂，静脉滴注速度不能大于160mg/min；本药应避免光线直接照射和热接触；有胃肠道疾病者不宜口服给药。首次应在有经验的医师指导下使用。

7. 规格　注射液：3mg（1mL）。冻干粉针：3mg，5mg，6mg，100mg。片剂：5mg，10mg，15mg。

8. 贮存　避光、密闭保存。

（二）美司钠（Mesna）

1. 别名　巯乙磺酸钠，商品名为美安、美钠、优美善、Urornitexan。化学名为α-巯基乙基磺酸钠。

2. 药理作用　美司钠是含有巯基的半胱氨酸化合物，能与环磷酰胺、异环磷酰胺在体内的毒性代谢产物丙烯醛结合形成无毒物质，迅速从尿中排出，因此能预防该类药物引起的出血性膀胱炎的发生，保护泌尿系统的上皮组织，还可预防膀胱肿瘤，预防顺铂引起的肾脏毒性。静脉注射后美司钠主要聚集于肾脏，在组织中转化为无活性的二硫化物，随血液经肾小球滤过后，在肾小管上皮又转变为巯乙磺酸钠，在24小时内80%的药物以原形从尿路排出，血浆半衰期1.5小时。用药后前4小时主要以游离巯基化合物形式排出，以后则主要以双硫化合物形式排出。口服吸收良好，也可皮下注射。由于美司钠的代谢及排泄比环磷酰胺、异环磷酰胺要快，因此与该类药物同时应用时需重复给药。

3. 适应证　作为泌尿系统保护剂，用于预防环磷酰胺、异环磷酰胺（IFO）、氯磷酰胺等细胞毒性化疗药物引起的出血性膀胱炎等泌尿系统毒性反应，也可用于预防造影剂肾病。

4. 用法　静脉注射（在IFO静脉滴注时同时给药），每日剂量是当日IFO用量的60%，分3次分别于静脉滴注IFO开始时（0小时）、4小时、8小时给药。儿童患者可以缩短给药间隔（如间隔3小时）、增加给药次数（如分6次给药）。

5. 不良反应　少数患者发生皮肤、黏膜的过敏反应；局部浓度较高时易发生静脉刺激反应，用注射用水1∶3稀释后使用可避免或减轻静脉炎的发生。大剂量（每次>60mg/kg）使用时可出现恶心、呕吐、痉挛性腹痛、腹泻等胃肠道反应，偶有头痛、心动过速、低血压等不适，与抗肿瘤药物的毒性反应不易鉴别。

6. 注意事项　对本药或对含巯基化合物过敏者、妊娠或哺乳期妇女禁用。临床常规经静脉使用。对有消化道毒性反应者不宜口服给药。本药不宜与氨茶碱、红霉素等配伍，不能与顺铂、氮芥混合使用。

7. 规格　注射剂：200mg（2mL），400mg（4mL），1 000mg（10mL）。片剂：200mg。

8. 贮存　避光、密闭、室温保存。

9. 临床应用　在一项对100例高危患者（SCr> 150μmol/L）进行的随机双盲对照研究中，对照组有7例发生了造影剂肾病，而美司钠治疗组（使用1 600mg美司钠）无造影剂肾病发生（P=0.005）。其中，造影剂肾病定义为造影后48小时SCr较基线升高25%。胱抑素C浓度MESNA组略有下降，但对照组增加（P<0.05）。

（三）阿米福汀（Amifostine）

1. 别名　氨磷汀、依硫磷酸、Fosteamine，简称AMI。

2. 药理作用　AMI为有机硫代磷酸盐，是一种广谱的细胞保护剂。经细胞表面碱性磷酸酶水解脱磷酸后转化为含有自由巯基的活性产物 WR-1065，WR-1065 又进一步分解代谢为半胱胺、亚磺酸和二硫化物 WR-33278，WR-1065 可以清除放化疗产生的自由基，促进 DNA 等大分子的修复。WR-1 065 的自由巯基可直接与铂类、烷化剂等的活性代谢产物结合而使其灭活。WR -33278 可以松解由拓扑异构酶导致的 DNA 超螺旋结构；WR-33278 和 WR-1065 与 DNA 核蛋白体结合，可以减少正常细胞的凋亡。因为多数肿瘤细胞的膜碱性磷酸酶减少或缺失；肿瘤组织无氧代谢造成环境 pH 的降低，碱性磷酸酶的活性进一步减弱，使得肿瘤组织对 AMI 和代谢产物 WR-1065 的摄取远远低于正常组织，AMI 在正常组织的含量是肿瘤组织的 50 ~ 100 倍，因此它能有选择性地保护正常组织，对肿瘤组织无保护作用，不影响化疗放疗的效果。

经静脉应用后迅速代谢为 WR-1065 等产物，半衰期为 8 分钟，分布半衰期不足 1 分钟，血浆蛋白结合率小于 10%，主要分布在肾、肺、唾液腺、小肠黏膜和骨髓组织，脑组织和骨骼肌分布较少。

3. 适应证　在放疗、化疗中对正常组织的保护，是一种广谱的细胞保护剂。对铂类、烷化剂、蒽环类、紫杉类等细胞毒药物造成的肾毒性、耳毒性、骨髓毒性、心肺毒性、黏膜毒性和外周神经毒性等有保护作用。放疗期间保护皮肤、黏膜和唾液腺免于放射线的损伤。有最新研究认为阿米福汀可加入到标准 CHOP 治疗方案中，以降低急性毒性反应，且不影响预后。

4. 用法　AMI 胃肠吸收较差，应静脉或皮下给药。在 25 ~ 133mg/m^2 剂量范围内均有细胞保护作用，疗效与剂量成正相关。

（1）配合化疗：起始剂量 500 ~ 600mg/m^2，常用剂量 800mg/m^2，加入生理盐水 50mL，化疗前 20 ~ 30 分钟静脉滴注 15 分钟以上。

（2）配合放疗：200 ~ 300mg/m^2，3 ~ 5 次 / 周，静脉滴注后 10 ~ 15 分钟开始放疗效果好于 30 分钟后开始放疗，注射后立刻放疗效果较好。

（3）皮下注射：每天 500mg，分 2 次，分别于放疗前 60 分钟、20 分钟皮下注射，疗效等同于每日 200mg/m^2，而低血压发生率显著减少。

（4）直肠内给药：用于预防放射性肠炎，用量较大，每日 1.5 ~ 2.5g 疗效显著好于每日 0.5 ~ 1.0g。

5. 不良反应　主要为恶心、呕吐、血压下降，保持卧位可减少低血压的发生。其他不适有头晕、嗜睡、颜面潮红、指尖麻木、打喷嚏、金属味觉等，低血钙和过敏反应偶见。用药前使用地塞米松、5-HT_3 受体拮抗剂和适当补液等预防措施可以减少不良反应的发生。

6. 注意事项　对本药过敏、低血压或有低血压倾向者禁用。用药前停用抗高血压药物、检查血钙、适当补液，用药期间监测血压。本药能与顺铂迅速结合使其失效，因此二者应用要间隔至少 15 分钟。

7. 规格　注射剂：250mg，400mg，500mg，1 000mg。

8. 贮存　遮光、密闭、阴凉处保存。

9. 临床应用　有最新研究认为阿米福汀可加入到标准 CHOP 治疗方案中，以降低急性毒性反应，且不影响预后。34 例患者被随机分配至 A-CHOP 方案（n=18）或 CHOP（n=16）。A-CHOP 组在 6 个周期治疗中每个周期第 1 天给予阿米福汀 910mg/m^2。A-CHOP 组的毒性反应显著降低：A-CHOP 组和 CHOP 组的 4 级中性粒细胞减少分别为 13/92（13%）vs23/85（27%，P=0.007）周期，发热伴中性粒细胞减少 3/92（3%）vs8/85（10%，P=0.056）周期，因毒性反应住院治疗 4/92（4%）比 11/85（13%，P=0.05）周期，毒性反应平均住院时间为 5 天 vs8 天（P=0.05）。8 年的疾病进展时间、无病生存期、总生存期两组比较差异无统计学意义。

第二节　心脏保护药

（一）右丙亚胺（Dexrazoxane）

1. 别名　Cardioxane。商品名为奥诺先。

2. 药理作用　作用机制主要是该药物可清除 Fe^{3+}-DOX 的 Fe^{3+} 或直接与 Fe^{3+} 结合，进而减少超氧化自由基形成，抑制应激反应，从而减轻心肌细胞变性及非程序性死亡。

药代动力学：已在肝、肾功能正常的晚期肿瘤患者中进行药代动力学研究。通常右丙亚胺药代动力学符合二室模型，呈一级动力学消除。用阿霉素 60mg/m^2、右丙亚胺 60 ~ 900mg/m^2 和阿霉素 50mg/m^2、右丙亚胺 500mg/m^2，静脉滴注 15 分钟以上。结果表明在 60 ~ 900mg/m^2 剂量范围内，血浆药物浓度与曲线下面积呈线性关系，平均血浆峰浓度为 36.5μg/mL。右丙亚胺主要由尿排泄，500mg/m^2 右丙亚胺，有 42% 由尿排泄。体外试验证明右丙亚胺不与血浆蛋白结合。在儿童或肝、肾功能不全的患者中未进行药代动力学研究。

药物相互作用：在癌症患者中进行交叉研究显示，阿霉素 50mg/m^2 与右丙亚胺 500mg/m^2 合用时，右丙亚胺对阿霉素及其主要代谢产物阿霉素醇，均未见有明显的影响。右丙亚胺不影响阿霉素的药代动力学。

3. 适应证　本药可减少阿霉素引起的心脏毒性的发生率和严重程度，适用于接受阿霉素治疗的肿瘤。即使对刚开始使用阿霉素者也适用此药。

4. 用法　推荐剂量比为 10 ∶ 1（右丙亚胺 500mg/m^2：阿霉素 50mg/m^2）。本药需用 0.167mol/L 乳酸钠 25mL 配成溶液，浓度为 10mg/mL（加乳酸钠溶液 100mL 中），缓慢静脉推注，或稀释成右丙亚胺 1.3 ~ 5.0mg/mL 溶液，放入输液袋内，快速静脉滴注，30 分钟后方可给予阿霉素。例如，给阿霉素每次 50mg/m^2，体表面积 1.5m^2 的患者。静脉推注时，右丙亚胺应给 500mg/m^2 × 1.5m^2=750mg，给 500mg（2 支）。静脉滴注时，500mg 右丙亚胺可以加乳酸钠溶液 100mL。

5. 不良反应　右丙亚胺可引起注射部位疼痛及轻度肝、肾功能异常。文献中报道右丙亚胺的不良反应还包括血液学改变、口腔炎、恶心、呕吐、神经毒性、注射点局部疼痛、厌食、脱发、静脉炎、腹泻、发热等，但均为轻度。2008 年的一项 Meta 分析 698 例病例（右丙亚胺组 334 例）后发现，除骨髓抑制期白细胞计数异常的轻微血液学改变外，其他不良反应差异均无统计学意义（$P>0.05$）。目前普遍认为，使用右丙亚胺无严重不良反应，不会影响患者对抗肿瘤治疗的耐受及长期预后。

6. 注意事项　不得在右丙亚胺使用前给予阿霉素。右丙亚胺用 0.167mol/L 乳酸钠配成 10mg/mL 溶液，缓慢静脉推注或放入输液袋内，快速静脉滴注，30 分钟内滴完，因为右丙亚胺总是与细胞毒药物合并使用，因此对患者要严密监测。本药的粉末或溶液接触到皮肤和黏膜，应立即用肥皂和水彻底清洗。

7. 规格　每支 250mg，并配有 25mL 的 0.167mol/L 乳酸钠注射液作为溶剂。

8. 贮存　配成溶液后，在室温 15 ~ 30℃或冷藏 2 ~ 8℃，保存 6 小时。

9. 临床应用　目前，右丙亚胺的临床疗效已得到广泛认可，国内外指南推荐用于蒽环类药物心脏毒性的预防和治疗。有关右丙亚胺的临床应用策略，目前较普遍的认为右丙亚胺不会降低蒽环类药物的抗肿瘤效价，在蒽环类药物使用开始即加入右丙亚胺，其保护心脏的效果更显著。使用右丙亚胺无严重不良反应，不会影响对抗肿瘤治疗的耐受及患者的长期预后。

右丙亚胺是否会降低蒽环类药物的抗肿瘤效价问题为广受关注的热点。Swamn SM 等 088001 研究结果显示，141 例右丙亚胺组与安慰剂组使用含蒽环类方案的化疗有效率分别为 46.8% 和 60.5%，绝对差异约为 14%（$P=0.019$）。除 088001 研究外，目前所有的随机对照临床试验均显示右丙亚胺不会降低蒽环类药物的抗肿瘤效价。2008 年一项 Meta 分析综合报道 6 项随机对照临床试验，入组 1 021 例使用蒽环类药物治疗，随机分为右丙亚胺组和安慰剂组，其中加用右丙亚胺组 503 例，结果右丙亚胺组与安慰剂组的有效率分别为 44.3% 和 50.2%，差异无统计学意义（$P=0.54$），证实右丙亚胺不会降低蒽环类药物的抗肿瘤效价。此后的临床研究也显示，无论在有效率、总生存期还是无进展生存期，右丙亚胺均不会降低蒽环类药物的抗肿瘤效价。

近年大多数临床试验均采取在使用蒽环类药物起始时开始使用右丙亚胺，并且取得了显著的心脏保护效果，故在蒽环类药物使用开始即加入右丙亚胺是合理的选择。

（二）辅酶 Q_{10}（Coenzyme Q_{10}）

1. 别名　Ubidecarenone。商品名为能气朗。

2. 药理作用　辅酶 Q 是生物体内广泛存在的脂溶性醌类化合物，是组成线粒体呼吸链的成分之一，在质子移位及电子传递中起作用。它是一种代谢激活剂，能激活细胞呼吸，加速产生三磷酸腺苷（ATP），还可作为重要的抗氧化剂。口服易吸收，服后 2 小时可达峰浓度，在肝、肾上腺、心、肺、肾分布较多。

3. 适应证　用于心血管疾病、肝炎、原发性和继发性醛固酮增多症的辅助治疗。并有抗蒽环类药物引起的心脏毒性作用，用于预防和治疗蒽环类抗癌药，尤其是阿霉素所致的心脏毒性。

4. 用法　口服：每次 20 ~ 40mg，每日 3 次，饭后服用。肌内注射：每日 10 ~ 20mg。

5. 不良反应　偶可有恶心、胃部不适、食欲减退、手脚发凉，偶见荨麻疹和一过性心悸。

6. 注意事项　注射液如有橙黄色沉淀物析出，可置于沸水中 2 ~ 3 分钟，振摇溶解后使用。

7. 规格　片剂：每片 10mg。注射剂：每支 5mg（2mL）。

（三）维生素 E（Vitamin E）

1. 别名　Tocopherol。商品名为生育酚。

2. 药理作用　本药参与代谢反应，能对抗自由基的脂质过氧化作用。

3. 适应证　对由蒽环类抗癌药引起的急性心脏毒性，可能有一定预防作用。

4. 用法　口服：每次 100 ~ 200mg，每日 2 ~ 3 次。

5. 不良反应　一般耐受良好，大剂量服用时，可能引起腹泻、腹痛和其他胃肠道功能紊乱症状。

6. 规格胶丸：每粒 5mg，10mg，100mg。

（四）谷胱甘肽（Glutathione）

1. 别名　还原型谷胱甘肽、Recluced glutathione、Tathion，简称 TAD。商品名为泰特、古拉定、Gluthion。

2. 药理作用　谷胱甘肽大量存在于细胞中，可以减少自由基对 DNA 的攻击，从而减少 DNA 损伤和突变。

3. 适应证　用于由蒽环类抗癌药引起的毒性，尤其是心脏毒性的预防和治疗。

4. 用法　每次 600mg，加 5% 或 10% 葡萄糖液 500mL 静脉滴注，或每次 600mg 肌内注射，每日 1 次。

5. 不良反应　偶见皮疹，停药后可消失。

6. 注意事项　对本药过敏者禁用。

7. 规格　粉针注射剂：每瓶含谷胱甘肽钠盐 0.646g 和 0.323g（相当于谷胱甘肽 600mg 和 300mg），并附溶剂 1 支，含注射用水 4mL。

（五）磷酸肌酸钠（Creatine Phosphate Sodium）

1. 别名　磷酸肌酸二钠。商品名为劲博。

2. 药理作用　化学成分为磷酸肌酸二钠盐四水合物。磷酸肌酸有肌肉收缩的能量代谢中重要的供能作用，是心肌和骨骼肌的能量储备形式，并用于 ATP 的再合成。保护缺氧状态下的心肌细胞，减少氧自由基的产生，减轻对心肌的损害。

3. 适应证　用于心脏手术时保护心肌缺血状态下的心肌代谢异常，以及蒽环类药物化疗时对心肌的保护。

4. 用法　每次 1g，静脉滴注 30 ~ 45 分钟，每日 1 ~ 2 次。

5. 不良反应　快速静脉滴注时可能会引起血压降低。大剂量应用时（5 ~ 10g/d）会造成大量磷酸盐短期摄入，影响钙、磷代谢和激素的分泌、肾功能损伤和嘌呤代谢。

6. 注意事项　因大剂量使用会造成钙、磷代谢异常等不良反应，故大剂量使用时须慎用且仅可短期使用。对本药组分过敏者、慢性肾功能不全患者禁用。

7. 规格　白色粉末或结晶性粉末，每瓶 1g。

8. 贮存　密封、避光，在阴凉干燥处保存。

第三节　增效剂

（一）马蔺子素（Irisquinone）

1. 别名　商品名为安卡。其含马蔺子甲素 83% ~ 86%，马蔺子乙素 9% ~ 12%。化学名为 6- 甲氧

基 -2-A10'- 顺十七烯 -1，4- 苯醌。

2. 药理作用　马蔺子素是从鸢尾科植物马蔺的种子皮中提取的，有效成分含有马蔺子甲素和马蔺子乙素。作为一种生物还原剂，马蔺子素能降低肿瘤细胞内谷胱甘肽的含量；抑制受损肿瘤细胞的 DNA 修复；使肿瘤细胞停滞在 G_1 期（放疗敏感期）。马蔺子素能抑制肿瘤细胞的氧呼吸，针对乏氧细胞有显著的放疗增敏效果。

本药口服吸收迅速，在肿瘤组织中含量最高，其次为胸腺和肺，在脑组织和肌肉中分布最低。蛋白结合率为 90.9%，经肝脏代谢，少量在肠中转化，其代谢产物经尿液和粪便排出。

3. 适应证　作为放疗增敏剂，用于肺癌、食管癌、头颈部癌、乳腺癌、子宫颈癌的放射治疗。

4. 用法　每次 1 ~ 2 粒，每日 2 次，分别在放疗前、后服用。在放疗前 2 ~ 3 天开始服用至放疗结束。

5. 不良反应　恶心、呕吐、腹泻等轻度胃肠道反应，一般不需停药，可减量或对症治疗。

6. 注意事项　饭后口服可减少胃肠道反应。应连续用药以免影响疗效。

7. 规格　胶囊剂：每粒 55mg。

8. 贮存　密闭、避光、阴凉干燥处保存。

9. 临床应用　经过 3 294 病例的Ⅱ、Ⅲ期临床研究，马蔺子素与放疗合用，可使肺癌、食管癌和头颈部癌完全缓解率（CR）提高 20% 以上，而且临床的 3 次结果非常接近，说明其药效稳定，重复性好。根据中国医科院肿瘤医院和天津医科大学总医院进行的马蔺子素与放疗合用治疗肺癌的 5 年生存率观察，用药组显著提高了 1、3、5 年生存率，有效降低了肿瘤复发率。单放疗组的复发率为 56%，用药组仅为 17%。

（二）甘氨双唑钠（Glycididazole Sodium）

1. 别名　商品名为希美纳，简称 CMNa。化学名为 N–N– 双［（2– 甲基 –5– 硝基 –1H– 咪唑 –1– 基）– 乙氧羰甲基］甘氨酸钠三水合物。

2. 药理作用　CMNa 属硝基咪唑类化合物，具有亲电子作用。放射线损伤肿瘤细胞使其生物大分子发生电离产生电子，CMNa 与电子结合形成阳离子自由基，导致损伤固定不能修复；CMNa 能抑制 DNA 聚合酶等 DNA 修复酶，使损伤 DNA 不能修复，增强放射线或化疗对肿瘤细胞（特别是乏氧细胞）杀伤力，加速肿瘤细胞尤其是处于亚致死损伤的肿瘤细胞的死亡。静脉应用 CMNa 后血浆药物浓度即可达到高峰，以后迅速分布到组织中，血浆蛋白结合率约为 14%。用药 4 小时后血浆原药浓度已下降至不能检出，4 小时内约有 70% 药物由尿排出。其代谢产物甲硝唑在用药后 1 ~ 3 小时达血浆浓度高峰，48 小时内下降到检测水平以下。CMNa 在肿瘤组织中分布浓度最高且持续时间长，48 小时后仍可维持较高浓度。

3. 适应证　作为增敏剂联合放化疗使用。适用于肺癌、食管癌、头颈部癌、软组织肉瘤、腹部肿瘤、宫颈鳞癌等肿瘤的放疗，肺癌、肝癌的化疗及介入治疗。

4. 用法　成人用量 CMNa 800mg/m^2，加入到生理盐水 100mL 中静脉滴注，30 分钟内滴入。用药后 1 ~ 2 小时内进行放疗，隔日 1 次，每周 3 次（如周一、三、五），至放疗结束。

5. 不良反应　肝损害是剂量限制性毒性，可出现转氨酶升高。未见明显肾损害，少数患者出现心悸、窦性心动过速、心电图 ST 段变化等。动物实验中具有胚胎毒性和致畸现象，对幼鼠的生理发育有延迟作用。

6. 注意事项　本药应与放化疗配合使用，单独使用无治疗作用。对本药过敏和有严重的心、肝、肾功能异常者禁用。用药期间应监测肝功能和心功能。本药尚无儿童用药的临床资料和药物相互作用的研究资料。

7. 规格　干粉剂：每瓶 250mg。

8. 贮存　密封，在阴凉干燥处保存。

9. 临床应用　CMNa 临床研究协作组对 CMNa 在食管癌放疗中的临床效果进行多中心随机对照研究，152 例食管癌分为实验组（放疗 +CMNa）和对照组（单纯放疗组），实验组Ⅰ ~ Ⅲ a 期患者 1、2、3 年生存率分别为 77%、54%、28%，中位生存时间为 27 个月；对照组分别为 71%、25%、19% 和 16 个月（P=0.04），两组不良反应发生率分别为 37% 和 39%（P=0.859），两组均未见神经系统毒性。CMNa 临床研究协作组对 57 例非小细胞肺癌的研究结果显示 CMNa 无明显的放疗增敏效果。Zeng YC 等报道 CMNa 能够增加局部晚期喉癌患者的放疗疗效、改善短期局部控制率，且耐受性好。另有研究报道 CMNa 能明显增加肺鳞癌和肺腺癌的放疗缓解率并可降低放射剂量，但对小细胞肺癌的增敏效果不明显。

（三）汉防己甲素（Tetrandrine）

1. 别名　粉防己碱、金艾康，简称 TTD。

2. 药理作用　汉防己甲素是从中药防己科植物粉防己中提取的一种双苄基异喹啉类生物碱，用于增强放化疗的治疗效果。研究证实汉防己甲素能加强柔红霉素（DNR）对白血病细胞株 K562/A02 的细胞毒作用；下调肺癌耐药相关蛋白的表达，增强化疗药物对肿瘤细胞的致凋亡作用。在体外试验中，汉防己甲素可使肿瘤细胞 P170 表达明显减少，细胞外排泵功能降低，肿瘤细胞内化疗药物浓度明显提高。因此，汉防己甲素能逆转肿瘤细胞的多药耐药性，增强肿瘤细胞对放化疗的敏感。汉防己甲素还可直接抑制肿瘤细胞生长，但确切机制还有待进一步研究。

3. 适应证　与放化疗联合使用，如与含蒽环类药物联合治疗急性白血病和肺癌等。同时具有抗高血压、抗风湿和镇痛作用。

4. 用法　每次 40 ~ 80mg，口服，每日 3 次，应用化疗药物前第 3 ~ 5 日开始口服至用药后 3 ~ 5 日。用药期间注意观察血压和心脏的变化。

5. 不良反应　少数患者可出现轻度嗜睡、眩晕、乏力、肢端麻木，以及恶心、腹泻等消化道症状，停药后症状缓解。静脉注射部位可有刺激性疼痛或发生静脉炎。

6. 注意事项　对本药过敏者禁用。肝肾功能损害者慎用。服药期间定期（每 3 个月）复查肝功能、心电图。

7. 规格　片剂：100mg；注射液：30mg（2mL）。

8. 贮存　密闭、避光保存。

第四节　止吐药

一、NCCN（2013）抗呕吐治疗指南

（一）高度致吐风险静脉化疗引发的急性和延迟性呕吐防治

高度致吐风险静脉化疗前推荐 5 – HT_3 受体拮抗剂加号类固醇类药物+ NK–1 受体拮抗剂 3 类药物联合止吐治疗。

5–HT_3 受体拮抗剂：

多拉司琼 100mg 口服。

或：格拉司琼化疗前 2mg 或 1mg 口服，或 0.01mg/kg（最大 1mg）静脉注射或在化疗开始前 24 ~ 48 小时以 3.1mg/d（总剂量维持在 34.3mg）速度经皮输注，最多持续 7 天。

或：昂丹司琼第 1 天 16 ~ 24mg 口服或 8 ~ 16mg（最大剂量 32mg/d）静脉注射。

或：帕洛诺司琼第 1 天 0.25mg 静脉注射（首选）。

类固醇类药物：

与阿瑞吡坦 125mg 口服联合应用时：推荐地塞米松第 1 天 12mg 口服或静脉注射，第 2 ~ 4 天每天 8mg 口服。

与福沙吡坦 150mg 静脉注射联合应用时：推荐地塞米松第 1 天 12mg 口服或静脉注射，第 2 天 8mg 口服，第 3 ~ 4 天，每天 8mg 口服，1 日 2 次。

NK–1 受体拮抗剂：

阿瑞吡坦第 1 天 125mg 口服，第 2 ~ 3 天 80mg 口服。

或：福沙匹坦第 1 天 150mg 静脉注射。

或：± 劳拉西泮第 1 ~ 4 天每 4 ~ 6 小时 0.5 ~ 2mg 口服或静脉注射或舌下含服。

± H_2 受体拮抗剂或质子泵抑制剂。

（二）中度致吐风险静脉化疗引发的呕吐防治

第 1 天化疗前

5-HT_3 受体拮抗剂：

多拉司琼 100mg 口服。

或：格拉司琼 2mg 口服或 1mg 每天 2 次，口服或 0.01mg/kg（最大剂量 1mg）静脉注射或在化疗开始前 24 ～ 48 小时以 3.1mg/d（总剂量维持在 34.3mg）速度经皮输注，最多持续 7 天。

或：昂丹司琼第 1 天 16 ～ 24mg 口服或 8 ～ 16mg（最大剂量 32mg/d）静脉注射。

或：帕洛诺司琼仅第 1 天 0.25mg 静脉注射（首选）。

类固醇类药物：

地塞米松 12mg 口服或静脉注射。

和 / 无：NK-1 受体拮抗剂（对适当患者）。

阿瑞吡坦第 1 天 125mg 口服。

或：福沙吡坦仅第 1 天 150mg 静脉注射。

或：± 罗拉西泮需要时每 4 ～ 6 小时，0.5 ～ 2mg 口服或静脉注射。

± H_2 受体拮抗剂或质子泵抑制剂。

（三）低度致吐风险静脉化疗引发的呕吐防治

化疗前对多天化疗每日重复使用地塞米松每日 12mg 口服或静脉注射。

或：甲氧氯普胺 10 ～ 40mg 口服或静脉注射此后需要时每 4 ～ 6 小时重复。

或：丙氯拉嗪 10mg 口服或静脉注射此后需要时每 6 小时重复（最大剂量 40mg/d）。

± 罗拉西泮需要时每 4 ～ 6 小时 0.5 ～ 2mg 口服或静脉注射。

± H_2 受体拮抗剂或质子泵抑制剂

（四）极低度致吐风险静脉化疗引发的呕吐防治

极低度致吐风险化疗无须常规预防用药。

二、5-HT_3 受体拮抗剂

（一）昂丹司琼（Ondansetron）

1. 别名　昂丹司琼、恩丹西酮。商品名为枢复宁、枢丹、富米汀、欧贝、Zotran、Zudan。简称 Ond。化学名为 2，3，9- 四氢 -9- 甲基 -3-［（2- 甲基 -1H- 咪唑 -1- 基）- 甲基］-4H- 咔唑酮盐酸盐二水合物。

2. 药理作用　昂丹司琼是第一代高选择性 5-HT_3 受体拮抗剂，能抑制由 5-HT 与 5-HT_3 受体结合引起的呕吐。化疗药物和放射线损伤胃肠道黏膜，使位于胃和回肠黏膜上的嗜铬细胞释放 5-HT。5-HT 与 -HT_3 受体结合产生神经信号刺激呕吐中枢和催吐化学感受区，从而引起呕吐。5-HT_3 受体分布在外周神经系统（如胃肠道、纵隔交感 / 副交感神经节后神经元）、中枢神经系统延髓的最后区（催吐化学感受区）、孤束核的迷走神经传入纤维。昂丹司琼与上述部位的 5-HT_3 受体结合，阻断呕吐信号向呕吐中枢传入，制止呕吐的发生。其与 5 - HT_3 受体的结合呈特异性，与其他受体如 5-HT_1、5-HT_2、多巴胺受体、毒蕈碱受体及组胺受体 H_1 均无结合力。一般认为胃肠黏膜释放 5-HT 与急性呕吐（化疗后 24 小时内发生的恶心、呕吐）的发生有关，因此，昂丹司琼对急性呕吐疗效显著，对控制迟发性呕吐效果略差。本品可口服或静脉给药。口服生物利用度 60%，90 分钟达血浆浓度高峰。血浆蛋白结合率 70%，半衰期 3 ～ 5 小时，经肝脏代谢，代谢产物由尿液和粪便排出。

3. 适应证　化疗前使用，防治化疗引起的恶心、呕吐。

4. 用法

（1）静脉应用：每日 8 ～ 12mg（最大 32mg），化疗前 20 ～ 30 分钟缓慢静脉注射（或入壶），或加生理盐水 50 ～ 100mL，静脉滴注 15 分钟。酌情可在用药 4 小时后重复使用，每日最大剂量 32mg。

（2）口服：每次 16 ～ 24mg，化疗前 1 ～ 2 小时口服；或 4 ～ 8mg，每日 2 ～ 3 次，连服 3 ～ 5 日。

5. 不良反应　无锥体外系反应。少数患者出现轻度头痛、便秘、乏力、腹泻、皮疹和短暂性转氨酶升高等，停药后消失。胸痛、心动过速、心电图改变、低钾血症、支气管痉挛、癫痫大发作等较罕见。

6. 注意事项　对本药过敏者、胃肠道梗阻者禁用。妊娠期妇女慎用，哺乳期妇女应停止哺乳。老年人、肾功能障碍者一般不需调整剂量。主要经肝脏代谢，中重度肝损伤患者的用量每天不超过 8mg。昂丹司琼的日最大剂量 32mg（国内一般不超过 24mg）。有习惯性便秘者可酌情使用缓泻药。

7. 规格　注射剂：4mg（2mL），8mg（4mL）；片剂：4mg，8mg。

8. 贮存　密闭、避光、干燥阴凉处保存。

（二）多拉司琼（Dolasetron）

1. 别名　甲磺酸多拉司琼。商品名 Anzemet。化学名为（2α，6α，8α，9α）-1H- 吲哚 -3- 羧酸八氢 -3 氧 -2，6- 亚甲基 -2H - 喹嗪 -8- 基酯单甲磺酸盐。

2. 药理作用　为选择性 5-HT_3 受体拮抗剂，作用机制同昂丹司琼。药物在血浆和肝脏中迅速代谢成为具有活性的氢化多拉司琼，后者在肝脏经 CYP2 D6 和 CYP3A 进一步代谢后由尿液和粪便排出，半衰期 8 小时。

3. 适应证　预防中高度致吐化疗引起的恶心、呕吐。

4. 用法　每次 100mg 或 1.8mg/kg（体重 <56kg 或 >90kg 者），化疗前 30 分钟静脉注射（或入壶），或加入生理盐水 50mL 中静脉滴注，避免快速静脉注射，不能与其他药物混合。也可口服，100mg，化疗前 1 小时服用。临床上常与地塞米松联合使用，增强效果。

5. 不良反应　头痛（25.5%）、腹泻（12.7%）、发热（4.7%）、肝功能异常（3.8%）、疲劳（3.4%）、腹痛（3.1%）、心动过速（2.9%）、高血压（2.7%）、发冷（2.7%）、心脏早搏（2.6%）、头晕（2.5%）、疼痛（2.1%）等。

6. 注意事项　对本药或同类药物过敏者、18 岁以下者及手术后恶心、呕吐者禁用。有心脏传导间期延长尤其是 QTc 延长者慎用，有引起完全传导阻滞的报道。老年人（>65 岁）、轻中度肝肾损伤患者不需调整剂量，重度肝肾功能障碍、妊娠及哺乳期妇女不推荐使用多拉司琼，如必须使用，哺乳期妇女应停止哺乳。应谨慎与导致 QT 间期延长的抗心律失常药物同期使用。

7. 规格　注射剂：100mg（5mL）；片剂：50mg，100mg。

8. 贮存　避光，15 ~ 30℃保存。

（三）格拉司琼（Granisetron）

1. 别名　商品名为凯特瑞、枢星、康泉、雷赛隆、Kytril、Zuxln，简称 Cra。

2. 药理作用　格拉司琼是高选择性 5-HT_3 受体拮抗剂，通过竞争性地结合中枢化学感受区及外周迷走神经末梢的 5-HT_3 受体，阻滞呕吐信号传入，阻止呕吐的发生。作用机制与昂丹司琼相同，与受体结合的亲和力增加 5 ~ 11 倍。静脉注射后的血浆峰浓度与用药剂量成正比，血浆蛋白结合率 65%，消除半衰期 9 小时，经肝脏代谢，在 N- 去烷基化及芳香环氧化后，再共轭形成结合物，通过尿液和粪便排出。

3. 适应证　预防和治疗放化疗及手术引起的急性恶心和呕吐。

4. 用法　格拉司琼每次 3mg，加入到 5% 葡萄糖液或生理盐水 20 ~ 50mL 中，缓慢静脉注射（5 分钟以上）或静脉滴注，每日 1 次，必要时可重复，24 小时最大剂量不超过 9mg。多数患者每日 1 次 3mg，止吐效果可维持 24 小时。口服 1mg，每日 2 次，或 2mg，每日 1 次。2 ~ 16 岁儿童推荐剂量 10μg/kg，无 2 岁以下患儿用药安全性及有效性的资料。

5. 不良反应　少数患者可出现头痛、便秘、疲倦、嗜睡、发热、腹泻和短暂性转氨酶升高等。

6. 注意事项　对本药或同类药物过敏者、胃肠道梗阻者禁用。

7. 规格　注射剂：3mg（3mL）；片剂：1mg。

8. 贮存　密闭、避光、干燥阴凉处保存。

（四）托烷司琼（Tropisetron）

1. 别名　托匹司琼、托普西龙，简称 Tro。商品名为呕必亭、Navoban、瑞齐泰、纾吉、罗亭、赛格恩。

2. 药理作用 托烷司琼是高选择性 5-HT_3 受体拮抗剂，作用机制与昂丹司琼相同。口服生物利用度 60% ~ 80%，3 小时达血浆峰浓度，蛋白结合率为 59% ~ 71%，平均药物消除半衰期 8 小时（7 ~ 10 小时）。药物经肝脏微粒体细胞色素 P450 酶系（CYP）代谢后形成葡萄糖醛酸和硫酸的结合物，经尿液或胆汁排出（尿液和粪便排出比例为 5 ：1），每次用药 5mg，止吐作用可维持 24 小时。在代谢不良患者中，半衰期可延长 4 ~ 5 倍，但在常规剂量 5mg/d 连用 6 天方案中不需减量。

3. 适应证 预防和治疗放化疗引起的急性和迟发性呕吐。

4. 用法

（1）静脉给药：托烷司琼每次 5mg，在化疗前溶于 5% 葡萄糖液或生理盐水 100mL 中静脉滴注或缓慢静脉注射，每日 1 次，依化疗天数和呕吐情况可用 1 ~ 6 天。2 岁以上儿童剂量为 0.1 ~ 0.2mg/kg（最高 5mg/d）。

（2）口服给药：5mg（1 粒胶囊），饭前 1 小时服用，每日 1 次，酌情使用 2 ~ 6 天（最长 6 天）。

5. 不良反应 不良反应及其发生率与格拉司琼相同，常规剂量下的不良反应多为一过性，主要有头痛、便秘、头晕、疲劳、腹痛、腹泻等，罕见皮疹，胸部压迫感、呼吸困难、急性支气管痉挛和低血压。

6. 注意事项 对本药和同类药物过敏者、妊娠期妇女禁用。本药可能引起血压升高，高血压未控制者用量不宜超过 140mg。哺乳期妇女、儿童不宜应用。因使用本药后可发生头晕和疲劳，服药后驾车或机械操纵应谨慎。肝肾功能不全者药物半衰期延长，在 5mg/d 连用 6 天的治疗中未见明显的药物蓄积毒性，因此无须调整剂量。有研究表明，托烷司琼能够阻断对乙酰氨基酚的止痛作用。

7. 规格 胶囊剂：5mg；针剂：5mg（5mL），2mg（2mL）。

8. 贮存 密闭、避光、干燥阴凉处保存。

（五）阿丸司琼（Azasetron）

1. 别名 阿扎西隆、那扎色创、Nazasetron、欧立康定。商品名为苏罗同、Serotone、万维。

2. 药理作用 阿扎司琼为高选择性 5-HT_3 受体拮抗剂，作用机制与昂丹司琼相同。其与受体的亲和力是甲氧氯普胺的 410 倍，是昂丹司琼的 2 倍，与格拉司琼相当。静脉使用后健康人的 β 消除半衰期 4.4 小时，正在接受顺铂化疗的患者 β 消除半衰期 7.3 小时，药物代谢后由尿液排出。

3. 适应证 预防和治疗放化疗引起的恶心、呕吐。

4. 用法 每次 10mg，用生理盐水 40mL 稀释，化疗前 30 分钟静脉注射，每日 1 次。口服效果不佳。

5. 不良反应 主要有头痛、头重、焦虑、烦躁、口渴、发热、畏寒、乏力、心悸、发疹、双足痉挛、转氨酶升高、血管痛等，过敏反应偶见。

6. 注意事项 对本药和同类药物过敏者、儿童禁用。老年人、肾功能不良者、妊娠及哺乳期妇女慎用。本品遇光易分解，应在使用前新鲜配制，操作和滴注过程须避光。避免与碱性药物、甲氨蝶呤、氟尿嘧啶及足叶乙苷混合使用。

7. 规格 注射剂：10mg（2mL）。

8. 贮存 避光、密闭、室温下保存。

（六）帕洛诺司琼（Palonosetroll）

1. 别名 商品名为欧赛、阿乐喜、Aloxi、Onicit。化学名为 2-［1- 氮杂双环（2.2.2）辛 -3S- 基］-2，3，3aS，4，5，6- 六氢 -1H- 苯并［de］异喹啉 -1- 酮盐酸盐。

2. 药理作用 帕洛诺司琼是第二代高选择性 5-HT_3 受体拮抗剂，直接与迷走神经和内脏传入神经的 5-HT 受体结合，阻滞神经刺激信号向呕吐中枢和催吐化学感受区的传递，发挥抗呕吐作用。帕洛诺司琼与 5-HT_1、5-HT_2、多巴胺受体等受体均无结合力，与 5-HT_3 受体的亲和力较第一代 5-HT_3 受体拮抗剂增加了 30 ~ 100 倍，对急性呕吐尤其是迟发性呕吐的控制效果明显增强。帕洛诺司琼能阻断离子通道，使动作电位持续时间延长。本药经静脉应用，血浆蛋白结合率为 62%，平均终末消除半衰期 40 小时，单次用药作用最长可维持 6 天。药物在肝脏经多种 CVP 酶多途径代谢，50% 代谢为 N- 去氧帕洛诺司琼和 6-S- 羟基帕洛诺司琼，二者拮抗 5-HT_3 受体的活性仅为帕洛诺司琼的 1%。本药主要经肾消除（以肾分泌形式），静脉注射 144 小时后尿液中排出 80%。

3. 适应证 预防中高度致吐化疗引起的急性和迟发性呕吐。有Ⅲ期临床试验结果表明，对于中度致呕吐的化疗方案，口服帕洛诺司琼与静脉给药疗效及安全性相似，且更加方便。

4. 用法 帕洛诺司琼 0.25mg 静脉注射（入壶）化疗前 30 分钟给药，随化疗用药安排可每日 1 次。

5. 不良反应 不良反应及其发生率与昂丹司琼相近。主要有轻度头痛、便秘、乏力、腹泻、皮疹、弱视、失眠等。少有过敏现象。罕见有心脏传导异常，出现心电图 QT 间期延长。

6. 注意事项 对本品或其他 5-HT_3 受体拮抗剂过敏者、胃肠道梗阻者禁用。妊娠及哺乳期妇女慎用，哺乳期妇女如必须使用应停止哺乳。患有心电图 QT 间期延长或有心脏传导异常倾向者应慎用，如低血钾、低血镁等电解质异常者，使用抗心律失常药物致 QT 间期延长者，高累积量蒽环类药物者等。老年人、轻中度肝肾损伤患者不需调整剂量。目前尚无 18 岁以下患者用药安全性和有效性的确定资料。

7. 规格 注射液：0.25mg（5mL）。

8. 贮存 密闭、避光保存。

9. 临床应用 Navari RM 等将 667 例接受高度致吐化疗的患者分为昂丹司琼 32mg、帕洛诺司琼 0.75mg、帕洛诺司琼 0.25mg 3 组，其中半数以上患者联合使用了地塞米松，结果 3 组急性呕吐的完全缓解率分别为 57%、65.5%、59.2%，迟发性呕吐的完全缓解率分别为 38.9%、48%、45.3%，各组间差异无显著性。一项对中度致吐化疗的研究，患者分为多拉司琼 100mg、帕洛诺司琼 0.75mg、帕洛诺司琼 0.25mg 3 组，结果 3 组急性呕吐的完全缓解率分别为 52.9%、54%、63%，迟发性呕吐的完全缓解率分别为 38.7%、56.6%、54%，对迟发性呕吐的缓解率帕洛诺司琼显著好于多拉司琼。Boccia R 等进行的针对帕洛诺司琼的多中心双盲双模拟Ⅲ期临床试验中，将 651 例接受中度止呕吐化疗方案的患者随机分为 4 组：口服帕洛诺司琼 0. 25mg 组、0.5mg 组、0.75mg 组和静脉注射帕洛诺司琼 0.25mg 组，且所有组患者按照 1 ∶ 1 的比例在化疗第 1 天分别给予地塞米松 8mg 静脉注射和安慰剂。结果表明，4 组的急性期（0 ～ 24 小时）完全缓解率分别为 73.5%、76.3%、74.1% 和 70.4%，迟发性呕吐（24 ～ 120 小时）完全缓解率分别为 59.4%、62.5%、60.1% 和 65.4%，而整体（0 ～ 120 小时）完全缓解率分别为 53.5%、58.8%、53.2% 和 59.3%。加地塞米松能够将所有组急性期完全缓解率提高至少 15%，除了口服帕洛诺司琼 0.25mg 组。不良反应在各组的发生率、性质、强度相似，主要是头痛和便秘。

三、NK-1 受体拮抗剂

（一）阿瑞匹坦（Aprepitant）

1. 别名 Emend。化学名为 5-［（2R，3S）-2-［（IR）-1-［3，5- 二（三氟甲基）苯基］乙氧基］-3-（4- 氟苯基）-4- 吗啉基 -］甲基］-1，2- 二氢 -3H-1，2，4- 三氮唑 -3- 酮基。

2. 药理作用 阿瑞匹坦是选择性 NK-1 受体拮抗剂。NK-1（neurokinin-1，神经激肽 -1）受体又称 P 物质受体，是跨膜的 G 蛋白偶联受体。P 物质是一种脑肠肽，广泛分布于胃肠道嗜铬细胞、脑干的孤束核和最后区这些与呕吐有关的部位。近年来发现它与 NK-1 受体结合参与了呕吐的发生。阿瑞吡坦是第一个用于临床的 NK -1 受体拮抗剂，与 NK-1 受体具有高度亲和力，对 5-HT_3 受体、多巴胺受体、类固醇受体无亲和力。它对各种原因导致的呕吐均具有广泛的镇吐作用，尤其是控制迟发性呕吐作用显著。2003 年美国 FDA 批准阿瑞吡坦用于高度致吐化疗前的预防。

本药口服生物利用度 60% ～ 65%，4 小时达血药浓度高峰，血浆蛋白结合率 95% 以上，半衰期 9 ～ 13 小时。本药经肝细胞色素酶代谢清除，不经尿液排出。

3. 适应证 预防中高度致吐化疗引起的急性和迟发性呕吐。常规与地塞米松和 5-HT_3 受体拮抗剂联合应用，不主张单独使用。研究表明，阿瑞匹坦能够降低生物治疗引起的严重皮肤瘙痒的发生。

4. 用法 化疗第 1 天，阿瑞匹坦每日 125mg 化疗前 1 小时口服；第 2 ～ 3 天 80mg，晨起口服，空腹或餐后口服均可。同期使用地塞米松和 5-HT_3 受体拮抗剂，见前。

5. 不良反应 可出现打嗝、便秘、腹泻、食欲减退、头晕、头痛、乏力、消化不良、转氨酶升高等，焦虑、嗜睡、脱发、血糖升高、荨麻疹等极少见。

6. 注意事项 由于阿瑞匹坦可抑制肝细胞色素酶 CYP3A4，导致某些药物如特非那定、哌咪清、阿司咪唑、西沙比利等血药浓度升高，故禁止与上述药物合用。妊娠及哺乳期妇女慎用。用药期间避免驾车和机械操作。老年人、肾功能不全（包括血液透析）和轻中度肝功能损害者无须调整剂量。目前尚无 18 岁以下患者使用的确切资料。在服用阿瑞匹坦前，应将所使用的其他药物告知医生。

7. 规格　片剂：125mg，80mg。

8. 贮存　阴凉干燥处保存。

9. 临床应用　南美洲一项 054 试验，523 例接受 DDP（≥ $70mg/m^2$）的患者分为 2 组，阿瑞匹坦组和对照组。阿瑞匹坦组化疗第 1 天静脉用昂丹司琼 32mg、口服阿瑞匹坦 125mg 和地塞米松 12mg；之后第 2 ~ 3 天口服阿瑞匹坦 80mg/d，第 2 ~ 4 天口服地塞米松 8mg/d。对照组化疗第 1 天静脉用昂丹司琼 32mg、口服地塞米松 20mg；之后第 2 ~ 4 天口服地塞米松 16mg，第 1 ~ 3 天口服阿瑞匹坦安慰剂。观察到 2 组用 DDP 后 5 天内呕吐完全缓解率分别为 63qo（阿瑞匹坦组）和 43%（对照组），差异有显著性（$P<0.001$），分层分析显示对急性呕吐和迟发性呕吐，阿瑞匹坦组的完全缓解率均显著高于对照组，且 2 组的毒性反应发生率差异无显著性。Santini D 等研究使用阿瑞匹坦治疗 45 例服用生物药物治疗转移性实体肿瘤患者的瘙痒症状。将研究对象分为难治性瘙痒组和初治瘙痒组，两组的基线瘙痒 VAS 评分中位数均为 8 分，经过阿瑞匹坦治疗（125mg 第 1 天，80mg 第 3、5 天）1 周后，难治组 VAS 评分降为 1 分，初治组 VAS 评分降为 0，没有不良反应发生。

（二）福沙匹坦（Fosaprepitant）

1. 别名　福沙吡坦二甲葡胺注射剂、Ivemend。

2. 药理作用　福沙吡坦是 NK-1 受体拮抗剂，它是阿瑞匹坦的前体药物，在体内迅速转化成阿瑞匹坦发挥作用。静脉应用福沙匹坦 115mg，与口服阿瑞匹坦 125mg 疗效等同。与格拉司琼和地塞米松联合使用单剂量福沙匹坦耐受性良好，并能有效预防高致吐性化疗引起的恶心和呕吐，包括高剂量顺铂的患者。

3. 适应证　联合使用地塞米松和 5-HT_3 受体拮抗剂，预防中高度致吐化疗引起的急性和迟发性呕吐。

4. 用法　化疗第 1 天，化疗前 30 分钟，福沙匹坦 115mg 静脉滴注 15 分钟；第 2 ~ 3 天，阿瑞匹坦 80mg，晨起口服，空腹或餐后口服均可，同时联合使用地塞米松和 5-HT_3 受体拮抗剂。

5. 不良反应　不良反应和阿瑞匹坦相似。主要有转氨酶升高、头痛、头昏、打嗝、便秘、腹泻、消化不良、嗳气、食欲不振、乏力、疲劳等。

6. 注意事项　同阿瑞匹坦。

7. 规格　干粉剂：每支 115mg。

8. 贮存　阴凉干燥处，2 ~ 8℃保存。

9. 临床应用　Saito H 等多中心随机双盲Ⅲ期临床试验将 347 例接受包括顺铂方案的患者分为福沙匹坦组（福沙匹坦 150mg 静脉注射，第 1 天；格拉司琼 40μg/kg 静脉注射，第 1 天，地塞米松静脉注射，第 1 天）和对照组（格拉司琼、地塞米松静脉注射）。结果表明，福沙匹坦组的完全缓解率显著高于对照组（64%0 和 47%，$P=0.0015$），有效率也较高，在急性期为 94% 和 81%（$P=0.0006$），延迟期为 65% 和 49%（$P=0.0025$）。

第五节　生血药

一、NCCN 骨髓造血生长因子应用指南

1. 非格司亭（Filgrastim）

（1）每日剂量 5μg/kg，直到中性粒细胞（ANC）由最低值恢复至正常或接近正常水平。

（2）化疗结束后第 2 ~ 4 日开始使用并贯穿由最低值的恢复过程。

2. 聚乙二醇化非格司亭（Peflfilgrastim）　仅用于预防。

（1）每次治疗周期 6mg。

（2）大多数试验结果建议化疗后第 1 日使用聚乙二醇化非格司亭。

（3）根据试验结果亦可在化疗后第 3 ~ 4 日使用聚乙二醇化非格司亭。

（4）有限数据建议可在某些情况下在化疗当日使用聚乙二醇化非格司亭。

（5）有证据支持每 3 周使用聚乙二醇化非格司亭以保障化疗。

（6）有Ⅱ期研究证明每 2 周使用聚乙二醇化非格司亭对保障化疗有效。

（7）支持每周使用聚乙二醇化非格司亭数据不足，因此，聚乙二醇化非格司亭的使用不作为推荐。

3. 沙莫司亭（Sargramostim）

（1）临床试验使用剂量为每日 250mg/m^2。

（2）化疗结束后第 2 ~ 4 日开始使用并贯穿由最低值的恢复过程。

不推荐在同步放化疗患者中预防性使用造血细胞集落刺激因子（CSFs）；以上 3 种药物推荐皮下注射；对标准剂量化疗不推荐常规预防性使用抗生素。

二、生白细胞药物

（一）非格司亭（Filgrastim）

1. 别名　优保津、Lenograstin、Granocyte、Geneleukim，Gram、Jilifen、Neupogen，简称 rhG-CSF、G-CSF。商品名为惠尔血、赛格力、赛强、吉粒芬、瑞白、培能、欣粒生、瑞血新、特尔津、吉赛欣、洁欣、Gran。

2. 药理作用　非格司亭是根据已知的人粒细胞集落刺激因子的基因，通过基因重组产生的含有氨基酸残基的糖蛋白，在体外可增加粒 - 巨噬细胞系集落形成单位（CFU-GM）的体积和数量，对红细胞（BFU-E，CFU-E）及巨核细胞系（CFU-Meg）的集落形成无刺激作用。在体内刺激骨髓中的粒系祖细胞增殖并向中性粒细胞分化，促进幼稚粒细胞的增殖、向中性粒细胞的成熟并向外周血释放，使外周循环粒细胞的数量增加。因此，非格司亭能缓解肿瘤化疗引起的中性粒细胞减少，缩短粒细胞减少的幅度和持续时间，降低感染并发症的发生。非格司亭具有动员造血干细胞的作用，增加骨髓和外周血的造血干细胞，为于细胞的采集提供保证。

皮下注射非格司亭后 4 ~ 6 小时血浆浓度逐渐上升达峰值，之后缓慢下降，半衰期 2 ~ 3 小时，皮下注射的生物利用度为 54%。静脉给药后，药物迅速分布到组织中，4 ~ 8 小时后低于相同剂量皮下给药者，半衰期 1.4 小时。本药无蓄积，经肾和骨髓代谢分解后排出。

3. 适应证　用于放化疗引起的中性粒细胞减少；造血干细胞动员；骨髓增生异常综合征（MDS）及再生障碍性贫血伴随的中性粒细胞减少；先天性、原发性中性粒细胞减少等。

4. 用法　皮下注射或静脉滴注。皮下注射因操作方便、浓度平稳、不良反应少故临床应用较多。非格司亭的推荐剂量为每日 5μg/kg，作为二级预防在化疗结束后 24 ~ 72 小时开始使用，连续应用越过中性粒细胞计数最低时期，至恢复至正常或接近正常水平。对首次化疗患者，非格司亭不作为一级预防常规用药。化疗后白细胞下降者根据骨髓抑制程度，调整非格司亭用量，Ⅳ度骨髓抑制者每日用量可 300 ~ 400μg，分 2 次皮下注射，每日 1 次，5 ~ 10 天为 1 个疗程，或白细胞升至大于 10×10^9/L 时停药。Ⅱ、Ⅲ度骨髓抑制者可用小剂量，每日 75 ~ 150μg。造血干细胞移植第 2 ~ 5 天开始使用每次 200 ~ 300μg/m^2，每日 1 次，至中性粒细胞升至 5.0×10^9/L。造血干细胞采集前造血干细胞动员，每次非格司亭 5μg/kg，每日 1 次，4 ~ 6 天。

5. 不良反应　主要不良反应是骨痛，在每日 5μg/kg 剂量下骨痛发生率 15% ~ 39%，随剂量增加骨痛发生率可提高。还可出现发热、头痛、乏力、肌肉关节疼痛、皮疹、心悸、尿酸和肌酐升高、转氨酶升高等，患者多能耐受，罕见的不良反应有低血压、水肿、过敏、毛细血管渗漏综合征、呼吸困难等。

6. 注意事项　对本品或同类药物过敏者禁用，有其他药物过敏史者慎用。非格司亭不能与化疗同时使用；用药期间注意检查血常规（1 ~ 2 次 / 周），依据血常规调整剂量和疗程。停用本品至少 48 小时后才能进行化疗。本药不影响异体移植后免疫抑制剂的使用疗效。使用非格司亭后外周血白细胞常出现两个高峰，第一个高峰出现在用药后 24 ~ 48 小时，上升幅度较小甚至不明显，持续时间短暂，这是由于非格司亭促使骨髓中储存池的粒细胞向外周循环池释放引起的白细胞升高；第二个高峰出现在用药后第 8 ~ 10 天，这是由于非格司亭促进骨髓中造血干细胞增殖、分化、成熟、释放所致，升幅大且稳定持久。

7. 规格　剂型：冻干粉针剂、粉针剂、注射液。规格：50μg、75μg、100μg、150μg、200μg、300μg、450μg。

8. 贮存　避光保存，2 ~ 8℃冷藏，避免冷冻。

（二）培非司亭（Pegfilgrastim）

1. 别名　聚乙二醇化非格司亭、Neulasta。

2. 药理作用　本药是非格司亭的聚乙二醇化物，在非格司亭中加入聚乙二醇（PEG）增大其分子，使药物在体内清除减慢，半衰期延长。不需要经常使用，每周期化疗中只要注射一次便可，减少了注射造成的痛苦和其他不适。培非司亭作用机制与非格司亭相同，刺激骨髓中的粒系祖细胞增殖并向中性粒细胞分化，促进幼稚粒细胞向中性粒细胞的成熟并向外周血释放，加速中性粒细胞生成。单剂量皮下注射培非司亭后半衰期为 15 ~ 80 小时，其消除方式是通过与中性粒细胞上的受体结合实现的，具有自我调节机制，即当中性粒细胞缺乏时，药物一直存在于血液中，当中性粒细胞回升至正常时，药物迅速代谢经肾排出。

3. 适应证　有高度感染风险的、非髓性恶性肿瘤的中性粒细胞减少症。

4. 用法　每次 6mg，皮下注射，每个化疗周期 1 次，不得在化疗当天应用，化疗结束 24 ~ 72 小时使用。适用于周期为 2 周或 3 周的化疗方案。

5. 不良反应　同非格司亭。骨痛是最突出的不良反应，发生率约 26%，其中 6% 需要使用镇痛药物。脾破裂、过敏、镰状细胞病、急性呼吸窘迫综合征等极少见。

6. 注意事项　应在有经验的专业医师指导下使用。对本药或同类药物过敏者禁用。本药不推荐用于每周方案或少于 2 周的化疗方案；不宜用于造血干细胞的动员；不宜使用在体重小于 45kg 的患者。目前尚无妊娠及哺乳期妇女、儿童、肝功能损伤者使用的安全性报道。肾功能损害者一般不需减量。近年有发生脾破裂的病例，因此 2004 年 12 月 FDA 建议，接受治疗的患者如出现左上腹疼痛和（或）肩部痛，应检查诊断是否脾肿大或脾破裂。

7. 规格　注射剂：6mg（0.6mL）。

8. 贮存　避光保存，2 ~ 8℃冷藏，避免冷冻。

9. 临床应用　多项随机研究结果均显示皮下注射单剂量培非司亭与每日 1 次皮下注射非格司亭比较，两组发生严重中性粒细胞减少（中性粒细胞绝对计数 < 500/μL）的平均天数、发热性中性粒细胞减少的比率、中性粒细胞数恢复的时间以及中性粒细胞最低计数相似。

（三）沙格司亭（Sargramostim）

1. 别名　沙莫司亭。商品名为生白能、沙格莫、特尔立、海之林、吉姆欣、利百多、赛源、吉爱姆、纽适迪、格宁。重组人粒 - 巨噬细胞集落刺激因子、粒 - 巨噬细胞集落刺激因子，简称为 thGM-CSF、GM-CSF。

2. 药理作用　沙格司亭是按照人粒 - 巨噬细胞集落刺激因子的结构，利用 DNA 重组技术产生的复合糖蛋白，具有广泛的造血刺激作用。体外能提高 CFU-GM、CFU-G、CFU-M 集落的大小和产量。在体内促进骨髓多能造血干细胞向粒单系祖细胞的分化，刺激粒单系祖细胞和粒系祖细胞增殖分化，加速幼稚粒细胞向中性粒细胞的成熟并向外周血释放，使外周循环中粒细胞的数量增加。因此，沙格司亭能缓解肿瘤化疗引起的中性粒细胞减少，缩短粒细胞减少的幅度和持续时间。沙格司亭能刺激单核细胞和巨噬细胞的增殖、分化及功能，增强单核巨噬细胞的游走和吞噬功能；协同促红细胞生成素（EPO）促进 CFU-E 的形成；促进巨核细胞的生长。本品皮下注射后 3 ~ 4 小时达血浆药物浓度高峰，血浆消除半衰期为 2 ~ 3 小时；静脉注射后在血浆中迅速消失，在体内分布广泛，血浆消除半衰期为 1 ~ 2 小时。

3. 适应证　用于放化疗引起的白细胞减少；造血干细胞动员；再生障碍性贫血及骨髓衰竭的白细

胞减少，尤其是骨髓移植失败的患者。

4. 用法　静脉滴注或皮下注射，后者不良反应小，故最常使用。推荐用量每次250μg/m^2，每日1次，皮下注射，直到ANC越过最低点，恢复至正常或接近正常水平。应在化疗结束后24 ~ 72小时开始使用，停用本品至少48小时后才能进行化疗，不推荐化疗当天使用。

化疗后骨髓抑制、再生障碍性贫血依据白细胞减少程度确定用量和疗程，常用剂量每次3 ~ 10μg/（kg·d），皮下注射，每日1次，5 ~ 10天。再生障碍性贫血等患者依病情调节剂量，使白细胞计数维持在期望水平。

骨髓移植失败或紧急情况下可静脉使用，每次5 ~ 10μg/kg，静脉滴注4 ~ 6小时，每日1次，连续应用3天至中性粒细胞绝对数≥1 000/mL。

5. 不良反应　常见的不良反应是发热和皮疹，较少见的不良反应依次为低血压、水肿、胸痛、骨痛和腹泻。罕见有过敏、心力衰竭、心律失常、脑血管疾病、晕厥、精神错乱、支气管痉挛、呼吸困难、肺水肿等。不良反应的发生与剂量和给药途径有关，多发生在静脉应用和剂量大于每日32μg/kg时。

6. 注意事项　对本药成分有过敏史者、自身免疫性血小板减少性紫癜的患者禁用。孕妇、高血压及癫痫病患者慎用。哺乳期妇女如必须使用，应停止哺乳。本药应在有经验的专科医生指导下使用，用药期间定期观察外周血常规的变化，在血常规恢复正常后立即停药或采用维持剂量。静脉使用本药时应严密观察。

7. 规格　注射液：75μg，100μg，200μg。

8. 贮存　避光保存，2 ~ 8℃冷藏，避免冻结。

三、生血小板药物

（一）重组人白细胞介 -IL

1. 别名　白细胞介素-11，简称IL-11。商品名为迈格尔、巨和粒、特尔康、Neumega、Megakaryo。

2. 药理作用　通过基因工程技术生产的IL-11（rhIL-11），与体内由骨髓基质细胞产生的天然IL-11比较末端仅少一个脯氨酸，体内外的活性相同。促使骨髓造血干细胞向巨核系祖细胞分化，刺激巨核系祖细胞的增殖、分化和成熟，加速血小板的生成，提高循环池中血小板数量。IL-11能缓解肿瘤化疗引起的血小板减少，缩短血小板减少的程度和持续时间，降低出血并发症的风险。在thIL-11作用下发育成熟的巨核细胞和血小板在结构、形态、功能和寿命等方面均与天然IL-11相同，是目前临床治疗血小板减少的唯一有效的药物。静脉注射血浆半衰期为1.8 ~ 2.3小时，皮下注射时血浆半衰期为6.9 ~ 8.1小时，生物利用度为65% ~ 80%。药物代谢后经肾排泄。

3. 适应证　预防和治疗放化疗引起的血小板减少症；治疗再生障碍性贫血、造血干细胞移植等其他原因引起的血小板减少症，降低患者对血小板滴注的依赖。

4. 用法　皮下注射，国外推荐剂量为25 ~ 50μg/（kg·d），国内常用剂量为25μg/（kg·d）。预防化疗血小板减少：化疗结束后24小时开始给予thIL-11，25μg/kg，皮下注射，每日1次，连用7 ~ 14天为1个疗程。血小板减少症的治疗：25μg/（kg·d），皮下注射，每日1次，连用7 ~ 14天，越过血小板最低点后或血小板计数开始恢复正常后停药，或血小板计数≥10×10^9/L时停药。注射thIL-11后5 ~ 9天血小板计数开始升高，停药后7天内血小板数量继续上升，14天内恢复到基线水平。

5. 不良反应　常规剂量下多数不良反应为轻中度，停药后迅速缓解。可出现头痛、眩晕、肌肉关节痛、便秘、发热、水肿、心悸、心动过速、晕厥、房颤、恶心呕吐、呼吸困难、皮疹、结膜充血和用药后一过性视力模糊（视盘水肿），严重者出现胸腔积液、腹腔积液、心包积液。水钠潴留可导致血红蛋白、红细胞计数下降等。注射部位可出现红肿疼痛。部分患者血浆纤维蛋白原浓度升高。

6. 注意事项　对IL-11及其中其他成分过敏者禁用。有充血性心力衰竭病史、视盘水肿、房颤、重度贫血者慎用。本药不宜与化疗同时使用，与非格司亭同时使用未见不良影响。用药期间定期检查血小板计数，酌情调整用量。

7. 规格　注射液：0.75mg，1.5mg，3mg。

8. 贮存　2 ~ 8℃冷藏保存，不可冻结。

9. 临床应用　中国医学科学院肿瘤医院牵头的国内重组人白细胞介素 -11 Ⅱ期临床研究协作组，采用随机双盲自身交叉对照方法，观察迈格尔对 118 例肿瘤化疗患者的血小板恢复作用。患者按入组先后顺序随机分为两组，迈格尔 + 安慰剂组：第 1 周期化疗结束后采用迈格尔（迈格尔周期），第 2 周期采用安慰剂（安慰剂周期）；安慰剂 + 迈格尔组给药顺序相反。化疗药物给药结束后 24 小时开始给迈格尔每日 25μg/kg，皮下注射，每日 1 次，连用 7 ~ 14 天或至血小板计数≥ 300×10^9/L。结果显示，安慰剂周期出现血小板 <50×10^9/L 者 29 例，占 24.58%，迈格尔周期有 1 例，占 0.84%。迈格尔周期血小板最低值和化疗第 21 天血小板计数分别是安慰剂周期的 3.04 倍和 2.43 倍。基因修饰重组 IL-11（rhIL-11）目前正在研究过程中，一项针对其疗效和安全性的研究结果表明，IL-11 的不良反应发生率低于重组 IL-11（thIL-11）（32.9% 和 51.5%，P=0.033），平均血小板水平、血小板恢复率与 thIL-11 差异无显著性。

（二）重组人血小板生成素（Recombinant Human Thrombopoietin）

1. 别名　促血小板生成素，简称 rHuTPO、rhu TPO、TPO。商品名为特比澳、Tpiao。

2. 药理作用　thTPO 为全长、正确、完整的分子结构，有 332 个氨基酸，与天然 TPO 结构基本一致。表达方式为哺乳动物 CHO 细胞。目前尚未发现中和性抗体。TPO 可调控向小板生成的各个阶段，对巨核系祖细胞的增殖、分化和成熟具有调节作用，它是血小板生成的特异刺激因子。

3. 适应证　用于治疗实体瘤化疗后引起的血小板减少，血小板低于 50×10^9/L 及医生认为有必要时使用。

4. 用法　实体瘤化疗时，预计可能引起血小板减少和诱发出血时，于化疗给药结束后 6 ~ 24 小时，给予本药每日 300U/kg，皮下注射，每日 1 次，连用 14 天。用药中待血小板计数恢复到 100×10^9/L 以上，或血小板计数绝对值升高 >50×10^9/L 时即应停用。具体用法由医生根据情况掌握。当伴有白细胞严重减少或出现贫血时，可合并使用 rHuG-CSF 或 rHuEPO。

5. 不良反应　偶有发热、肌肉酸痛、头晕等。多可自行缓解，不需处理，症状明显者可对症处理。Ⅲ期临床试验 311 例，仅有 12 例（3.68%）发生不良反应，其中发热 1.3%，寒战 0.6%，全身不适 0.3%，乏力 0.6%，膝关节痛 0.6%，头痛 0.6%，头晕 1.0%，血压升高 0.6%（按发生例次计算）。

6. 注意事项　有严重心脑血管疾病、其他血液高凝状态疾病、近期发生血栓患者忌用。合并严重感染者，宜控制感染后再使用本药。thTPO 对化疗后患者的血红蛋白和白细胞计数无影响。

7. 制剂　每瓶 7 500U/mL，15 000U/mL。

8. 贮存　2 ~ 80℃下避光保存。

9. 临床应用　中国医学科学院学报（2004）报道用 thTPO 随机对照试验，治疗 154 例实体瘤，用药周期为化疗后 6 ~ 24 小时，皮下注射，thTPO 1μg/kg（或 300U/kg），每日 1 次，连用 7 ~ 14 天。结果如下：

（1）化疗后血小板最低值和最高值比较。血小板计数下降的最低值：用药周期为 64.4×10^9/L，对照周期为 62.4×10^9/L；血小板计数恢复后的最高值：用药周期为 263.9×10^9/L，对照周期为 148.9×10^9/L，用药周期比对照周期升高 12.0×10^9/L；血小板计数恢复后的最高值比对照周期升高 115.0×10^9/L；两者均有显著差异。

（2）化疗后血小板 <50×10^9/L 的持续天数：用药周期为 2 ~ 5 天，对照周期为 3.7 天，结果用药周期化疗后 <50×10^9/L 的持续天数比对照周期缩短 1.2 天（P =0.004）。

（3）化疗后血小板恢复所需时间比较。至≥ 75×10^9/L 所需时间：用药周期为 10.3 天，对照周期为 15.9 天；至≥ 100×10^9/L 所需时间：用药周期为 14.0 天，对照周期为 21.1 天，说明用药周期化疗后血小板恢复至≥ 75×10^9/L 所需天数比对照周期缩短 5 天，至≥ 100×10^9/L 所需天数比对照周期缩短 7 天，两者比较有显著差异。

（4）化疗后血小板计数的动态比较：观察结果用药周期血小板计数恢复速度和程度明显高于对照周

期。用药周期化疗结束后第 9 天血小板数明显高于对照周期，第 21 天血小板最高值达 216×10^9/L。另报道 81 例用 thTPO 治疗重度血小板减少，用药周期化疗后血小板 $<50\times10^9$/L 患者，恢复至≥ 75×10^9/L 所需天数比对照周期缩短 3 天，恢复至≥ 75×10^9/L 所需天数也比对照周期缩短 3 天，均明显短于对照周期。

白春梅等用 thTPO 治疗实体瘤和白血病 81 例，以第 1 周期化疗后为对照组，第 2 周期化疗后为用药组。结果用药后血小板最低值的用药组和对照组分别为 13×10^9/L 和 12×10^9/L（p =0.002），血小板恢复最高值为 186×10^9/L 和 122×10^9/L（P<0.001），血小板 $<50\times10^9$/L 的持续天数为 11 天和 13 天（P<0.05），血小板恢复至≥ 75×10^9/L、≥ 100×10^9/L 所需天数：用药组为 21 天和 24 天，对照组为 24 天和 27 天（P<0.001）。显示用药组的疗效均好于对照组。

徐云华等对 51 例肺癌在化疗后出现血小板减少的患者（血小板计数 $<50\times10^9$/L）采用 thTPO 治疗。血小板开始下降至 5.2/L 所需时间为（6.14 ± 2.4）天，血小板恢复至≥ 100×10^9/L 所需时间为（7.9 ± 2.5）天。胸骨和盆骨照射体积≥ 50% 者用药后恢复至正常所需要的时间更长：显示 thTPO 能有效地减少同步放化疗后血小板降低的程度和持续时间，促进血小板恢复，且患者不良反应轻，安全性好。

Vadhab-Rajs 等认为提前使用 thTPO 可使骨髓巨核细胞数在化疗前明显增加（4 倍），并在化疗后仍维持在中高水平（2 倍）。于化疗前 5 天开始使用 thTPO 的效果好，能明显改善由化疗引起的早期血小板减少。

四、生红细胞药物

重组人红细胞生成素（rHu Erythropoietin）

1. 别名　促红细胞生成素。商品名为利血宝、恰泼津、阿法依泊汀、生血素、促红素、宁红欣、依普定、益比奥、济脉欣、Espo、Epoietin、Epogen、Proerit、Darbepoietin（Aranesp）、Epoetinalfa，简称 EPO。

2. 药理作用　机体内源性的 EPO 主要由肾脏分泌，小部分由肝脏分泌，具有广泛的生物学活性。本品是利用基因重组技术合成的 EPO，其理化性质和生物活性均与内源性 EPO 相似。EPO 与靶细胞上的红细胞生成素受体（EPOR）结合，促使骨髓造血干细胞向红系祖细胞分化，刺激红系祖细胞和幼稚红细胞增殖、分化和成熟，加速网织红细胞的释放，升高红细胞和血红蛋白数量，改善贫血。EPO 还具有抗氧化作用，稳定红细胞膜，促进内皮细胞和胚胎神经的发育。在体外 EPO 能显著提高 CFU-E、BFU-E 的大小和数量，对多潜能祖细胞（CFU-GEMM）、巨核系祖细胞（CFU-Meg）、粒单系祖细胞（CFU-GM）也有一定的刺激作用。

EPO 皮下注射吸收缓慢，2 小时后血液浓度开始升高，18 小时达血药浓度高峰，主要分布在骨髓、肝、脾和肾并代谢降解，经肾排泄的药物原形小于 10%。

3. 适应证　用于治疗慢性肾功能不全所致的贫血、癌症相关性贫血、化疗诱导的贫血、慢性病性贫血、骨髓增生异常综合征等。

4. 用法　2009 年版癌症和化疗相关性贫血的 NCCN 治疗指南推荐用法：

（1）EPO 150U/kg，皮下注射，每周 3 次，增量可逐渐增加至 300U/kg，每周 3 次。

（2）EPO 40 000U/kg，皮下注射，每周 1 次，增量可逐渐增加至 60 000U/kg，每周 1 次。

（3）EPO 80 000U/kg，皮下注射，每 2 周 1 次。

（4）EPO 120 000U/kg，皮下注射，每 3 周 1 次。临床常用初始剂量为 EP0 50 ~ 150U/kg，皮下注射，每周 3 次（隔日 1 次）。可增量至 300U/kg，每周 3 次。一般疗程 8 ~ 12 周，依据血红蛋白酌情调整。

用药期间监测红细胞压积和血红蛋白调整剂量。如红细胞压积大干 40% 时应停药。

5. 不良反应　血压升高是主要不良反应。其他少见不良反应有瘙痒、发热、头痛、关节痛、血栓等。

6. 注意事项　对本药及同类药物过敏者、未控制的重度高血压患者和孕妇禁用。癫痫、脑血栓、严重感染者慎用。用药期间应监测血压、血红蛋白、红细胞压积、血清铁，个体化调整用量。本品切勿振摇，否则会使药物蛋白质变性而失活。

7. 规格　注射剂：2 000U/1mL、3 000U/1mL、4 000U/1mL、10 000U/1mL；1 500U/2mL、3 000U/2mL。

8. 贮存 避光保存，2 ~ 8℃冷藏，避免冻结和振荡。

9. 临床应用 欧洲癌症贫血调查（ECAS）结果，化疗疗程与贫血的程度和发生率有关。以血红蛋白 <120g/L 为诊断标准，癌症患者贫血总发生率约为 40%，进展期患者为 48%，初诊患者为 35%，稳定缓解期患者为 31%。其中 61.1% 没有得到抗贫血的治疗，14.9% 患者只是给予输血治疗。临床试验证明 EPO 能明显升高血红蛋白，提高患者的生活质量，改善预后。美国 NCCN 推荐血红蛋白≤ 110g/L 是 EPO 的应用指征。150U/kg 每周 3 次皮下注射疗效与 300U/kg 每周 3 次相同。也有研究结果显示 30U/kg 每周 3 次皮下注射，即可改善贫血，减少输血；每周 5 000U 与每周 10 000U 的疗效相同。

第六节 骨溶解抑制剂

（一）氯膦酸二钠（Disodium Clodronate）

1. 别名 氯屈膦酸二钠、氯甲双膦酸二钠、骨膦、洛屈、固令、德维、Bonefos。

2. 药理作用 骨膦是应用于临床的第一代双磷酸盐类骨溶解抑制剂。双磷酸盐是人工合成的焦磷酸盐类似物，具有 P–C–P 结构。根据 C 侧连上两个取代基团（R1、R2）的不同，产生不同活性的双磷酸盐类药物。目前用于临床的有两类：不含氮双磷酸盐和含氮双磷酸盐，骨膦属于不含氮双磷酸盐。这类药物通过 R1 与在骨吸收活跃处的骨矿化基质结合，随后药物通过细胞吞饮作用被破骨细胞吸收，形成 ATP 类似物，激活半胱天冬酶，直接导致破骨细胞的凋亡，有效地抑制骨质的溶解吸收，改善骨质疏松和恶性肿瘤转移所致的骨质破坏，控制高钙血症、骨痛和病理性骨折的发生。近年来发现骨膦有抗肿瘤作用。

双磷酸盐类药物不在体内代谢，以原形吸收、分布和排泄。口服吸收率小于 10%，吸收后或静脉注射后血浆蛋白结合率低，48 小时内 80% 药物以原形随尿液排出，血浆清除半衰期 2 小时。20% 骨膦被骨基质吸收，这部分药物清除缓慢，半衰期长达 120 天。

3. 适应证 治疗高钙血症、骨质疏松症、恶性肿瘤骨转移。

4. 用法

（1）治疗恶性肿瘤骨转移临床常用方法：骨膦每日 300mg，加入生理盐水或 5% 葡萄糖液 500mL 中静脉滴注 3 ~ 4 小时，每日 1 次，第 1 ~ 5 天；或骨膦 1 500mg 加入生理盐水 500mL 中静脉滴注 4 小时以上，第 1 天；之后给予骨膦 800 ~ 1 600mg，口服，每日 2 次，第 6 ~ 19 天。

（2）高钙血症：骨膦每日 300mg，加入生理盐水或 5% 葡萄糖液 500mL 中静脉滴注 3 ~ 4 小时，每日 1 次，第 2 ~ 3 天，一般不超过 5 天；或骨膦 1 500mg 加入生理盐水 500mL 中静脉滴注 4 小时以上，第 1 天；血钙正常后可酌情改用口服维持 1 600mg/d。治疗同时每天要给予足够的液体摄入量。

（3）骨质疏松症的防治：骨膦每日 1 600 ~ 2 400mg，分 2 ~ 3 次口服，14 天为 1 个疗程。

骨膦应于空腹时用水送服，不能与牛奶、含钙食物和其他二价阳离子的药物同时服用，以免影响骨膦的吸收。患者在服药 2 小时内不进食，每日分次口服时，应在进食前 2 小时和餐后 1 小时。

5. 不良反应 常见不良反应有腹痛、腹胀、腹泻、头晕、乏力等，多数患者不需停药，继续用药症状可逐渐消失。大剂量使用时可有血清甲状旁腺素、碱性磷酸酶、转氨酶轻度短暂性升高和低血钙，对有阿司匹林敏感性哮喘的患者可造成呼吸功能损伤。大剂量快速静脉滴注可能发生严重的肾功能损害。在长期使用患者中有可能会发生下颌骨坏死。

6. 注意事项 对双磷酸盐过敏者、肝肾功能不全者及儿童、妊娠及哺乳期妇女禁用。本药禁与其他双磷酸盐类药物合并使用。与非甾体抗炎药合用可引起肾功能损害，与氨基糖苷类药物合用可增加引起低钙血症的危险，应慎用。用药期间应给予足够的液体摄入量，监测血钙和肝肾功能的变化。

7. 规格 注射液：300mg（5mL）；片剂：200mg，800mg；胶囊：400mg，200mg。

8. 贮存 密封、避光、室温保存。

9. 临床应用 Radicioni 等研究，对于健康绝经后女性，为预防和治疗骨质疏松，每 2 周肌内注射骨膦 200mg/ 利多卡因 1% 与每周肌内注射骨膦 100mg/ 利多卡因 1%，其生物等效性差异无显著性，局部耐受性良好。头痛是唯一的治疗相关不良事件。

（二）帕米膦酸钠（Pamidronate Disodium）

1. 别名　丙胺膦酸钠、帕米膦酸二钠。商品名为博宁、阿可达、Aredia。

2. 药理作用　该药为第二代双磷酸盐类骨吸收抑制剂，属于含氮双磷酸盐类。这类药物的 R1 基团与骨吸收活跃处的骨矿化基质结合，随后通过细胞吞饮作用被破骨细胞吸收，含氮双磷酸盐抑制甲羟戊酸途径的关键酶 FPPS，阻碍法尼基二磷酸及其下游产物的合成，进一步阻滞小 G 蛋白（如 Ras）的异戊烯化，破坏细胞跨膜信号传递，诱导破骨细胞凋亡。该类药也可产生 ATP 类似物 -Apppi，直接引起细胞凋亡。帕米膦酸钠抗骨溶解效力是骨膦的 10 倍。近年来研究发现含氮双磷酸盐具有抗肿瘤作用和免疫调节作用。它能抑制破骨细胞的分泌和成熟，抑制基质金属蛋白酶的活性，从而抑制肿瘤细胞的黏附、侵袭和转移。静脉滴注平均半衰期 0.62 小时，血浆蛋白结合率 54%，以药物原形从肾排出。血浆中 50% 帕米膦酸钠与骨基质结合，这部分药物排泄缓慢，半衰期 300 天。

3. 适应证　治疗恶性肿瘤骨转移、高钙血症和骨质疏松症。

4. 用法　帕米膦酸钠每次 60 ~ 90mg，加入生理盐水或 5% 葡萄糖液中（浓度不能超过 15m ~ 125mL），静脉滴注 4 ~ 6 小时以上（滴速不大于 15mg/h），2 ~ 4 周 1 次。

5. 不良反应　轻度发热是最常见的不良反应，24 小时后可自行恢复。其他反应有轻度恶心、胸痛、头晕乏力、便秘、低血钙和轻度肝肾功能异常。

6. 注意事项　对双磷酸盐过敏者、儿童、妊娠及哺乳期妇女禁用。老年患者可酌情减量。本药禁止直接静脉注射。忌用含钙液体溶解或稀释，肾功能不全者慎用。高钙血症患者应补充足量的液体，每日尿量要在 2 000mL 以上。使用期间注意检测血清钙、磷等电解质的浓度。

7. 规格　注射剂：15mg（5mL，博宁）；30mg（10mL，阿可达）。

8. 贮存　避光、密闭、阴凉处保存。

（三）伊班膦酸钠（Ibandronate Sodium）

1. 别名　商品名为艾本、邦罗力、Bondronat。

2. 药理作用　伊班膦酸钠是第三代双磷酸盐类骨吸收抑制剂，属于异环型含氮双磷酸盐类，其作用机制与帕米膦酸钠相同。伊班膦酸钠抑制骨溶解的效力是骨膦的 1 000 倍、是帕米膦酸钠的 100 倍。伊班膦酸钠与骨基质的羟基磷灰石结晶具有高度亲和力，可抑制成熟破骨细胞的骨吸收活性和细胞分泌功能，阻止骨基质细胞因子的分泌；可抑制肿瘤细胞的黏附和肿瘤血管的生成，诱导肿瘤细胞凋亡。伊班膦酸钠的药代动力学与帕米膦酸钠相似，体内清除过程呈双相，静脉给药后一部分以原形迅速由肾排出，一部分与骨基质结合，排泄缓慢。

3. 适应证　治疗恶性肿瘤溶骨性骨转移引起的骨痛和高钙血症，防治绝经后骨质疏松。

4. 用法　伊班膦酸钠 2 ~ 4mg，加入不含钙离子的生理盐水或 5% 葡萄糖液 500 ~ 750mL 中稀释，缓慢静脉滴注 2 小时以上，治疗前必须给予生理盐水充分水化。依高钙血症的严重程度调整剂量，对中度高钙血症（白蛋白纠正后血清钙浓度 <3mmol/L 或 <12mg/dL），单次给予 2mg 即有效；重度高钙血症（白蛋白纠正后血清钙浓度≥ 3mmol/L 或≥ 12mg/dL），单次给予 4mg 即有效，提高剂量未见疗效提高。多数患者的血钙水平在 7 天内降至正常水平。

[注] 白蛋白纠正的血清钙浓度（mmol/L）= 血清钙（mmol/L）-［0.02 × 患者白蛋白（g/L）］+ 0.8。白蛋白纠正的血清钙浓度（mg/dL）= 血清钙（mg/dL）+ 0.8 ×［4 - 患者白蛋白（g/dL）］。

5. 不良反应　发热是最常见的不良反应，其他不良反应有乏力、胸痛、恶心、便秘、腹泻、低血压、肌肉关节痛、头痛、失眠、血钙下降、血磷下降和注射部位出现红肿等。多数情况下症状为轻度和一过性的，无须特殊处理，在 1 ~ 2 天自动消退。在长期使用患者中有可能会发生下颌骨坏死。

6. 注意事项　对双磷酸盐过敏者、儿童、妊娠及哺乳期妇女、严重肾功能不全者（肌酐 >442 μmol/L）禁用。本药禁与其他双磷酸盐类药物合并使用。肝肾功能损伤者慎用。用药期间应监测血钙、磷等电解质和肝肾功能的变化，心衰患者应避免过度水化。

7. 规格　注射剂：1mg（1mL，艾本），2mg（1mL，艾本）；6mg（6mL，邦罗力）。

8. 贮存 密闭、避光、室温（15 ~ 25℃）保存。

（四）唑来膦酸（Zoledronic Acid）

1. 别名 唑来膦酸钠。商品名为择泰、Zometa、艾瑞宁、卓莱。

2. 药理作用 唑来膦酸是第三代双磷酸盐类骨吸收抑制剂，属于异环型含氮双磷酸盐，其药理作用与伊班膦酸钠相同而药效更强（见伊班膦酸钠）。它是目前最强的骨溶解抑制剂，其抑制骨溶解的效力是骨膦的 2 000 倍，帕米膦酸钠的 200 倍，伊班膦酸钠的 2 倍。

3. 适应证 恶性肿瘤溶骨性骨转移引起的骨痛和高钙血症，防治绝经后骨质疏松。

4. 用法 成人常用剂量：每次 4mg，加入生理盐水或 5% 葡萄糖液 100mL 中稀释，静脉滴注 15 分钟以上，每 3 ~ 4 周 1 次。治疗前必须给予生理盐水充分水化，保持每日尿量在 2 000mL 以上。1 次用药剂量不得超过 4mg，因有导致肾衰竭的危险性。Amadori D 等研究结果提示，可每周使用 1 次，持续 12 周，到第 2 年虽然用量减少，但疗效仍能够维持。

5. 不良反应 与伊班膦酸钠相同。在长期使用（12 个月以上）患者有可能会发生下颌骨坏死，原有口腔疾病、贫血、长期使用皮质激素和口腔放疗后的患者容易发生。FDA 建议在使用唑来膦酸前应做口腔检查，使用期间应避免创伤性的牙科检查和治疗。

6. 注意事项 对本药及其他双磷酸盐类药物过敏者、妊娠及哺乳期妇女、严重肾功能不全者禁用。对阿司匹林过敏的哮喘患者应慎用；与肾毒性的药物合用时应慎重；如出现肾功能恶化应立即停药。与氨基糖苷类药物合用可增加引起低钙血症的危险；与沙利度胺合用会增加多发性骨髓瘤患者的肾功能损害；用药期间应给予足够的液体摄入量，监测血钙、磷、镁及血肌酐和肝肾功能的变化。

7. 规格 干粉剂：每支 4mg；注射液：每支 1mg（1mL）。

8. 贮存 避光、15 ~ 30℃保存。

9. 临床应用 研究证明唑来膦酸钠与帕米膦酸钠对缓解疼痛疗效相当，唑来膦酸钠能把骨骼相关事件（SRE）降低 20%，总的事件发生率优于帕米膦酸钠。日本 NorioKohno 等将 228 例乳腺癌骨转移患者随机分为两组：唑来膦酸钠治疗 114 例，安慰剂治疗 114 例。观察终点是 SRE，包括骨折、脊髓压迫、肿瘤需要放疗或手术治疗。随诊 1 年后发现 SRE 发生比率为 0.61（P=0.027），唑来膦酸钠使 SRE 的发生危险降低了 39%。唑来膦酸钠组、对照组至少 1 个 SRE 的发生率分别为 29.8%、49.6%（P=0.003）；唑来膦酸钠的加入显著延迟了第 1 次发生 SRE 的时间，两组分别为未达到和 364 天（P=0.007）；多个 SRE 发生的危险比为 0.59（P=0.019），减少 41%。两组的安全性相近，唑来膦酸钠组未见Ⅲ、Ⅳ度血肌酐升高。

Arnadori D 等 ZOOM Ⅲ期临床试验，结果显示有 425 例已接受 12 ~ 15 个月每月唑来膦酸治疗的乳腺癌骨转移患者参加开放标签随机非劣效性研究。她们被随机分为两组，分别接受每 12 周 1 次和每 4 周 1 次的唑来膦酸 4mg 治疗，随访时间至少 1 年。12 周组和 4 周组的 SRE 发生率分别为 26%（95% CI0.15 ~ 0.37）和 22%（95%CI0.14 ~ 0.29）。最常见的Ⅲ、Ⅳ级不良反应为骨痛，两组分别为 56 例（27%）和 65（30%）；恶心分别为 24 例（11%）和 33（15%）；乏力 18 例（9%）和 33（15%）；肾功能不良事件 1 例（<1%）和 2（1%）。4 周组的 1 例患者发生了Ⅰ级急性肾衰竭。下颌骨坏死两组分别为 4 例和 3 例。无治疗相关死亡发生。12 周组的 N 末端肽中位浓度较基线变化大于 4 周组（12.2% 和 0，P=0.011）。

Westin JR 等Ⅲ期前瞻性临床试验，对 74 例初诊淋巴瘤患者的结果表明，43% 的患者在初诊时就合并骨质疏松。对所有人组患者都给予钙和维生素 D 治疗，并随机分为唑来膦酸组和对照组。唑来膦酸组在入组时和入组后 6 个月时给予唑来膦酸治疗。在可评估的 53 例患者中，接受唑来膦酸治疗的 24 例患者骨矿物质密度稳定，而对照组骨密度下降（P<0.05）。

（五）降钙素（Calcitonin）

1. 别名 商品名为密钙息、益钙宁、Miacalcic、Elcitonin、Calcimar、Cibacalcin。

2. 药理作用 降钙素由甲状腺滤泡旁细胞分泌，通过对骨骼、肾脏和胃肠道的调节使血钙降低。降钙素能抑制骨的吸收和骨自溶作用，使骨骼释放钙减少，同时促使骨骼对血浆中钙的摄取，促进成骨细胞的活动，使骨盐沉着于骨基质。降钙素可抑制肾小管对钙、磷、钠的重吸收，增加尿钙、尿磷的排泄。降钙素可抑制胃肠道钙离子的吸收和转运。本品在胃内迅速降解，不宜口服。肌内或皮下注射降钙素后约 1 小时达血药浓度高峰，主要在肾脏降解和排出。鼻腔喷雾应用生物利用度为注射的 50%。

3. 适应证　恶性肿瘤骨转移的骨痛和高钙血症、老年性骨质疏松、绝经后骨质疏松。也用于治疗甲状旁腺功能亢进症、甲状旁腺瘤引起的高钙血症。

4. 用法　给药途径有鼻腔喷雾、静脉注射、静脉滴注、皮下或肌内注射。

（1）急性高钙血症：每日 5 ~ 10U/kg，加入生理盐水 500mL 中，缓慢静脉滴注 6 小时；或每日 5 ~ 10U/kg，分 2 ~ 4 次缓慢静脉推注；或 200 ~ 400U/d，分数次鼻腔喷雾。

（2）慢性高钙血症：每日 5 ~ 10U/kg，分 1 ~ 2 次皮下或肌内注射；或 200 ~ 400U/d，分数次鼻腔喷雾。

（3）骨质疏松、骨痛：50 ~ 100U/ 次，皮下或肌内注射，每日 1 次，或每周 3 次；或 100 ~ 200U/d，鼻腔喷雾，每日 1 次或每周 3 次。

（4）骨溶解骨痛：每日 100 ~ 200U，分 1 ~ 2 次静脉滴注、肌肉或皮下注射。

5. 不良反应　常出现面部潮红、发热、恶心、呕吐、腹泻和尿频等。可引起过敏反应，如出现耳鸣、眩晕、哮喘和便秘等应停用。多数患者应用小剂量的降钙素是安全的。大剂量做短期治疗时易引起继发性甲状腺功能低下。

6. 注意事项　对本药过敏者、妊娠及哺乳期妇女禁用。长期应用者每月应行尿沉渣检查 1 次。对怀疑过敏者，可先用 1 ∶ 100 降钙素稀释做皮试。

7. 规格　注射液：1mL：50U，1mL：100U，1mL：400U；喷鼻剂：每支 2mL（含 12 次喷量，每次 50U、100U）。

8. 贮存　密闭、避光、室温保存。

第四章

肿瘤的内科治疗

第一节 概述

肿瘤内科学（medical oncology）是在肿瘤治疗中逐渐发展起来的较新的学科，是研究用化学药物治疗恶性肿瘤，以达到治愈、好转或延长生存期和提高生存质量的治疗方法的学科。以化疗为主的抗肿瘤药物治疗在肿瘤综合治疗中的地位已被确立，形成了内科学的一个分支，即肿瘤内科学。

人类用药物治疗肿瘤的历史已有上下数千年。在第一次世界大战时，德军曾使用一种毒气——芥子气（硫芥），发现它有骨髓抑制作用。1935 年，为了战争的需要又合成了氮芥，数年后发现它有损伤淋巴组织的作用。之后，耶鲁大学的 Gilman 等研究了它对小鼠淋巴瘤的治疗作用，证明有效。于是，1942 年 10 月他开始第一次临床试用治疗淋巴瘤，结果肿瘤明显缩小，这揭示了化学药物用于治疗恶性肿瘤的可能性。然而，现代肿瘤内科的概念，一般以 1946 年 Gilman 和 Philips 发表氮芥用于治疗淋巴瘤的文章。这篇综述标志着现代肿瘤化疗的开始，即烷化剂的临床应用为开端。

1948 年 Farber 应用抗叶酸药——甲氨蝶呤（MTX）治疗急性白血病有效；1950 年 MTX 成功的治疗绒癌；1952 年又合成了嘌呤拮抗剂 6- 巯基嘌呤（6-MP），开始了抗代谢药物治疗恶性肿瘤的历史。1 955 年长春碱类药物用于临床，开创了植物类药物。

1956 年放线菌素 D（ACTD）治疗肾母细胞瘤和绒毛膜癌取得疗效，开创了抗生素治疗恶性肿瘤的历史。1957 年按设想合成了环磷酰胺（CTX）和 5 氟尿嘧啶（5-Fu），直至目前仍为临床常用的抗癌药。20 世纪 60 年代以后，逐步建立和完善抗癌药物研究的发展体系，从而使新的、有效的抗癌药物不断涌现。

1967 年分离出阿霉素（ADM），扩大了抗肿瘤适应证。1971 年顺铂（DDP）进入临床后逐渐扩展其使用范围，对多种肿瘤取得了较好疗效。而且，开始注意到正确使用抗癌药物的临床研究，包括合理地确定剂量、用药时间，毒副反应的监测及防治，抗癌药物的联合使用等。人们开始认识肿瘤细胞动力学及抗癌药物药代动力学，这就促进了临床肿瘤化疗学科的发展，并已有少数恶性肿瘤可经化疗治愈，如急性淋巴细胞白血病、霍奇金病（Hodgkin disease）、睾丸肿瘤等。Elion 和 Hitchings 因研究核酸合成对细胞生长的重要性，以及研制抗嘌呤类抗癌药的贡献，于 1988 年获得了诺贝尔奖。

20 世纪 70 年代从植物中提取并半合成的长春瑞滨（NVB）和紫杉醇（PTX），在 80 年代后期用于临床，并对乳腺癌和卵巢癌取得了较突出的疗效，成为当前最受关注的抗癌药物。

80 年代后期在肿瘤化疗不良反应方面，即针对化疗引起患者严重呕吐及骨髓抑制的对策方面取得了突破性进展，开发出新型的止吐药物 5-HT_3 受体拮抗剂（如昂丹司琼、格雷司琼等）、化疗保护剂（美司钠、氨磷汀等）、粒细胞集落刺激因子（G -CSF）和白介素 -2（IL-2）等。在止吐及升白细胞和血小板方面发挥其独特的疗效，为解决这些不良反应及推动肿瘤内科治疗的进步起了重要作用。随着临床药理学、细胞增殖动力学、分子生物学和免疫学的发展，临床肿瘤化疗学科也获得进一步发展，1968 年 Kamofsky 正式提出的肿瘤内科学这一名称，逐步形成了内科学分支的专门学科，确立了肿瘤内科治疗在肿瘤治疗中的地位。

近年来，新型抗癌药物如抑制微管蛋白解聚的紫杉醇类、拓扑异构酶抑制剂喜树碱衍生物、抗肿瘤单抗（如 Rituximab 和 Herceptin 等）和诱导分化药物（维甲酸类）相继用于临床，而且分子靶向性药物、肿瘤基因治疗、抗肿瘤转移、抗血管生成等方面也已取得了一些进展，成为医学界最为活跃的一个研究领域。

第二节 肿瘤化疗的基础理论

一、肿瘤细胞增殖动力学

肿瘤细胞增殖动力学是研究肿瘤细胞群体生长、增殖、分化、丢失和死亡变化规律的学科。和正常体细胞相同，肿瘤细胞由 1 个细胞分裂成 2 个子代细胞所经历的规律性过程称为细胞增殖周期，简称细胞周期，这一过程始于一次有丝分裂结束时，直至下一次有丝分裂结束。经历一个细胞周期所需的时间称为细胞周期时间。细胞周期时间短的肿瘤，单位时间内肿瘤细胞分裂的次数更多。处在细胞周期中的肿瘤细胞依次经历 4 个时期，即 G_1 期、S 期、G_2 期和 M 期。部分细胞有增殖能力而暂不进行分裂，称为静止期（C_0 期）细胞。G_0 期的细胞并不是死细胞，它们不但可以继续合成 DNA 和蛋白质，完成某一特殊细胞类型的分化功能，还可以作为储备细胞，一旦有合适的条件，即可重新进入细胞周期。这一期的细胞对正常启动 DNA 合成的信号无反应，对化放疗的反应性也差。G_0 期细胞的存在是肿瘤耐药的原因之一。

处于细胞增殖周期的肿瘤细胞占整个肿瘤组织恶性细胞的比值称为肿瘤的生长分数。恶性程度高，生长较快的肿瘤一般生长分数较高，对化放疗的反应较好；而恶性程度低，生长缓慢的肿瘤的生长分数较低，对化疗不敏感，反应性差。

二、生长曲线分析

细胞增殖是肿瘤生长的主要因素，内科治疗通过杀灭肿瘤细胞或延缓其生长而发挥作用。生长曲线分析通过数学模型描述肿瘤细胞在自然生长或接受治疗时数量随时间变化的规律。

1. Skipper-Schabel-Wilcox 生长模型　20 世纪 60 年代，Skipper 等为肿瘤细胞增殖动力学做出了影响深远的开创性工作，建立了肿瘤细胞的指数生长模型和 Log-kill 模型（对数杀伤模型）。他们对小鼠 L1210 白血病移植瘤进行研究，观察到几乎所有肿瘤细胞都在进行有丝分裂，并且细胞周期时间是恒定的，细胞数目以指数形式增长，直至 10^9（体积约为 $1cm^3$）时引起小鼠死亡。在 L1210 白血病细胞的生长过程中，无论其大小如何，倍增时间是不变的。假设 L1210 白血病细胞的细胞周期时间为 11 个小时，则 100 个细胞变为 200 个细胞大约需要 11 个小时，同样用 11 个小时，10^5 个细胞可以增长至 2×10^5 个，而 10^7 个细胞可以增长至 2×10^7 个。类似地，如果 10^3 个细胞用 40h 增长到 10^4 个细胞，则用同样的时间 10^7 个细胞可以增长为 10^8 个细胞。

在 Skipper-Schabel-Wilcox 模型中，肿瘤细胞数目呈指数增长，其生长分数和倍增时间恒定，不受细胞绝对数和肿瘤体积大小的影响。如果用图形表示肿瘤细胞数目随时间的变化，在半对数图上是一条直线（图 4-1A）；而纵坐标取肿瘤细胞绝对数时，得到的是一条对数曲线（图 4-1B）。这条对数曲线形象地说明了恶性肿瘤细胞在相对短的时间内迅速增殖的巨大潜力。

Log-kill 模型提示，对于呈指数生长的肿瘤，细胞毒类药物的细胞杀伤是按照一级动力学进行的，即对于特定的肿瘤，一定的药物剂量能够杀死细胞的比例是个常数，而无论肿瘤负荷大小如何。如果一周期药物治疗能将肿瘤细胞数目由 10^6 减少至 10^4，则同样的治疗能够使肿瘤负荷从 10^5 变成 10^3。研究还表明，对数杀伤的比例与药物的剂量相关（图 4–2）。

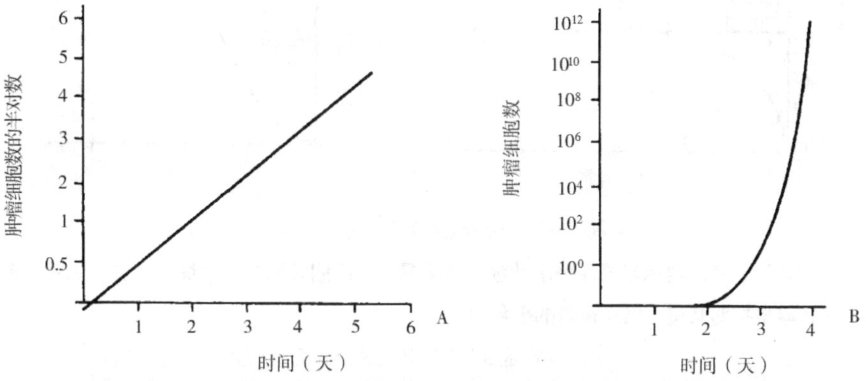

图 4–1　Skipper–Schabel–Wilcox 模型

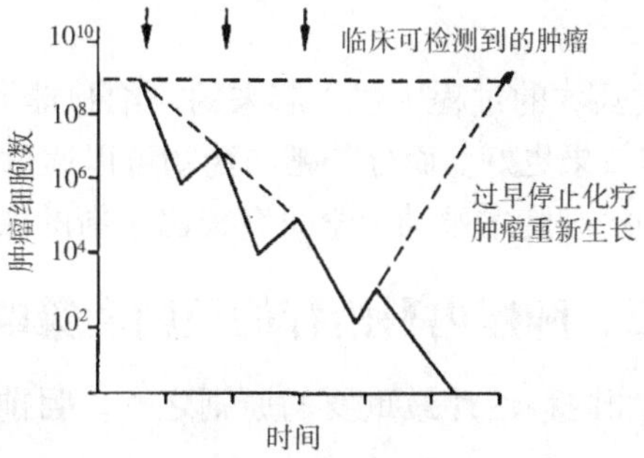

图 4–2　Log–kill 模型，化疗杀伤恒定比例的肿瘤细胞

图中每周期化疗细胞杀伤 3 个对数级细胞，化疗间期肿瘤细胞增殖 1 个对数级。

虚线表示每周期化疗净杀伤 2 个对数级细胞

2. Goldie–Coldman 模型　Log–kill 模型提示，只要给予足够周期的化疗，肿瘤细胞的数目终将降到 1 个以下，而治愈肿瘤。但实际上，很多肿瘤不能治愈。这是由于肿瘤细胞存在异质性，部分细胞对化疗耐药。

肿瘤细胞具有遗传不稳定性，在增殖过程中可以自发突变，由对特定剂量的某种药物敏感变为不敏感。Goldie 和 Coldman 对基因突变和耐药发生之间的关系做出了定量的阐释，提出耐药发生率与肿瘤大小（或肿瘤细胞数）以及肿瘤细胞自发突变率呈一定的函数关系。Goldie–Coldman 模型指出了肿瘤负荷对于疗效的重要性，为体积大的肿瘤难以治愈提供了生物学解释。

3. Gompertzian 生长模型　实验数据和临床观察表明，多数人类肿瘤的生长并不符合指数生长模型，而符合 Gompertzian 生长曲线（图 4–3）。这一曲线的起始端近于指数增长，但随着时间的推移和细胞数量的增加，其生长分数减小，倍增时间变长，最终细胞数量达到平台。在 Gompertzian 的起始端，肿瘤体积小，虽然生长分数高，肿瘤倍增时间短，但肿瘤细胞绝对数量增加较少；在曲线的中部，尽管总的细胞数和生长分数都不是最大的，但是它们的乘积达到最大，因此肿瘤数量增长的绝对值最大；在曲线的末端，肿瘤细胞数量很大，但是生长分数很小。

在 Gompertzian 模型中，肿瘤细胞的生长速度与肿瘤负荷相关。当有效治疗使肿瘤负荷减小后，肿瘤细胞的生长会加速。

4. Norton–Simon 模型　根据 Norton–Simon 模型，化疗杀伤肿瘤细胞的比例是随时间变化的，与此时 Gompertzian 生长曲线上的生长速率成正比。在 Gompertzian 生长曲线中，生长速率随着肿瘤的长大而逐渐变小，因此在 Norton–Simon 模型中，化疗对大肿瘤的杀伤比例低于小肿瘤，大肿瘤的缓解率较低。当肿瘤负荷减小后，分裂较慢的细胞将加速增殖，对化疗将更加敏感。

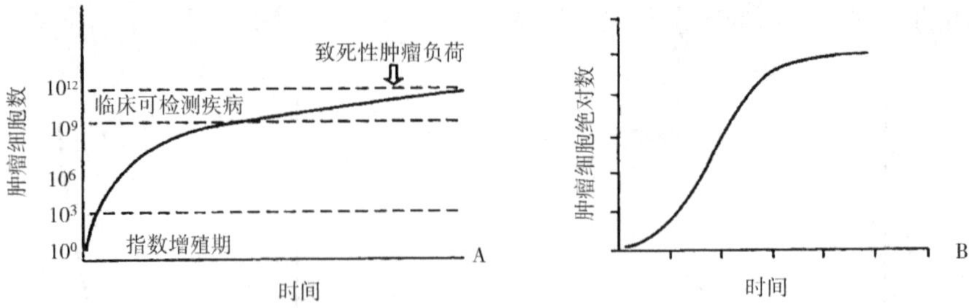

图 4-3 Gompertzian 生长曲线

Gompertzian 生长曲线显示当早期肿瘤数量少的情况下肿瘤细胞呈指数性快速生长，随着肿瘤体积的增大，生长速度相对变慢，出现相对的平台期

A. 纵坐标为对数；B. 纵坐标为绝对数

5. 动力学模型研究的新领域 上述动力学模型对于理解肿瘤生长规律和探索有效治疗方案具有重要意义，但并未涵盖所有肿瘤的生长特性，也不能指导所有药物的使用。例如，生物治疗不是成比例杀伤肿瘤细胞，而是定量杀伤，这样，如果残留的细胞数量较少，则可以通过免疫治疗提高抗肿瘤效应，达到治愈。

前述模型都是在研究细胞毒类药物的过程中建立起来的。细胞毒类药物对肿瘤细胞有一定的杀伤作用，并且对处于有丝分裂中的细胞效果更好。而分子靶向药物可以通过信号调控和使细胞稳定发挥作用，不一定需要杀灭肿瘤细胞，这为肿瘤细胞增殖动力学研究提出了新的课题。

三、肿瘤内科治疗的原则和策略

1. 联合化疗 联合化疗是肿瘤内科治疗最重要的原则之一。目前大多数肿瘤的标准化疗方案中都包括两种或多种抗肿瘤药。

联合化疗的依据在于：①由于肿瘤细胞的异质性，在治疗开始前就存在对某种化疗药物耐药的细胞，单一药物对这些耐药细胞是无效的，这些细胞会继续生长，成为肿瘤进展的根源；②根据 Goldie-Coldman 模型，随着肿瘤细胞的增殖，由于基因的不稳定性，会产生随机突变，使得原来对某种药物敏感的肿瘤细胞产生耐药，并且肿瘤负荷越大，耐药的发生率越高。因此当治疗时应及早应用多种有效药物，尽快减少肿瘤负荷，降低或延缓对一种药物耐药的肿瘤发展为对其他药物耐药，以提高治愈率，延长生存期。

设计多药联合方案时，需要遵循一定的原则。这些原则包括：①选择的药物已证实在单独使用时确实有效；②联合使用的药物具有不同的作用机制；③联合使用的药物之间毒性尽量不相重叠；④联合使用的药物疗效具有协同或相加效应，而不能相互拮抗；⑤联合化疗方案经临床试验证实有效。

2. 多周期治疗 根据对数杀伤理论，化疗按比例杀灭肿瘤细胞，鉴于目前化疗药物的有效率，即使对于较小的肿瘤，单个周期的化疗也很难将肿瘤细胞数目减少到可治愈的数量级，并且化疗后残存的细胞将继续增殖。通过定期给予的多次用药，实现肿瘤细胞数目的持续逐级递减，可以提高疗效。

3. 合适的剂量、时程和给药途径 化疗药物的毒性明显，多数情况下治疗窗狭窄，因此必需十分注意剂量的确定。临床研究确定了化疗方案中各种药物推荐的标准剂量，在治疗前和治疗过程中还需要根据患者的耐受性进行调整。在患者能耐受的前提下，应给予充足剂量的治疗，随意减少剂量会降低疗效。

在应用药物时，需要注意药物给药的持续时间、间隔时间和不同药物的先后顺序。细胞周期非特异性药物的剂量反应曲线接近直线，药物峰浓度是决定疗效的关键因素；对于细胞周期特异性药物，其剂量反应曲线是一条渐近线，达到一定剂量后，疗效不再提高，而延长药物作用时间，可以让更大比例的细胞进入细胞周期中对药物敏感的时相，提高疗效。因此，细胞周期非特异性药物常常一次性静脉推注，在短时间内一次给予本周期内全部剂量；而细胞周期特异性药物则通过缓慢滴注、肌内注射或口服来延长药物的作用时间。

4. 不同化疗周期的合理安排 序贯、交替、维持和巩固治疗，如前所述，根据 Goldie-Coldman 模型，避免肿瘤细胞发生耐药的最佳策略是尽早给予足够强度的多药联合治疗，最大限度地杀灭肿瘤细胞。交替化疗是将非交叉耐药的药物或联合化疗方案交替使用。序贯化疗指先后给予一定周期数的非交叉耐药的药物或化疗方案。维持治疗和巩固治疗都是在完成初始化疗既定的周期数并达到最大的肿瘤缓解疗效后，继续进行的延续性治疗，其中维持治疗采用初始治疗中包括的药物，而巩固治疗采用与初始治疗不同的药物。

第三节 抗肿瘤药物

一、药物分类及作用机制

（一）根据药物的化学结构、来源及作用机制分类

依此将抗肿瘤药物分为 6 大类：

1. 烷化剂 主要有氮芥（HN_2），环磷酰胺（CTX），异环磷酰胺（IFO），消瘤芥（AT–1258），苯丁酸氮芥（CB–1348），美法仑（LPAM），N– 氮甲（N– 甲），卡莫司汀（BCNU），洛莫司汀（CC–NU），司莫司汀（Me–CCNU），白消安（白消安，BUS），噻替派（TSPA），二溴甘露醇（DBM）等。

作用机制：这类化合物具有活泼的烷化基因，能与生物细胞中核酸、蛋白质及肽的亲核基团作用（如羧基、氨基、巯基、羟基、磷酸基团的氢原子等），以烷基取代亲核基团的氢原子。烷化剂的主要作用部位在 DNA。结果使 DNA 分子的双螺旋链发生交叉联结反应，还可形成异常的碱基配对，导致细胞的变异；也可引起核酸脱失或 DNA 断裂，从而造成细胞的严重损伤，导致细胞的死亡。

2. 抗代谢类 叶酸拮抗剂类，主要有甲氨蝶呤（MTx）；嘧啶拮抗剂类，有 5– 氟尿嘧啶（5–Fu）、替加氟（FT207）、阿糖胞苷（Ara–C）、羟基脲（HU）、卡莫氟（HCFU）、优氟啶（UFr）。嘌呤拮抗剂类，主要有 6– 巯基嘌呤（6–MP），6– 巯鸟嘌呤（6–TG）等。

作用机制：此类药物为细胞生理代谢药物的结构类似物，能干扰细胞正常代谢物的生成和作用发挥，抑制细胞增殖，进而导致细胞死亡。抗代谢物的作用机制各不相同，但均作用于细胞增殖周期中的某一特定的时相，故属于细胞周期特异性药物。

3. 抗生素类 醌类（蒽环类），主要有阿霉素（ADM），柔红霉素（DNR），表柔比星（EPI），吡柔比星（THP–ADM），米托蒽醌（MTT）；糖肽类，如博莱霉素（BLM），平阳霉素（PYM）；放线菌素类，如放线菌素 D（ACTD）；丝裂霉素类，如丝裂霉素 C（MMC）；糖苷类，如普卡霉素（MTM）；亚硝脲类，如链佐星（STZ）。

作用机制：抗肿瘤抗生素主要抑制 DNA、RNA 及蛋白质的合成。直接作用于 DNA，如丝裂霉素、博莱霉素、链佐星，它们可直接与 DNA 结合而干扰 DNA 的复制；抑制 RNA 的合成：如放线菌素 D，柔红霉素、阿霉素、普卡霉素等，这些化合物可与 DNA 发生嵌入作用，阻断依赖 DNA 的 RNA 产生，抑制转录过程，从而抑制蛋白质的合成；嘌呤霉素类，它们作用于核糖体水平，干扰遗传信息的翻译，从而抑制蛋白质的合成。

4. 植物类 ①生物碱类：长春新碱（VCR），长春碱（VLB），长春地辛（长春碱酰胺，VDS），长春瑞滨（去甲长春碱，NVB），秋水仙碱（COLC），羟喜树碱（HCPT），三尖杉碱（HRT）；②木脂体类：依托泊苷（鬼臼乙叉苷，VP–16），替尼泊苷（VM–26）；③紫杉醇类：紫杉醇（PTX），紫杉特尔（Taxotere）。

作用机制：植物类药物可抑制 RNA 合成，与细胞微管蛋白结合，阻止微小管的蛋白装配，干扰增殖细胞的纺锤体的生成，从而抑制有丝分裂，导致细胞死亡。

5. 激素类 ①雌激素类：己烯雌酚（DES），溴醋己烷雌酚（HL–286）；②雌激素受体阻断剂及抑制雌激素合成药物：三苯氧胺（TMX），氯三苯氧胺（toremifen）；③雄激素类：苯丙酸睾酮，甲基酮，氟羟甲睾酮；④抗雄激素类：氟他胺（Fugerel）；⑤孕酮类：甲羟孕酮（MPA），甲地孕酮（MA）；⑥芳香化酶抑制剂：氨鲁米特（AG），福美坦（FMT），瑞宁得（Arimidex）；⑦肾上腺皮质激素：泼

尼松，地塞米松；⑧甲状腺素类：甲状腺素。

作用机制：肿瘤的生长与某种激素水平相关，通过应用某种激素或抗激素与某一受体竞争性结合，从而阻断激素作用；另一作用通过抑制激素的合成来改变肿瘤生长所依赖的内分泌环境，从而达到抑制肿瘤生长之目的。

6. 杂类 ①金属类：抗癌锑（sb-71），顺铂（顺氯氨铂，DDP），卡铂（CBP）；②酶类：L-门冬酰胺酶（L-ASP）；③抗转移类：雷佐生（ICRF-159）；④其他：丙卡巴肼（甲基苄肼，PCZ），达卡巴嗪（氮烯咪胺，DTIC），羟基脲（HU），去甲斑蝥素（norcantharidin）等。

作用机制：这类药物来源、化学结构及作用机制均不相同。①铂类：主要具有烷化剂样作用，与细胞亲核基因结合，引起 DNA 的交叉联结，导致 DNA 复制障碍，从而抑制癌细胞的分裂，为细胞周期非特异性药物；②酶类：L-门冬酰胺酶，能将肿瘤组织周围的门冬酰胺水解为门冬氨酸及氨，造成门冬酰胺减少，而肿瘤组织中无门冬酰胺合成酶，完全依赖外源性门冬酰胺供应，干扰了肿瘤细胞蛋白质的合成，肿瘤细胞生长受到抑制，导致肿瘤死亡；③雷佐生：其双内酰亚胺键在体内可解开与核酸、蛋白质中的氨基、巯基等发生酰化反应，从而抑制 DNA、RNA 和蛋白质合成。

（二）按抗肿瘤药物对各期肿瘤细胞的敏感性不同分类

依此分为两大类：

1. 细胞周期非特异性药物（cell cycle nonspecific agents，CCNSA） CCNSA 能杀死增殖周期中各时相的肿瘤细胞甚至包括 G_0 期细胞，这类药物可直接作用 DNA，或与 DNA 形成复合物，影响 DNA 的功能，从而杀死癌细胞。这类药物包括全部的烷化剂、大部分抗癌抗生素及铂类药物。

2. 细胞周期特异性药物（cell cycle specific agents，CCSA） CCSA 主要杀伤处于增殖周期的某一时相细胞，G_0 期细胞对其不敏感，S 期和 M 期细胞对其敏感。这类药物包括抗代谢药（S 期）和植物药（M 期）。

抗代谢药中的阿糖胞苷（Ara-C）和羟基脲（HU），主要干扰 DNA 的合成，而不抑制 RNA 和蛋白质的合成，因此是典型的 S 期药物，有的称之为 S 期时相特异性药物。抗代谢药中的 6-巯基嘌呤、5-氟尿嘧啶和甲氨蝶呤在干扰生物大分子 DNA 合成的同时，也抑制 RNA 和蛋白质的合成，使细胞分裂速度减慢，因而使处于 S 期的细胞减少，故不是典型的 S 期药物。

植物药中的 VCR、VLB 等能干扰微管蛋白的装配，从而阻断纺锤丝的形成，使恶性细胞处于中期而不继续增殖，称之为 M 期时相特异性药物。

二、细胞周期非特异性药物和周期特异性药物与疗效的关系

1. CCNSA 对肿瘤细胞的作用较强而快，能迅速杀灭癌细胞，其作用特点呈剂量依赖性（dose dependent）。其杀伤肿瘤细胞的疗效和剂量成正比，即增加剂量，疗效也增强，其剂量 - 反应曲线接近直线。这提示，在使用 CCNSA 时，只要机体能耐受，应大剂量给药，但考虑大剂量给药时毒性也增加，因此大剂量间歇给药是最佳选择。

2. CCSA 药效作用缓慢且较弱，其剂量—反应曲线是一条渐近线，即在开始小剂量类似于直线，达到一定剂量后不再升高，而形成一个坪，即使再增加剂量也无济于事，除 S 期或 M 期细胞外，其他细胞时相对其不敏感，在治疗策略上应小剂量持续给药。

第四节 常见的抗肿瘤药物相关毒性

随着抗肿瘤药物种类的迅速增多以及作用靶点的日益丰富，其相关的毒性反应正变得越来越复杂。充分地了解、监控和预防毒性反应的发生，不仅可以更加有效地利用药物的治疗作用，减少或避免药物毒性造成的损害，还有助于更好地理解药物的药理学作用。

一、消化系统毒性

1. 恶心和呕吐 恶心和呕吐是常见的化疗相关不良反应。化疗药物诱发呕吐的机制包括：①直接

作用于呕吐中枢；②刺激消化道黏膜内的嗜铬细胞释放大量的5-羟色胺和多巴胺等神经递质，激活中枢的化学感受器，并进一步将信号传导至呕吐中枢引起呕吐。已知参与恶心、呕吐反射的神经递质有5-羟色胺、多巴胺、组胺、阿片类物质、P物质和乙酰胆碱等。化疗引起的恶心、呕吐可分为三种形式：急性、迟发性和预期性。急性是指恶心、呕吐发生于给药后的24h以内，高峰期在5～6h。迟发性指给药24h后发生的呕吐。预期性呕吐指未经历用药或发生于给药前的呕吐，与心理作用有关。

2. 口腔黏膜炎　口腔黏膜炎与细胞毒性药物对细胞分裂旺盛的口腔黏膜细胞的直接损伤和继发性感染等因素有关。典型的临床表现是在化疗后1～2周左右，口腔内出现伴有烧灼样疼痛的黏膜萎缩、红肿，甚至深浅不一的溃疡，严重者可形成大片的白色伪膜。黏膜炎可因感染或其他损伤加重，也可随着化疗药物的停止应用而逐渐修复。

3. 腹泻　化疗相关性腹泻的主要原因是药物对肠道黏膜的急性损伤所导致的肠道吸收和分泌失衡。腹泻的程度可以从轻度到生命威胁，并可严重影响患者的生活质量和对治疗的依从性。

二、骨髓抑制

化疗药物可以诱导骨髓中分裂旺盛的造血细胞凋亡，并导致不同功能分化阶段的血细胞，主要包括白细胞、血小板和红细胞数量的减少。除博莱霉素和门冬酰胺酶外，大多数细胞毒性药物均有不同程度的骨髓抑制。不同药物对白细胞、血小板和红细胞的影响程度有所不同。粒细胞单核细胞集落刺激因子、粒细胞集落刺激因子、促血小板生成因子和促红细胞生成素等可以通过诱导造血干祖细胞向不同血细胞的分化和增殖，一定程度上降低药物对骨髓抑制的程度和持续时间。

三、肺毒性

多种化疗药物可以导致肺、气道、胸膜和肺循环系统的损伤。导致药物性肺损伤的机制目前认为主要有以下几种：①药物或其在肺内的代谢产物对肺的直接损伤；②超敏反应；③药物代谢的个体差异，某些个体可表现为对药物的高吸收、低代谢和高蓄积。最常见的药物性肺损伤为间质性肺病和肺纤维化。临床症状主要为隐匿性发病的呼吸困难和咳嗽，可伴有发热。在病变初期，胸片检查可无异常征象，以后逐渐出现典型的弥漫性肺间质浸润的表现。

四、心脏毒性

心肌细胞属于有限再生细胞，因此心脏的毒性可表现为慢性和长期性，临床表现可包括充血性心力衰竭、心肌缺血、心律失常和心包炎等。心脏毒性的发生，可与药物的累积剂量有关。

五、神经毒性

化疗药物可以造成中枢和外周神经毒性。中枢神经毒性可表现为急性的非细菌性脑膜炎以及慢性进展的偏瘫、失语、认知功能障碍和痴呆。外周神经毒性是因药物对缺少血－脑屏障保护的外周神经细胞的损伤，包括感觉和运动神经损伤。感觉神经损伤可表现为四肢末端的感觉异常、感觉迟钝、烧灼感、疼痛和麻木，运动神经损伤可表现为肌无力和肌萎缩。

六、皮肤毒性

化疗药物所致的皮肤损伤多种多样，随着药物种类的迅速增多，皮肤损伤的临床表现越来越复杂和多样。主要的皮肤毒性包括手足综合征、放射回忆反应、痤疮样皮疹、色素沉着、甲沟炎和指甲改变等。

七、脱发

正常人体的毛囊生发过程十分旺盛，化疗药物或放疗可以使毛囊的生发功能受到抑制甚至破坏，可以导致暂时性或永久性脱发。脱发可发生于化疗后的数天至数周内，其程度与化疗药物的种类、剂量、化疗间期长短和给药途径等相关。脱发主要表现为头发脱落，也可有眉毛、睫毛、阴毛等其他部位毛发的脱落。因多数化疗药物对毛囊干细胞没有损伤，脱发通常是暂时性，但如果毛囊干细胞损伤，则可能导致永久性脱发。

八、肾和膀胱毒性

化疗药物可以直接损伤肾小球、肾小管、肾间质或肾的微循环系统，导致无症状的血清尿素氮、肌酐升高，甚至急性肾衰竭，也可因药物在肾小管液中的溶解度饱和导致的排泄障碍和肿瘤溶解综合征等间接因素导致损伤。预防和治疗肾脏毒性的方法主要有根据肾小球滤过率调整药物剂量、水化利尿以及碱化尿液等。

大剂量环磷酰胺和异环磷酰胺可引起出血性膀胱炎，主要与其代谢产物对膀胱黏膜的损伤有关，同时应用美司钠可预防出血性膀胱炎的发生。

九、肝脏毒性

化疗药物引起的肝脏毒性可以是急性肝损害，包括药物性肝炎、静脉闭塞性肝病，也可以因长期用药引起肝慢性损伤，如纤维化、脂肪变性、肉芽肿形成和嗜酸粒细胞浸润等。药物性肝炎通常与个体特异性的超敏反应和代谢特点相关。化疗药物也因可对免疫系统的抑制作用，激活潜伏的乙型和丙型肝炎病毒，导致肝损伤。

十、其他

一些抗癌药物也可以引起过敏反应、不同程度的血栓性静脉炎，有些药物一旦外渗，可导致局部组织坏死。

十一、远期毒性

化疗药物的远期毒性主要包括生殖毒性和第二肿瘤的发生。前者包括致畸和不育等。化疗可引发第二肿瘤，主要为非淋巴细胞性白血病，烷化剂类药物引起的白血病通常发生于初次治疗的两年以后，5 ~ 10年是高峰期。

第五章

肿瘤内科常见并发症与急症的处理

第一节　咯血

咯血即喉部以下气管、支气管、肺组织的出血经口腔咯出。咯血不同于呕血或口腔、鼻咽出血。24小时咯出血量在100mL（痰中带血）以内为小量咯血，100～500mL为中等量咯血，超过500mL或一次咯血量超过100mL为大咯血。大咯血可能导致窒息、失血性休克等危及生命的情况，死亡率高达50%～80%。

（一）病因

绝大部分大咯血来自支气管动脉，常见病因为支气管扩张、肺癌、肺结核、肺脓肿等。肿瘤患者大咯血的常见原因为：①呼吸系统肿瘤本身坏死或溃烂，瘤体血管破裂出血，尤其是鳞癌；②肿瘤直接侵蚀邻近血管壁，若肺动脉或主动脉等大血管破裂，则治疗效果更差且死亡率更高；③食管癌或纵隔恶性肿瘤侵透气管或支气管导致咯血；④其他情况，如肺栓塞、凝血功能异常、贝伐单抗等抗血管生成药物的使用等。

（二）临床表现

咯血的临床表现主要取决于出血量、出血速度及是否出现窒息、失血性休克等并发症，临床体征一般无特异性。

1. 咯血　之前可能出现喉咙瘙痒、突然胸闷、呼吸困难等前兆。大咯血时血色多鲜红，伴泡沫或痰，呈碱性，可有大血块形成。咯血与呕血主要从以下几方面进行鉴别：基础疾病，是混杂痰液或食物残渣，是喷射性呕出或咳出，呈鲜红色或黑色，为酸性或碱性等。

2. 失血性周围循环衰竭　患者可能因为大咯血出现有效循环血容量迅速减少，导致周围循环衰竭。常见临床表现为头晕、心慌、乏力、精神萎靡、尿量减少、血压下降、脉率增快等。

3. 窒息的临床表现　大咯血时如果突发咯血不畅、胸闷气促，或者突然停止大咯血、牙关紧闭、意识丧失，则提示发生了窒息。

（三）检查

出现大咯血患者应尽快完善以下检查：血常规、血型、凝血、肝功能、病毒指标、血气分析等。收集痰液标本查找微生物并做培养和药敏试验。待生命体征稳定时行胸部X线、胸部CT、纤维支气管镜等检查明确出血原因及部位。

（四）治疗

肿瘤相关大咯血的治疗原则是及时诊治、防治窒息、治疗基础病因。目前仍以药物治疗为主，辅以支气管动脉栓塞术及纤维支气管镜技术，必要时行肺切除术。

1. 一般治疗

（1）体位：患者应绝对卧床休息，建议患侧卧位，严禁向健侧卧位或采取坐立位，避免血液或血块堵塞对侧支气管或大气道。

（2）缓解患者紧张情绪：鼓励患者尽量将血咯出，以免造成呼吸道阻塞和肺不张，不提倡吞咽血块。若患者过度紧张伴随血压升高，可适当使用小剂量镇静剂，如地西泮 2.5mg，口服，每天 2 次，或地西泮针剂 10mg 肌注。

（3）祛痰剂或止咳药的使用：咳嗽剧烈的患者可用祛痰剂及止咳药，慎重使用可待因等强镇咳药。对于老年、体弱、肺功能中度减退以下等患者，尽量不用镇咳药，以免抑制咳嗽反射而导致窒息。常用的止咳药物如喷托维林 25mg，口服，每天 3 次；中成药物如复方甘草片、桔梗片。

（4）其他：予以持续低流量吸氧，急性大咯血期间应绝对禁食。当病情稳定时，可摄入少量流质，少食多餐，禁热、辛、辣等刺激性食物。同时应避免排便时用力或屏气，保持大便通畅且质软，必要时予以润滑剂或缓泻剂。

2. 药物治疗　大咯血时常依据不同止血药物的作用机制选择联合应用止血药物，同时根据是否合并感染予以抗感染治疗，根据出血量、出血速度、是否出现有效循环血容量下降予以扩容、补液。本章节主要阐述咯血的止血药物作用机制及注意事项。

（1）直接作用于血管的药物：垂体后叶素属于最常用、首选治疗大咯血的药物之一。垂体后叶素强烈收缩肺小动脉及毛细血管，从而减少肺内血流量、降低肺循环压力，同时通过中枢镇静而达到止血目的。具体用法：垂体后叶素 10 ~ 20U + 5% 葡萄糖液 250 ~ 500mL，静滴，必要时 6 ~ 8 小时重复 1 次。为了随时调整药物剂量，建议使用静脉泵，起始剂量为 0.1 ~ 0.2U/min。因垂体后叶素收缩血管可诱发心绞痛或加重局部缺血，因此对患有冠心病、高血压、动脉硬化、心力衰竭以及妊娠、高龄患者等均应慎用或禁用。且用药过程中，若患者出现头痛、面色苍白、恶心、出汗、心悸、胸闷、腹痛、便意及血压升高等不良反应，应注意减慢速度或停药，可酌情同时予以硝酸甘油静滴或舌下含服，常用方法为 10mg 硝酸甘油+ 250mL 生理盐水静脉滴注，或硝酸甘油片 0.5mg，舌下含服，每 30 分钟 1 次。联合硝酸甘油过程中应监测患者血压，随时调整剂量或速度，保持患者血压在 110/70mmHg 左右，心率低于 100 次 / 分。同时需要注意的是垂体后叶素存在快速耐药性，应用 3 ~ 6 天后，给药效果明显减弱，须适当提高用药剂量或停药。且垂体后叶素血管刺激性大，使用时应警惕静脉炎。

1）普鲁卡因、酚妥拉明：普鲁卡因及酚妥拉明扩张外周血管、减少回心血量，同时兴奋迷走神经、分流血液至四肢，从而减少肺循环血量及降低肺循环压力而止血。当前研究显示与垂体后叶素联合使用止血效果更佳，且降低垂体后叶素相关不良反应。普鲁卡因的常用方法为 300 ~ 500mg + 5% 葡萄糖液 500mL，静滴，每天 1 ~ 2 次，注意首次使用时，应作皮试。酚妥拉明的常用方法为 10 ~ 20mg + 5% 葡萄糖液 250 ~ 500mL，静滴，每天 1 次，注意监测血压。对于存在严重肝肾功能不全、呼吸衰竭、房室传导阻滞及室内阻滞的患者应禁用或慎用。

2）卡巴克洛、肾上腺皮质激素等：均可通过降低毛细血管通透性而止血，肾上腺皮质激素同时还有抗炎、抗过敏作用。卡巴克洛的常用方法为 2.5 ~ 10mg，口服，1 天 3 次，或 5 ~ 20mg，肌内注射，每天 2 ~ 3 次。

（2）作用于血小板和抗纤溶系统药物：酚磺乙胺（止血敏）通过增加血小板功能和血小板黏附性，减少血管渗透性止血，每天剂量不超过 3g，静脉或肌内注射均可使用。立止血通过促进出血部位血小板聚集起效，每天剂量不超过 8g。氨基已酸、氨甲苯酸及氨甲环酸能抑制纤维蛋白溶酶原的激活因子，阻止纤维蛋白溶酶的形成，抑制纤维蛋白溶解，达到止血目的。静脉应用时，氨基已酸每天剂量不宜超过 12g，氨甲苯酸不超过 0.6g，氨甲环酸不超过 1g。

（3）其他药物：阿托品、山莨菪碱主要是通过减少回心血量和肺循环血量，使肺动脉压降低而止血。此外，云南白药也可作为咯血时的辅助用药。

3. 纤维支气管镜的应用　急性大咯血时一般不建议行纤维支气管镜检查，但对采用药物治疗效果不佳的顽固性大咯血患者或病情稳定时，应酌情进行纤维支气管镜检查，从而明确出血部位、清除气道内的陈血。当明确出血部位时，还可配合予以凝血酶、肾上腺素等药物局部止血，或气囊填塞、冰盐水灌洗、激光治疗等方法有效地止血。

4. 支气管动脉栓塞术　近年来，动脉栓塞术已被广泛应用于大咯血患者的治疗，主要适用于以下情况：心肺功能不能耐受手术、晚期肺癌侵及纵隔和大血管、肺切除术后再发大咯血、诊断不明确需及时止血、无条件实施急症手术等。肺存在支气管动脉和肺动脉双重血供，且两套循环系统间存在潜在交通管道，因此进行支气管动脉栓塞后，一般不会造成支气管及肺组织的缺血坏死。但行栓塞术前应尽量行影像学检查或纤维支气管镜明确出血部位。

5. 肺切除术　对于内科保守治疗无效，仍存在危及生命的大咯血时，可考虑手术治疗。手术适应证：①病灶位于一侧肺或一叶肺，术后余肺功能可以代偿；②反复大咯血可能造成窒息或休克。手术禁忌证：①晚期肿瘤多部位转移或肺内广泛转移；②一般情况差或伴随其他严重疾病不能耐受手术；③双侧肺广泛出血或不能明确出血部位范围广泛；④非肺源性原因出血，如心源性、全身出血性疾病。手术时机选择在咯血的间隙期为好。

（五）并发症的处理

1. 窒息　窒息是导致大咯血患者死亡的最主要原因。一旦发生窒息，应立即采取以下措施：①保持气道通畅：迅速使患者头朝下，上身与床沿成45°～90°角，保持头低足高位，以利体位引流。同时清除口咽部堵塞气道的积血，拍击背部，尽可能倒出滞留在气道内的积血。②吸氧：立即给予高流量的氧气吸入。③监测生命体征的同时迅速建立静脉通道，酌情予以呼吸兴奋剂、止血药物及补充血容量。

2. 失血性休克　若患者因大咯血而出现脉搏细速、四肢湿冷、血压下降、意识障碍等失血性休克的临床表现时，应按照失血性休克的救治原则进行抢救，强调扩容、补液、血管收缩药物的使用。

3. 吸入性肺炎　大咯血时患者可因血液或痰液被误吸而造成吸入性肺炎，患者往往表现为发热、咳嗽咳痰加重，白细胞总数升高、核左移，且胸片可能提示肺部感染，此时应积极予以抗感染治疗。

第二节　气道梗阻

（一）解剖

正常呼吸途径：正常吸气时，软腭松弛下垂，空气由鼻经鼻咽、口咽、下咽入喉、气管、支气管达到肺部。如改用口吸气时，软腭上升，气流则直接由口腔进入。

1. 咽部　咽位于鼻、口之后，向下与气管、食管相通，是以黏膜衬里的一段肌性管道，为呼吸道和消化道的共同通道，上起颅底，下止于第六颈椎下面、环状软骨下缘高度过渡入食管，上宽下窄形似漏斗，咽全长12～14cm。咽部借由软腭和会厌上缘两个平面分为鼻咽、口咽和下咽。咽部有呼吸、吞咽、防御保护、言语形成、咽淋巴环的免疫功能，参与味觉、听力等生理功能。

因本书主要介绍肿瘤引起的气道梗阻，因此根据气道梗阻的常见病因，主要介绍下咽的解剖。下咽从会厌上缘至环状软骨下缘（或第六颈椎下缘），下与食管相连。后壁与口咽部后壁连续，与侧壁分界不清，前壁为会厌、杓状会厌襞和杓状软骨，其围成喉的入口称喉口。在喉入口两侧的隐窝为梨状隐窝，是异物常嵌顿之处，也是下咽癌最好发部位。

2. 喉部　喉是呼吸道和发声的主要器官。它以软骨为支架，是由软骨间肌肉、韧带和纤维组织膜相连接所组成的管腔，上通下咽、下接气管，其内面被覆黏膜，与咽部及气管黏膜相连接。喉位于颈正中前部，舌骨之下，两侧有颈深部大血管（颈总动脉和颈内静脉等）和神经（迷走神经和交感神经等）。喉上端为会厌上缘，在成人相当于第三颈椎上缘或下缘平面，下端为环状软骨下缘，约相当于第六颈椎下缘平面。

喉的软骨支架是由9个形状大小不同的软骨借韧带、肌肉等相互连接而形成。甲状软骨是喉软骨中最大一块，由左右对称的翼板在颈前正中会合而成，向前中央突出，其上端最突出处称为喉结。环状软骨形状似带有印章的指环，是呼吸道唯一的呈完整环形的软骨，其前部较窄称环状软骨弓，环状软骨弓是施行气管切开术的重要标志。环状软骨下缘借环气管韧带与第一气管环相连，其前部借环甲膜与甲状软骨相连接。

3. 气管、支气管　气管位于喉与气管杈之间，气管起于环状软骨下缘约平第六颈椎椎体下缘；向下至胸骨角平面约平第 4 胸椎椎体下缘处，分叉形成左、右主支气管。

（二）病因

1. 肿瘤相关引起气道阻塞　包括：喉癌、下咽癌、甲状腺肿瘤、气管肿瘤、纵隔肿物或肿大淋巴结等直接阻塞或压迫喉和气管等可引起呼吸困难。

（1）喉癌：发病年龄集中在 50 ~ 70 岁，男性多见，认为与吸烟明确相关性，早期可表现为声嘶、咽部不适，后期可表现为呼吸困难气道梗阻。

（2）下咽癌：较少见，占头颈部肿瘤 0.8% ~ 1.5%，男性多见，发病与烟酒消耗量显著正相关，发生上消化道 / 呼吸道第二原发癌的剂量在 1/4 ~ 1/3。当肿瘤浸润至喉引起喉前庭或声带活动受限时可出现呼吸道梗阻的症状。

（3）气管肿瘤：包括原发气管癌和周边肿瘤（如甲状腺癌、食管癌、肺癌等）侵犯至气管。原发气管癌是发生于第一气管环至隆突范围内的少见肿瘤，多属于低中度恶性，生长缓慢；气管肿瘤早期无特异症状，有研究报道原发气管癌从有症状到诊断的中位时间为 12 个月，中晚期可表现为呼吸困难。大部分患者经气管镜检查发现气管内肿物，经过详细询问病史等检查后发现是由于气管周边肿瘤局部复发而侵犯至气管。

2，炎症　急性喉炎、急性会厌炎、急性喉气管支气管炎等上呼吸道引起的气道狭窄。

3. 异物　喉异物、气管异物等阻塞气道。

4. 水肿　麻醉插管、变态反应等引起喉局部水肿。

5. 声带麻痹　如甲状腺手术损伤或其他各种原因引起的双侧声带外展麻痹声带固定于中线，不能外展，可发生严重喉阻塞。

6. 喉痉挛　喉气管异物的刺激，低钙所致的手足搐搦症都可产生喉痉挛引起喉阻塞。

（三）临床表现

一般认为气道梗阻到 75% 以上才出现明显气促、喘鸣和呼吸困难。

1. 吸气性呼吸困难　表现为吸气运动加强，吸气时间延长，吸气深而慢，感觉吸气费力，可见到吸气时鼻翼翕动。

2. 吸气性喉喘鸣　吸入气流急速通过狭窄的声门裂时，气流的摩擦和声带颤动即可发出哮吼和笛鸣，声音可传至邻室。

3. 吸气时软组织凹陷　因吸气时气体不易通过声门进入肺部，胸腔负压增加而导致胸骨上窝、锁骨上下窝、肋间隙、剑突下窝发生吸气期凹陷（三凹征）。

4. 声嘶　引起喉阻塞的病变在声门或声门附近者声音嘶哑多为首发症状，病变部位在声带或声门下者声音嘶哑出现晚或不出现，但在呼吸时可能产生哮吼或鸣笛声。

5. 全身症状　由于缺氧而出现发绀、烦躁、坐卧不安，严重缺氧则出现四肢发冷、面色苍白或发绀、额部出冷汗、血压升高，甚至出现心力衰竭、昏迷、死亡。

一般将呼吸困难分为四度：

Ⅰ度：安静时无呼吸困难表现，活动时可出现锁骨上窝、胸骨上窝、剑突下窝轻度内陷等吸气性呼吸困难。心率、脉搏正常。

Ⅱ度：安静时有Ⅰ度呼吸困难表现，活动时加重，心率或脉搏快而有力，心律整齐。

Ⅲ度：除了有Ⅱ度呼吸困难表现外，患者有烦躁不安、躁动等缺氧症状。

Ⅳ度：既有Ⅲ度呼吸困难的更严重的表现，又出现发绀、昏迷等严重缺氧表现。

（四）诊断

根据症状，详细询问病史，病情允许者经过咽喉检查，如间接喉镜、直接喉镜、纤维喉镜、X 线平片、CT 平扫等，查出病因，诊断气道阻塞不难。但行纤维喉镜或电子喉镜要慎重，因喉黏膜表面麻醉后，痰液不易咳出，可加重呼吸困难，所以较重的患者要先进行急救处理，解除气道梗阻后再做进一步检查。

（五）治疗

明确病因，采取不同治疗手段。

1. 由炎症引起

（1）Ⅰ度：大量有效抗生素，同时给予适量糖皮质激素。

（2）Ⅱ度：给予上述药物，并准备手术。

（3）Ⅲ度：药物+备气管切开。

（4）Ⅳ度：紧急建立呼吸通道。

2. 由肿瘤、异物等原因引起　引起的吸气性呼吸困难，根据不同程度的呼吸困难，决定手术时机。

（1）喉部恶性肿瘤：晚期喉癌患者，气道梗阻明显时，行全喉切除术＋术后放射治疗，紧急情况需行气管切开术。

（2）下咽癌：早期以放射治疗为首选，晚期患者当出现呼吸道梗阻症状为放疗禁忌证，可先行气管切开术后考虑放射治疗。

（3）原发气管肿瘤：引起急性气道阻塞的大多属于晚期，失去肿瘤根治性切除机会，可行内镜下肿物摘除术，或气管裂开肿物刮除基底电灼术，但术后易复发，建议术后及时放疗。

3. 气管切开术　气管切开术是指切开颈段气管，放入气管套管，以解除喉源性呼吸困难、呼吸功能失常或下呼吸道分泌物潴留所致呼吸困难的一种常见手术。狭义的气管切开术是指胸骨上窝切口的常规气管切开术；广义的气管切开术包括常规气管切开术、环甲膜切开术、环甲膜穿刺术。

（1）气管切开适应证：

1）喉阻塞：当因肿瘤、炎症等引起严重喉阻塞，Ⅲ～Ⅳ度呼吸困难．而病因又不能很快解除时，应该及时行气管切开术。喉邻近组织的病变，如下咽癌等引起的呼吸困难者，根据具体情况可考虑气管切开。

2）下呼吸道分泌物潴留：因各种原因引起的下呼吸道分泌物潴留，为了保持气道通畅、吸痰等，可考虑气管切开。如：重度颅脑损伤、呼吸道烧伤、颅脑肿瘤、昏迷等神经系统病变。

3）预防性气管切开：下咽癌和喉癌患者，拟行放射治疗前，为预防放射治疗中引起组织水肿而出现急性呼吸困难、窒息，可放射治疗前行预防性气管切开。对于某些口腔、鼻咽、颌面、咽、喉等头颈部大手术，为了进行全身麻醉，防止血液流入下呼吸道，保持术后呼吸道通畅，可施行气管切开。

4）其他：某些气管异物经内镜下钳取未成功，估计再取有窒息危险，或无施行气管镜检查设备和技术者，可经气管切开途径取出异物。

（2）气管切开手术方法：术前准备手术器械，备好氧气、吸引器、气管插管和各种抢救药物。

简要步骤：一般取仰卧位，肩下垫枕，行局部麻醉，以1%～2%利多卡因浸润麻醉。多采用纵切口，自甲状软骨下缘至接近胸骨上窝处，沿颈前正中线切开皮肤和皮下组织。分离气管前组织。确定气管后，一般于第2～4气管环处，用尖刀片自下向上挑开2个气管环。插入气管套管，插入适当大小的带有管芯的气管套管，插入外管后，立即取出管芯，放入内管，吸净分泌物，并检查有无出血。将气管套管妥善固定于颈部。切口一般不过多缝合，以免引起皮下气肿。最后用一块开口纱布垫于伤口与套管之间。

（3）手术并发症：

1）皮下气肿：是术后最常见的并发症，气管套管周围逸出的气体可沿切口进入皮下组织间隙，沿皮下组织蔓延，气肿可达头面、胸腹，但大多限于颈部。大多数于数天后可自行吸收，不需做特殊处理。

2）纵隔气肿：手术中过多分离气管前筋膜，气体沿气管前筋膜进入纵隔，形成纵隔气肿。对纵隔积气较多者，可于胸骨上方沿气管前壁向下分离，使空气向上逸出。

3）出血：术中伤口少量出血，可纱布压迫止血，若出血较多，可能有血管损伤，应检查伤口，结扎出血点。

4）拔管困难：气管切口太小，置入气管套管时将管壁压入气管；术后感染，肉芽组织增生都可以造成气管狭窄，造成拔管困难。插入的气管套管型号偏大，亦不能顺利拔管。对拔管困难者，应认真分析原因，行X线平片或CT检查，行喉镜、气管镜检查，根据不同原因进行处理。

5）气管食管瘘：很少见，在喉源性呼吸困难时，由于气管内负压状态，气管后壁及食管前壁向气管腔内突出，切开气管前壁时，可能损伤到后壁。较小的、时间不长的瘘孔，有时可自行愈合；瘘口较大或时间较长，上皮已长入瘘口者，只能手术修补。

（4）术后处理：

1）床旁设备：氧气、吸引器、气管切开器械、导尿管及急救药品，以及另一副同号气管套管。

2）保持套管通畅：经常吸痰，每天定时清洗内管，煮沸消毒数次。术后1周内不宜更换外管，以免因气管前软组织尚未形成窦道，使插管困难而造成意外。

3）保持下呼吸道通畅：室内保持适当温度（22℃左右）和湿度（相对湿度90%以上），可用地上泼水、蒸汽吸入，定时通过气管套管滴入少许生理盐水、糜蛋白酶等，以稀释痰液，便于咳出。

4）防止伤口感染：由于痰液污染，术后伤口易于感染，至少每天换药1次。如果已发生感染，给予抗生素治疗。

5）防止外管脱出：要经常注意套管是否在气管内，若套管脱出，又未及时发现，可引起窒息。套管太短，固定带子过松，气管切口过低，颈部肿胀或开口纱布过厚等均可导致外管脱出。

6）拔管：待喉阻塞解除或下呼吸道分泌物吸除，全身状态好转后，可考虑拔管。拔管前先堵管1～2昼夜，如果患者在活动、睡眠时无呼吸困难，可在上午时间拔管。创口一般不必缝合，只需用蝶形胶布拉拢创缘，数天可自行愈合。长期带管者，由于切开部位上皮长入瘘管内与气管黏膜愈合，形成瘘道，应行瘘孔修补术。

4. 环甲膜切开术和环甲膜穿刺术　对于病情危重、需紧急抢救的喉阻塞患者，如果不能迅速常规气管切开，可先行环甲膜切开术，待呼吸困难缓解后，再行常规气管切开术。

（1）环甲膜切开术：

1）于甲状软骨和环状软骨间做一个长为2～3cm的横行皮肤切口，与接近环状软骨处切开环甲膜，以弯血管钳扩大切口，插入气管套管或其他圆形管状物（如比较光滑的细小的塑料管等），随后将露出皮肤以外的部分妥善固定，以防通气管坠入气管。

2）手术时避免损伤环状软骨，以免术后引起喉狭窄。

3）环甲膜切开术后的拔管时间，一般不应超过24小时。

（2）环甲膜穿刺术：对情况十分紧急者，也可用粗针头行环甲膜穿刺术，可暂时减轻喉阻塞症状。穿刺深度要掌握恰当，防止刺入气管后壁。具体方法：迅速摸清患者颈部两个隆起，第一个隆起是甲状软骨（俗称喉结），第二个隆起是环状软骨，在这两个之间的凹陷处就是环甲膜穿刺点。找到穿刺点后，用一个或几个较粗的注射针头，垂直刺入，当针尖入气管后（有突破感），再顺气管方向稍往下推行，让针末端暴露于皮肤表面，用胶布固定，随后送医院抢救。

第三节　上腔静脉压迫综合征

上腔静脉压迫综合征（superior vena cava syndrome，SVCS）是由于上腔静脉被压迫或梗阻而产生的急性或亚急性综合征，临床特征表现为颈面部充血肿胀、胸颈部静脉曲张、轻中度呼吸困难，少数有眼结膜水肿，神经系统症状。如：头疼、视物模糊等。此病作为肿瘤急症，虽然需要紧急处理，但并非立即危及生命。所以，在进行非手术治疗前，可以先行病理学诊断，这样可根据病理选择最佳的治疗方案。

（一）解剖

1. 上腔静脉组成　上腔静脉系由上腔静脉及其属支组成，收集头颈部、上肢和胸部（心脏和肺除外）等上半身的静脉血。

头颈部深静脉包括颅内静脉、颈内静脉和锁骨下静脉；上肢深静脉为腋静脉，后延续为锁骨下静脉；胸部静脉包括头臂静脉、上腔静脉、奇静脉及其属支和椎静脉等。

颈内静脉和锁骨下静脉汇合为头臂静脉。头臂静脉还接受椎静脉、胸廓内静脉、肋间上静脉和甲状腺下静脉。左右头臂静脉汇合为上腔静脉。在上腔静脉穿纤维心包前有奇静脉注入。

奇静脉是收集右侧肋间后静脉、半奇静脉、食管静脉和支气管静脉的血液，奇静脉上连上腔静脉，下借右腰升静脉连于下腔静脉，故奇静脉是沟通上腔静脉和下腔静脉的重要通道之一。

2. 上腔静脉特点　上腔静脉管壁薄，血管内压力低，其从升主动脉的右侧下降进入右心房，周围是胸骨、肺动脉、升主动脉、气管、右主支气管和淋巴结，容易被压迫而发生梗阻。

（二）病因

上腔静脉压迫综合征主要为恶性病变导致，如肺癌、淋巴瘤、纵隔转移癌等。良性病变引起的上腔静脉压迫综合征仅占约 3%。

1. 肺癌　是导致上腔静脉压迫综合征的主要病因，占 SVCS 的 75% ~ 81%。病理类型主要为小细胞肺癌和鳞癌。肺癌合并 SVCS 超过 3%，而小细胞肺癌合并 SVCS 可高达 12%。小细胞肺癌引起的 SVCS 约占总 SVCS 的 55%，可能原因为小细胞肺癌多为中心型，其肿瘤生长快，且纵隔淋巴结转移率高等。中国医学科学院肿瘤医院所统计的肺癌病理类型与发生 SVCS 的关系中，小细胞肺癌占 55%，肺鳞癌占 22%，腺癌占 8%，未分型占 13.5%。

2. 淋巴瘤　是引起 SVCS 的第二大原因，其主要病理类型为弥漫大细胞淋巴瘤和淋巴母细胞淋巴瘤。

3. 纵隔转移癌　以原发乳腺癌、生殖细胞恶性肿瘤和消化道肿瘤常见，占 SVCS 的 5% ~ 10%。

4. 非肿瘤性病因　通常为引起血栓的多种病因所致，如安装起搏器、深静脉营养插管和导管化疗。

（三）临床表现

表现为头面部肿胀、颈部肿胀、轻度气短、咳嗽、胸痛等症状，肩部肿胀、哮喘、发绀和头痛也可发生。其症状的程度与患者的体位有关，当头低位时明显。体格检查发现大多数表现为头颈部、面部肿胀和胸部静脉曲张、发绀和上肢水肿等。患者病程可表现为数天至数周不等，大多数病程小于 4 周。

（四）影像及病理诊断

SVCS 极少数患者因病情发展迅速出现严重呼吸困难，可先行急诊化疗后放疗，但这种情况可能导致患者组织病理学诊断困难，不利于下一步治疗。而大部分 SVCS 患者是有时间获得病理诊断，有利于整体治疗计划的实施。

影像诊断首选胸部 X 线平片，可表现为纵隔增宽、上纵隔肿物、右肺门肿块等。胸部 CT 可发现胸片阴性患者，并利于观察肿瘤与血管的关系、是否形成血栓、肿瘤定位指导下一步穿刺活检及治疗。磁共振成像（MRI）在观察肿瘤与上腔静脉的关系、是否血管内血栓形成、梗阻压迫的部位方面有优越性。

SVCS 最常见的病因是肺癌，所以可先行痰找细胞学明确诊断，也可行气管镜活检、淋巴结穿刺活检、纵隔镜等检查，必要时可行肺穿刺活检，以上方法可获得肿瘤病理组织学诊断。

（五）治疗

治疗包括一般处理、放疗、化疗、手术治疗和血管内支架等治疗方法。

1. 一般性治疗　嘱患者头高位休息，吸氧，下肢输液，可适当减少输液，给予糖皮质激素减轻炎症反应及水肿，可给药适当利尿减轻水肿（呋塞米 10 ~ 20mg），整体评价必要时给予抗感染治疗。但应警惕因患者长期脱水利尿等治疗，患者血容量低伴血液高黏稠状态易引起血栓形成，所以要严密监测患者血容量。

2. 放疗　因鳞状细胞癌对放疗较敏感，故常用于非小细胞肺癌所导致的 SVCS。放疗总剂量根据患者治疗是根治性或姑息性、病理类型和病变范围决定，也要考虑患者一般体力状态、症状进展的速度、是否联合化疗、患者可能的预后等。一般推荐淋巴瘤患者，放疗 36 ~ 44Gy，综合治疗时剂量应减少。小细胞肺癌放化疗联合治疗时放疗剂量为 50 ~ 60Gy。非小细胞肺癌放疗剂量应在 50 ~ 60Gy。目前适形调强放疗已逐渐成为放疗的常规方法，是靶区和剂量分布高度个体化的技术，其可提高肿瘤剂量。在治疗小细胞肺癌合并 SVCS 时，极少数患者因呼吸困难明显可先行放疗。

3. 化疗　小细胞肺癌是引起 SVCS 最常见的病理类型，小细胞肺癌的治疗以化疗后加放疗的综合治疗。在治疗小细胞肺癌合并 SVCS 时，极少数患者因呼吸困难明显可先行放疗，大部分小细胞肺癌合并 SVCS 的治疗首选化疗。局限期患者化疗给予铂类联合依托泊苷化疗 1 ~ 2 周期，根据复查 CT 情况后给予放疗；广泛期以化疗为主。大多数患者在治疗的 7 天内症状可完全或部分缓解，完全缓解一般在 2 周内。

大约25% SVCS患者化疗后可能再次复发，但再给予化疗、放疗或放化疗联合治疗大部分患者仍然有效。

单独化疗对非小细胞肺癌合并SVCS效果差，故放疗是非小细胞肺癌合并SVCS的首选治疗方法。

非霍奇金淋巴瘤因化疗可获得较好疗效，故非霍奇金淋巴瘤合并SVCS首选化疗为主的综合治疗。

4. 手术　手术治疗SVCS作用非常有限，其主要用于良性病变、血栓治疗效果差、放化疗无效且预计生存时间超过6个月者。

5. 血管内支架　肿瘤合并SVCS中对放疗、化疗不敏感的肿瘤，其上腔静脉压迫的症状不能短时间内缓解。血管内支架可短时间内缓解肿瘤引起的SVCS，根据肿瘤生物学特征、肿瘤临床特点和对放化疗的敏感性，血管内支架后再给予化疗、放疗或放化联合治疗，可增加患者对治疗的耐受性和治疗后的生存质量，因此对于有技术条件和经济能力的患者在进行放疗和化疗前可先行血管内支架植入。

第四节　气胸

（一）概述

气胸指胸腔内仅含气体，主要由肺组织及脏层胸膜破裂，或胸壁及壁层胸膜被穿透，空气进入胸膜腔，形成胸膜腔积气和肺脏萎缩。

（二）病因与发病机制

气胸可分为自发性、创伤性和医源性三类，医源性气胸由诊断和治疗操作所致，导致医源性气胸的原因有经胸腔细针穿刺（占24% ~ 36%）、锁骨下静脉穿刺（占22% ~ 23%）和胸腔穿刺（占20% ~ 31%），机械通气也是医源性气胸的致病原因，约占7%，创伤性气胸是胸壁的直接或间接损伤所致。

肿瘤所致的气胸的发生机制是肿瘤疾病直接损伤胸膜所致，最常见的有肺癌、胸膜间皮瘤以及其他晚期肿瘤致肺转移等，肺癌导致气胸的机制为：①癌肿结节形成活瓣，造成支气管腔不完全阻塞，远端肺泡过度膨胀，破入胸膜腔；②癌肿完全堵塞支气管，引起肺不张，邻近肺组织代偿性肺气肿，气肿疱破裂而致气胸；③肺癌远端阻塞性肺炎，脓肿形成，坏死后破入胸膜腔；④空洞型肺癌坏死破入胸膜腔；⑤周围型肺癌直接侵犯脏层胸膜，形成支气管胸膜瘘；⑥放射治疗后肿瘤坏死，或放射性肺炎致肺纤维化、瘢痕牵拉可致肺大疱形成或破裂；⑦脏层胸膜破裂或胸膜粘连带撕裂，如其中的血管破裂出血，便造成血气胸。血胸的血外观看来是纯血液，但它的血红蛋白含量低，系胸膜渗液与血液混合所致。

（三）临床表现

病情的轻重与有无肺基础性疾病、发生的缓急、胸腔内液气量及压力高低等因素有关。比较典型的症状为胸痛与呼吸困难，可伴有刺激性咳嗽。胸痛是由于胸膜牵拉、撕裂的结果，其性质如刀割或针刺样锐痛，并随深呼吸而加剧，以后逐渐转为持续性隐痛；疼痛部位位于患侧腋下、锁骨下及肩胛下，有时可向同侧肩背或上腹部放射；少数患者可有咳嗽气喘，咳嗽呈刺激性（因刺激胸膜所致）。

小量的气胸无明显症状，或先有气急后逐渐平稳，可待其自行吸收。

大量气胸时，患者感胸闷、气短、呼吸困难、不能平卧。

中量以上的气胸压迫肺脏，影响通气功能，造成呼吸功能障碍；同时，胸膜腔内的大量出血，压迫纵隔，纵隔移位，造成血液回流受阻，加重循环功能障碍。急性失血时，患者出现胸闷、气促、呼吸困难等症状。循环血量骤减，甚至出现血压下降等低血容量休克症状，表现为脸色苍白、出冷汗、脉搏细速。应紧急处理。

（四）辅助检查

（1）X线检查：是诊断气胸的重要方法。可以显示肺脏萎缩的程度、肺内病变情况以及有无胸膜粘连、胸腔积液和纵隔移位等。

（2）CT：对于小量气胸、局限性气胸以及与其他疾病的鉴别诊断比X线胸片敏感和准确。

（3）胸腔镜检查：为创伤性的检查方法，最大益处在于可以较为容易的发现血气胸的病因。可明确胸膜破裂口及出血的部位与基础病变，同时可进行治疗。

（五）鉴别诊断

根据典型症状和体征，一般诊断并不困难，局限性少量气胸必须借助X线、CT检查等来帮助确诊。

主要应注意鉴别的疾病有：

1. 急性心肌梗死　患者也有急性胸痛、胸闷，甚至呼吸困难、休克等表现，但常有高血压、冠心病史，心电图、肌钙蛋白及心肌损伤标志物等检查可有助于鉴别诊断。

2. 支气管哮喘和慢性阻塞性肺疾病（COPD）　两者均有不同程度的气急和呼吸困难，但 COPD 患者的呼吸困难是长期缓慢加重的，支气管哮喘患者有多年哮喘反复发作史。

3. 肺血栓栓塞症　有胸痛、呼吸困难和发绀等临床表现，可伴有咯血和低热，常发生在下肢或盆腔栓塞性静脉炎、长期卧床等患者中。

（六）治疗

气胸治疗的目的是促进患侧肺复张、消除病因及减少复发。具体措施有保守治疗、胸腔闭式引流术、经胸腔镜手术或开胸手术等。应根据气胸的类型与病因、发生频次、肺压缩程度、病情状态及有无并发症等适当选择。

单纯自发性气胸，肺压缩不超过 20% 可让其自然吸收，不做穿刺抽气处理。应严格卧床休息，酌情予以镇静、镇痛等药物。如果患者年龄偏大，并有肺基础性疾病，其胸膜破裂口愈合慢，呼吸困难等症状严重，即使血气胸量较小，原则上不主张采取保守治疗。

积气量较多，应尽快行胸膜腔穿刺或胸腔闭式引流术，尽可能将积气引出，促进肺膨胀，改善呼吸功能。如患者病情恶化、休克症状加重、胸腔内有进行性出血时，在积极抗休克及输血的同时，应紧急开胸止血治疗。

手术治疗成功率高，复发率低。

胸腔镜：在胸腔镜直视下对准肺大疱或破裂口，喷注滑石粉等行胸膜粘连术，诱发化学性胸膜炎，使脏层、壁层胸膜粘连，破口黏合，消失胸膜腔间隙，从而治疗和避免气胸复发，经胸腔镜涂抹滑石粉可以更加准确、均匀，减少胸膜腔分隔等情况发生。

开胸手术：外科手术可以消除肺的破口，对出血部位进行缝合结扎，又可以从根本上处理原发灶，确保胸膜粘连。

气胸若未根除病因，如肿瘤晚期等情况，可能反复发生，患者如突然感到胸闷、气促、呼吸困难、脉搏增快、面色苍白、出冷汗等，要及时就医，以免贻误病情，导致严重后果。

第五节　恶性胸腔积液

（一）概述

胸腔积液是身体内部产生的液体异常地积聚在胸膜腔内。除原发性脑瘤和四肢肿瘤外，几乎所有的恶性肿瘤发生在胸膜转移时均可引起胸腔积液。恶性胸腔积液在晚期肺癌中常见，发生率可高达 60%，且呈进行性加重；在乳腺癌、淋巴瘤、卵巢癌和胃肠道肿瘤中也不少见。一旦确诊为恶性胸腔积液，患者的平均生存期为 3 ~ 12 个月。患者的生存期与基础疾病有关，肺癌合并胸腔积液生存期相对较短，卵巢癌合并胸腔积液生存期相对较长，来源不明的恶性胸腔积液生存期居中。

发病原因主要是胸膜转移结节侵犯及阻塞毛细血管和淋巴管，造成通透性增加，故胸腔积液中含有大量蛋白质和血液有形成分，血性胸腔积液占 75%。有效血浆容量减少常通过神经体液调节机制导致水钠潴留，醛固酮和抗利尿激素分泌增加，更加重了胸腔积液的聚积。

（二）症状和体征

胸腔积液患者最常见的症状是气短、咳嗽和胸痛。体征包括患侧胸部叩诊浊音，呼吸音减低，语颤音降低，严重时不能平卧。大量胸腔积液时在消瘦的患者可见胸壁向外膨出。恶性胸腔积液患者常伴有贫血和低蛋白血症。

（三）实验室检查

对恶性胸腔积液患者行胸部 X 线检查是最基础的检查，立位摄片肋膈角变钝提示有少量积液（175 ~ 525mL），大量胸腔积液（>1 500mL）常伴有肺不张和纵隔向健侧移位。如纵隔因肿瘤固定，则纵隔移位不明显。胸部 CT 检查不但可确定胸腔积液的存在，同时可详细观察有无胸部肿瘤存在，以及肿瘤的位置和肺门、纵隔淋巴结的情况。超声检查对确定胸腔积液的含量、胸腔积液是否包裹、穿刺进针方向和进针深度等均有直接的指导意义。

血性胸腔积液大多为恶性，细胞学涂片检查常可找到恶性肿瘤细胞。在胸腔积液中找到恶性细胞，或在胸膜活检组织中观察到恶性肿瘤是诊断恶性胸腔积液的“金标准”。恶性胸腔积液为渗出液，比重 >1.018，蛋白含量 >30g/L，血性胸腔积液中含有大量红细胞。积液中 LDH>200IU，积液 LDH/ 血清 LDH>0.6；CEA> 12μg/L。当细胞学检查无法确诊时，必要时可通过胸腔镜做胸膜活检，90% 以上的患者可得到明确诊断。

（四）治疗

临床恶性肿瘤出现胸腔积液已属晚期，治疗的原则是减轻痛苦，延长患者生命。由于恶性胸腔积液不但使患者大量丢失红细胞和蛋白质，而且出现胸闷、呼吸困难等症状，因此，应积极进行治疗。

1. 一般治疗　包括低盐饮食，增加易消化和吸收的高质量蛋白质食品。当出现低蛋白血症时，应定期从静脉补充蛋白质，以增加血浆胶体渗透压，减少渗出。利尿剂应用推荐口服氢氯噻嗪 50 ~ 100mg/d 和螺内酯（安体舒通）50 ~ 100mg/d 合并使用，可减少钾的损失。

2. 胸腔穿刺和胸腔闭式引流术　大量胸腔积液可导致患者呼吸困难，因此需及时行胸腔穿刺抽液，以缓解患者呼吸困难。但大量引流胸腔积液会造成蛋白质等物质的流失，患者营养状况迅速变差，因此在引流胸腔积液的同时需检测血白蛋白等指标并及时补充。

目前仍可使用胸膜腔闭合的方法来达到控制胸腔积液的目的。但需强调，无论采用何种治疗手段或何种药物达到闭合胸膜腔，实际上胸膜纤维蛋白渗出及脏、壁层胸膜粘连的结果是造成胸膜的机化，引起患侧不适或疼痛。部分患者因机化胸膜的收缩而使胸腔狭窄、胸廓变小，横膈抬高，从而影响呼吸。因此，胸膜闭合术是一种有创伤、有潜在后遗症的治疗方法，在临床选择时一定要慎用，应根据患者的年龄、一般情况、原发肿瘤的性质、病期、可能的预后以及患者本人对后遗症的理解程度来确定。

Maskell 等于 2004 年报道，对 672 例恶性胸腔积液患者进行胸腔穿刺术引流胸腔积液，其中 25 例（3.7%）发生感染，大部分发生胸腔感染的患者（20/25）为间皮瘤或肺癌。该研究发现发生胸腔感染人群的中位生存期比其他患者生存期长，但结果没有显著性。

胸腔积液引流彻底后，可考虑胸膜腔内药物注入。药物的选择应根据患者的具体情况和医师经验而定。

胸腔内不论注入何种药物，均能引起不同程度的胸痛、发热，严重者甚至出现呼吸困难和休克等，应对症处理。

对恶性胸腔积液胸腔闭合术应重视首次治疗，胸腔积液彻底引流是闭合成功的关键，否则常易形成包裹。重复使用药物易使胸膜增厚，无法再形成脏、壁层胸膜的粘连。

胸膜腔内注入药物的选择：

细胞毒类药物常用于治疗恶性胸腔积液。采用顺铂 100mg/m^2 和阿糖胞苷 100mg/m^2 注入胸膜腔治疗恶性胸腔积液，总有效率为 93%，胸腔积液完全控制率达 66%。但应注意：①细胞毒药物常为水溶性，胸膜的良好吸收易造成全身的毒性反应；②应用顺铂易出现肾毒性，有报道胸腔内注射顺铂出现肾脏毒性约占 10%，胸膜腔内大剂量使用时应注意保护肾脏。

抗生素类药物也常用于恶性胸腔积液的治疗，包括四环素、多西环素、表柔比星、吡柔比星和博来霉素等。有学者认为，四环素作为胸膜硬化剂是一种简便、有效的药物，尤适合化疗效果不佳者，有效率达 75% ~ 80%。多西环素的疗效与四环素相似，但常需要反复数次胸膜腔内注入。吡柔比星的总有效率为 50% ~ 70%，药物剂量和疗效的对照试验显示，每次 40mg 或 80mg 胸膜腔内注入，两组的总有效率、胸腔积液控制时间和患者生存率间无明显差异。博来霉素治疗恶性胸腔积液的推荐用量为成人每次 60mg，老年人酌减至 40mg，总有效率超过四环素，为 80%。但胸腔积液的控制时间较短，1 个月后胸腔积液控制者降为 50%。

化学性药物曾最早用于治疗恶性胸腔积液，主要原理是诱导产生化学性胸膜炎，达到封闭胸膜腔的目的。常用药物有滑石粉、亚甲蓝等。有人解释，化学药物可抑制纤溶系统的活性，从而使纤维蛋白在胸膜面的沉积增加，促进胸膜粘连。

近年通过生物制剂胸膜腔内注入治疗恶性胸腔积液的报道较多，主要原理是通过生物制剂激活机体的免疫系统来杀灭肿瘤，同时刺激胸膜炎性渗出，使脏、壁层胸膜粘连，达到封闭胸膜腔的目的。

胸膜转移的放疗：

胸膜转移以多发粟粒状胸膜转移结节为常见，直径一般 <1cm。通过放疗可有效控制肿瘤结节，同时也控制了胸腔积液的发生。但是，由于胸廓前后径不均一，底部又有膈肌呈穹隆状，即使采用目前的调强等放疗技术，也无法达到全胸膜面上的均匀照射。因此，目前只能采用部分胸膜照射的方法，包括切线照射或调强照射等。

3. 化疗　全身化疗仅对部分敏感肿瘤有效，但一般来讲，控制恶性胸腔积液的时间不长。

4. 外科手术治疗　主要为胸膜剥离，该手术创伤大，并发症发生率高，而且恶性肿瘤引起的胸膜转移属临床晚期，患者预计生命期短，因此，目前临床上基本失用。

第六节　呼吸困难

（一）概述

呼吸困难是恶性肿瘤患者常见的急诊症状之一。常见于肺癌、肺转移、胸膜腔积液、心包积液等患者。患者主观感为气急，客观上表现为呼吸费力，重则出现鼻翼翕动、发绀、端坐呼吸，并可有呼吸频率、深度与节律的改变。

（二）病因与机制

恶性肿瘤患者呼吸困难症状虽然临床表现相似，但因其原发病不同，病因及机制也不尽相同。以下分别介绍临床上常见的呼吸困难病因：

1. 肿瘤侵及肺部　有呼吸困难症状的患者大多是患有肺癌、肺转移的患者。肿瘤侵及肺部时，根据其位置不同，会阻塞不同级别的支气管，导致肺通气量下降；同时，由于肿瘤局部反复发生炎症反应，导致肺的顺应性下降、肺泡弥散功能障碍，引起限制性和弥散性通气障碍。

2. 胸腔和（或）心包积液　恶性胸腔积液占全部胸腔积液的 38% ~ 53%，常见于胸膜转移性肿瘤和胸膜弥漫性恶性间皮瘤。其主要机制为：肿瘤阻塞了壁层胸膜血管，淋巴管或转移至纵隔淋巴结，使胸腔积液的回流吸收受阻；以及肿瘤直接侵犯和伴随的炎症，使毛细血管的通透性增加，胸膜腔内压降低、胸膜毛细血管静水压增高等。胸腔积液会导致肺不张、减少肺容积，导致患者呼吸困难。

恶性心包积液的成因与胸腔积液类似，因心脏压塞导致肺水肿，患者也会出现呼吸困难的症状。

3. 肺部感染　肿瘤患者由于肿瘤本身释放的各种细胞因子及治疗后的粒细胞缺乏、免疫抑制功能下降、支气管阻塞等原因，易反复发生肺部感染。同时，因长期大量抗生素的使用，导致二重感染的发生。其中肺部真菌感染超过 20%。白色念珠菌的感染占大部分，主要危险因素为：年龄为≥ 50 岁，原发病是肺癌，肿瘤分期Ⅳ期，肺放射治疗，化疗和长期住院。

4. 放射性肺炎　放射性肺炎是指由于肺癌、乳腺癌、食管癌、淋巴瘤或其他纵隔、胸壁的恶性肿瘤经放射治疗后，引起肺泡Ⅱ型细胞损伤导致肺泡张力变化，肺顺应性降低，肺泡塌陷和不张；血管内皮细胞损伤导致肺血流灌注改变及血管通透性增加，微血栓形成，毛细血管堵塞的肺部炎症及纤维化反应。其严重程度与放射剂量、肺部的照射面积以及照射速度密切相关。病理变化表现为急性期的渗出性炎症反应和慢性期的广泛肺组织纤维化。由于肺部急性炎症及此后的慢性纤维化，通气功能和弥散功能都受到不同程度的损伤，导致患者呼吸困难的症状，严重时可能发生呼吸衰竭。

5. 肿瘤相关性贫血　肿瘤患者极易出现贫血，其主要原因有：急 / 慢性失血、铁利用障碍性贫血、肿瘤侵及骨髓致造血功能障碍、放疗后骨髓纤维化、化疗药物损伤骨髓造血功能、肾性贫血等。轻度贫血时，由于机体有一定的代偿和适应能力，平静时呼吸次数可能不增加，但活动后机体处于低氧高二氧化碳状态，刺激呼吸中枢，引起呼吸加深加快。重度贫血时，平静状态也有可能出现气短甚至端坐呼吸。

结直肠癌患者的贫血与肿瘤的临床分期无明显相关性，而是与心功能不全、黑便、肿瘤的位置相关。

6. 心理因素　虽然患者呼吸困难的症状的核心是生理上的异常，但心理因素在其中也起到极其重要的作用。肿瘤患者由于疾病导致其机体和社会功能发生急剧变化，因此极易发生焦虑、抑郁、缺乏幸福感、害怕死亡和孤独等心理问题。这些心理问题常常会伴随发生在呼吸困难的经历中，并与呼吸困难具有明确的相关性。当这些心理问题不能够得以妥善处理时，呼吸困难发生的频率和程度都会有所增加。

（三）药物治疗

1. 茶碱类　茶碱类药物是一类用于平喘的传统药物，常见的有：氨茶碱、二羟丙茶碱、胆茶碱、茶碱乙醇胺和思普菲林等。这类药物通过抑制环核苷酸磷酸二酯酶（PDE）起到舒张支气管、抗炎、增强膈肌力量、增强低氧呼吸驱动、抵抗低氧呼吸抑制等作用，从而改善患者呼吸困难的症状，目前广泛应用于临床。

2. 阿片类药物　将阿片类药物推荐用于缓解肿瘤患者呼吸困难的症状已经被普遍认可，经口或肠外途径给药都可以，其中吗啡是最常使用的药物。Kallet 等对 37 项相关研究进行总结发现，大部分研究认为雾化吸入阿片类药物比经肠外途径应用阿片类能够更好地缓解终末期肺癌患者的呼吸困难症状。并且雾化吸入阿片类药物还能够有效镇痛，全身不良反应较少。用于减轻呼吸困难时阿片药物的剂量小于疼痛控制时所需剂量，临床上我们对于晚期肿瘤伴呼吸困难的患者通常给予吗啡 2.5 ~ 5mg/ 次静脉注射，4 小时后可重复给药，一般呼吸困难症状均可得到缓解。

3. 苯二氮䓬类　苯二氮䓬类药物能够通过增强 γ – 氨基丁酸（GABA）神经传递功能和突触抑制效应、增强 GABA 与其受体相结合的作用，产生抗焦虑、镇静催眠的作用。由于呼吸困难与焦虑相关，所以使用苯二氮䓬类药物能够减轻呼吸困难患者的焦虑、松弛肌肉，进而减轻呼吸困难的症状。由于苯二氮䓬类药物口服吸收迅速，并经肝肠循环代谢，因此雾化吸入苯二氮䓬类不推荐用于治疗肿瘤患者的呼吸困难。

4. 异丙嗪　异丙嗪能竞争性阻断组胺 H_1 受体而产生抗组胺作用，能对抗组胺所致之毛细血管扩张，降低其通透性，缓解支气管平滑肌收缩所致的喘息，较盐酸苯海拉明作用强而持久。因较易进入脑组织，故有明显的镇静作用。当不能应用阿片类时口服异丙嗪也可作为二线用药或与阿片类联用，但雾化吸入异丙嗪不推荐用于治疗呼吸困难，且异丙嗪不能通过肠外途径给药。

5. 利尿剂　加拿大医师 O'Donnell 等于 2008 年报道了 COPD 患者吸入呋塞米与氧摄入峰值、CO_2 产生、每分通气量以及平均呼出潮气量显著增加相关，对晚期 COPD 患者的呼吸困难和运动耐量的改善有重要的临床意义。目前已经有一些研究尝试使用雾化吸入呋塞米治疗肿瘤相关呼吸困难，虽然有少数小规模研究认为，雾化吸入呋塞米可能会改善终末期肺癌患者的呼吸困难症状，但仍需要谨慎考虑应用该手段。

6. 糖皮质激素　糖皮质激素抑制某些炎症因子的产生，可减轻全身炎症反应及组织损伤，同时也有降低毛细血管通透性，减轻肺水肿和脑水肿的作用。常用于放射性肺炎、上腔静脉阻塞综合征、脑转移等引起的呼吸困难。临床可选用甲泼尼龙 40mg 静脉滴注，每天 1 ~ 2 次，疗程约 1 周，症状好转后逐渐减量停药。

7. 抗生素治疗　由于肿瘤患者免疫力低下，且常需要到医院就诊或住院治疗，因此极易发生肺部感染。对于合并肺部感染尤其是伴有粒细胞缺乏症的患者，可根据其病情需要应用经验性抗生素治疗，并留取标本进行细菌和真菌培养，根据药敏试验结果进行降阶梯治疗，调整抗生素的应用。但减少癌症患者院内肺部感染的有效方法是减少危险因素，早期诊断，及时治疗。

（四）非药物治疗

1. 针对原发病治疗　肺癌引起的呼吸困难，应在患者身体条件允许的情况下，行手术或化放疗治疗；胸腔 / 心包穿刺术能够在较快的时间内减少胸腔 / 心包积液量，缓解患者呼吸困难的症状，但同时也会丢失大量的蛋白质等，因此是否对伴有大量胸腔积液 / 心包积液的肿瘤患者进行穿刺来缓解症状仍需要进一步讨论。Willms 的研究表明胸腔穿刺对于持续呼吸困难的肺癌患者无获益。

2. 氧气治疗　很难确定哪些癌症晚期伴呼吸困难的患者会从氧疗中获益。氧疗可能会导致心理依赖、患者和家庭生活质量变差，甚至可能对于慢性呼吸功能障碍的患者很危险。因此，不能作为常规治疗。

Ben-Aharon 对 18 项相关研究进行总结发现：氧疗只推荐用于低氧血症的患者。但也有随机双盲研究表明，患者经鼻吸入空气和氧气呼吸困难均有缓解，但程度无显著性差异，而伴有低氧血症的患者虽然吸入氧气后血氧饱和度上升，但呼吸困难的症状缓解程度也与吸入空气组无显著性差异。如果患者要求氧疗，必须要评估其有效性，只有在评估后表明产生获益的时候才能应用。

3. 提高血红蛋白治疗　由于贫血使患者产生呼吸困难、疲乏等症状，严重影响生活质量，因此提高血红蛋白水平可对上述症状有所改善，其手段包括红系造血刺激剂（ESA）、输血、补铁、补充叶酸和维生素 B_{12} 等。

ESA 或输血是可选择的治疗，但这些手段不总是安全的，时有不良反应的发生，严重时甚至危及生命，而且患者还可能对 ESA 的治疗反应很弱。

ESA 能够提高血红蛋白水平、减少输血并改善化疗相关贫血患者的生活质量，但 ESA 会增加癌症患者发生静脉血栓风险的 50%，并可能导致化疗导致贫血患者的铁限制红细胞生成，这也可能增加发生静脉血栓的风险。静脉输入铁剂可能能够对抗这种情况的发生。2010 年底，法国对于肺癌和乳腺癌发生化疗相关贫血的患者进行纠正贫血治疗，其中 1/3 的患者使用了静脉铁剂，实验结束时，仅有 1% 的乳腺癌患者发生了血栓事件。目前癌症相关贫血的患者静脉铁剂仍是不足的。根据既往已经发表的证据显示，对铁绝对或功能性缺乏的患者静脉补充铁剂能够改善患者对 ESA 的反应并减少 ESA 的使用，并可能降低输血的需求、改善生活质量。

输血也常用于癌症患者贫血的治疗，在欧洲，约有 15% 的实体瘤患者接受输血治疗。每输入 2U 红细胞，血红蛋白水平约可升高 10g/L，输注红细胞的寿命为 100 ~ 110 天。红细胞输血相关的并发症主要有：过敏反应、铁超负荷、病毒和细菌感染、免疫损伤等。而且，红细胞输注会增加非霍奇金淋巴瘤和慢性淋巴细胞性白血病进展的风险。另外，输血的费用相对是比较高的，因此使用红细胞输注来纠正肿瘤患者的贫血应经过谨慎考虑。

4. 心理治疗　心理压力对于肿瘤进展和生活质量的影响问题近年来越来越多地受到重视并广泛讨论。心理神经免疫学研究表明，人体的神经系统和免疫系统是恶性肿瘤进展中的调节员，其中起主要作用的有 NK 细胞、CD4 细胞、CD8 细胞的活性和细胞毒性。基于生物 - 心理 - 社会框架进行设计的心理治疗能够改善免疫系统的调节能力，最终能够提高患者免疫力、降低乳腺癌复发和死亡的风险，并减少癌症患者的社会心理脆弱性，加强病患族群健康相关的生活质量。

肿瘤患者的呼吸困难与疲乏、焦虑、抑郁、幸福感是明显相关性的，而这些不良的心理变化通过心理治疗都能够得到一定程度的缓解，从而降低呼吸困难的程度及发生的频率。

5. 其他　Lai 等对 53 名癌症晚期伴呼吸困难的患者分别使用平缓的非 theta 音乐和使用 theta 音乐进行意象引导，结果表明使用 theta 音乐进行意象引导对 90% 患者有效，虽然 SpO_2 没有随时间明显改变，但它能够显著增加呼气末 CO、降低呼吸频率、降低心率。

第七节　上消化道出血

一、概述

上消化道出血（upper gastrointestinal bleeding，UGIB）系指屈氏韧带以上的消化道，包括食管、胃、十二指肠、胆管和胰管等病变引起的出血。上消化道出血的病因繁多，根据其临床特点及治疗与预后的不同，现常分为急性非静脉曲张性上消化道出血（acute nonvariceal upper gastrointestinal bleeding，NVUGIB）及食管胃静脉曲张性出血（esophageal and gastric variceal bleeding，EGVB）。临床工作中大多数（80% ~ 90%）急性上消化道出血是非静脉曲张性出血，其中最常见的病因包括胃十二指肠消化性溃疡（20% ~ 50%）、胃十二指肠糜烂（8% ~ 15%）、糜烂性食管炎（5% ~ 15%）、贲门黏膜撕裂（8% ~ 15%）、动静脉畸形 / 移植动静脉内瘘（GAVE，5%），其他原因有 Dieulafoy 病变、上消化道恶性肿瘤等。急性上消化道出血是急诊常见危重病之一，其主要病因涉及多学科领域，包括溃疡性出血（消化内科学）、食管胃底静脉曲张破裂出血（肝病学）、肿瘤性出血（肿瘤病学）、急性胃黏膜病变（急诊医学）和栓塞性出血（血管外科学）。在肿瘤专科医院，最常见的上消化道出血的原因为肿瘤相关性出血，包括食管癌、贲门癌、胃癌、十二指肠癌、肝癌、胆管癌等消化道肿瘤合并出血。上消化道出血多以呕血、黑便为主要临床表现，但很多上消化道出血患者以头晕、乏力、晕厥等不典型症状来诊，而非呕血或便血，如不及时处理，有可能危及生命。因此，对上消化道出血患者必须进行正确、迅速、规范、合理地诊断和治疗。

二、急性非静脉曲张性上消化道出血（ANVUGIB）

（一）定义

急性非静脉曲张性上消化道出血（ANVUGIB）系指屈氏韧带以上的消化道的非静脉曲张性疾患引起的出血，包括胰管或胆管的出血和胃空肠吻合术后吻合口附近疾患引起的出血，年发病率为（19.4 ~ 57.1）/10 万，发病后 7 天再出血率为 13.9%，病死率为 8.6%。

（二）病因

ANVUGIB 的病因繁多，多为上消化道病变所致，少数为胆胰等疾患引起。

1. 肿瘤性原因　常见原因为上消化道恶性肿瘤局部缺血坏死或侵犯大血管可出现上消化道出血，研究显示肿瘤性出血占全部上消化道出血的 5%，79% 的肿瘤患者首发症状表现为出血，其中 75% 在出血时已有转移病灶。有时壶腹周围肿瘤、胰腺肿瘤、胆管肿瘤也可合并出现上消化道出血。

2. 非肿瘤性原因　其中以消化性溃疡、应激性溃疡、急慢性上消化道黏膜炎症最常见。急性消化道溃疡出血是上消化道出血最常见的病因。近年来服用非甾体类消炎药（NSAIDs）、阿司匹林或其他抗血小板聚集药物也逐渐成为上消化道出血的重要病因。其他少见的病因有 Mallory-Weiss 综合征、上消化道血管畸形、Dieulafoy 病、胃黏膜脱垂或套叠、急性胃扩张或扭转、理化和放射损伤、感染、肝肾功能障碍、凝血机制障碍、结缔组织病等。

（三）临床表现

临床症状与出血病变的性质、部位、失血速度、患者年龄及身体条件状况有关。

1. 呕血、黑便、便血　是上消化道出血的特征性临床表现。急性上消化道出血如出血量大、出血速度快多表现为呕血，颜色为鲜红色。如出血后胃液潴留于胃内，呕血颜色可呈咖啡色。如为少量出血可不表现为呕血，仅表现为黑便。如出血量更少，则可仅表现为粪隐血试验阳性。十二指肠部位出血速度过快时，粪便颜色可表现为紫红或暗红色，应注意与下消化道出血鉴别。

2. 失血性周围循环衰竭　急性大量上消化道出血，因失血量大、失血速度快可出现急性周围循环衰竭，出血量大于 1 000mL 时可产生头晕、乏力、心悸、恶心、口渴、出冷汗等休克的表现。

3. 氮质血症　可分为肠源性、肾性和肾前性氮质血症三种。肠源性氮质血症指大量出血后血红蛋白在肠道内被分解吸收导致血中氮质升高。肾前性氮质血症是由于出血导致周围循环衰竭，造成肾血流量减少，导致氮质不能及时排出体外所致。肾性氮质血症是指休克造成急性肾小管坏死、肾衰竭，或失血加重了原有肾脏疾病的损害程度，临床表现为少尿或无尿。

4. 发热及感染　大量出血后患者多在 24 小时内出现低热，体温多在 38.5℃以下，可持续数天至 1 周。发热的原因与血容量减少、贫血、血红蛋白分解吸收、体内蛋白质破坏、周围循环衰竭等因素导致体温调节中枢功能障碍有关。

（四）诊断

1. 消化道出血的识别　如患者出现呕血、黑便症状及头晕、面色苍白、心率增快、血压降低等周围循环衰竭征象，急性上消化道出血诊断基本可成立。内镜检查无食管胃底静脉曲张并在上消化道发现有出血病灶，ANVUGIB 诊断可确立。下列情况可误诊为 ANVUGIB：某些口、鼻、咽部或呼吸道病变出血被吞入食管，服某些药物（如铁剂、铋剂等）和食物（如动物血等）引起粪便发黑。对可疑患者可作胃液、呕吐物或粪便隐血试验。部分患者出血量较大，肠蠕动过快也可出现血便。少数患者仅有周围循环衰竭征象，而无显性出血，此类患者不应漏诊。

2. 内镜检查　内镜检查能发现上消化道黏膜的病变，应尽早在出血后 24 ~ 48 小时内进行，并备好止血药物和器械。内镜检查禁忌证：心率 > 120 次 / 分，收缩压 <90mmHg 或较基础收缩压降低 >30mmHg、血红蛋白 <50g/L 等，应先迅速纠正循环衰竭，血红蛋白上升至 70g/L 后再行检查。危重患者内镜检查时应进行血氧饱和度和心电、血压监护。

3. 出血严重程度的估计和周围循环状态的判断　一般来说，每天出血量 5 ~ 10mL，大便潜血试验可呈阳性。每天出血 50mL 以上时可出现黑便。胃内积血 250 ~ 300mL 时可引起呕血。一次出血 500mL 以上时，患者可出现头晕、乏力、心动过速和血压下降等表现，一次出血大于 1 000mL 时，常出现低血容量休克的表现。持续出血指 24 小时内两次胃镜所见出血均为活动性出血。上消化道出血严重程度分级见表 5–1。

表 5–1　上消化道出血病情严重程度分级

分级	年龄（岁）	伴发病	失血量（mL）	血压（mmHg）	脉搏（次 / 分）	血红蛋白（g/L）	症状
轻度	< 60	无	< 500	基本正常	正常	无变化	头晕
中度	< 60	无	500 ~ 1 000	下降	> 100	70 ~ 100	晕厥、口渴、少尿
重度	> 60	有	> 1 500	收缩压 < 80	> 120	< 70	肢冷、少尿、意识模糊

4. 活动性出血的判断　判断出血有无停止，对决定治疗措施极有帮助。如果患者症状好转、脉搏及血压稳定、尿量足（>30mL/h），提示出血停止。下述症候与化验提示有活动性出血：①呕血或黑便次数增多，呕吐物呈鲜红色或排出暗红血便，或伴有肠鸣音活跃；②经快速输液输血，周围循环衰竭的表现未见明显改善，或虽暂时好转而又恶化，中心静脉压仍有波动，稍稳定又再下降；③红细胞计数、血红蛋白测定与 HCT 继续下降，网织红细胞计数持续增高；④补液与尿量足够的情况下，血尿素氮持续或再次增高；⑤胃管抽出物有较多新鲜血。

5. 内镜阴性患者的病因检查　①仍有活动性出血的患者，应急诊行选择性腹腔动脉或肠系膜动脉造影，以明确出血部位和病因，必要时同时作栓塞止血治疗；②在出血停止，病情稳定后可作胃肠钡剂造影或放射性核素扫描（如锝标记患者的红细胞），但此检查特异性差；③对慢性隐性出血或少量出血者，可考虑作小肠镜检查；④对经各种检查仍未能明确诊断而出血不停者，病情紧急时可考虑剖腹探查，可在术中结合内镜检查，明确出血部位。

6. 预后的评估　①病情严重程度分级：一般根据年龄、有无伴发病、失血量等指标，将 ANVUGIB 分为轻、中、重度。年龄超过 65 岁、伴发重要器官疾患、休克、血红蛋白浓度低、需要输血者再出血危险性增高。无肝肾疾病患者的血尿素氮或肌酐或血清转氨酶升高者，病死率增高。② Rockall 评分系统分级：见表 5–2。Rockall 评分系统用于评估患者的病死率，是目前临床广泛使用的评分依据之一，该系统依据患者年龄、休克状况、伴发病、内镜诊断和内镜下出血征象 5 项指标，将患者分为高危、中危或低危人群，积分≥ 5 者为高危，3 ~ 4 分为中危，0 ~ 2 分为低危。③ Blatchford 评分系统：见表 5–3。积分≥ 6 分为中高危，<6 分为低危。Blatchford 评分系统用于在内镜检查前预判哪些患者需要接受输血、内镜检查或手术等后续干预措施，其取值范围为 0 ~ 23 分。近期研究认为 Blatchford 评分在预测上消化道出血患者病死率方面与 Rockall 评分准确性相当，而在预测输血率、手术率等方面则优于 Rockall 评分。

表 5–2　Rockall 评分系统

变量	评分
年龄	
<60 岁	0
60 ~ 79 岁	1
>80 岁	2
休克	
无休克	0
心动过速	1
低血压	2

续表

变量	评分
伴发病	
无	0
心力衰竭、缺血性心脏病或其他重要伴发病	1
肾衰竭、肝衰竭和癌肿播散	2
内镜诊断	
无病变，Mallory－Weiss 综合征	0
溃疡等其他病变	1
上消化道恶性疾病	2
内镜下出血征象	
无或有黑斑	0
上消化道血液潴留，黏附血凝块，血管显露或喷血	2

表 5-3　Blatchford 评分系统

变量	评分
收缩压（mmHg）	
100 ~ 109	1
90 ~ 99	2
＜ 90	3
血尿素氮（mmol/L）	
6.5 ~ 7.9	2
8.0 ~ 9.9	3
10.0 ~ 24.9	4
≥ 25	6
血红蛋白（g/L）	
男性	
120 ~ 129	1
100 ~ 119	3
＜ 100	6
女性	
100 ~ 119	1
＜ 100	6
其他表现	
脉搏≥ 100/ 分	1
黑便	1
晕厥	2
肝脏疾病	2
心力衰竭	2

（五）急诊临床处置及治疗

对于考虑急性上消化道出血的患者，应根据病情、按照循证医学原则行个体化分级救治，高危 ANVUGIB 的救治应由富有经验的消化内科医师、普通外科医师、内镜医师、高年资护士等多学科合作实施。监护室应具备上消化道内镜治疗设备；血库应备有 O 型及 Rh 阴性血液，并可提供 24 小时输血服务；常规配备急救设备与药物，救治人员应具备气管插管技术。推荐的诊治流程见图 5-1。

1. 出血征象的监测记录　呕血、黑便和便血的频度、颜色、性质、次数和总量，定期复查红细胞计数、血红蛋白、HCT 与血尿素氮等，需要注意 HCT 在 24 ~ 72 小时后才能真实反映出血程度。推荐对活动性出血或重度 ANVUGIB 患者应插入胃管，以观察出血停止与否。

2. 生命体征和循环状况　监测意识状态、脉搏和血压（注意排除服用 β 受体阻滞剂或抗胆碱能药对脉搏和血压的影响）、肢体温度，皮肤和甲床色泽、周围静脉特别是颈静脉充盈情况、尿量等，意识障碍和排尿困难者需留置尿管，危重大出血者必要时进行中心静脉压测定，老年患者常需心电、血氧饱和度、呼吸监护。

3. 液体复苏　应立即建立快速静脉通道，并选择较粗静脉以备输血，最好能留置中心静脉导管。根据失血的多少在短时间内输入足量液体，以纠正血液循环量的不足。对高龄、伴心肺肾疾病患者，应防止输液量过多，以免引起急性肺水肿。对于急性大量出血者，应尽可能施行中心静脉压监测，以指导液体的输入量。下述征象提示血容量已补足：意识恢复，四肢末端由湿冷、青紫转为温暖、红润，肛温与皮温差减小（1℃），脉搏由弱转为正常有力，收缩压接近正常，脉压大于30mmHg，尿量多于30mL/h、中心静脉压恢复正常。①液体的种类和输液量：常用液体包括等渗葡萄糖液、生理盐水、平衡液、血浆、全血或其他血浆代用品。急性失血后血液浓缩，血较黏稠，应静脉输入5% ~ 10% 葡萄糖液或平衡液等晶体液。失血量较大（如减少20% 血容量以上）时，可输入血浆等胶体扩容剂。必要时可输血，紧急时输液、输血同时进行。②输血指征：收缩压 < 90mmHg，或较基础收缩压降低幅度 >30mmHg；血红蛋白 <70g/L，HCT<25%；心率增快（>120 次 / 分）。对于合并有缺血性心脏病等严重疾患的患者，输血目标可适当提高。③血管活性药物：在补足液体的前提下，如血压仍不稳定，可以适当地选用血管活性药物（如多巴胺）以改善重要脏器的血液灌注。

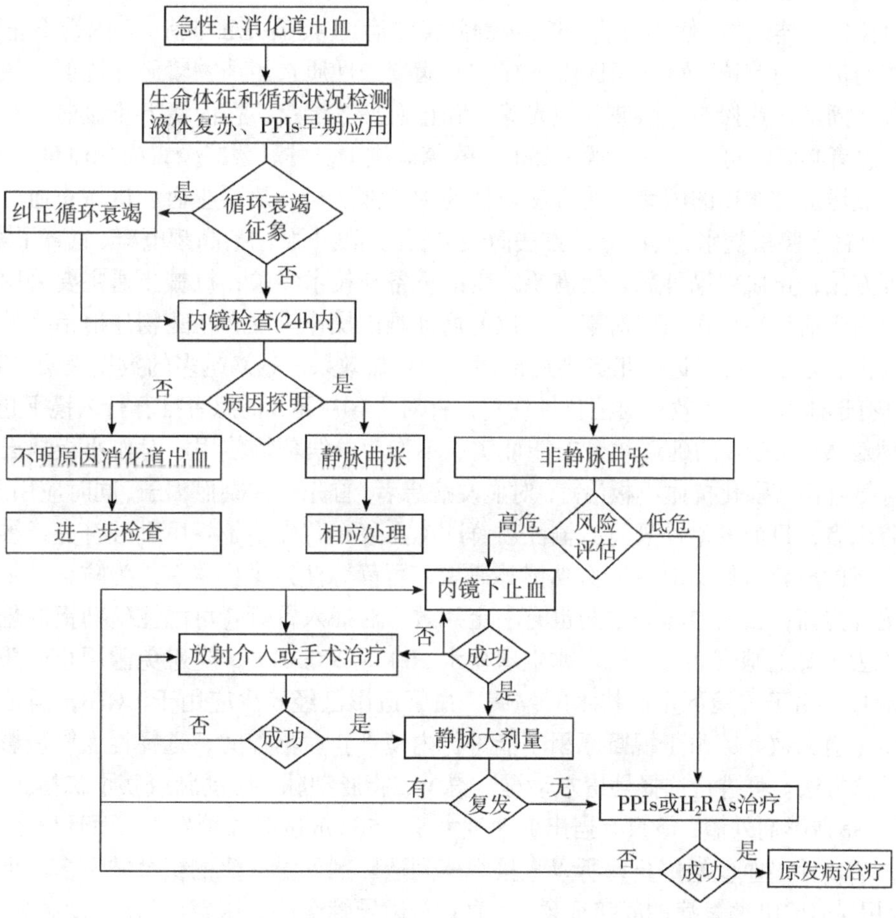

图 5-1　急性非静脉曲张性上消化道出血诊治流程

4. 止血措施　①抑酸药物：抑酸药能提高胃内pH，既可促进血小板聚集和纤维蛋白凝块的形成，避免血凝块过早溶解，有利于止血和预防再出血，又可治疗消化性溃疡。临床常用的制酸剂主要包括质子泵抑制剂（PPIs）和组胺 H_2 受体拮抗剂（H_2RAs）。诊断明确后推荐使用大剂量PPI治疗：常用的PPI针剂有埃索美拉唑、奥美拉唑、泮托拉唑、兰索拉唑、雷贝拉唑等，常用的 H_2RAs 针剂包括雷尼替丁、法莫替丁等。PPIs的止血效果显著优于 H_2RAs，它起效快并可显著降低再出血的发生率；内镜检查前应用PPIs可以改善出血病灶的内镜下表现，从而减少内镜下止血的需要；内镜治疗后，应用大剂量PPIs可以降低高危患者再出血的发生率，并降低病死率。故对于高危患者，推荐给予大剂量PPIs治疗，如埃索美拉唑或奥美拉唑 80mg 静脉推注后，以 8mg/h 持续输注 72 小时；对于低危患者，可采用常规剂量 PPIs 治疗，如埃索美拉唑 40mg 静脉输注，每天 2 次，实用性强，适于基层医院开展。②生长抑素及其类似物：生长抑素是由多个氨基酸组成的环状活性多肽，能够减少内脏血流，降低门静脉压力，抑制胃酸和胃蛋白酶分泌，抑制胃肠道及胰腺肽类激素分泌等，是肝硬化急性食管胃底静脉曲张出血的首选药物之一，也被用于急性非静脉曲张出血的治疗。使用生长抑素可显著降低消化性溃疡出血患者的手术率，预防早期再出血的发生。同时，使用此类药物可有效预防内镜治疗后肝静脉压力梯度的升高，从而提高内镜治疗的成功率。生长抑素静脉注射后在 1 分钟内起效，15 分钟内即可达峰浓度，半衰期为 3 分钟左右，有利于早期迅速控制急性上消化道出血。使用方法：首剂量 250μg 快速静脉滴注（或缓慢推注），继以 250μg/h 静脉泵入（或滴注），疗程 5 天。对于高危患者，选择高剂量（500μg/h）生长抑素持续静脉泵入或滴注，在改善患者内脏血流动力学、控制出血和提高存活率方面均优于常规剂量。对难以控制的急性上消化道出血，可根据病情重复 250μg 冲击剂量快速静脉滴注，最多可达 3 次。奥曲肽是人工合成的 8 肽生长抑素类似物。皮下注射后吸收迅速而完全，30 分钟血浆浓度可达到高峰，消除半衰期为 100 分钟，静脉注射后其消除呈双相性，半衰期分别为 10 分钟和 90 分钟。使用方法：急性出血期应静脉给药，起始快速静脉滴注 50μg，继以 25 ~ 50μg/h 持续静脉泵入或滴注，疗程 5 天。伐普肽是新近人工合成的生长抑素类似物。使用方法：50μg 静脉推注后，以 50μg/h 维持。③内镜下止血：起效迅速、疗效确切，应作为治疗的首选。可根据医院的设备和病变的性质选用药物喷洒和注射、热凝治疗（高频电凝、氩气血浆凝固术，热探头、微波、激光等）和止血夹等治疗。在内镜下止血前，对严重大出血或急性活动性出血患者必要时可使用红霉素（250mg 静脉输注），可显著减少胃内积血量、改善内镜视野，且不良事件无明显增加。常用的内镜止血方法包括药物局部注射、热凝止血和机械止血 3 种。药物注射可选用 1 ：10 000 肾上腺素盐水，其优点为方法简便易行；热凝止血包括高频电凝、氩离子凝固术（APC）、热探头、微波等方法，止血效果可靠，但需要一定的设备与技术经验；机械止血主要采用各种止血夹及弹性圈，尤其适用于活动性出血，但对某些部位的病灶难以操作。推荐在药物注射治疗的基础上，联合一种热凝或机械止血方法，可以进一步提高局部病灶的止血效果。越来越多的数据表明，对大部分病例，止血夹的应用具有迅速可靠的疗效。对消化性溃疡，针对Ⅰa ~ Ⅱb 的患者推荐行内镜下止血治疗。④止血药物止血药物对 ANVUGIB 的确切效果未能证实，不作为一线药物使用。对血小板缺乏患者，避免使用阿司匹林联合氯吡格雷强化抗血小板治疗；对血友病患者，首先输注凝血因子，同时应用质子泵抑制剂；对凝血功能障碍患者，目前的治疗观点：输注新鲜冰冻血浆；首先给予氨甲环酸补充纤维蛋白原；血栓弹力图监测引导下的成分输血。对有凝血功能障碍者，可静脉注射维生素 K；为防止继发性纤溶，可使用苯甲氨酸等抗纤溶药；云南白药等中药也有一定疗效。对插入胃管者可灌注硫糖铝混悬液或冰冻去甲肾上腺素溶液（去甲肾上腺素 8mg，加入冰生理盐水 100 ~ 200mL），应避免滥用止血药。⑤选择性血管造影及栓塞治疗：由于胃镜下止血技术的发展，血管造影已经较少应用于 UGIB，但是，对于部分大出血病例，内镜止血失败，或由于视野原因不能进行内镜下止血治疗时，选择性血管造影下的介入治疗仍不失为一种可选方法。可进行选择性胃左动脉、胃十二指肠动脉、脾动脉或胰十二指肠动脉血管造影，UGIB 的直接征象是造影剂外溢，但只有当出血速度大于 0.5mL/min 时才可发现，而且很多时候在造影时，由于药物治疗，活动性出血已经停止，所以直接观察到造影剂外溢现象的机会并不多。但是，血管造影往往可以观察到引起 UGIB 原发病的间接征象。而血管造影导管滴注加压素，可使小动脉和毛细血管收缩，使出血停止。无效者可给予栓塞治疗。⑥手术治疗：诊断明确但药物和介入治疗无效者，诊断不明确但无禁忌证者，可考虑剖腹探查手术结合术中内镜止血治疗。⑦原发病的治疗对出血的病因比较明确者，如幽门螺杆菌阳性的消化性溃疡患者，应予抗幽门螺杆菌治疗及抗溃疡治疗。需要长期服用非甾体抗炎药者一般推荐同时服用 PPI 或黏膜保护剂。

三、食管胃静脉曲张性出血（EGVB）

（一）定义

食管胃静脉曲张为门静脉系的胃左、胃短静脉和腔静脉系统的奇静脉之间胃底和食管黏膜下静脉开放，是由于各种原因导致的门静脉高压、门静脉血流阻力增加而形成的门体侧支循环。其形成的目的是为了缓解增高的门静脉压力，其危害是易发生破裂出血，称为食管胃静脉曲张出血（EGVB），是上消化道出血的常见病因之一。

（二）病因与发病机制

门静脉高压症可以导致消化管道不同部位的静脉曲张，其中以食管胃静脉曲张最常见。常见与肿瘤相关的门静脉高压症的病因为肝癌肝硬化、门静脉血栓等。肝硬化（hepatic cirrhosis）是一种由不同病因长期作用于肝脏引起的慢性进行性弥漫性肝病的终末阶段。是在肝细胞广泛坏死的基础上产生肝脏纤维性组织弥漫性增生，并形成再生结节和假小叶，导致肝小叶正常结构和血液供应遭到破坏。门静脉压随门静脉血流量和门静脉阻力增加而升高。各种原因导致的肝纤维化及再生结节对肝窦及肝静脉的压迫导致门静脉阻力增高是门静脉高压的始动因素。肝硬化时因肝功能减退及各种血管活性因子失调，形成心排血量增加、低外周血管阻力的高动力循环状态，此时内脏血管充血进而导致门静脉血流量增加是维持和加重门静脉高压的重要因素。

（三）治疗

食管胃静脉曲张破裂出血（EGVB）是肝硬化患者最常见的致命并发症，是肝硬化患者死亡的主要原因，表现为呕血、黑便，常为上消化道大出血，是食管胃静脉曲张的致死性并发症。在大出血暂停、血压稳定后，急诊胃镜检查（一般在入院后 12 ~ 48 小时）可以明确出血的部位和原因。应与门静脉高压性胃病或溃疡病引起的出血相鉴别。如由静脉曲张引起，需进一步检查明确静脉曲张是由单纯性肝硬化引起门静脉高压还是由门脉血栓或癌栓引起，

1. 一般急救措施　患者应卧床休息，保持呼吸道通畅，避免呕血时血液吸入引起窒息，必要时吸氧，活动性出血期间禁食。密切监测患者生命体征，如心率、血压、呼吸、尿量及神志变化；定期复查血红蛋白浓度、红细胞计数、血细胞比容。对老年患者依据具体情况进行心电监护。

2. 出血严重程度的估计和积极补充血容量　食管胃静脉曲张破裂出血量较大，出血量超过 400 ~ 500mL 可出现全身症状，如头晕、心慌、乏力等。短时间内出血量超过 1 000mL 可出现周围循环衰竭表现。改善急性失血性周围循环衰竭的关键是要输血。急性输血指征：①改变体位出现晕厥、血压下降和心率加快；②收缩压低于 90mmHg；③心率大于 120 次 / 分；④血红蛋白小于 70g/L。如果伴有面色苍白、四肢湿冷、烦躁不安或神志不清则已进入休克状态，属严重大量出血，需积极抢救。

3. 止血措施　降低门静脉高压的药物治疗：治疗机制不外乎减少门静脉血流和（或）降低门静脉循环阻力。①血管加压素：通过对内脏血管的收缩作用，减少门静脉血流量，降低门静脉压力。但再发出血率高，并有心、脑血流动力学不良反应，应同时使用硝酸甘油，以减少血管加压素引起的不良反应，同时使用硝酸甘油还有协同降低门静脉压的作用。用法：垂体后叶素 40U，加入 5% 葡萄糖 250 ~ 500mL，以 0.2 ~ 0.4U/ 分钟静滴，持续 12 ~ 24 小时，如出血渐控制，24 小时后剂量减半。②硝酸酯类药物：以硝酸甘油（NTG）和硝酸异山梨酯为代表，是最早用于治疗门静脉高压的扩血管药之一。NTG 是一种强有力的静脉扩张剂，也是一种轻度的动脉扩张剂，其降低门脉压的机制可能直接是松弛外周动脉平滑肌及降低血压，通过动脉压力感受器，反射性地使内脏动脉收缩，门静脉血流量减少，从而降低门静脉压力，在门静脉高压症合并 EGVB 时，它主要与血管加压素类等药物有协同作用，常共同应用以达到最佳效果。③三甘氨酰赖氨酸加压素（特利加压素）：是合成的血管加压素，该药止血效果好、不良反应少。用法：2mg/ 次，4 ~ 6 小时 / 次，静脉推注。④生长抑素：生长抑素能选择性地收缩内脏血管，明显降低肝硬化门静脉高压症肝脏的血流量、门静脉压力、食管胃底曲张静脉压力，止血效果肯定，而对肝脏血管阻力、外周血管阻力和体循环压力等没有明显影响。因不伴全身血流动力学改变，故短期内使用几乎无不良反应。目前，奥曲肽（善宁）是治疗 EGVB 较常用的药物，该药可抑制胰高血糖素、血管活性肠肽等产生和释放，具有选择性收缩内脏血管、降低门脉压力、减少食管曲张静脉血流量和迅速出现肝血流动力学的效应。另外，可增加食管下端括约肌张力，同时抑制促胃液素的释放，减少胃液的分泌，加强对胃黏膜的保护作用，提高胃黏膜抵抗力，防止血痂融化再出血，有助于食管胃底静脉出血的治疗。用法：奥曲肽首次剂量 50μg 静脉缓注，继续 25 ~ 50μg/h 持续静脉滴注。⑤质子泵抑

制剂（PPI）：埃索美拉唑是一种新型质子泵抑制剂，通过与胃壁细胞上 H^+–K^+–ATP 酶特异性结合，减少胃酸的分泌，保护胃及食管黏膜，提高胃及食管黏膜屏障功能，使胃及食管黏膜得以恢复，避免凝血块被溶解导致再出血，起到持久止血的作用。作为质子泵抑制剂，奥美拉唑主要由细胞色素 P450 的多态表达酶 CYP_2C19 代谢，而埃索美拉唑是奥美拉唑的左旋光学异构体，表现为代谢立体选择性，即只有小部分通过 CYP_2C19 代谢，主要通过 CYP_3A_4 代谢。所以埃索美拉唑起效快，抑酸效果显著，目前公认能迅速提高胃内 pH>6 以上，有利于食管胃静脉曲张出血创面结痂愈合，而且用药简便有效。⑥三腔两囊管压迫止血：可有效控制出血，但复发率高，有吸入性肺炎、气管阻塞等并发症，是药物难以控制的大出血的急救措施，为内镜或介入手术止血创造条件。进行气囊压迫时，根据病情 8 ~ 24 小时放气 1 次，拔管时机应在血止后 24 小时，一般先放气观察 24 小时，若仍无出血即可拔管。

4. 内镜下硬化剂注射治疗（EVS） EVS 治疗食管静脉曲张及其出血疗效确切，应用也最普遍，是 EGVB 急诊止血的首选方法，止血成功率可达 81% ~ 98%。硬化剂注入后造成局部血管内皮的无菌性损伤，血栓形成、机化、纤维瘢痕形成，从而阻塞血流，反复治疗可使静脉曲张逐渐减轻或血管闭塞消失，从而达到治疗 EGVB 的目的。目前治疗食管曲张静脉破裂出血的硬化剂主要有 5% 鱼肝油酸钠和 1% 乙氧硬化醇，间隔 1 周血管内注射效果较好。经 3 ~ 5 次治疗，80% 以上的血管基本消失或完全硬化，新生血管少，复发出血率较低，是一种传统但仍然是常用和有效的方法。

5. 内镜食管静脉曲张结扎术（EVL） 食管曲张静脉套扎治疗是利用负压将曲张血管吸入透明帽内。用橡皮圈套分段结扎曲张静脉，中断其血流从而闭塞血管，反复进行套扎可使食管黏膜表面形成瘢痕，曲张静脉明显变细或消失。目前许多研究表明急诊内镜下套扎治疗食管曲张静脉破裂出血止血率可达 90% 以上。一些观点认为套扎治疗次数少、较简便、疗程短、浸润性并发症少，较硬化治疗更好。但多数报道单纯套扎食管曲张静脉根除率较低，原因是套扎治疗不能闭塞食管壁间的交通支，而且也有研究发现硬化治疗较套扎治疗曲张静脉消失率更高、更彻底，血管再生率更小、再出血率更低、生存率更高。为了克服套扎治疗的缺点、发挥其优势，一些研究采用套扎治疗结合硬化治疗的方法，即所谓的联合治疗方法，结果显示联合治疗较单纯硬化治疗疗程短，根除率类似硬化治疗，明显高于单纯套扎治疗组，并且联合治疗组的治疗次数、注射位点均明显少于硬化治疗组。但套扎治疗后原曲张静脉套扎点常闭塞而套扎点之间的静脉易曲张复发，呈多节段性曲张隆起，再硬化治疗时硬化剂不易贯穿整条曲张静脉，此时需多点注射硬化剂才能使整条曲张静脉硬化，但总的来讲联合治疗是一种可行的方法，具有较高的曲张静脉根除率和较长时间的曲张静脉消失率，值得进一步研究总结。由于胃底曲张静脉常较粗大或呈球样，套扎治疗常难以将曲张的静脉完全套入环中，因此一旦发生套扎引起的曲张静脉破裂出血，后果十分严重，也有引起死亡的教训，故目前多不主张套扎治疗作为胃底曲张静脉的止血方法。

6. 内镜下组织黏合剂治疗 组织黏合剂是一种遇热迅速凝固的胶样物质，注射入血管后迅速凝固形成块状物，能够堵塞出血的血管。目前临床上治疗食管胃静脉曲张常用的组织黏合剂主要为 Histoacryl（N- 丁基 -2- 氰丙烯酸盐），在阴离子存在的条件下，发生聚合反应。因此其注入血管，与血液接触后瞬时形成固化物，填塞血管腔。对于较粗的食管曲张静脉破裂出血，内镜下血管内注射 5% 鱼肝油酸钠或 1% 乙氧硬化醇有时难以立即止血，选用组织黏合剂于出血下方注入血管内是一种较好的急诊止血方法，但止血后的血管常呈“空心”状，止血后加用鱼肝油酸钠或乙氧硬化醇可维持长期疗效。胃静脉曲张的血流比食管曲张静脉快，一旦破裂出血一般比食管静脉出血更加凶险，组织黏合剂注射治疗可有效控制出血，是胃静脉曲张破裂出血的首选方法。胃底曲张静脉出血组织黏合剂使用时应注意注射剂量及注射部位，量不足将达不到止血和闭塞血管的目的，易引起再次大出血；注射部位要确定注入血管内，否则达不到止血效果，并且可能引起胃壁溃疡，穿孔或出血。虽然组织黏合剂治疗胃静脉曲张及食管静脉曲张出血是安全有效的，但也存在一定的风险及并发症，所以在应用时要十分慎重。但如果急诊内镜观察到 EV 破裂出血凶猛，可直接应用组织黏合剂进行栓塞，这也符合我国静脉曲张学组的共识。

7. 经皮经肝门静脉栓塞术治疗 经皮经肝穿刺门静脉胃底食管曲张静脉栓塞术先用液体栓塞剂闭塞胃底食管曲张静脉，再用钢圈永久性完全栓塞胃冠状静脉主干，以彻底阻断门静脉和奇静脉之间的反常血流而达到迅速有效地止血目的。因此，对于不能接受外科手术的危重患者应首选经皮经肝门静脉栓塞术。经皮经肝门静脉栓塞术的操作要点是选择合适的门静脉分支，对所有曲张的静脉超选择插管，缓慢、间断注射栓塞剂，防止栓塞剂反流和经分流道进入体静脉。经皮经肝门静脉曲张栓塞术的主要不良反应包括穿刺通道出血、栓塞剂反流、插管损伤导致门静脉血栓形成、异位栓塞（肺动脉、脑血管）等。其他并发症有腹痛、感染、发热、腹腔积液渗漏等，应给予对症处理。操作过程中应注意无菌操作、栓塞剂的注射过程中要缓慢、持续，防止在冠状静脉内的过早聚合和沉积，导致胃冠状静脉主干栓塞，影响栓塞范围和远期疗效，以及术后给予抗感染治疗。

第八节　下消化道出血

下消化道出血是指距十二指肠悬韧带 50cm 以下的肠段包括空肠、回肠、结肠以及直肠病变引起的出血。习惯上不包括痔、肛裂引起的出血在内，其临床表现以便血为主，轻者仅呈粪便潜血或黑粪，出血量大则排出鲜血便，重者出现休克。占全部消化道出血的 3% ~ 5%。可以分为急性和慢性消化道出血，急性下消化道出血指最近 3 天发生的出血，伴生命体征的不稳定、贫血或需要输血治疗。慢性下消化道出血指超过数天的出血，主要表现为黑便、大便隐血阳性、栗样大便，可见肉眼鲜血。

一、病因

引起下消化道出血的病因很多，但在临床工作中以肠道恶性肿瘤、息肉及炎症性病变引起的最为常见。

1. 肠道恶性肿瘤　直肠癌、结肠癌、肠道恶性淋巴瘤、肉瘤、小肠腺癌、肠道转移性癌等。

2. 息肉病变　结肠息肉、直肠息肉、小肠息肉、家族性结肠息肉病 Peutz–Jegher 综合征。

3. 炎症性肠病　慢性溃疡性结肠炎、克罗恩病、放射性肠炎、肠结核、急性坏死性小肠炎、非特异性结肠炎、结肠阿米巴、药物性肠炎。

4. 血管性疾病　肠系膜动脉栓塞、肠系膜血管血栓形成、肠血管畸形、先天性毛细血管扩张症、结肠静脉曲张、小肠海绵状血管瘤、毛细血管瘤。

5. 憩室病变　梅克尔憩室、肠道憩室病、小肠结肠憩室。

6. 全身性疾病

（1）感染性疾病：败血症、流行性出血热、伤寒、钩端螺旋体病。

（2）血液系统疾病：过敏性紫癜、血小板减少性紫癜、再生障碍性贫血、白血病、血友病、恶性网状细胞增多症。

（3）寄生虫病：钩虫病、血吸虫病。

（4）维生素 C、K 缺乏，食物中毒、有毒植物中毒、药物中毒。

7. 其他　腹内疝、大肠缺血性疾病、腹外伤、子宫内膜异位症、空肠异位胰、肠套叠、肠扭转。

结肠、直肠癌是最常见的病因，占下消化道出血病例的 30% ~ 50%。其次是肠道息肉、炎症性病变和憩室。由于内镜检查的开展，医源性下消化道出血的发生有所增长，占 1% ~ 5%，多发生在息肉部位，因烧灼不完全由息肉蒂内的中央动脉出血引起，出血量可极大，常在手术后数小时内出现，也有在息肉摘除数周后出血的报告。

二、临床表现

下消化道出血大多数是消化道疾病本身所致，少数病例可能是全身性疾病的局部出血现象，故病史询问和体格检查仍是必要的诊断步骤。

一般来说，出血部位越高则便血的颜色越暗，出血部位越低则便血的颜色越鲜红或表现为鲜血。这当然还取决于出血的速度和数量。如出血速度快和出血数量大，血液在消化道内停留的时间短，即使出血部位较高，便血也可能呈鲜红色。如鲜血在排便后滴下，且与粪便不相混杂者多见于内痔、肛裂或直肠息肉。

中等量以上便血多见于肠系膜及门静脉血栓形成、急性出血性坏死性肠炎、回肠结肠憩室和缺血性结肠炎，甚至上消化道病变出血也可表现为大量便血，在诊断时加以区别。血与粪便相混杂，伴有黏液者，应考虑结肠癌、结肠息肉病、慢性溃疡件结肠炎。如鲜血在排便后滴下，日与粪便不相混杂者多见于内痔、肛裂或直肠息肉，中等量以上便血多见于肠系膜及门静脉血栓形成、急性出血性坏死性肠炎、回肠结肠憩室和缺血性结肠炎，甚至上消化道病变出血也可表现为大量便血，在诊断时加以区别。血与粪便相混杂，伴有黏液者，应考虑结肠癌、结肠息肉病、慢性溃疡性结肠炎。

三、鉴别诊断

1. 结肠血管发育不良　又称结肠血管扩张或动静脉畸形，系一种老年人的退行性病变，见于60岁以上老年人。病变直径一般在0.5cm以下，多位于盲肠及升结肠，镜检所见的病变均由扩大的静脉、小静脉和毛细血管组成，起始于黏膜下层，逐步累及黏膜层，最后使整个黏膜层充满扩大和变形的血管。临床表现为便血，出血量一般不多，但易反复发作，在约15%病例可有大量出血，然罕有导致休克者。

2. 肠道血管畸形　多发性静脉曲张常为多发性，位于黏膜下层，直径自数毫米至数厘米不等，发生在食管、直肠和小肠中段较多见。遗传性出血性毛细血管扩张症，又称Osler-Weber-Rendu病，呈常染色体显性遗传，表现为皮肤、黏膜和内脏器官毛细血管扩张，造成反复出血。病灶为紫红色小点，呈星状或结节状，最初的出血症状为鼻出血约15%患者在30 ~ 40岁出现肠道出血症状。

3. 海绵状血管瘤　血管瘤实际上是错构瘤，位于黏膜下血管丛，其中毛细血管瘤由细小和压紧的血管所组成，内衬增生的内皮细胞层，多发性者很少，海绵状血管瘤由充满大量血液的血窦组成，弥漫性的血管瘤常累及结肠，多见于儿童期，病灶可扩展到邻近脏器，如膀胱和后腹膜，死亡率很高（约30%）。肠道血管瘤伴有黏膜、皮肤色素沉着，是一种常染色体显性遗传病。这些肠道血管畸形除下消化道出血外多无临床特征，诊断主要依靠内镜检查和血管造影。

4. 肠道肿瘤　直肠、结肠癌在未发生大出血之前多数已有明显症状，如大便习惯和粪便形状改变、腹胀、腹痛等，10% ~ 20%病例可发生急性大量出血。偶也有肝癌侵入结肠肝曲、子宫颈癌侵入直肠而引起大量便血。引起便血的其他恶性肿瘤有淋巴肉瘤、黑色素瘤等，但较为少见。良性肿瘤如平滑肌瘤等，当其体积较大时，也可引起便血。

5. 肠息肉　息肉的好发年龄多在40岁以内，儿童尤多见。一般为少量或中等量反复多次出血，血液附在粪便表面，个别病例出血量大，色较鲜红。

6. 肠道炎症性疾病　慢性溃疡性结肠炎并发大出血者较少见，约为4%，出血前已有腹泻、黏液血便或脓性便史，好发于20 ~ 50岁，多有排便后腹痛缓解的特点。急性坏死性小肠炎有腹痛、腹泻，便血和毒血症四个主要症状。血便呈暗红色或鲜红色糊状，有时出血相当严重。溃疡型克罗恩病患者可有便血，出血前常有低热、腹部疼痛和压痛。

7. 结肠憩室　过去认为结肠憩室很少发生出血，除非同时伴有憩室炎，但近年来证实无炎症时也可出血，并被认为系老年人下消化道出血的常见原因之一。发病率和性别无关。憩室出血多为急性，出血量远多于血管发育不良，因为前者来自结肠动脉直血管支，而后者来自扩张的小静脉或毛细血管。出血量虽多但75%病例出血能自行停止，出血的复发率很低。

8. 结肠缺血性疾病　由于肠道血管病变或血液灌注不良所致。如伴发感染，则有发热、腹痛、腹泻和结直肠少量至大量出血，称之为缺血性结肠炎。血液循环长期不足，则引起肠壁全层受损，并发纤维性狭窄或坏疽。缺血性结肠炎的病因在老年人以全身性动脉硬化或冠状动脉缺血引起心肌功能不全为多见。主动脉瓣狭窄患者有时伴发胃肠道出血，这是由于心排血量降低以及胃肠道缺血缺氧所致。

9. 门静脉高压罕见部位的静脉曲张　门脉高压症引起的静脉曲张最多见于食管及胃底，偶可发生于自空肠至直肠的罕见部位，如曲张的静脉破裂可引起下消化道大出血，同时有肝脾大等门脉高压症表现。

四、影像学检查

1. 胃管吸引 如抽出的胃液内无血液而又有胆汁，则可肯定出血来自下消化道。

2. 硬管乙状结肠镜检查 可直接窥视直肠和乙状结肠病变，Hunt 统计 55% 结肠癌和 4.7% ~ 9.7% 腺瘤性息肉可由硬管乙状结肠镜检查发现。

3. 纤维结肠镜检查内镜检查 目前已广泛应用于肠道出血的诊断，具有直视的优点，并能在检查过程中作活检及小息肉摘除等治疗，也可发现轻微的炎性病变和浅表溃疡。在急性出血期间仍可进行该项检查，但在严重出血伴休克病例宜稍推迟待病情稳定后再进行。内镜检查发生假阳性的机会要比双对比造影少得多。

4. 钡灌肠和结肠双对比造影 钡灌肠不能显示结肠内微小病灶，如在注入钡剂后，自肛管通过气囊注气 1 000mL 左右，在透视下观察肠曲扩张满意后即可拔除肛管，让患者作数次 360° 翻转，使结肠形成良好的双对比显影，采用分段摄片的方法，包括直肠侧位、乙状结肠仰卧、俯卧及斜位片，一般摄片 10 ~ 15 张，除能显示病变轮廓外，还能观察结肠的功能改变，后者是内镜检查无法观察到的。

5. 选择性血管造影 近年来已广泛应用于消化道出血的检查。1963 年，Nusbaum 在犬实验中证实，肠道出血速度达 0 ~ 5mL/min 时通过选择性肠系膜动脉或腹腔动脉造影可以显示造影剂外溢现象。但选择性血管造影须通过股动脉插管的操作，属于损伤性检查是其缺点。

6. 小肠气钡双重造影 结肠镜检查排除了结肠病变的下消化道出血而疑为小肠病变者。小肠气钡双重造影检查是常用的检查方法。有文献报道，此种检查阳性率约 40%，定位符合率 70%，是诊断小肠出血具有阳性率低而定位符合率高的特点，特别是对于小肠占位或憩室具有较高的诊断率，而且此种检查不受患者是处于出血期抑制或间歇期的影响。

7. 选择性肠系膜上动脉造影 目前认为本方法是诊断下消化道出血比较理想的方法。其最大优点是诊断率高，不受胃肠道积血的影响，只要出血速度在 0.5mm/min 时，肠系膜上动脉造影可显示造影剂逸出血管外，出血速度低于 0.5mm/min 时，不能显示造影剂外溢，但可以发现血供丰富的肿瘤。选择性肠系膜上动脉造影具有定性定位诊断率高的特点，对于出血定位及病因诊断均有特殊价值，而且在非出血期也能显示异常血管，但由于其属于有创检查，并发症发生率可达 4% 左右，一般不作为首选。

8. 胶囊内镜 是一种无创性诊断整个小肠病变的新型手段，检查前应作结肠镜以排除结肠出血。Bolz 等一项前瞻性对照、多中心临床试验比较了胶囊内镜能探查到 85.7% 的患者的病源所在，有利于早期诊断不明原因的下消化道出血。但是目前的胶囊内镜还处在发展阶段，它不能对任意部位做反复观察，不能精确定位，不能做活组织检查和治疗，观察上有盲点，检查时间太长。而且胶囊是一次性的，检查成本太高，难以推广。

9. 核素扫描 用 ^{99m}Tc–RBC 显像对消化道出血的敏感性极高，出血量 0.05 ~ 0.1mL/min 就有可能检出病灶。有报道本检查对于消化道出血的阳性率为 25% ~ 97%，定位诊断率为 30% ~ 80%，具有检出率高而定位诊断率低的特点。

10. 剖腹探查 对已排除了肠道外疾病和上消化道出血，经各项检查未能明确诊断的下消化道出血患者，可考虑剖腹探查并切除病灶。

五、治疗

应按不同病因制订治疗方案，在未能明确出血的原因时，应先给予抗休克等支持疗法。患者绝对卧床休息，严密观察血压、脉搏、呼吸及末梢循环灌注情况，准确记录黑粪或便血次数、数量，定期复查血红蛋白、红细胞数、血细胞比容、血尿素氮、电解质和肝功能等。补充全血，使血红蛋白不低于 100g/L、脉搏每分钟在 100 次以下。

（一）手术治疗

经过检查已基本弄清出血的部位和病因，进行针对性处理。手术的目的首先是控制出血，在患者全身情况和局部条件许可的前提下，可对病变部位作较彻底的外科手术。盲目剖腹探查下消化道出血的失败率可达60% ~ 70%，且在术中切开肠管，逐段寻找出血来源，腹腔污染严重，有时仍遭失败，应严格掌握剖腹探查指征。

1. 下消化道出血外科治疗指征

（1）对于反复住院治疗，或经积极扩容仍无法稳定生命体征，或经内科（药物、内镜介入）保守治疗无效者均应考虑手术探查。

（2）对于不明原因消化道出血，单纯剖腹探查的确诊率为31% ~ 65%，而联合术中内镜后其确诊率则提高到50% ~ 100%。剖腹探查结合术中内镜（intraoperative enteroscopy）检查是消化道出血最后的检查方法和治疗手段。术中内镜可以是经口、经鼻、经肠途径。

（3）对于出血性肿瘤均应行外科治疗，但是手术探查和肠段切除对于控制不明原因的下消化道显性出血或者出血需大量输血仍然有必要。术前积极进行出血部位定位可避免盲目外科切除所致的高致残率和再出血率。肠段切除后再次出血多表明病变位于黏膜，如血管发育不良的多中心病灶特性。

2. 术中内镜检查的适应证

（1）病因不明的急性消化道大出血。

（2）应激性溃疡出血，因各种原因术前不适于内镜检查者。

（3）反复消化道出血，各种检查未能明确诊断者。

（4）需确定病变切除范围者。在操作过程中应注意与内科医师密切配合，选择插入内镜的造口位置时应尽可能靠近可疑病变部位；插入内镜后，造口荷包缝合一定要扎紧，以防漏气；注气量要适当，不宜过多，以免影响手术探查，应结合运用透光照射、肠段夹闭等试验寻找出血病灶，加强内镜的消毒和切口的保护，避免术后感染。

（二）介入放射学治疗

多配合选择性血管造影时进行。加压素动脉内滴注选择性血管造影显示造影剂外溢时，即在该处经动脉导管滴入加压素，首次剂量为0 ~ 2U/min，在灌注20分钟后复查血管造影，以明确出血是否停止。如出血已停止，继续用前述剂量维持12 ~ 24小时，然后逐渐减量直至停用，届时在导管内滴注右旋糖酐或复方氯化钠溶液以资观察确无再出血现象即可拔除血管造影导管。如出血不止，增加加压素剂量至0 ~ 4U/min，仍无效者应放弃加压素治疗，一般统计其有效率可达53% ~ 91%。与出血的血管口径大小有一定的关系，加压素直接作用于血管壁的平滑肌，特别是末梢小动脉，故对口径较大的血管出血效果较差。加压素治疗有一些不良反应，如用药后心动过缓、诱发心律失常等，近也有报道并发乙状结肠梗死，或因加压素返流入主动脉而引起一侧下肢严重缺血的情况，加压素的浓度不宜太高。加压素治疗有一些不良反应，如用药后心动过缓、诱发心律失常等，近也有报道并发乙状结肠梗死或因加压素返流入主动脉而引起一侧下肢严重缺血的情况，加压素的浓度不宜太高。动脉栓塞疗法可采用各种不同的短暂或永久性的栓塞材料，如对于溃疡、糜烂、憩室或外伤性撕裂等可采用短暂性的栓塞剂止血，经一定时间后一时性栓塞的血管再通，以减少对栓塞部位不必要的损害，而对动静脉畸形、血管瘤、毛细血管瘤或静脉曲张等可采用永久性栓塞剂。短暂性栓塞剂有自体凝血块和明胶海绵，前者在数小时至1天被溶解吸收，后者可维持7 ~ 21天。永久性栓塞剂有PVA粒子和金属线圈，PVA粒子直径大于420μm者用于肠道出血未见肠缺血坏死发生，但直径小于250μm的PVA粒子用于栓塞则有相当的危险性。至于多聚物、硅胶及无水酒精可阻塞末梢血管而引起肠管缺血坏死，一般不用于肠道出血病例。虽然栓塞治疗仍有发生梗死的可能，但不少作者认为这一治疗可帮助不能耐受手术的患者度过危险期，待病况好转后再进行择期手术，动脉栓塞的使用仍应谨慎。

（三）肠镜下治疗

肠镜下止血治疗方法较多，目前较常用的内镜下止血方法有内镜下肾上腺素生理盐水注射、电凝止血、氩气刀、内镜下套扎术、硬化剂注射、金属夹治疗等，选用哪种方法取决于出血病因及医疗条件内镜技术的掌握。

（四）止血剂的使用

可静脉注射维生素K_1、对羟基节胺等，也可经静脉滴注加压素，剂量同动脉滴注。

第六章

消化系统肿瘤的内科治疗

第一节　食管癌

食管癌（esophageal carcinoma）指来源于食管上皮（包括黏膜下腺体上皮）的恶性肿瘤。临床上以进行性吞咽困难为其最典型的症状，手术切除仍是主要治疗方法，预后取决于诊断治疗时的分期。

一、概述

全世界每年约 40 万人死于食管癌，几乎所有国家及民族均有发病，我国是食管癌发病大国，占半数以上。食管癌的流行病学有以下几个特点：①地域性分布：不同的地区发病率差别巨大，我国北部是食管癌的高发地区，河南省发病率达 130/10 万；②男性多于女性：低发区平均为 2 ∶ 1，高发区约为 1.5 ∶ 1；③年龄因素：食管癌的发病率随年龄增加而增加，35 岁以前极少患食管癌，50 岁后发病可占全部患者的 80% 以上；④种族差别：我国以新疆哈萨克族发病率最高，苗族最低。

食管癌的具体病因目前仍不清楚，但流行病学的研究表明，食管癌有高发区提示这些地区具有其发生的高危因素，如存在强致癌物、促癌物、缺乏一些食管癌的保护因素及该区域居民的遗传易感性等。关于吸烟与饮酒、亚硝胺类化合物、营养与微量元素、真菌感染、环境污染、遗传易感性等与其他肿瘤具有相似之处。

在食管癌的众多病因中，食管上皮的慢性物理损伤应引起重视。过烫、干硬、粗糙食物及进餐速度过快等是食管癌发病的重要危险因素之一。实验表明，70℃以上的烫食严重影响食管黏膜上皮细胞的增殖周期，并为细胞在有害代谢产物作用下产生癌变创造有利条件。

二、病理

与其他肿瘤类似，食管癌的发生也常经历一个长期演变过程，是一个漫长的过程，但在吞咽梗阻等临床症状出现后，病情发展即明显加快。研究发现从重度不典型增生发展到原位癌，可能需要 5 年甚至更长的时间，而从原位癌进展到出现明显临床症状，X 线发现明显的食管黏膜中断、充盈缺损、管腔狭窄及溃疡等进展期癌，还需要 3 ~ 5 年的时间，而由进展期食管癌到最终死亡的自然病程一般不超过 1 年。因此认识食管癌的发展规律，及早发现治疗食管癌是提高生存率的关键。尽管癌前病变可以长期稳定不变，但仍应引起病理学家和临床医师的高度重视。

（一）食管癌的癌前病变

1. Barrett 食管及其不典型增生　正常食管下段鳞状上皮（粉红色）与胃黏膜柱状上皮（橘红色）交

界形成齿状线。食管下端的鳞状上皮在长期反流性损伤及修复过程中逐渐化生为柱状上皮，称为 Barrett 食管。此时。齿状线形态变化，橘红色柱状上皮化生常向食管侧舌样或岛样伸展，也可在食管下段见孤立的橘红色柱状上皮化生岛。Barrett 食管被公认为是食管腺癌的癌前病变，其患癌的危险性为正常人的 40 ~ 120 倍。在西方国家，近 30 年来食管腺癌的发病率迅速上升，目前已超过鳞癌，其演进过程可概括为：长期胃食管反流一反流性食管炎→ Barrett 食管→不典型增生→原位癌→进展期腺癌。

2. 食管鳞状上皮异型增生　对早期食管癌的研究发现，食管中存在着单纯增生→不典型增生→癌多点病变，且各点独立，呈现一连续病变过程，原位癌处于不典型增生的包围中。食管癌的周围组织也常见不同程度的不典型增生的鳞状上皮。

（二）食管癌的大体病理

1. 早期食管癌　早期食管癌指原位癌（肿瘤局限于基底膜内）和无淋巴结转移的早期浸润癌（肿瘤局限于黏膜或黏膜下层），形态上大体分为四型：

（1）隐伏型：此为食管癌的最早期，食管黏膜仅有轻度充血或黏膜粗糙，内镜下不易辨认，需要特殊染色或内镜窄带光成像才能发现。

（2）糜烂型：黏膜可见浅的糜烂，形状大小不一，边界分界清楚，状如地图。原位癌与早期浸润癌约各占一半。

（3）斑块型：表面黏膜稍隆起，高低不平，病变范围大小不一，大约原位癌占 1/3，早期浸润癌占 2/3。

（4）乳头型：肿瘤呈乳头样向腔内突出，癌细胞分化较好，绝大多数是早期浸润癌，是早期癌最晚的类型。

2. 中晚期食管癌的大体病理

（1）肿块型：此型肿瘤最常见，约占 70%，肿瘤呈结节状或菜花状突出管腔，使管腔有不同程度的狭窄。

（2）溃疡型：约占 20%，病变呈大小、形状不一的溃疡，边缘不光滑，呈堤坎状隆起，溃疡底部凹凸不平，常有坏死组织覆盖。

（3）缩窄型：约占 10%，病变食管形成环状狭窄，表面粗糙不平，可有糜烂及结节，触之易出血，严重狭窄可致内镜无法通过。

（三）食管癌的组织病理

食管癌是来源于食管上皮包括黏膜下腺体上皮的恶性肿瘤，主要有以下四种组织学类型：

1. 鳞状细胞癌　简称鳞癌，为来自食管鳞状上皮的实体肿瘤，在我国是最常见的组织类型，占 90% ~ 95%。镜检：分化好或较好，鳞癌镜下常见癌细胞呈不同程度的角化现象，形成癌株，也可见细胞间桥。

2. 腺癌　在我国，食管原发腺癌仅占 7%，但在西方国家，腺癌与鳞癌的发病率相当。食管腺癌多来源于 Barrett 食管的柱状上皮，故食管腺癌大多数（约 80%）位于食管下段。

3. 腺鳞癌　指腺癌与鳞癌两种成分共存于一个瘤体内，但其中任意一成分必须占瘤体的 20% 以上。否则只占瘤体成分 >80% 的细胞类型而不能称为腺鳞癌。因鳞状细胞更易化生，腺鳞癌的生物学行为近似于腺癌。

4. 神经内分泌癌　较罕见，分为小细胞癌与非小细胞癌。小细胞癌称为燕麦细胞癌，起源于神经内分泌细胞，可能来自鳞状上皮基底部的嗜银细胞。在结构和特征上与肺的小细胞癌相似，食管是除肺以外发生小细胞癌的最常见器官。

（四）食管癌的扩散

食管癌常见的转移方式包括直接浸润、淋巴和血行转移。

1. 直接浸润　癌肿随病期进展可逐渐侵犯黏膜下、食管肌层及外膜，穿透食管壁后可累及邻近的器官和组织，还可沿食管长轴及周径蔓延。颈段食管癌可累及喉、气管等。胸段食管癌可累及气管、支气管、肺门、胸主动脉、奇静脉、胸导管、下肺静脉、心包、左心房、膈肌等。腹段食管癌可累及贲门、胃、肝脏、胰腺等。

2. 淋巴转移　淋巴转移是食管癌的主要转移方式，手术标本约40%可查到淋巴结转移。主要是沿食管纵轴向上或向下进行，上段者多向上，下段者多向下。向上转移可达纵隔和颈部，向下可至腹部。

3. 血行转移　肿瘤经血行转移较淋巴转移的发生率低，但如果出现，提示为晚期食管癌征象，可转移至肺、胸膜、肝、脑、骨、肾和肾上腺等。

三、临床表现

患者症状的严重程度并不完全反映食管癌的病期，比如缩窄型食管癌很早就可出现吞咽困难症状，而溃疡型食管癌、腔内型食管癌可以在很晚才出现吞咽困难。

（一）早期症状

多数早期食管癌患者可无明显症状，常见的症状有：①进食时，尤其是大口进食或进干硬食物时，出现轻微的哽噎感；②胸骨后不适感，闷胀、疼痛或烧灼感；③吞咽异物感，进食时感觉到食管有异物存留，或进食食物挂在食管上不能咽下；④胸骨后疼痛，吞咽时胸骨后食管内刺痛或隐痛感。上述症状常常间歇出现，持续数年，但总体是缓慢、进行性加重。

（二）进展期症状

1. 进行性吞咽困难　这是进展期食管癌最常见、最典型的临床表现，绝大多数（大于90%）的进展期食管癌患者出现此症状。特点为，短时间（数月）内，患者呈现持续性、进行性加重的吞咽困难，即先咽下干硬食物困难，继之为半流质，最后连进食流质食物也困难，并伴有进食呕吐。值得注意的是，患者的吞咽困难可因肿瘤坏死脱落而一时缓解，也可因食物阻塞食管腔而突然加重到滴水不入。

2. 吞咽疼痛　患者在吞咽困难的同时，可发生咽部、胸骨后、剑突下或上腹部的烧灼痛、刺痛或钝痛等，其发生原因可能与肿瘤和炎症刺激引起食管肌肉的痉挛、食物潴留食管诱发的食管肌肉强力收缩试图将食物推送下行，或食物的物理因素（温度、pH、渗透压、硬度）刺激肿瘤溃疡面或肿瘤邻近食管黏膜的炎症面有关，因此患者服用解痉药、黏膜保护剂，改变饮食习惯等可能缓解。

3. 食物反流　可在吞咽困难早期出现，但最多发生于吞咽困难明显时，原因为食管癌病变引起病理性唾液和食管黏液分泌增多，受食管梗阻所限而滞留于食管内并刺激食管发生逆蠕动而吐出。呕吐成分以黏液和泡沫为主，呈蛋清样，有时混入血迹或食物残渣，偶尔有脱落坏死的肿瘤组织。呕吐量可达每日数百毫升甚至数千毫升，如果在呕吐时发生误吸，可致呛咳和吸入性肺炎。

4. 胸背疼痛　表现为胸骨后、背部持续性隐痛、钝痛、烧灼痛或沉重不适感，尤以溃疡性或髓质型伴有表面溃疡患者多见，为肿瘤溃疡面受刺激或肿瘤生长累及食管及周围感觉神经所致，如出现剧烈疼痛，或伴有呕血、发热者，多为肿瘤侵犯椎体或行将穿孔破溃的表现。

5. 消瘦或体重下降　也是食管癌的一个常见表现，食管癌患者的体重减轻较其他癌症患者更严重，因为食管癌直接影响患者进食，由营养下降及肿瘤消耗双重原因所致。

6. 其他症状　由于肿瘤坏死及表面溃疡破坏血管，可发生呕血；肿瘤明显外侵，压迫喉返神经引起声音嘶哑；肿瘤明显增大压迫纵隔器官，尤其是气管，可引起通气功能障碍，患者出现呼吸困难，如发生肿瘤溃烂穿通气管、支气管，可发生进食饮水呛咳。长期摄食不足导致明显慢性脱水、营养不良、消瘦及恶病质，伴有肝转移出现黄疸、腹腔积液等。

四、诊断与鉴别诊断

（一）食管癌的诊断

40岁以上、来自食管癌高发区的患者因吞咽困难就诊时，应首先考虑食管癌的可能性，注意了解吞咽困难的进展情况、体重变化、有无声音嘶哑、呛咳、呕血或黑便，体格检查应注意触诊锁骨上淋巴结。

1. 内镜检查　只要患者没有内镜检查的禁忌，应首选内镜检查，尽早获得病理学依据。内镜是直视食管癌大体病理的最好方法，通过内镜可取组织活检，从而明确组织病理诊断，明显优于食管吞钡造影、CT等影像学检查。

2. 食管吞钡造影　当患者不适宜行内镜检查时，可选用此方法。中晚期食管癌典型的X线表现为管腔狭窄、充盈缺损、龛影，病变段食管僵硬，蠕动中断，近端食管扩张（图6–1）。

3. 胸部CT检查　食管癌的CT表现为食管腔内软组织肿块，管壁增厚，管腔呈不规则或偏心性狭窄，并可显示纵隔淋巴结肿大以及有无肺部转移。通过注射造影剂的增强CT扫描，有助于判断食管癌对邻近脏器的侵犯情况，了解肿瘤分期，判断肿块能否切除，对合理制订食管癌的治疗方案有一定帮助。

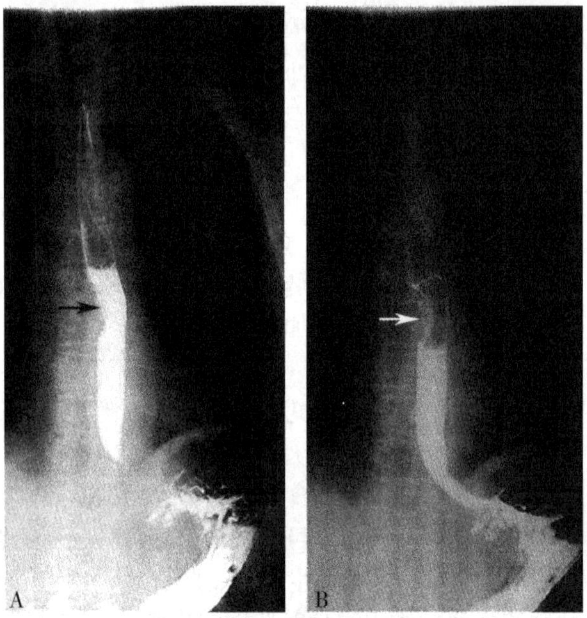

图6–1　食管吞钡造影显示食管癌

（二）食管癌的鉴别诊断

1. 早期食管癌的鉴别诊断

（1）慢性咽炎：慢性咽炎为咽部黏膜、黏膜下组织的慢性炎症及淋巴滤泡增生，表现为咽部干燥、异物感、灼痛感等，常伴有咽喉部黏稠分泌物，急性发作时甚至可因咽部组织水肿引起吞咽困难，甚至呼吸困难。一般慢性咽炎症状病程时间长、不会随吞咽动作加重。咽喉镜检查可见咽部黏膜充血、肿胀及淋巴滤泡增生等。但有时仍需行内镜及黏膜染色活检以除外早期食管癌变。

（2）反流性食管炎。

（3）食管静脉曲张。

（4）癔症球：多见于青年女性，时有咽部球样异物感，无吞咽梗阻，症状受心理状态影响较大，内镜检查无器质性食管病变证据。

2. 中晚期食管癌的鉴别诊断

（1）贲门失弛缓症：贲门失弛缓症是指由于食管下段肌层的神经节细胞变性、减少，妨碍了正常神经冲动的传递，而致食管下端贲门部不能松弛，且食管体部失去正常蠕动功能。贲门管的功能性狭窄常继发狭窄近端食管病理性扩张。本病多见于20～50岁的青壮年，主要症状为间歇性吞咽梗阻，呕吐食物无酸味，胸骨后饱胀不适，症状时轻时重，多数病程较长。发作常与精神紧张有关，过冷或过热的食物可使症状加重。诊断应先行内镜检查，可见食管扩张，贲门部闭合，但胃镜通过无阻力。然后再行食管吞钡造影，特征性表现为食管体部蠕动消失，食管下端及贲门部呈鸟嘴状（图6–2），边缘整齐，上段食管常明显扩张。

（2）食管良性肿瘤：较少见，平滑肌瘤是最常见的食管良性肿瘤。其临床表现主要取决于肿瘤的部位和大小，可有不同程度的吞吐困难、呕吐、消瘦、咳嗽和胸骨后压迫感。内镜可见突向食管腔内的肿瘤，表面覆盖正常食管黏膜，发现时多在2～8cm大小（图6–3A）。超声内镜显示肿瘤（图6–3B，白色箭头所示）起源于食管固有肌层。食管钡餐造影可见食管平滑肌瘤导致的钡剂充盈缺损（图6–3C，黑色箭头所示）。

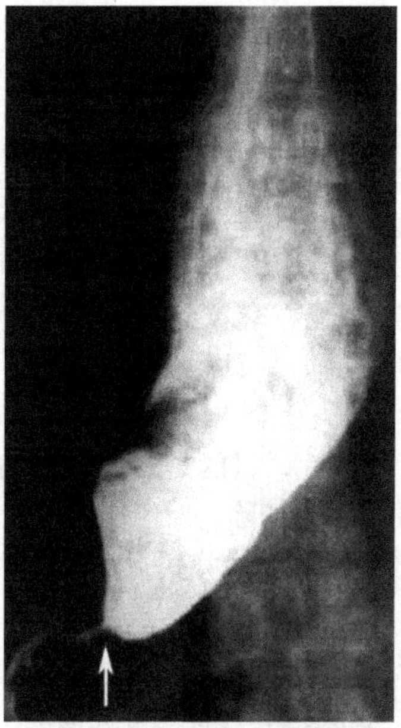

图 6-2　贲门失弛缓症

食管下端及贲门部呈鸟嘴状（箭头所示），边缘整齐，上段食管明显扩张

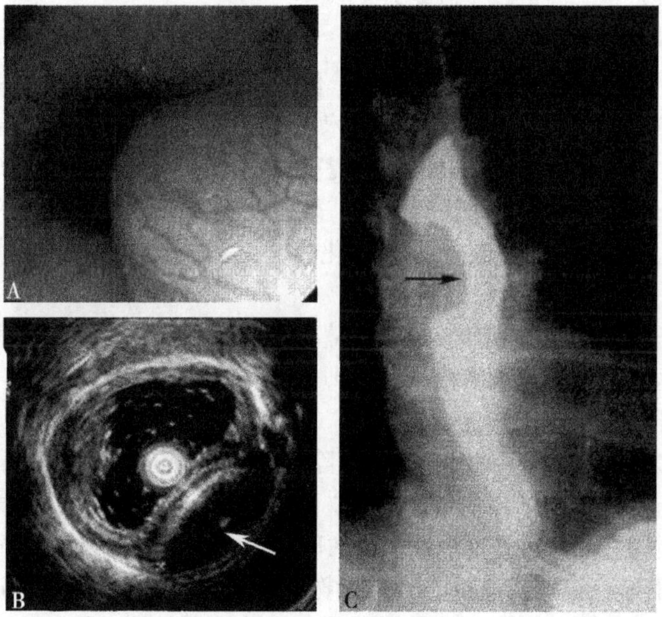

图 6-3　食管平滑肌瘤

（3）食管良性狭窄：一般有吞服强酸、强碱史，或有长期反酸、胃灼热史，吞咽困难病史长，进展缓慢。内镜见食管腔内可有慢性炎症、瘢痕等改变，应行黏膜活检以除外癌变。食管钡餐造影呈食管狭窄、黏膜皱襞消失，管壁僵硬、光滑，管腔狭窄与正常食管逐渐过渡。

（4）食管结核：比较少见，以食管周围淋巴结结核累及食管壁常见，患者可有进食哽噎及吞咽疼痛。患者发病年龄早于食管癌患者，钡餐造影呈食管腔狭窄、管壁僵硬、可有较大溃疡，但充盈缺损及黏膜破坏较轻。确诊需内镜取活检，抗酸染色明确诊断。

（5）食管外压性狭窄：某些疾病如肺癌纵隔、肺门淋巴结转移，纵隔肿瘤、纵隔淋巴结增生以及先天性血管畸形等，均可压迫食管造成管腔狭窄，严重者引起吞咽困难症状，可误诊为食管癌。通过 CT 检查及胃镜检查，可以发现病变在食管腔外，尤其是腔内超声胃镜检查，可见受累部食管管壁结构完整，可排除食管癌诊断。对于异常走行的异位迷走血管，增强CT检查可明确血管发出部位、走行情况及与食管的关系。

五、治疗

（一）手术治疗

对Tis或T_1 ~ $2N_0$期的食管癌，手术切除能达到根治效果，应属首选治疗方法。随着外科、麻醉技术的不断发展，高位食管癌和高龄有并存疾病的食管癌手术切除比例增加，手术范围扩大，近年手术切除率已达90%以上，并发症发生率下降，死亡率降至1% ~ 3%。不幸的是，大部分患者在诊断时已进入中晚期，即使提高手术切除率，远期效果仍不令人满意。

（二）放射治疗

1. 术前放疗　术前给予适当剂量的放疗，目的是要使瘤体缩小，外侵的瘤组织退变软化，与相邻器官的癌性粘连转变为纤维性粘连而便于手术切除。对于术前检查病变位置较高、瘤体较大、外侵较多、估计手术切除困难的患者均可行术前放疗。至于放疗剂量，目前认为以30 ~ 40Gy为好，手术时间一般以放疗后间隔2 ~ 3周为佳。

2. 术后放疗　对术中发现癌组织已侵及邻近器官而不能彻底切除或术中发现食管旁纵隔有淋巴结行清扫可能不彻底者应行术后放疗。一般认为术后放疗可提高局部控制率，但在改善远期生存率上无意义，术后放疗不宜作为根治性食管鳞癌的辅助治疗手段。

3. 单纯放疗　多用于颈段、胸上段食管癌，因手术难度大，手术并发症多，疗效常不满意，也可用于有手术禁忌证而病变不长，尚可耐受放疗者。

（三）化学治疗

1. 术前化疗　对于预防和治疗肿瘤全身转移，化疗是目前唯一确切有效的方法。近年来，化疗已逐步成为食管癌综合治疗的重要组成部分。食管癌术前化疗的目的，首先是控制食管原发灶，使肿瘤体积缩小，临床分期降低，以利于手术切除；第二是提高对微小转移灶的控制，以减少术后复发和播散。

2. 术后化疗　术后辅助性化疗又称保驾化疗，是指食管癌经根治性切除术后，为了进一步消灭体内可能存在的微小转移灶而加用的化疗。目前认为化疗时机越早越好，一般要求在术后2周内进行，最迟不超过4周。

放疗、手术、化疗三者联用，是目前治疗食管癌的流行趋势。目的是更彻底地治疗食管癌，以求得更好的局部控制率、无病生存期和远期生存率。

（四）食管癌的微创治疗

1. 内镜下黏膜切除术及剥离术　内镜下黏膜切除术（endoscopic mucosal resection，EMR）及内镜下黏膜剥离术（endoscopic submucosal dissection，ESD）适合于0 ~ Ⅰ A级黏膜内病灶的治疗，其T分期在术前依靠超声内镜明确肿瘤侵犯深度，术后病检再次确定其肿瘤分期，若发现癌症病变超过黏膜肌层时，应追加手术治疗。基于正确肿瘤分期基础上的这种微创治疗，其5年生存率可达91.5%，与外科手术治疗肿瘤的效果相同。由于微创治疗保留了食管的结构，因此，从保护食管功能、减少术后并发症等方面优于传统外科手术。

2. 内镜局部注射化疗药物　是一种微创的姑息治疗，内镜下对肿瘤注射化疗药物可提高肿瘤局部药物浓度，药物可以通过淋巴引流到相应淋巴结起治疗作用，全身不良反应小。这种治疗方式常与放疗联合应用，具有放射增效作用。

3. 食管支架置入　当患者失去手术机会，吞咽梗阻严重时，可通过内镜在狭窄的食管部位置入记忆合金支架（图6–4），术后即可解除吞咽困难症状，改善生活质量，这种微创的症状姑息治疗对癌细胞没有杀伤作用，因此必须配合放疗及化疗。近年应用于临床的^{125}I–离子支架，由于在支架表面覆有一层^{125}I，起到局部放疗作用，具有缓解吞咽梗阻和抑制肿瘤细胞的双重作用。

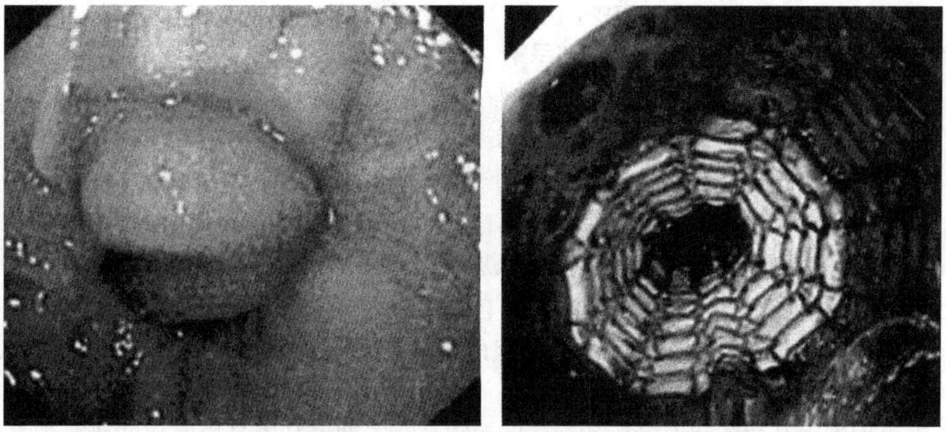

图6-4 食管癌支架置入术前（左）后（右）

4. 光动力学疗法 是利用光敏剂对肿瘤组织特殊的亲和力，经激光或普通光源照射肿瘤组织后产生生物化学反应，即光敏效应，杀灭肿瘤细胞。食管癌的光动力治疗对晚期患者也只有姑息性疗效。

第二节 胃癌

胃癌（gastric cancer）系指源于胃黏膜上皮细胞的恶性肿瘤，主要是胃腺癌。占胃部恶性肿瘤的95%。

一、流行病学

2000年全世界有88万胃癌新发病例，67万人死亡。近年来我国的胃癌发病率平稳或下降，如上海市区胃癌发病率男性为62.0/10万，女性为23.9/10万；至2000年，男性为36.8/10万，女性为18.1/10万。但由于人口基数大，胃癌的发病人数仍为数不少。每年约有近20万新发胃癌，占全部恶性肿瘤发病的17.2%，仍居首位。多数国家胃癌病死率下降40%以上。我国除局部地区近年来有下降迹象外，就总体而言，尚无明显的下降趋势，胃癌的病死率仍约占全部肿瘤病死率的1/5。我国胃癌高发区比较集中在辽东半岛、华东沿海以及内陆地区宁夏、甘肃、山西和陕西。南方各省为低发区。

二、分子生物学

有关胃癌的分子生物学研究非常多，尤其集中在胃癌的发生、发展、浸润和转移以及多药耐药等问题中。

（一）癌基因的异常表达

癌基因并非肿瘤所特有的，这类基因广泛存在于生物界中，从酵母到人的细胞里都存在着原癌基因。在正常细胞中癌基因可以有低水平的表达，是细胞生长、分化和信息传递的正常基因。只有在其发生突变或异常表达时，才会导致肿瘤发生。10多年来的研究表明，胃癌的发生涉及到ras、c-myc、met、c-erb-2、Bcl-2、k-sam等多种癌基因，而且在不同阶段具有不同基因表达的改变，这些癌基因表达的改变影响着胃癌的生物学和临床特点。

（二）抑癌基因的失活

胃黏膜正常上皮转化成癌是一个多步骤的过程，涉及多种癌基因、抑癌基因、生长因子及其受体、细胞黏附分子及DNA修复基因等的异常和积累。而抑癌基因是与癌基因的作用完全相反的一组基因，由于抑癌基因的失活或缺失，正常细胞就向恶性方向发展。因此，可以说肿瘤的形成和发展总是伴随着癌基因的激活和抑癌基因的失活这两种相关但又截然不同的变化。所以对于抑癌基因的研究，对于探索肿瘤的发病机制，寻找预防肿瘤和治疗肿瘤的新措施都具有重要的意义。胃癌是人类常见的肿瘤之一，研究抑癌基因与胃癌的关系已逐渐引起人们的广泛关注。现已发现与胃癌的发生发展有一定关系的抑癌基因有 P53、APC、MCC、DCC、$P21^{WAF1}$、$P16^{INK4A}$ 和 $P15^{INK4B}$ 等。

（三）胃癌相关基因表达的表观遗传修饰异常

表观遗传改变是指在细胞分裂过程中进行、非基因序列改变所致基因表达水平的变化，如 DNA 甲基化、组蛋白修饰以及染色质重建等，在基因表达调控中起重要作用。DNA 甲基化是研究最多最深入的一种表观遗传机制，不仅在胚胎发育和细胞分化过程中起关键作用，而且在癌变过程中扮演重要角色。DNA 甲基化通常发生在胞嘧啶和鸟嘌呤 CpG 二核苷酸的胞嘧啶残基上，多种基因的启动子区和第一外显子富含 CpG，而 CpG 相对集中的区域称为 CpG 岛，生理情况下，CpG 岛多为非甲基化。DNA 甲基化参与细胞基因表达的调控，并与 DNA 构象的稳定、基因突变或缺失有关。基因组整体低甲基化以及特定区域（如启动子区）过甲基化，都将破坏基因组的正常甲基化模式，从而影响基因正常表达，最终导致癌变发生。

虽然有关癌基因低甲基化的研究开始较早，但近年来有关抑癌基因高甲基化的研究却发展更为迅速。而随着在不同肿瘤中发现更多的沉默基因，已认识到许多基因启动子区的 CpG 岛存在甲基化，且只有一部分是抑癌基因。较为极端的例子就是一个胃癌细胞系拥有 421 个沉默基因，其中大多数不是抑癌基因。

1. 癌基因的低甲基化　DNA 甲基化是维持细胞遗传稳定性的重要因素之一，某些癌基因的甲基化水平降低或模式改变与癌基因的激活及细胞恶变有关。近年来关于癌基因低甲基化的研究相对较少。c－myc 是一个多功能的癌基因，有转录因子活性，可启动细胞增殖、抑制细胞分化、调节细胞周期并参与细胞凋亡的调控。我们就胃癌组织中 c－myc 癌基因的甲基化状态进行了分析，结果表明 c– myc 启动子区低甲基化导致该基因过度表达，从而参与胃癌的发生。

2. 抑癌基因的高甲基化　研究表明，CpG 岛甲基化致抑癌基因失活是细胞恶性转化的重要步骤。其机制可能为：①直接干扰特异转录因子和各种启动子识别位点的结合；②甲基化的 DNA 结合转录抑制因子引起基因沉默；③通过影响核小体的位置或与其染色体蛋白质相互作用而改变染色体的结构，介导转录抑制。已经证明胃癌发生和发展中，以下抑癌基因的失活与其启动子区的高甲基化有关：P16 基因、APC 基因、RUNX3 基因、E-cad-herin 基因、hMLH1 基因［导致微卫星不稳定（MSI）］。另外，CpG 岛甲基化表型（CpG island methylator phenotype，CIMP）可能是胃癌发展的早期分子事件之一。

（四）细胞凋亡和胃癌

近年来，随着对胃肠上皮细胞凋亡的深入研究，人们发现细胞凋亡是胃肠道上皮细胞丢失的主要途径。胃肠道上皮细胞凋亡异常，便会导致胃肠疾病的发生。在正常状态下，胃黏膜上皮细胞增殖缓慢，凋亡也缓慢，两者保持着动态平衡。胃黏膜上皮细胞的增殖与凋亡之间的动态平衡，维持着胃黏膜的正常生理功能，两者之间的平衡失调在胃癌的发生中起着重要的作用。因此，在研究胃癌的发生与发展时，应综合考虑细胞凋亡与增殖这一并存的矛盾。

三、病因与发病机制

胃癌的病因和发病机制远远未明了，但肯定与多种因素相关。

（一）环境因素

不同种族和民族的胃癌发生率病死率明显不同。在夏威夷，来自日本等胃癌高发区的第一代移民与其本土居民相近，但第二代即有明显下降，第三代甚至与当地居民相差无几，说明胃癌的发病与环境因素密切相关，且其中重要的是饮食因素。

1. 亚硝胺致病说　胃癌的发病学说中最经典和最传统的是亚硝胺致病说。研究证实，胃液中亚硝胺前提物质亚硝酸盐的含量与胃癌的患病率明显相关。流调亦提示饮用水中该物质含量高的地区，胃癌发生率显著高于其他地区。天然存在的亚硝基化合物量甚微，腌制的鱼、肉和蔬菜含有大量硝酸盐和亚硝酸盐。但是，在食品加工过程中往往产生的亚硝基化合物，并非人类暴露于亚硝基化合物的主要来源。人类可以在胃内合成内源性亚硝基化合物。当慢性萎缩性胃炎出现胃酸分泌过低时，胃内细菌繁殖，后者加速硝酸盐还原为亚硝酸盐并催化亚硝化反应，生成较多的亚硝基化合物。

2. 多环芳烃化合物　熏鱼、熏肉等食物中含有较严重的包括 3、4– 苯并芘在内的多环芳烃化合物的污染。过去冰岛居民和我国福建沿海一带有食用熏鱼等习惯，其胃癌发病率较高。

3. 其他饮食相关因素　胃癌与高盐饮食、吸烟、低蛋白饮食和较少进食新鲜蔬菜、水果有关。一些抗氧化维生素和叶酸及茶多酚等摄入较少也与胃癌的发生有一定关系。

（二）感染因素

1. 幽门螺杆菌（Hp）感染　Hp 感染与胃癌发生相关，已经被 WHO 列为Ⅰ类致癌物。然而，Hp 致癌的机制较复杂，主要是该菌在慢性非萎缩性胃炎向萎缩性胃炎伴肠上皮化生的起始阶段，使胃壁细胞泌酸减少，利于胃内细菌繁殖和亚硝基化合物形成。另外，Hp 可释放细胞毒素和各种炎症因子和氧自由基及 NO 等，使 DNA 损伤和基因突变。当然，也有学者认为 Hp 可引起胃黏膜上皮细胞凋亡与增殖失衡。$cagA^+$ 菌属感染可能与胃癌的关系更密切。

2. EB 病毒感染　部分胃癌患者的癌细胞中 EB 病毒感染或在癌旁组织中检出 EB 病毒基因组。

（三）遗传因素

胃癌的发生有一定的家族聚集性。胃癌患者一级亲属中胃癌发生率比者高于对照 2.9 倍，尤其是女性亲属竟高达 4 倍，弥漫型胃癌具有更明显的家族聚集性，相对危险度为 7.0，而肠型仅为 1.4。

关于血型与胃癌发生率关系，有研究称 A 型血胃癌危险度高于其他血型 20% ~ 30%。

尽管如此，迄今为止尚未发现遗传与胃癌有关的分子学依据。况且，遗传因素与共同生活环境因素相互交错，难以将上述结果完全归咎于遗传因素。

肠型胃癌多伴萎缩性胃炎和肠上皮化生，发病与环境及饮食等因素关系密切。而弥漫型胃癌发病年龄较轻，女性较多见，癌旁黏膜一般没有萎缩性胃炎和肠上皮化生，或程度很轻，术后预后比肠型差。与环境及饮食因素关系不明显，遗传因素可能起主要作用。

（四）胃癌前变化

即指某些具有恶变倾向的病变，又分为临床概念癌前期状态（precancerous conditions，又称癌前疾病）和病理学概念癌前病变（precancerous lesions）。

1. 胃癌前疾病

（1）慢性萎缩性胃炎（chronic atrophic gastritis，CAG）：正如在慢性胃炎中谈到的那样，该病是最重要的胃癌前疾病。肠型胃癌的发病与 CAG 进而发展为伴有肠化和异型增生直至胃癌直接相关。Correa 教授在 1988 年总结了胃癌流行病学研究的结果，提出了胃癌发病和预防模式并在 1992 年对这一模式加以完善。

胃黏膜的慢性炎症和固有腺体的萎缩。由于壁细胞萎缩而导致泌酸量减少，患者常有胃酸低下或缺乏，使胃内硝酸盐还原酶阳性菌的检出率较正常人高 2 倍，促进了胃内亚硝胺类化合物的合成。此外，此类患者的胃排空时间延长，增加了胃黏膜与致癌物质的接触时间。值得注意的是，弥漫型胃癌的发病过程就可能不同于此肠型。从生物学角度上看，这一病变过程也绝非单一方向的循序渐进过程，这取决于致病与拮抗因素的组合以及宿主的易感性。病变可停留在一个阶段甚至逆转，即使出现 DYS 也可在 5 ~ 10 年内不进展到癌。从上看出，一些胃慢性疾患，如 CAG，IM 和 DYS 与胃癌有发病学的联系。

（2）胃溃疡：迄今多数学者认为胃溃疡有一定的癌变可能性。有趣的是，动物实验和临床随访提示溃疡恶变危险性不在于胃溃疡本身而在于溃疡周围的慢性萎缩性胃炎，肠上皮化生和异型增生。文献报道胃溃疡癌变率在 0.4% ~ 3.2%，一般不超过 3.0%。

（3）胃息肉：由病理组织学，胃息肉分为增生性息肉和腺瘤性息肉两类。前者发生在胃黏膜慢性炎症基础上，约占胃良性息肉的 80%，癌变率低，约 1%。部分增生性息肉逐渐长大，可发生局部异型增生（腺瘤性变）而恶变。后者是真性肿瘤，占 10% ~ 25%。根据病理形态，可分为腺瘤性（癌变率约 10%）、绒毛状（乳头状）腺瘤性（癌变率可高达 50% ~ 70%）和混合型腺瘤性。结合息肉的病理学及形态学表现，一般认为直径 >2cm、多发性、广基者癌变率高。

（4）残胃：残胃癌是指因良性疾患切除后，于残胃上发生的癌。一般认为残胃癌应是前次良性病变切除术后 5 年以上（有的指 10 年以上）在残胃所发生的原发性癌肿，但也有人将胃恶性肿瘤术后 20 年以上再发生的癌列为残胃癌。残胃癌变的机制尚未完全阐明，目前认为主要与十二指肠液反流、胃内细菌过度生长及 N- 亚硝基化合物作用有关。残胃癌的发病率一般为 0.3% ～ 10%。

（5）巨大胃黏膜肥厚症（Menetrier 病）：是一种罕见病，病理学表现为胃表面和小凹的黏液细胞弥漫增生，以至胃小凹明显伸长和纡曲，使胃黏膜皱襞粗大而隆起呈脑回状。病变主要见于胃体部，也可累及胃窦。临床特征是低胃酸和低蛋白血症。本病癌变率为 10% ～ 13%。

（6）疣状胃炎（verrucous gastritis，VG）：与胃癌的发生有一定关系。

2. 胃癌前病变　主要系指异型增生（dysplasia），其也称不典型增生（atypical hyperplasia）或上皮内瘤变（intraepithelial neoplasia），后者是 WHO 国际癌症研究协会推荐使用的术语。病理表现为胃固有腺或化生的肠上皮在不断衰亡和增殖过程中所出现的不正常分化和增殖。根据胃腺上皮细胞的异型程度和累及范围，可分为轻度和重度。

肠上皮化生（简称肠化生）是指胃固有黏膜上皮包括幽门、胃底和贲门腺出现类似小肠黏膜上皮的现象。肠化生有相对不成熟性，具有向胃黏膜和肠黏膜双向分化的特点。

四、病理组织学

（一）发生部位

胃窦癌发生率较高，其次为贲门癌。近几年贲门癌发生率有增长趋势。

（二）大体形态

1. 早期胃癌　病变仅限于黏膜和黏膜下层者为早期胃癌，其中黏膜层者为黏膜内癌，包括未突破固有膜的原位癌。包括隆起型（息肉型，Ⅰ型）、表浅型（胃炎型，Ⅱ型）和凹陷型（溃疡型，Ⅲ型），其中Ⅱ型又分为Ⅱ a（隆起表浅型）、Ⅱ b（平坦表浅型）及Ⅱ c（凹陷表浅型）三亚型。另外，经常存在上述各型的不同组合。

2. 进展期胃癌　胃癌突破黏膜下层累及肌层者即为进展期胃癌，也称为中晚期胃癌。按照 Borrmann 分类，其可分为以下 4 个类型。

Ⅰ型（息肉样型或蕈伞型）：少见。向胃腔内生长形如菜花样隆起，中央可有糜烂与溃疡，呈息肉状，基底较宽，境界较清楚。

Ⅱ型（溃疡型）：较多见，肿瘤有较大溃疡形成，边缘隆起明显而清楚，向周围浸润不明显。

Ⅲ型（溃疡浸润型）：最多见。中心有较大溃疡，其边缘隆起，部分被浸润破坏，境界不清，癌组织在黏膜下的浸润范围超过肉眼所见的肿瘤边界，较早侵及浆膜或淋巴结转移。

Ⅳ型（弥漫浸润型）：约占 10%。弥漫性浸润生长，边界模糊。因夹杂纤维组织增生，致胃壁增厚而僵硬，又称“皮革胃”。

另外，同时并存 2 种或以上类型者为混合型。

（三）组织病理学

1. 组织学分类　而其中 WHO 分类方法为我国采用。

（1）腺癌：包括乳头状腺癌、管状腺癌（由分化程度分为高分化和中分化两亚类）、低分化腺癌（基本无腺管结构，胞质内含有黏液）。

（2）黏液腺癌：瘤组织含大量细胞外黏液，癌细胞“漂浮”在黏液中。

（3）印戒细胞癌：即黏液癌。

（4）特殊类型癌：包括腺鳞癌、鳞癌和类癌等。

2. Lauren 分型　根据组织结构、生物学行为及流行病等特征，胃癌可大致分为肠型及弥漫型。

肠型胃癌一般具有明显的腺管结构，类似于肠癌结构。产生的黏液与类似于肠型黏液。弥漫型胃癌的癌细胞分化较差，弥漫性生长，缺乏细胞连接，多数低分化腺癌及印戒细胞癌属于此。其实，还有 10% ～ 20% 胃癌兼有肠型和弥漫型的特征，难以归入其中的任何一型。

（四）扩散与转移

1. 直接浸润蔓延　胃窦癌主要是通过浆膜下浸润的癌细胞越过幽门环或黏膜下的癌细胞通过淋巴管蔓延侵及十二指肠。贲门癌等近端癌则可直接扩展侵犯食管下端。胃癌也可直接蔓延至网膜、横结肠及肝和胰腺等。

2. 淋巴结转移　70% 左右的胃癌转移（尤其是弥漫型胃癌更多）由淋巴结途径进行。癌细胞经过胃黏膜和黏膜下淋巴丛，转移至胃周淋巴结、主动脉旁淋巴结及腹腔动脉旁淋巴结。癌细胞也通过胸导管转移至左锁骨上淋巴结。当然，也有所谓“跳跃式”转移。

3. 血行转移　最容易受累的是肝和肺，另外是胰腺和骨骼及脑等。

（五）临床病理分期

胃癌分期的演变。

UICC 对胃癌 TNM 分期进行了第五次修改，具体标准如下：

原发肿瘤 T（肿瘤浸润深度）：

T_{is}：限于黏膜层而未累及黏膜固有层

T_1：浸润至黏膜或黏膜下层

T_2：浸润至肌层或浆膜下

T_3：穿透浆膜层，但未累及邻近器官

T_4：侵及邻近组织、器官

淋巴结累及情况 N：

N_0：切除标本中全部淋巴结（须≥ 15 个）经病理证实无转移

N_1：区域淋巴结转移达 1 ～ 6 个

N_2：区域淋巴结转移达 7 ～ 15 个

N_3：区域淋巴结转移≥ 16 个

M：远处转移状况

M_0：无远处转移

M_1：有远处转移，包括胰腺后、肠系膜或腹主动脉旁淋巴结转移

根据上述的定义，各期的划分如图（图 6-5）。

		M_0				M_1
		N_0	N_1	N_2	N_3	
M_0	T_1	Ⅰa	Ⅰb	Ⅱ	Ⅳ	Ⅳ
	T_2	Ⅰb	Ⅱ	Ⅲa	Ⅳ	Ⅳ
	T_3	Ⅱ	Ⅲa	Ⅲb	Ⅳ	Ⅳ
	T_4	Ⅲa	Ⅳ	Ⅳ	Ⅳ	Ⅳ
M_1		Ⅳ	Ⅳ	Ⅳ	Ⅳ	Ⅳ

图 6-5　TMN 分期

五、临床表现

（一）症状

胃癌的早期多无症状或无特异性症状。甚至发展至一定时期，则出现的症状亦无特征性，包括上腹不适、嗳气、吞酸等。

进展期胃癌可出现如下症状。

1. 上腹疼痛　最常见，但因无特异性也常常被忽视。疼痛性质可有隐痛、钝痛。多与饮食关系不定，有的可有类似消化性溃疡症状，应用抗酸或抑酸治疗有效。当肿瘤发生转移时（尤其是侵及胰腺时），则有后背等放射痛无关。肿瘤穿孔时，则可出现剧烈腹痛等急腹症症状。应当注意，老年人感觉迟钝，不一定出现腹痛而往往以腹胀为主。

2. 食欲缺乏、消瘦及乏力　尽管是非特异症状，但出现率较高且呈进行性加重趋势。可伴有发热、贫血和水肿等全身症状。晚期可出现恶病质。

3. 恶心与呕吐　在较早期即可出现，以餐后饱胀及恶心为主。中晚期则可因肿瘤致梗阻或胃功能紊乱所致。对于贲门癌，则可较早进食时梗阻感乃至进展成吞咽困难和食物反流，或者有反复打嗝和呃逆。胃远端癌引起的幽门梗阻时可致呕吐腐败臭气味的隔夜宿食。

4. 出血和黑便　早癌者约 20% 有出血或黑粪等上消化道出血征象，中晚期者则比例更高。可仅仅是大便隐血阳性，也可有较大量呕血及黑粪。老年患者有时甚至出现无明显其他症状的黑粪。

5. 肿瘤转移致症状　包括腹腔积液、肝大、黄疸及其他脏器转移的相应症状。临床上有时遇到首发症状为转移灶的症状，如卵巢肿块、脐部肿块等。

（二）体征

早期胃癌常无明显体征，中晚期者可出现上腹深压痛，或伴轻度肌抵抗感。上腹部肿块约出现在 1/3 进展期胃癌患者，多质地较硬和不规则及压痛。另外，可出现一些肿瘤转移后体征，如肝大、黄疸、腹腔积液、左锁骨上等处淋巴结肿大。其他当有胃癌伴癌综合征时，可有血栓性静脉炎和皮肌炎及黑棘皮病等相应体征。

（三）并发症

胃癌的主要并发症包括出血、穿孔、梗阻、胃肠癌瘘管和周围脓肿及粘连。

（四）伴癌综合征

某些胃癌可分泌激素和具有一定生理功能的物质，而引起一系列临床表现，此机伴癌综合征。表现为皮肤改变、神经综合征和血栓—栓塞、类白血病表现、类癌综合征。

六、辅助检查

（一）内镜检查

内镜结合病理是最重要的辅助检查。

1. 早期胃癌　癌组织浸润深度限于黏膜层或黏膜下层，且无论淋巴结转移与否，也不论癌灶表面积大小。对于癌灶面积为 5.1 ~ 10mm 者为小胃癌（small gastric carcinoma，SGC），而 <5mm 者为微小胃癌（micro gastric carcinoma，MGC）。原位癌系指癌灶仅限于腺管内，未突破腺管基底膜者。如内镜活检证实为胃癌无误，但手术切除病理连续切片未发现癌者称为“一点癌”。

Ⅰ型即隆起型（protruded type）表现为局部黏膜隆起呈息肉状，可有蒂或广基，表面粗糙或伴糜烂。

Ⅱ型即表浅型（superficial type）界限不明，可略隆起或略凹陷，表面粗糙。可分为 3 亚型。Ⅱ a 型（浅表隆起型），表面不规则，凹凸不平，伴有出血、糜烂、附有白苔、色泽红或苍白。易与某些局灶性异型增生混淆。Ⅱ b 型（浅表平坦型），病灶既无隆起亦无凹陷，仅见黏膜色泽不一或欠光泽，粗糙不平，境界不明。有时与局灶性萎缩或溃疡瘢痕鉴别困难。Ⅱ c 型（浅表凹陷型），最常见。黏膜凹陷糜烂，底部细小颗粒，附白苔或发红，可有岛状黏膜残存，边缘不规则。

Ⅲ型即凹陷型（excavated type），病灶明显凹陷或有溃疡，底部可见坏死组织之白苔或污秽苔，间或伴有细小颗粒或小结节，有岛状黏膜残存，易出血。

混合型即以上两种形态共存一个癌灶中者。

2. 进展期胃癌　癌组织已侵入胃壁肌层、浆膜层或浆膜外，不论癌灶大小或有无转移均称为进展期胃癌。内镜下分型多沿用 Borrmann 分类方法。

隆起为主病变较大，不规则可呈菜花或菊花状，表面可有溃疡和出血。凹陷主的病变则以肿块中间溃疡为突出表现，基地粗糙和渗出与坏死。边缘可呈结节样不规则。

（二）病理组织学检查

活组织检查对于胃癌尤其是早期胃癌的诊断至关重要，其确诊率高达 90% ~ 95%。注意取材部位是凹陷病变边缘的内侧四周以及凹陷的基底，隆起病变应在顶部与基底部取材。

（三）影像学检查

1. X 线检查

（1）早期胃癌：气钡双重对比造影可发现小充盈缺损，提示隆起型早期胃癌可能，其特点是表面不规整、基底部宽。而对于浅表型者，可发现颗粒状增生或部分见小片钡剂积聚胃壁可较僵硬。凹陷型者可见浅龛影，底部毛糙不平。

（2）进行期胃癌：

1）Borrmann Ⅰ型：充盈缺损为主，薄层对比法可观察隆起灶基底部的形态和估计隆起的高度方面有较大的作用。

2）Borrmann Ⅱ型：当癌肿较小时，癌性溃疡与环堤都相对较为规则。随着癌肿的生长，环堤增宽，溃疡加深，环堤的内缘呈结节状，龛影的形态变得不规则，形成了所谓的“指压迹”和“裂隙征”。溃疡底多呈不规则的结节状，凹凸不平。环堤的外缘多清晰锐利，与周围胃壁分界清楚。

3）Borrmann Ⅲ型：本型充盈像为主要表现。胃腔狭窄、胃角变形、边缘异常和小弯缩短。胃窦部者显示胃窦僵硬、胃腔狭窄；位于胃体小弯者则表现为大弯侧的切迹、B字形胃或砂钟胃等；位于贲门部的癌，除贲门狭窄变形外，还可表现为胃底穹隆部的缩窄。当癌肿累及胃角部时，可出现胃角的轻度变形、胃角开大甚或胃角消失，常伴有胃壁边缘的不光滑或充盈缺损。小弯与大弯胃壁边缘的异常，可由癌肿直接侵袭或间接牵拉所致，主要表现为胃壁的僵直、边缘不光滑以及充盈缺损。

4）Borrmann Ⅳ型：胃腔狭窄、胃壁僵硬可呈直线状、阶梯状或不规则状、蠕动消失、黏膜异常。

2. CT诊断

（1）胃癌的基本征象：主要表现为胃壁增厚（可为局限性或弥漫性）、腔内肿块［可为孤立隆起、溃疡（胃癌形成腔内溃疡）、环堤（外缘可锐利或不清楚）］和胃腔狭窄。

（2）胃癌的转移征象：观察胃癌腹腔或肺部转移是CT的主要作用之一，可分析淋巴结大小、形态，也可研究浆膜及邻近器官受侵情况。

3. 磁共振成像检查　部分作用类似CT。

4. 实验室检查　常规检查可表现为缺铁性贫血和粪便隐血阳性甚至伴肝转移时可出现肝功能异常。一些肿瘤标志物包括CEA、CA19-9、CA72-4、CA125、CA50、AFP、组织多肽抗原（tissue polypeptide antigen，TPA）及涎酸化Tn抗原（sialyl Tnantigen，STn）等检查可能对于病情进展、复发监测和预后评估有一定帮助，但它们的灵敏度和特异性均有待于提高。

七、诊断

主要是如何早期诊断。

（一）普查与高危人群的筛查

日本自1968年起在胃癌高发地区开展气钡双重造影和胃镜检查筛查胃癌，能检出早期胃癌病例，对早期胃癌行手术或内镜黏膜切除术（endoscopic mucosal resection，EMR），是早期胃癌的首选治疗方法。尤其是EMR术后患者恢复迅速。在日本，早期胃癌占胃癌的40% ~ 50%，大大改观了胃癌患者的预后。但日本的普查经验很难在其他国家推广。我国曾有在胃癌高发地区应用吞服隐血珠做隐血试验的方法，阳性者进一步以胃镜筛查胃癌。此外，亦有应用问卷计分进行胃癌筛查，计分高者做胃镜检查。上述方法均可检出早期胃癌患者。近来还有取胃液做荧光光谱分析以鉴别良恶性病变。

目前对早期胃癌的诊断仍依靠内镜和组织病理学检查。要提高早期胃癌的诊断率，还需对癌前状态，如胃腺瘤、胃溃疡、残胃、萎缩性胃炎和肠化生等进行定期随访和胃镜检查。对中、重度异型增生病变者，更应密切观察，以免遗漏胃癌的诊断。对有胃癌家族史者，亦应警惕胃癌的发病。现已证实有胃癌家族史和幽门螺杆菌阳性者，如伴有白细胞介素-1（IL-1）基因变异和低胃酸分泌，则为胃癌易感者，应定期做检查和随访。

（二）特殊内镜检查在早期胃癌诊断中的应用

近年来，内镜技术进展较快，弥补了传统内镜检查的一些不足，提高了早期胃癌的检出率。除放大内镜外，还有色素内镜、荧光光谱成像内镜和超声内镜等。

1. 放大内镜（magnifying endoscopy）　放大内镜能使消化道黏膜图像放大80倍以上，主要用于观察黏膜腺管开口或小凹和绒毛的改变；与组织学对比，胃黏膜粗糙、不规整见于隆起型早期胃癌，凹陷型早期胃癌的小凹更细，黏膜微细结构破坏或消失，可出现异常毛细血管。与常规内镜检查相比，放大内镜对小胃癌的诊断率明显为高，敏感性和特异性分别为96.0%和95.5%。

2. 色素内镜（chromoscopy） 20世纪80年代以来，色素内镜用以诊断浅表型或胃炎样早期胃癌（Ⅱb型）颇有成效，而常规内镜检查对此常难以确诊。应用0.1%靛胭脂喷洒于疑似病变处，可清晰显示黏膜是否不规整，83%的胃炎样Ⅱb型早期胃癌可赖以做出诊断。

3. 荧光光谱成像内镜（fluorescence endoscopy） 近年来，蓝光诱发荧光内镜在胃肠道早期恶性肿瘤和癌前病变的诊断中取得了较高的诊断率。蓝光、紫光或紫外光照射胃肠道黏膜，能激发组织产生较激发光波长更长的荧光，即自体荧光。正常组织的荧光波长与癌肿的荧光波长有所不同，在内镜图像中以假彩色显示自体荧光，可鉴别正常组织、癌肿或异型增生（如红色或暗红色提示癌肿，蓝色提示良性病灶）。荧光光谱成像内镜对早期胃癌的诊断具有重要价值。

4. 超声内镜（endoscopic ultrasonography，EUS） 超声内镜可分辨胃壁的5层结构及其与肿瘤的关系，从客观图像上判断胃癌的浸润深度，发现胃周淋巴结肿大和周围重要脏器受侵情况。超声内镜能清晰显示各层胃壁，有利于早期胃癌的诊断。

此外，还有其他特殊内镜检查有助于胃癌的诊断，如共聚焦内镜（confocal endoscopy），反射与散射分光内镜（reflectance and light - scattering spectroscopy）、三维分光镜（trimodal spectroscopy）、红外分光镜（infrared spectrometry）和窄带内镜（narrow band imaging，NBI）等，现仍处于临床应用的初步阶段或实验研究阶段。鉴于其有一定的技术要求和费用较昂贵，恐难以很快地在我国临床普及应用。

（三）组织病理学

一些被日本病理学家认为是癌症的黏膜内新生物，在西方国家却被诊断为异型增生。在欧美国家，部分异型增生甚至分化良好的腺瘤被归类为炎症和再生变化。而实际上随访研究证实，75%的重度异型增生可在8个月内演变为癌症。东西方国家对胃黏膜病变病理学分级标准的差异，部分决定了其对早期胃癌的判断和诊断，同时影响早期治疗。正确地使用Vienna胃肠道上皮性肿瘤分类标准，将有助于减少东西方国家对异型增生和早期胃癌定义的差异。

（四）分子生物学研究

胃癌发生早期的某些分子学事件具有重要意义，如一些生长因子及其受体相关的癌基因的活化或突变（c-myc、c-met、K-sam和cox-2过表达），抑癌基因的失活（如P53突变，P16INK4A、DAP激酶、THBS1、hMIH1和Runx3以及VHL启动子区的高甲基化）、端粒酶的活化和微卫星不稳定等，但多数均缺乏器官特异性。来自日本的报道认为血清可溶性IL-2R水平升高提示早期胃癌患者有淋巴结转移的可能。新近cDNA和组织芯片的结合，分别针对肠型和弥漫型胃癌揭示了部分新的分子生物学标志物，但未能分析早期胃癌或癌前病变的相应变化。寻找到血清胃癌生物标志物将有助于早期胃癌的诊断，这是今后肿瘤学家肩负的科研重任。

八、鉴别诊断

不同分型的胃癌分别须与胃溃疡、胃息肉、胃的其他恶性肿瘤（淋巴瘤等）、良性肿瘤甚至炎症伴糜烂等相鉴别。这些主要靠胃镜和病理组织学。对于胃癌晚期出现其他脏器转移者，则要与该器官其他疾病鉴别。当出现腹腔积液时，则要与常见的肝硬化腹腔积液等鉴别。

内镜下发现广基息肉 <0.5cm、亚蒂息肉 <1.0cm 和有蒂息肉 <2cm 者良性情况多见。注意，某些良性溃疡在强力PPI治疗后可能有愈合情况，故一定要反复多次在溃疡边缘或基底部活检较为妥当。

九、治疗

（一）外科治疗

外科手术是治疗胃癌的主要手段。根据肿瘤是否转移、患者自身体质情况决定手术方式。但无论是根治术还是姑息手术，总的手术原则是尽量切除肿瘤组织和解除肿瘤造成的梗阻症状等。

（二）非手术治疗

1. 化学疗法 包括外科手术前的新辅助化疗以缩小原发灶增加根治切除的可能性；术后辅助化疗用于清除隐匿性转移灶以防止复发；对于肿瘤已经播散不能手术者，则由此控制症状延长生存期。另外，腹腔内化疗（IP）效果不能确定，而腹腔内温热灌注化疗（IHCP）对病期较晚已切除的胃癌，可能有提高疗效作用。

有效的化疗药物包括丝裂霉素（MMC）、氟尿嘧啶（FU）、多柔比星（ADM）、表柔比星（Epi-ADM）、顺铂（CDDP）依托泊苷（VP-16）等为主。近几年，紫杉醇类、草酸铂、羟喜树碱及口服 FU 衍生物替加氟（FT207）、优氟啶（UFD）和去氧氟尿苷（氟铁龙，5’-DFUR）的问世为化疗药行列增加了新的生力军。另外，亚叶酸钙（calcium folinate，CF）又称甲酰四氢叶酸钙（leucovorin calcium，LV）是叶酸在体内的活化形式，为四氢叶酸的甲酰衍生物。具有对抗叶酸拮抗药（如甲氨蝶呤、乙胺嘧啶和甲氧苄氨嘧啶等药）毒性的作用，并可增加 FU 疗效。常常与 FU 配伍应用。

各种常用的胃癌化疗方案很多，两药以上联合的有效率可高于 30%，而三联方案甚至高达 40%。常用的化疗方案包括以下几种。

（1）LV/UFT 方案：UFT360mg/（m^2·d），分 3 次口服；LV 25mg/（m^2·d），分 3 次与 UFT 同服。服 21d，休 7d，为 1 个疗程。新一代 TS-1 单药优于 UFT，尚未进入国内 UFTM。

（2）LV/FP 方案：LV 20mg/m^2IV.d1 ～ 5；5-FU 1 000mg/m^2CI.V，12h，d1 ～ 5；CDDP 20mg/m^2I.V.d1 ～ 5。

（3）FAM 方 案：FU 600mg/m2I.V.d1.8，29，36；ADM 30mg/m^2 I.V.d1，29；MMC 10mg/m^2I.V.d1。6 周 1 个疗程，重复使用。

（4）EAP 方案：VP ～ 16 120mg/m^2 I.V. d4 ～ 6；ADM 20mg/m^2 I.V. d1，7；CDDP 40mg/m^2I.V.d2，8。每 4 周重复，3 周期为 1 个疗程。

（5）ELF 方案：LV 200mg/m^2I.V.10min， d1 ～ 3；FU 500mg/m^2 I.V. 10min. d1 ～ 3；VP – 16 120mg/m^2I.V.50min，d 1 ～ 3。4 周 1 次。

多数化疗药物有各种不良反应，包括消化道反应、心血管和造血系统及肝肾功能影响、脱发和皮肤反应等。应采取相应的及时检测。另外，除全身用药外，通过血管介入给药可能有更佳疗效和更小的不良反应。

2. 内镜下治疗 胃镜下手术切除早期癌，包括胃黏膜切除术、黏膜下剥离术、激光治疗、光动力治疗、微波治疗、局部注药治疗。

（1）黏膜切除术（EMR）：不超过 2cm 的黏膜内癌可用 EMR 治疗。但在临床实践中胃癌内镜下黏膜切除术存在诸如术前如何区别黏膜内或黏膜下癌、原发病灶切除不完全、淋巴结内残余病灶以及尚缺乏长期随访资料。

（2）黏膜下剥离术（ESD）：是在 EMR 基础上发展而来的新技术，完全切除的标本应每个切片边缘均未见癌细胞；任何一个切片之长度应大于相邻切片中癌肿的长度；癌灶边缘距切除标本断端的水平方向距离：在高分化管状腺癌应 >1.4mm，中分化管状腺癌则应 >2.0mm。

（3）Nd：YAG 激光：主要适应证为早期癌直径小于 2cm，局限于黏膜层的边缘清晰之隆起型；另外，局部进展期胃癌及胃 – 食管连接部癌发生梗阻者，可以此缓解梗阻狭窄等，改善症状。

（4）光动力治疗：最普遍使用的光敏剂是 HpD（血卟啉衍生物），早期癌是最佳治疗对象，治疗局部进展期胃癌只要光可以照到的范围内均有治疗作用。

（5）微波凝固治疗：早期可达到根治效果，晚期为姑息治疗。本法操作简便，发生并发症少，较为安全。

3. 放射治疗 总之效果欠佳。未分化癌、低分化癌、管状腺癌、乳头状腺癌均对放疗有一定的敏感性；如癌灶小而浅在，无溃疡者可能效果最好。

4. 生物治疗 通过生物制剂的直接作用或调节机体的免疫系统。包括免疫刺激药的应用、肿瘤疫苗、过继性免疫治疗、细胞因子治疗和以抗体为基础的靶向治疗及其基因治疗等。有一定前景，但目前尚缺乏循证医学的依据。

5. 其他治疗　胃癌的治疗还包括中医中药治疗、营养支持治疗和对证处理等。

十、并发症的诊断、治疗和预防

主要是出血、梗阻及转移。依靠病史、体检和大便隐血试验和腹部平片等影像检查可诊断。出血治疗包括内镜下止血、应用补液止血和支持治疗。当系器质性梗阻，必要时可考虑姑息手术治疗。

十一、预后

未经治疗的进展期胃癌，自出现症状后的平均生存期约 1 年，90% 的患者在 1 年内死亡。国内胃癌根治术后的 5 年生存率一般在 20% ~ 30%。而早期胃癌中黏膜内癌的 5 年生存率为 96.4%，10 年生存率 94.2%，黏膜下癌的 5 年生存率 93.9%，10 年生存率 87.8%。早期胃癌的平均 5 年生存率为 95.2%，10 年生存率为 90.9%。

影响胃癌预后的因素中，60 岁以上的胃癌患者预后也较好，青年患者则因未分化癌多而预后也较差。多因素分析证明，肿瘤的浸润深度（RR ：4.76）对胃癌的预后影响最大，其次为淋巴结转移（RR ：4.39），后依次为远处转移（RR ：2.33）、淋巴清除（RR ：2.06）、年龄（RR ：1.94）及癌的组织类型（RR ：1.55）与肿瘤的大小（RR ：1.40）。

第七章

肿瘤的放射治疗

第一节 放射治疗的基础

一、一般临床知识

如前所述，放射肿瘤科是一个临床学科，放射肿瘤医师是一位临床医师，他直接接受患者，进行诊断及治疗，因此必须具有一般的临床知识及经验，并能处理放射治疗前、中、后的临床问题。

二、肿瘤学知识

放射治疗主要用于治疗恶性肿瘤，所以必须具有一般的肿瘤学知识，如肿瘤流行病学、病因、发病机制以及肿瘤分子生物学等，特别是应熟悉临床肿瘤学，要了解不同肿瘤的生物学行为、转归，每一个肿瘤的分期以及不同期别的治疗，放射治疗在各种肿瘤不同期别治疗中的作用等。

三、临床放射物理学知识

放射治疗是用射线治疗肿瘤，因此必须具有射线的物理知识，如熟悉各种设备的性能、各种射线的特点及其应用、剂量及临床剂量学，了解剂量计算等，这是每天都要用的，对放射肿瘤医师来讲是十分重要的。

四、肿瘤放射生物学知识

肿瘤放射生物学的最基本目的是解释照射以后所产生的现象并建议改善现在治疗的战略，也就是从三个方面为放射治疗提供了发展，即提供概念，治疗战略以及研究方案（protocol）。概念：首先是放射治疗基本知识，照射后正常组织及肿瘤效应的过程及机制，它将有助于我们了解照射后发生的现象，如有关乏氧，再氧合，肿瘤细胞再增殖以及DNA损伤后的修复。治疗战略：协助我们研究放射治疗的新方法，如乏氧细胞增敏剂，高LET放射治疗，加速分割及超分割放射治疗。研究方案：可为临床放射治疗研究方案提供意见，如为不同的分次治疗及剂量率提供转换因子，在治疗过程中何时应用增敏剂，将来进一步建议个体化治疗方案。综上所述放射肿瘤医师必须具备肿瘤放射生物知识，吴桓兴教授曾生动的形容说，肿瘤放射生物就是肿瘤放射治疗的药理学。

五、放射治疗过程

放射肿瘤医师、放射物理师、放射技师等，在放射治疗过程中各有不同的任务，如表7-1所述。

表 7-1　放射治疗过程

临床检查及诊断 （明确诊断，判定肿瘤范围，做出临床分期，了解病理特征）	放射肿瘤医师
确定治疗目的 根治、姑息、综合治疗（与手术综合，术前，术中或术后放射治疗，与化疗综合） 或单一放射治疗	放射肿瘤医师
确定放射源 （体外照射——常规照射、三维适形照射、调强放射治疗等，近距离照射）	放射肿瘤医师
制作患者固定装置与身体轮廓	模拟机技师
模拟机下摄片或 CT 模拟	模拟机技师
确定靶区体积 确定肿瘤体积及剂量 确定危险器官及剂量	放射肿瘤医师
制定治疗计划 设计照射野并计算选择最佳方案	放射物理师
制作铅挡块	模室技师
确定治疗计划	放射肿瘤医师 放射物理师
验证治疗计划	放射肿瘤医师 模拟机技师
签字	放射肿瘤医师 放射物理师
第一次治疗摆位	放射肿瘤医师 放射物理师 放射治疗技师
摄验证片	放射治疗技师 放射肿瘤医师
每周摄验证片	放射治疗技师 放射肿瘤医师
每周核对治疗单	放射肿瘤医师 放射物理师
每周检查患者（必要时更改治疗计划）	放射肿瘤医师
治疗结束时进行总结	放射肿瘤医师
随诊	放射肿瘤医师

六、放射治疗前的准备工作

1. 患者及患者亲友的思想准备　包括病情、治疗方案、预后、治疗中及治疗后可能发生的反应及晚期反应等，并取得同意，签订知情同意书。

2. 医疗上的准备　如纠正贫血、脱水、控制感染等；头颈部照射时保持口腔清洁、洁牙，拔除照射野内残牙等。

第二节　放射治疗的生物学

一、放射敏感性与放射治愈性

早在 1906 年，Bergonie 及 Tribondeau 基于他们的照射大鼠睾丸实验，提出了关于放射敏感性的定律。“放射对有较大繁殖能力，较长期分裂，形态及功能尚未固定的细胞更有效”。从中可以看出放射可以破坏肿瘤细胞而很小损伤正常组织，但是这一定律后来的实践证实并不完善。肿瘤的放射敏感性取决于它们的组织来源、分化程度、肿瘤的大体类型以及患者的一般状况如是否贫血，肿瘤有无感染，等等。

放射治疗是一种局部及区域治疗的手段，放射治愈是指治愈了原发及区域内转移的肿瘤，因此可能与患者的最终结果不一致。

放射敏感性是指放射效应，按放射治疗肿瘤的效应把不同肿瘤分成放射敏感，中等敏感及放射抗拒的肿瘤。放射敏感的肿瘤常常是分化程度差，恶性程度高的肿瘤，它们易转移，放射治疗局部疗效虽好，但由于远地转移而患者最终未能治愈。但是，目前有了较强的全身治疗，其生存率较高，如小细胞肺癌，淋巴瘤等。放射抗拒的肿瘤经过放射治疗难以治愈。中等敏感的肿瘤由于它有一定敏感性且远处转移相对少，放射治疗疗效好，如子宫颈癌、头颈部鳞状上皮细胞癌等。

放射敏感性的四个主要因素是：肿瘤细胞的固有敏感性，是否乏氧细胞，乏氧克隆细胞所占的比例以及肿瘤放射损伤的修复等。

二、肿瘤控制概率

已公认，放射治疗剂量高其肿瘤局部控制率高，所以从很早的文献就开始报道剂量效应的资料。1934 年 Miescher 发表了放射治疗皮肤癌的剂量效应资料，10 年以后，Strandqvist 发表了著名的放射治疗皮肤癌的剂量效应曲线，以后又出现了 NSD TDF 等公式。Fletcher 指出只有在一些均一的肿瘤放射治疗时，才能应用这些公式说明剂量与肿瘤控制概率的关系。肿瘤控制概率（tumor control probability，TCP）诸如肿瘤的敏感性，肿瘤的大小等的很多因素，如亚临床病灶 45 ~ 50Gy 则可能控制 >90%，显微镜下残存的癌需要较高的剂量如 60 ~ 65Gy，临床检查出的肿瘤则需更大的剂量，如 T_1 期的肿瘤需 60Gy，T_4 期则需 75 ~ 80Gy 甚至更高（上述剂量是指常规照射方案，即每日一次 2Gy，每周照射 5d）。

三、正常组织并发症概率

工作中，我们不仅考虑 TCP，而更主要的是考虑正常组织并发症概率（normal tissue complication probablity，NTCP）。控制肿瘤的同时不能给患者造成不可接受的放射损伤。放射诱发的正常组织改变取决于放射治疗的总剂量，单次剂量以及照射体积。放射治疗的早期反应与晚期反应常常是不平行的，因此结果不一。例如，照射膀胱 50Gy ~ 60Gy，会产生非常痛苦的急性膀胱炎（反应），但消退后无明显后遗症。低剂量照射全肾不会产生明显的早期反应，但肾实质可产生进行性萎缩，导致肾功能丧失，脊髓也是这样。这些晚期反应是不可逆的，有时是致命的，因此我们更应重视放射的晚期损伤，这也就二次线性方程式取代 NSD，TDF 的重要原因。

晚期正常组织损伤可以将不同的器官按其次级功能单位（functional Subunits，FSUs）的排列方式来划分。次级功能单位可分为串形排列，平行排列还是两者均有。串形排列的器官如脊髓，肠道，当其中一部分受损时，可能导致整个器官功能丧失。平行排列的器官如肺，肝等等，当其中一部分受损时，不会导致整个器官功能丧失。

需要指出的是，照射肿瘤的剂量是取决于正常组织的耐受量及肿瘤控制剂量的平衡而主要考虑正常组织耐受剂量。NTCP 影响因素很多，故仅能参考。

Andews 根据 Shukovsky 放射治疗舌腭沟癌的材料发表的图（图 7-1）可以清楚地看出肿瘤控制率与正常组织损伤概率的关系，最佳剂量的范围是很小的。

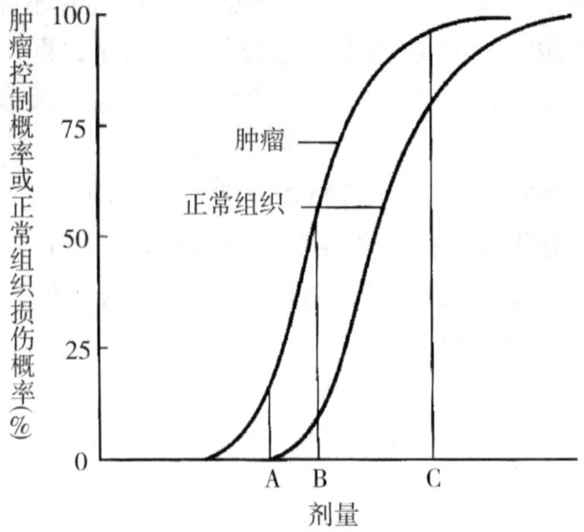

图 7-1　肿瘤控制概率及正常组织损伤概率的关系

四、正常组织的耐受剂量

见表 7–2。

表 7–2　正常组织的耐受剂量

单位：cGy

器官	损伤	(1% ~ 5%) (TD5/5)*	(25% ~ 30%) (TD50/5)*	照射面积或长度
皮肤	溃疡，严重纤维化	5 500	7 000	100cm²
口腔黏膜	溃疡，黏膜发炎	6 000	7 500	50cm²
食管	食管炎，溃疡，狭窄	6 000	7 500	75cm²
胃	溃疡，穿孔，出血	4 500	5 500	100cm²
小肠	溃疡，穿孔，出血	5 000	6 500	100cm²
结肠	溃疡，狭窄	4 500	6 500	100cm²
直肠	溃疡，狭窄	6 000	8 000	100cm²
涎腺	口腔干燥	5 000	7 000	50cm²
肝脏	急性，慢性肝炎	2 500	4 000	全肝
		1 500	2 000	全肝条状照射
	肝功能衰竭、腹腔积液	3 500	4 500	全肝
肾脏	急、慢性肾炎	2 000	2 500	全肾
		1 500	2 000	全肾条状照射
膀胱	挛缩	6 000	8 000	整个膀胱
输尿管	狭窄	7 500	10 000	5 ~ 10cm
睾丸	永久不育	100	400	整个睾丸 (5cGy/d，散射)
卵巢	永久不育	200 ~ 300	625 ~ 1 200	整个卵巢
子宫	坏死，穿孔	> 10 000	> 20 000	整个子宫
阴道	溃疡，瘘管	9 000	> 10 000	全部
乳腺　儿童	不发育	1 000	1 500	全乳
成人	萎缩，坏死	> 5 000	> 10 000	全乳
肺	急、慢性肺炎	3 000	3 500	100cm²
		1 500	2 500	全肺
毛细血管	扩张，硬化	5 000 ~ 6 000	7 000 ~ 10 000	
心脏	心包炎，全心炎	4 500	5 500	60%

续表

器官	损伤	（1% ~ 5%） （TD5/5）*	（25% ~ 30%） （TD50/5）*	照射面积或长度
骨及软骨　儿童	生长受阻，侏儒	1 000	3 000	整块骨或 10cm^2
成人	坏死，骨折，硬化	6 000	10 000	整块骨或 10cm^2
脑	梗死，坏死	6 000	7 000	全脑
	梗死，坏死	7 000	8 000	15%
脊髓	梗死，坏死	4 500	5 500	10cm
眼	全眼炎，出血	5 500	10 000	全眼
视网膜				全眼
角膜	角膜炎	5 000	＞ 6 000	整个角膜
晶体	白内障	500	1 200	整个或部分晶体
耳（中耳）	严重中耳炎	6 000	7 000	整个中耳
前庭	梅尼埃综合征	6 000	7 000	整个前庭
甲状腺	功能低下	4 500	15 000	整个甲状腺
肾上腺	功能低下	＞ 6 000		整个肾上腺
垂体	功能低下	4 500	20 000 ~ 30 000	整个垂体
肌肉　儿童	萎缩	2 000 ~ 3 000	4 000 ~ 5 000	整块肌肉
成人	纤维化	6 000	8 000	整块肌肉
脊髓	再生不良	200	450	全身脊髓
		3 000	4 000	局部脊髓
淋巴结及淋巴管	萎缩，硬化	5 000	＞ 7 000	整个淋巴结
胎儿	死亡	200	400	整个胎儿
外周神经	神经炎	6 000	10 000	10cm^2
大动脉	硬化	＞ 8 000	＞ 10 000	10cm^2
大静脉	硬化	＞ 8 000	＞ 10 000	10cm^2

注：TD5/5 为最小耐受剂量，指在标准治疗条件下，治疗后 5 年内小于或等于 5% 的病例发生严重并发症的剂量；TD50/5 为最大耐受剂量，指在标准治疗条件下，治疗后 5 年，50% 的病例发生严重并发症的剂量。此处标准治疗条件是指超高压治疗（1 ~ 6MeV），1 000cGy/ 周，每天一次，治疗 5 次，休息 2d。整个治疗根据总剂量在 2 ~ 8 周内完成。

五、时间 – 剂量

在 20 个世纪初就已知道，相同的剂量分次照射比一次照射的生物效应小，当时只是每天照射一次，还不了解疗程中分次的关系。Strandvist 1944 首次建立了总治疗时间与放射效应的数学模式，根据 1933—1937 年治疗的 97 例皮肤癌，15 例复发，14 例发生并发症。Cohen1949 年对其进行了仔细研究及修正。Ellis1969 根据 Cohen 的观察及 Fowler 的照射猪皮肤的实验提出了 NSD（nominal standard dose）公式。这个公式沿用了多年，其主要缺点是低估了正常组织的晚期并发症。二次线性方程式（LQ 模式），不但考虑了正常组织的晚反应，同时还适用于总等效剂量与分次剂量从每次 1Gy 到单次很大的剂量照射，被认为是近年来肿瘤放射生物学对治疗最大的贡献。值得提出的是，总剂量影响晚反应组织，而分次剂量影响早反应组织。

分割照射的基础是正常组织的修复，肿瘤细胞再氧合以及肿瘤细胞地再增殖。目前常用的分割方案有: 超分割, 加速超分割, 后程加速超分割等, 前者的目的是保护正常组织, 后两者是克服肿瘤细胞再增殖。

（一）疗程延长对疗效的影响

目前已证实延长放射治疗疗程将导致局部控制率下降，复发率升高。中国医学科学院肿瘤医院放射

治疗 $T_1N_0M_0$ 声门癌 223 例，对于疗程≤ 42d，43 ~ 49d 以及≥ 50d，局部分控制率分别为 94%，76.9% 以及 66.2%。放射治疗鼻咽癌疗程延长时复发率上升（表 7–3）。表 7–4 报告了头颈部癌放射治疗疗程延长对局部控制率的影响，非小细胞肺癌也获得同样的结论。

表 7–3　放射治疗鼻咽癌疗程延长与复发

疗程延长天数	复发例数 / 总例数	复发率（%）
0	9/45	20.0
1 ~ 4	38/124	30.7
5 ~ 10	20/44	45.5
> 10	14/17	82.3
共计	81/230	35.2

表 7–4　放射治疗头颈部癌疗程延长与局部控制

作者	肿瘤部位	例数	延长时间（天）
Taylor	喉	473	7
Amdur	头、颈	161	14
Maciejewski	喉	310	20
Wang CC	口咽	140	11
Overgard	喉	92	28
Bataini	扁桃体	466	10
Mandenhall	舌	31	10
Budihna	喉	52	21
Barton	喉	1 012	14
Parson	声门上	468	10
Hoekstra	头	203	14

（二）超分割放射治疗

总剂量与常规放射治疗相同，只是把每天照射一次改为两次，每次 1.1 ~ 1.2Gy，两次照射间隔 4 ~ 6h，其目的是保护正常组织。因此，大多数放射治疗医师用它来增加总的剂量而不增加正常组织并发症。例如，EORTC 22791 下咽癌研究，超分割放射治疗组：80.5Gy/70 次 /7 周（1.15Gy 每天两次）。常规放射治疗组：70Gy/35 次 /7 周。结果是超分割放射治疗组提高了局部控制率及生存率，而不增加并发症。RTOG 83 ~ 113 超分割放射治疗Ⅲ期非小细胞肺癌的研究，每天照射两次，每次 1.2Gy，两次照间隔 4h，848 例人组，分为 60Gy，64.8Gy，69.6Gy，74.4Gy 及 79.0Gy 共 5 组，其 2 年生存率分别为 18%，18%，29%，19% 及 22%，急性反应 64.8Gy 组以上各组都一样，晚期反应各组都一样说明超分割放射治疗保护了正常组织。

（三）加速超分割放射治疗

Saunder1997 报道了连续加速超分割放射治疗（continuous hyperfractionation accelerated radiation therapy，CHART）Ⅲ期非小细胞肺癌的结果，英国 13 个中心参加，随机分组研究，共 563 例人组。CHART 组，1.5Gy，每天照射 3 次，8am，2pm 及 6pm，总剂量 54Gy/36 次 /12d，其中大野照射 37.5Gy，小野照射 16.5Gy；常规放射治疗组每日照射 1 次，每次 2Gy，每周照射 5d，总剂量 60Gy/30 次 /6 周，其中大野照射 44Gy/22 次，小野照射 16Gy/8 次。2 年生存率 CHART 组为 29%，常规放射治疗组为 20%，P=0.004，其中鳞状上皮细胞癌 2 年生存率 CHART 组为 33%，常规放射治疗组为 19%，P<0.001。当然，CHART 组正常组织反应大，只能进流质饮食的急性放射性食管炎 CHART 组为 19%，常规放射治疗组为 3%。

（四）后程加速分割放射治疗

考虑照射后肿瘤细胞加速增殖，上海医科大学肿瘤医院施学辉报告后程加速超分割放射治疗食管癌的结果，85 例人组，随机分常规分割组及后程加速超分割组，常规分割组 42 例，1.8Gy/ 次 / 天，每周照射 5 次，总剂量为 68.4Gy/7.6 周；后程加速超分割组 42 例，常规分割 41.6Gy/4.6 周，然后每日照射 2 次，每次 1.5Gy，总剂量为 68.4Gy/6.4 周。1、3 及 5 年生存率常规分割组分别为 47.7%、19.0% 及 14.3%，后程加速超分割组分别为 72.1%、41.9% 及 32.6%。Fu1999 年报道晚期头颈部鳞癌各种分割照射随机分组研究结果，其中包括口腔、口咽、下咽及声门上癌共 1 073 例，915 例随访 2 年以上，分为标准分割组（SFX）2Gy/ 次 / 天，5d/ 周，总量 70Gy/35 次 /7 周，超分割组（HFX）1.2Gy/ 次，2 次 / 天，间隔 6h，5d/ 周，总量 81.6Gy/68 次 /7 周，加速超分割+分段组（AFX-S_1）2Gy/ 次 2 次 / 天，间隔 6h，5d/ 周，总量 67.2Gy/42 次 /6 周，在 38. 4Gy 时休息 2 周，加速超分割+小野加量组（AFX-C）标准分割照射 36Gy 后大野 1.8Gy/ 次 / 天，小野照射 5Gy/ 次 / 天，5d/ 周，2 次照射间隔 6h，结果见表 7-5，说明后程加速组疗效好，能耐受，晚期反应大但为短暂的。需要注意的是，每日照射超过一次，其间隔时间应不小于 6h。

表 7-5　头颈部鳞癌各种分割照随机分组研究结果

组别	例数	LRC（%）	Dss（%）	DFs（%）	Os（%）	3 级以上急性反应（%）	3 级以上晚反应（%）
SFX	231	45	55	31	45	36	26
HFX	229	53	61	37	54	55	28
AFX-S	228	47	56	33	46	52	27
AFX-C	227	54	61	39	51	59	37

（五）分段照射

RTOG 曾报道，在头颈、宫颈、肺及膀胱癌行分段治疗未获得好处。佛罗里达大学报道分段治疗头颈部、子宫颈及前列腺癌其肿瘤控制率及生有率均较低，我国过去曾用于治疗鼻咽癌，疗效不好，已不再使用。现仅用鼻咽癌分段与连续放射治疗的结果来说明（表 7-6 及表 7-7）。

表 7-6　鼻咽癌分段或连续放射治疗后的复发比较

组别	例数	复发部位			
		鼻咽或颅底		颈淋巴结	
		例数	%	例数	%
分段	56	18	32.1	11	19.6
连续	51	6	11.8	6	11.0
P		< 0.05		< 0.05	

表 7-7　鼻咽癌分段或连续放射治疗后的 5 年，10 年生存率及 5 年无癌生存率的比较

组别	例数	5 年生存率		10 年生存率		5 年无癌生存率	
		例数	%	例数	%	例数	5
分段	56	12	21.4	7	12.5	9	16.1
连续	51	21	41.2	15	29.4	20	39.2
P		< 0.05		< 0.05		< 0.05	

第三节　放射治疗原则与实施

一、根治性治疗

1. 根治性放疗　指应用放疗方法全部而永久地消失恶性肿瘤的原发和转移病灶。通过此法治疗，患者可望获得长期生存。

2. 根治性放射治疗的主要适应证　①病理类型属于放射敏感或中度敏感肿瘤；②临床Ⅰ、Ⅱ期及部分Ⅲ期；③患者全身状况较好，重要脏器无明显功能损害；④治疗后不会出现严重并发症或后遗症，患者自愿接受。

3. 根治放射治疗剂量　也就是达到肿瘤致死剂量。根据病理类型和周围正常组织的耐受尽有很大差异。如淋巴网状内皮系统肿瘤一般为（20 ~ 40）Gy/（2 ~ 4）周，鳞状细胞癌为（60 ~ 70）Gy/（6 ~ 7）周；腺癌一般为（70 ~ 80）Gy/（7 ~ 8）周。

二、姑息性放疗

对病期较晚、治愈可能性较小的患者，以减轻患者痛苦、改善生存质量、尽量延长生存期为目的放射治疗，称姑息性放射治疗。又可分为高姑息和低姑息治疗两种。

姑息性放疗的适应证：①止痛，如恶性肿瘤骨转移及软组织浸润所引起的疼痛；②止血，由癌引起的咯血、阴道流血等；③缓解压迫，如恶性肿瘤所引起的消化道、呼吸道、泌尿系统等梗阻；④促进癌性溃疡的清洁、缩小甚至愈合，如伴有溃疡的皮肤癌、乳腺癌等；⑤改善器官功能和患者的精神状态，尽管肿瘤已广泛播散，但当患者看到肿瘤在缩小，症状在缓解或消失，其精神状态就会获得很大的改善。

治疗技术相对简单，剂量也是根据需要和具体情况而定。高姑息治疗用于一般情况尚好的晚期病例，所给的剂量为全根治量或 2/3 根治量。低姑息治疗用于一般情况差或非常晚期的病例。照射方法可采用常规照射，也可使用大剂量少分割方式。

三、综合治疗

（一）与手术结合综合治疗

1. 术前放疗　术前放射治疗的目的是抑制肿瘤细胞的活性防止术中扩散；缩小肿瘤及周围病灶，降低分期提高手术切除率；减轻肿瘤并发症，改善患者状况，以利于手术治疗。

2. 术后放疗　术后放疗的适应证主要有：①术后病理证实切缘有肿瘤细胞残存者；②局部淋巴结手术清扫不彻底者；③因肿瘤体积较大或外侵较严重，手术切除不彻底者；④原发瘤切除彻底，淋巴引流区需预防照射；⑤手术探查肿瘤未能切除时，需给予术后补充放疗。

3. 术中放疗　很少应用。

（二）与化疗结合综合治疗

1. 化疗和放疗综合治疗的目的　①提高肿瘤局控率；②降低远处转移；③器官结构和功能的保存。

2. 化疗和放疗综合治疗的生物学基础　①空间联合作用；②化疗和放疗独自的肿瘤杀灭效应；③提高杀灭肿瘤的效应；④正常组织的保护作用；⑤阻止耐药肿瘤细胞亚群出现；⑥降低放疗剂量。

3. 放疗化疗结合综合治疗的基本方法　主要有序贯疗法、交替治疗和同步治疗。

四、急症放疗

1. 脊髓压迫征（spinal cord compressim，SCC）　是指肿瘤或非肿瘤病变压迫脊髓、神经根或血管，从而引起脊髓水肿、变性及坏死等病理变化，最终导致脊髓功能丧失的临床综合征。由癌骨转移引起症状的病例，早期放疗效果比晚期放疗效果好。照射剂量应根据肿瘤的敏感情况而定，一般为 40 ~ 50Gy，不宜超过 55Gy。

2. 上腔静脉综合征（superior vena cava syndrome，SVCS）　是上腔静脉或其周围的病变引起上腔静脉完全或不完全性阻塞，导致经上腔静脉回流到有心房的血液部分或全部受阻，从而表现为上肢、颈和颜面部瘀血水肿，以及上半身浅表静脉曲张的一组临床综合征。源于恶性肿瘤的上腔静脉综合征，尤其是对放疗敏感的肿瘤，一般首选放射治疗。一般开始剂量用 4Gy，每天一次，连续 3 天后改为 2Gy，每周 5 次，病灶总剂量在（40 ~ 50）Gy/（3 ~ 5）周。

第八章

颅脑肿瘤的放射外科治疗

第一节　脑转移瘤

一、概述

脑转移瘤的发病率约（8.3 ～ 11）/10 万人，随着现代肿瘤诊断治疗技术的不断成熟与推广应用，肿瘤患者成活时间的延长，临床脑转移瘤的发生率不断攀升，脑转移瘤已成为成年人最常见的颅内肿瘤，有报道：脑转移瘤与原发脑肿瘤的比例高达 10 ：1，即 90% 的脑肿瘤是脑转移瘤（远远高于以往文献报道的 10% ～ 15%）；脑转移瘤已成为人类重要的患病与死亡原因，约有 20% 肿瘤患者死于脑转移。因此，脑转移瘤的个体化、优化治疗对于延长患者的生存期和改善生存质量具有重要意义。

转移瘤多见于 40 ～ 50 岁的中年人群。因原发肿瘤不同部位与性质不同，转移瘤的发生率各不相同，一些类型的肿瘤具有较高的转移率（如恶性黑色素瘤 60%，肺癌 40%），一些肿瘤的较早发生转移（如小细胞肺癌），一些则相反（如非小细胞肺癌）。然而由于肿瘤的发病率的不同，实际脑转移瘤的患者比例更为复杂，美国纪念斯隆－凯特林癌症中心报道：其收治的 2 700 例脑转移瘤中，最常见的原发肿瘤来源分别为：肺癌 48%，乳腺癌 15%，泌尿生殖道肿瘤 11%，骨肉瘤 10%，黑色素瘤 9%，头部和颈部癌症 6%，神经母细胞瘤 5%，胃肠道癌症 3%，淋巴瘤 1%。脑转移瘤具有明显的性别差异，男性患者以肺癌最高，女性患者以乳腺癌居首位。但仍有约 5% ～ 10% 左右脑转移瘤利用现有技术尚不能查找到原发病灶，而成为隐源性脑转移瘤。

尽管大宗病例统计肿瘤患者诊断脑转移瘤仅有 8.5% ～ 9.6%，恶性肿瘤患者尸解 20% ～ 45% 可发现脑转移，其中半数以上是多发转移瘤，80% ～ 85% 转移瘤在幕上，10% ～ 15% 在小脑，3% ～ 5% 在脑干等深部结构，但脑转移瘤也可发生于垂体、脉络膜、松果体及脑膜、颅骨等任何结构。

脑转移瘤主要分布于血供丰富的额顶叶，以微小血管集中的灰白质交界区尤为常见，肿瘤常呈现不明显的侵袭性推挤或膨胀性生长方式，类球形生长，因瘤周水肿明显，而边界常十分清晰。肿瘤可能在不同时间转移，随血流累及不同的部位，因此，转移瘤可能在双侧半球不同脑叶或部位生长，大小不一，较大病变可呈现明显的占位效应，部分患者也可能在较局限范围出现大小不等的瘤结节。

光镜观察：根据性质不同、是否二次转移、是否中心囊变、坏死、出血等多种原因，可能部分保留原始肿瘤细胞与间质结构特征，有利于推测原始病灶，进行原发病灶搜寻；可能尚能进行细胞来源分类，如腺癌、鳞癌、透明细胞癌等；有时仅能区分为难以分类的转移瘤。免疫组化检查可协助定性诊断。肿瘤内常没有明显的神经或胶质细胞，肿瘤可有包膜或分叶性生长推挤周围脑组织结构形成假性包膜。周围脑组织呈现较明显的脑水肿与少许炎性细胞浸润。较大或生长迅速的肿瘤可能出现中心性坏死、液化、囊变或肿瘤卒中改变。腺癌可有明显的分泌颗粒或腺囊肿形成。

二、临床表现

脑转移瘤系同时或分别发生的颅内散在多发病变，故其临床症状与体征可能千变万化各不相同，年轻患者可能以颅内压增高为首发症状；老年患者可能以智能障碍、动作迟缓、语言障碍为主诉；累及功能区则可能出现偏瘫、失语，甚至局限性癫痫等症状就诊。有基础疾病患者，则可能是在原疾病基础上出现神经系统症状为特点。

1. 颅内压增高　多发病变、脑水肿严重或年轻患者或累及脑脊液循环通路者，常以颅内压增高症状与体征为主要临床特点，根据累及部位不同而略有差异，头疼（70%）是最常见的临床表现。严重患者会因为颅腔间压力差别，而诱发脑疝，甚至危及生命。

2. 局灶神经损害　脑转移常分布于血供最丰富的大脑半球，尤其是额颞顶叶或颞顶枕叶，加之具有小病变大水肿的特点，因此，脑转移瘤常会较早期出现神经定位损害症状与体征：偏瘫、失语、视野缺损、智能障碍（30%）、意识障碍等，而成为就诊的主要原因。部分患者可能以神经刺激症状（癫痫 30% ~ 60%）为首发症状。个别病例会因为并发瘤卒中或脑供血不足而表现为卒中样起病。累及蛛网膜、硬脑膜可出现头疼、呕吐、脑膜刺激征。

3. 原发疾病表现　相当部分患者具有原发肿瘤疾病基础，能询问到原发疾病、病理诊断、治疗与演变情况，目前系统疾病症状与体征。极少数患者可能因为时间间隔长或曾经进行脑部病变筛查阴性，而忽略相关病史，应详细询问。

三、辅助检查

转移瘤辅助检查同颅内肿瘤，但脑转移瘤也存在一定的特殊性，简述如下：

转移瘤以血源性、多发性转移为主，因此，脑内转移瘤常呈现不同部位不同生长时期（不同体积）病灶共存的现象，因此影像诊断特别强调可能存在的微小病灶的早期诊断，即尽可能显示可能存在的微小病灶，建议对于考虑转移瘤或平扫多病灶水肿改变者，使用双倍增强剂薄层对比扫描，有条件推荐 MRI 薄层（层厚≤ 2mm）强化扫描。

MRI 在微小病变显示方面优于 CT，有报道 MRI 强化扫描可在约 20% 的 CT 单发脑转移瘤患者发现多发病变。一般以下情况需要进行增强 MRI 检查：①增强 CT 显示准备手术或放射外科治疗的单发或两个转移，KPS ≥ 70；②恶性疾病患者，增强 CT 阴性，但病史强烈提示脑转移瘤的存在；③ CT 尚不足以排除非肿瘤性病变（如脓肿，感染，脱髓鞘疾病，血管病变）。弥散张量成像有利于环状强化病灶的鉴别诊断。

部分系统肿瘤容易发生颅内转移，确立诊断和定期复查以及颅内病变治疗后复查时，均应该常规进行脑增强 CT 或 MRI 扫描，以期早期发现颅内转移，及时治疗。

当疑诊癫痫，但现有证据尚不足以支持时，建议安排脑电图检查。

怀疑癌性脑膜炎时，需要脑脊液细胞学和脊髓增强 MRI 检查。

定性困难或诊断不清时，建议进行系统腹部脏器、前列腺、子宫附件、乳腺彩色超声波、肺部强化 CT、血清肿瘤标记物，纤维内窥镜（食管、胃肠、支气管）检查，协助搜索原发病灶，以及时开展全身疾病的综合治疗。但指南推荐：在原发性肿瘤不清楚的患者建议进行：胸部 / 腹部 CT、乳腺 X 线检查。但如果缺乏特殊症状或者脑活检结果提示，不必安排进一步的广泛搜索性检查。18F-FDG PET 在检测原发肿瘤方面有一定价值，诊断困难时应进行核酸代谢 PET 显像检查。

以下情况应安排（立体定向或开放手术）获取组织诊断：①原发肿瘤不明确；②患者是一个长期幸存者，器官癌症控制良好；③病变的 MRI 不具备脑转移瘤的典型特征；④临床疑诊脑脓肿（发烧，假性脑膜炎）。

对脑转移瘤的组织病理学研究——免疫组织化学染色筛查组织、器官或肿瘤特异性抗原或基因表达，可能在搜查原发病器官方面提供有价值的信息，由此引导进一步的有针对性的特殊检查。应在有条件单位推广并逐步过渡为常规检查。国际放射外科协会 2008 年脑转移瘤治疗指南推荐疑诊脑转移瘤诊疗流程图参见图 8-1。

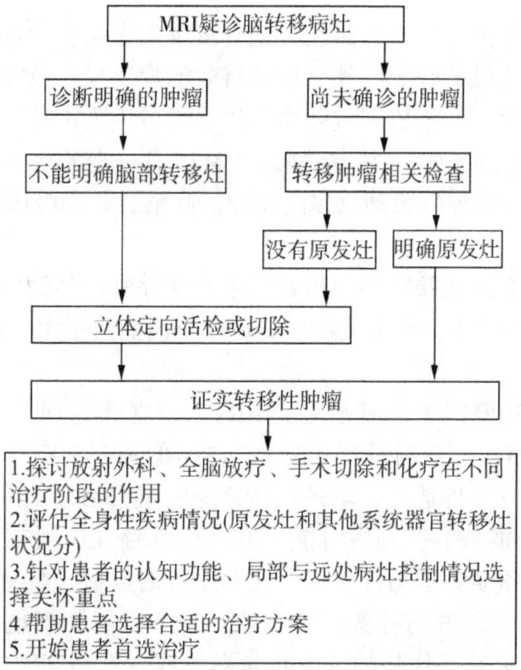

图 8-1　脑转移瘤诊疗流程示意图

四、治疗

医生需要在决策建议前综合考虑: 患者年龄，患者的症状，全身性疾病的现状，患者的神经功能状况，患者的医疗条件，是否存在其他器官的转移，既往 WBRT 历史，脑部既往处置，家庭对患者的关注和神经认知功能的风险承担能力，患者的意愿等。转移瘤作为全身性疾病，应遵循急救优化治疗原则，即：可能立即威胁患者生命的病损优先处理，相对稳定患者首先处理重要结构、功能区病变，转移病灶稳定及时处理原发病灶的基本原则。传统的手术、化疗、放射治疗、生物靶向治疗已成为现代脑转移瘤的基本治疗方案，而中医扶正、免疫治疗、支持治疗也是综合治疗的重要方面。因此，脑转移瘤是一种系统性疾病，需要系统的多学科联合个体化优化综合治疗，才能取得理想的治疗效果——长期的成活与良好的生活质量。

（一）一般及支持治疗

1. 神经外科饮食与护理　高营养、富含纤维素饮食，可结合中医扶正治疗。加强心理护理，注意保持患者乐观情绪，并注意合理安排饮食与辅助药物治疗，保持大小便通畅。

2. 脱水剂的合理使用　没有颅内压增高的患者无须使用脱水剂；病情稳定或脱水剂敏感者，建议间断低剂量使用脱水剂；慢性颅压增高可使用甘油果糖制剂以避免反跳。脱水治疗患者必须密切监测和维持水电解质平衡，应警惕栓塞性疾病的发生。

3. 糖皮质激素　类固醇会降低瘤周水肿或缓解放射治疗的急性不良反应，但无症状的患者不需要类固醇治疗。如果需要，请选择地塞米松，每日两次给药已经足够。起始剂量应不超过 4 ~ 8mg/d。但症状严重的患者，包括意识障碍或其他颅内压增高的迹象者，可能会受益于高剂量（≥ 16mg/d）治疗。在开始治疗的 1 周内尝试减少剂量；如果可能的话，患者应该 2 周内逐渐减量停止使用类固醇。如果不能完全脱离，推荐使用可能的最低剂量。

4. 抗癫痫药物　不应该预防使用抗癫痫药物。在联合化疗药物的患者发生癫痫，需要抗癫痫药物治疗时，应避免使用有酶诱导作用的抗癫痫药物。

5. 静脉血栓预防　静脉血栓栓塞症患者的低分子量肝素是有效且耐受性良好的初始治疗和二级预防。推荐抗凝治疗持续 3 ~ 6 月。外科手术患者推荐预防治疗。中国高凝状态患者相对较少，一般术后早期或非卧床患者，不推荐常规使用。

（二）化学药物治疗

脑转移瘤系中枢神经系统外生性肿瘤，而血－脑脊液屏障常阻止大部分化疗药物的有效进入，因此单一化疗效果不甚满意。化疗是敏感肿瘤颅外病灶的有效治疗手段，放疗可能损伤并部分开放血一脑脊液屏障，可为化疗创造条件，而有利于协同抗肿瘤作用。部分生物治疗与化疗具有协同作用。因此，推荐联合放化疗、联合化疗生物靶向治疗。替莫唑胺、VM26有一定的血－脑脊液屏障通透性，并对许多神经系统外肿瘤有效，推荐联合其他敏感药物多药化疗。高龄、长期卧床、KPS<60分者不推荐化疗。

（三）手术治疗

具有明显占位效应与颅内高压的脑转移瘤患者是手术摘除脑转移瘤的指征。通常病变体积较大、单发、全身疾病控制良好，能耐受手术，耐射线肿瘤、诊断不清需要手术明确诊断者，是手术治疗适应证。

（四）放射治疗

现代放射治疗包括常规外照射（全脑放疗WBRT）、立体定向放射治疗（SRT，适形放射治疗CRT，适形调强放射治疗IMRT）、放射外科（SRS，包括伽马刀、X刀、诺力刀、射波刀、质子治疗等）三类，根据病情需要与医疗条件选择，均是脑转移瘤的重要治疗手段。因为脑转移瘤以血源转移为主，而由于其在时间与空间上的差异，脑内可能不同部位都存在肉眼或影像学不能显示的微小病灶，WBRT就是颅内多发转移瘤的重要首选治疗手段，尤其适合对放射线敏感的转移性肿瘤，新近推荐方案30Gy/10F或37.5Gy/15F与手术、SRS的补救或联合治疗措施。但肿瘤也可能单发或偶发，加之WBRT明显的神经损害，具有明显放射物理优势的SRS也是单发或少发转移瘤的首选措施之一。WBRT＋SRS或SRS+ WBRT可提高脑转移瘤的局部控制率，并降低新发与复发脑转移瘤发生率，仍为指南所推荐。对于体质较差、颅内多发、体积较大患者，WBRT后明显的肿瘤残留，则首推SRT补量更为安全。

（五）生物靶向治疗

非中枢神经系统肿瘤的生物靶向治疗相对比较成熟，若患者有原发肿瘤手术史，应完善肿瘤生物生物学与免疫组化检查，根据阳性表达的特殊生物靶位选择特异性靶向药物治疗，将是重要的联合治疗手段。如：表皮生长因子受体抑制剂吉非替尼可用于非小细胞肺癌脑转移瘤的治疗。

（六）原发疾病与非中枢神经系统转移瘤治疗

脑转移瘤的绝大部分血源播散转移瘤，属于远处转移肿瘤，因此，系统综合治疗十分重要，在很大程度上远期预后更多地取决于原发疾病与非中枢神经系统转移瘤转归，应予重视。根据所患肿瘤性质、放化疗敏感性、原发灶治疗与控制情况、脑外病灶情况、患者一般情况、有无其他系统疾病，以及患者家庭治疗愿望与经济情况，甚至风险承受能力等因素，进行综合考虑，合理安排诊治顺序，积极开展多学科联合治疗，牟取最大的治疗收益。

（七）随诊康复治疗

脑转移瘤多是已远处转移的肿瘤，长期疾病对于家庭与个人均是严重的消耗战，向患者及家属介绍必要的肿瘤防治常识与书籍，以确保我们共同努力及时发现可能的“残敌”或“新发敌情”，并及时消灭之，或维持于可控状态。这就需要治疗后定期、长期的门诊与影像复查，以及病情变化时的及时复诊、复查。

五、放射外科与立体定向放射治疗

（一）适应证

脑转移瘤由于主要是血源转移的外生性恶性肿瘤，肿瘤贴附破坏血管壁局部生长，相对于脑组织而言常为非侵袭性、膨胀性生长为主，因此脑转移瘤是病灶内无脑神经组织的类球形病变，瘤周水肿明显而边界十分清楚；肿瘤周围水肿广泛常导致较早期出现临床症状，而诊断确立时肿瘤相对较小；而肿瘤增殖活跃对放射治疗敏感，因此，血源脑转移瘤属于单次放射外科治疗的理想适应证。

国际放射外科协会脑转移瘤临床治疗指南治疗适应证：

（1）新诊断单个或多发脑转移瘤，影像学上无明显占位效应。

（2）单个或多发脑转移瘤全脑放射治疗后补量治疗。
（3）全脑放射治疗后复发脑转移瘤。
（4）切除术后残留肿瘤。
国内大宗病例总结，建议适应证：
（1）以肿瘤平均直径 <3cm，最大直径≤ 4cm 为宜。
（2）绝大部分患者可一次完成治疗，一次治疗 4 个病灶以内为宜。
（3）对于转移瘤直径小于 2cm 者，一次可治疗 6 ～ 8 个病灶。
（4）对转移瘤病灶较多、肿瘤体积较大的患者可以分次治疗。
（5）治疗前有颅内高压者不能完全视为禁忌证，可以在使用甘露醇和激素基础上进行治疗。
国际 SRS 协会临床治疗指南推荐脑转移瘤治疗指南与流程，参见图 8-2 ～图 8-4。

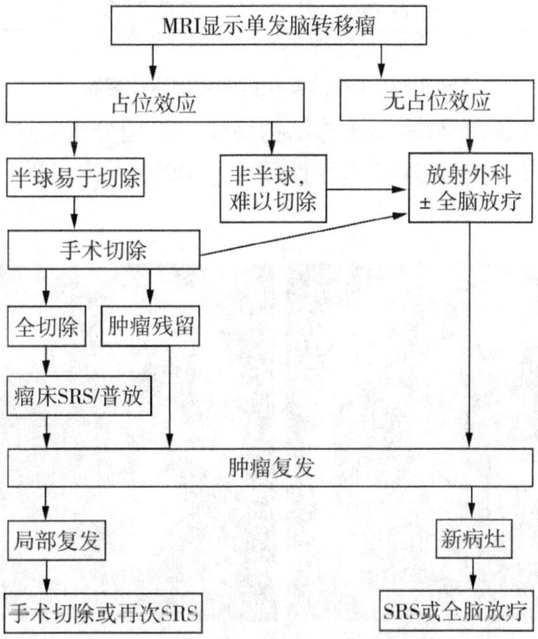

图 8-2　MRI 单发脑转移瘤治疗建议

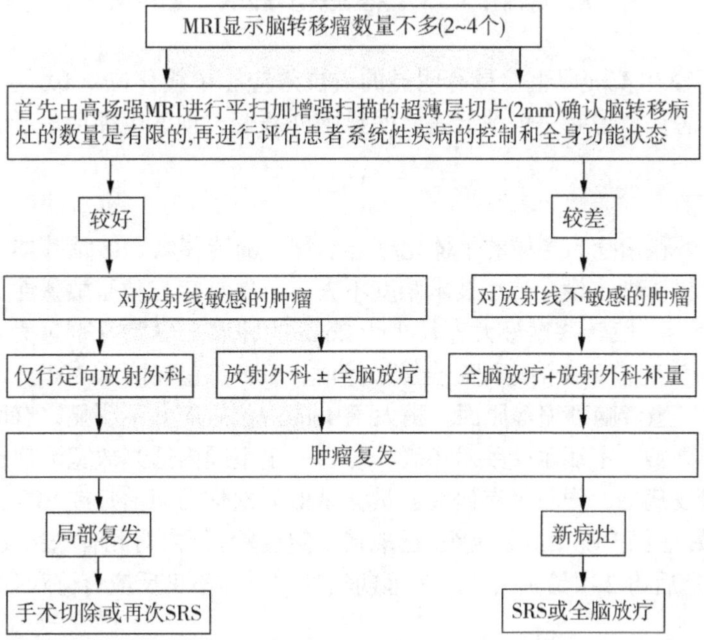

图 8-3　MRI2 ～ 4 个脑转移瘤治疗建议

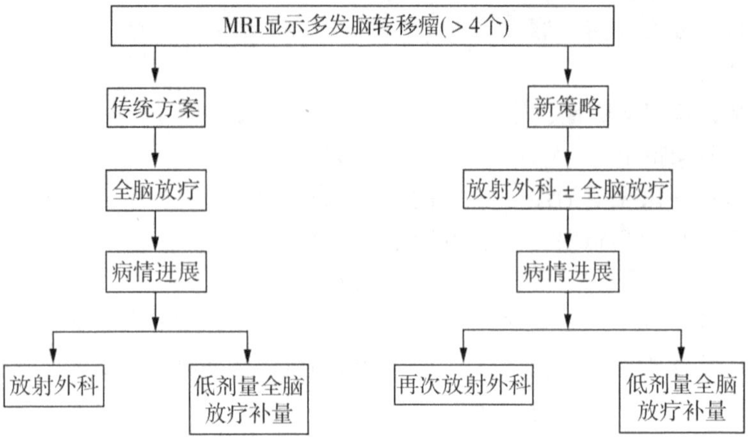

图 8-4　MRI>4 个脑转移瘤治疗建议

对于不能耐受手术的大体积病变与紧邻敏感结构病变可采用分次立体定向放射治疗，通过降低单次治疗给量，降低正常结构损伤，并改善晚期迟发性反应。分次 X 刀（图 8-5）、诺力刀、射波刀、质子治疗均可以开展该方面工作。

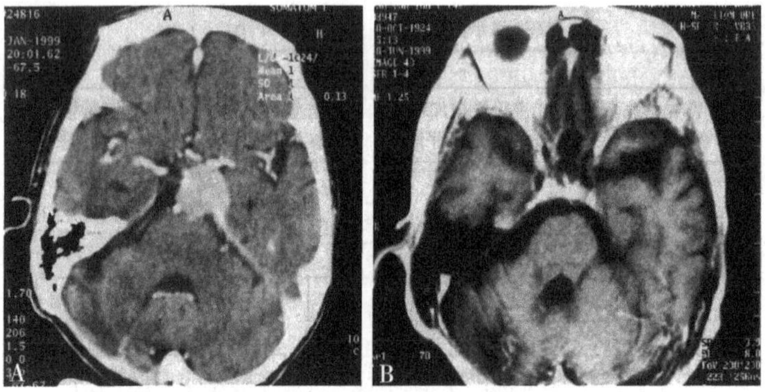

图 8-5　左视交叉转移瘤分次 X 刀治疗

A. 治疗前；B. 5 月后复查转移瘤消失，视力视野正常

（二）禁忌证

病变体积较大，直径在 4cm 以上，具有明显的占位效应（中线移位≥ 0.5 ～ 1.0cm），弥散病变，颅内高压明显是治疗禁忌证。患者一般情况差，明显脑外病变，预计生存期短于 2 ～ 3 个月者，属于相对禁忌证。

（三）放射外科治疗

提倡以手术、放射外科治疗为主体的个体化综合治疗，脑转移瘤 SRS 治疗本身形态较规则，凸面居多，小病变大水肿，边界清晰，设计治疗技术难度不大。单次治疗与肿瘤敏感性关系不大，治疗剂量更主要取决于病变的直径，一般转移瘤最大直径小于 2mm 的肿瘤 SRS 治疗剂量为 22 ～ 25Gy；直径大于 2mm 给予 18 ～ 20Gy 治疗剂量。在治疗配合全脑放疗时，SRS 剂量需降低 30%。最大治疗直径一般限制在 4cm，考虑到部分老年患者脑萎缩等原因，稍大于 4cm 占位效应并不明显，有医生更强调治疗体积增加后需降低剂量，对于高龄、不能耐受手术患者，可在一定范围内适当放宽治疗指征，但需要严密随访复查。对于大体积、多发病变，国际上有研究人员尝试低分次伽马刀治疗或 SRT，通过等效生物剂量推算单次治疗给量，能更好地保护晚反应脑组织。已取得一定经验。国内对此有采用使用偏低剂量单次治疗，密切随访观察，3 ～ 6 月后再 2 次给量治疗，其远期治疗效果与不良反应有待观察，不予推崇。

（四）随诊复查

脑转移瘤放射外科治疗后肿瘤发生缺血、变性坏死的过程与肿瘤的放射敏感性、病变体积、治疗剂量等因素相关，敏感病变、小体积、大剂量治疗病变会较早出现血供降低、变性坏死、吸收消散。在肿瘤吸收消散的时候会因为坏死崩解产物及血管毒性物质释放，可能导致较为明显的瘤周水肿，需要及时治疗；脑转移瘤随时可能发生再转移；因此，脑转移瘤治疗后需要定期临床随访和影像复查。一般患者出现神经症状的反复或加重需要及时复查；无症状应安排治疗后 1 月、3 月、6 月、9 月、12 月、18 月、24 月复查增强 CT/MRI（交通不便者术后 1 月可以不复查，如果 3 月复查时肿瘤已消失，可以适当延长间隔时间，前 2 年不长于 6 月），以后 6 ~ 12 月复查至 5 年，无肿瘤复发，以后 1 ~ 2 年复查至 10 年，再根据情况调整复查间期。出现新肿瘤或肿瘤复发重新治疗者，需重新启动定期复查机制。

六、放射外科治疗效果

SRS 通过间接血管损伤，导致血管狭窄、闭塞影响肿瘤的微循环与血供；直接损伤肿瘤细胞遗传物质，导致核分裂中断，细胞坏死等共同导致肿瘤变性坏死、萎缩、吸收消散，这个过程根据肿瘤的性质、受照剂量与体积不同而各异。小体积敏感肿瘤 1 ~ 3 月，大体积肿瘤因为剂量偏低该过程会更为缓慢。肿瘤消失、缩小、稳定以及生长延缓均是治疗有效的标志，最初的改变常常是肿瘤血供的降低，个别肿瘤在坏死时体积可能因肿胀而增大，但随后会逐渐缩小。常规放疗耐射线的肿瘤，单次大剂量 SRS 治疗同样有效。

脑转移瘤 RPA（recursive partitioning analysisclasses）Ⅰ级（原发肿瘤控制，≤ 65 岁，KPS ≥ 70，没有非中枢神经系统转移瘤）、RPA Ⅱ级（原发肿瘤控制不佳，≤ 65 岁，KPS ≥ 70，有非中枢神经系统转移瘤）、RPA Ⅲ级（>65 岁，KPS<70，有系统疾病）中位生存期分别为 7.1 月、4.2 月、2.4 月。一组 10 个中心参加的 502 例转移瘤 WBRT+ SRS 治疗观察：联合治疗可将各组中位生存期延长至 16.1 月、10.3 月、8.7 月，具有显著统计学差异。新近研究显示：对于 RPA Ⅰ级、Ⅱ级的单发或 2 个脑转移瘤的患者，单纯 SRS 治疗具有手术切除+ SRS 相似的疗效。

Chougule 等随机对比观察单纯伽马刀、WBRT+ 伽马刀、单纯 WBRT，结果显示：局部肿瘤控制率为 87%，联合治疗为 91%，单纯 WBRT 仅为 62%。日本放射肿瘤学 99-1 研究组报道：1 年肿瘤局部控制率在全脑放疗 +SRS 组为 88.7%，单纯 SRS 组为 72.5%　（P =0.002）。1 年新发脑转移率分别为 41.5% 和 63.7%（P=0.003）。许多研究也发现 WBRT 可以改善局部肿瘤控制率和降低新发转移瘤率，但是对于患者预后没有明显影响。这是因为脑外病变可能是影响患者预后的主要因素。Pirzkall 等报道对没有颅外肿瘤组联合治疗呈现改进患者生存率的趋势（15.4 个月 vs8.3 个月，P=0.08）。

典型案例：参见图 8-6、图 8-7。

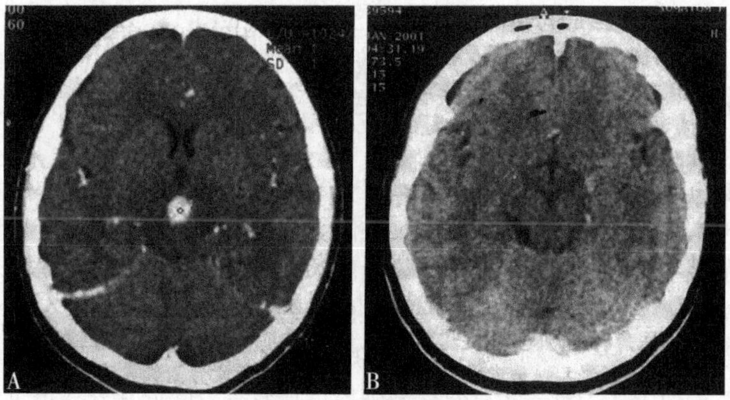

图 8-6　大脑脚间窝转移瘤 X 刀治疗

A. 治疗前；B. 1 月后复查转移瘤消失

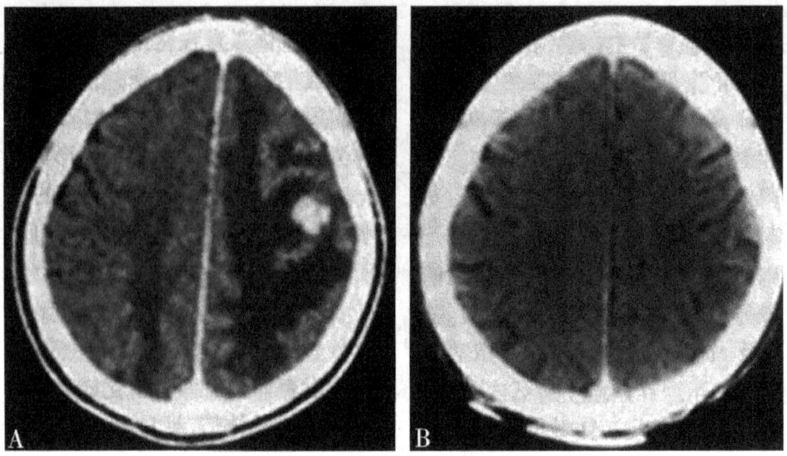

图 8-7　左额叶转移瘤 X 刀治疗

A. 治疗前；B. 5 月后复查转移瘤消失

七、放射外科治疗问题与展望

放射外科治疗作为一门放射肿瘤与神经外科的边缘学科，由于主治大夫的教育背景的差异，设备归属部门、科室开展技术的差异，学科合作协调的问题，甚至经济的干扰，导致了脑转移瘤治疗客观存在一些问题或困惑。

1. SRS 治疗与手术治疗　典型的脑凸面转移瘤相对成熟和简单，而且近期效果良好，小病变都可以考虑；但是对于大体积、占位效应明显则是手术治疗的适应证；多发（≤4个）、深部转移、累及功能区者，则应该选择 SRS 以减轻患者的痛苦，更好地保护脑功能，也为进一步综合治疗赢得时间。SRS 的微创也是部分患者选择治疗的重要原因，也应酌情考虑。

2. 单纯 SRS 与单纯 WBRT　WBRT 是以脑组织的耐受剂量来确定的治疗给量，因此，只能暂时控制敏感肿瘤的生长，极易发生近期复发，需要进一步综合治疗。同时如果原发肿瘤控制不佳，也可以再发新的转移病灶。WBRT 具有较高的智能损害与迟发性脑水肿发生率。SRS 具有较高的局部肿瘤控制率，但是它不能治疗影像学不能显示的肿瘤，因此，新发肿瘤率高。主要是医生与设备所在科室不同导致这种困惑，较好解决办法是联合治疗，可以采用 WBRT + SRS 或者 SRS + WBRT 的模式，SRS 治疗剂量降低 30%，间隔 2 周左右进行联合治疗。

3. 单纯 SRS 与 WBRT、SRS 联合治疗　肿瘤科大夫习惯 WBRT，多数专家建议单发病变，非特别容易多发转移肿瘤，可以采用单纯 SRS 治疗，严密随访，出现新发病灶可以再次 SRS 治疗。多发病灶更适合联合治疗，先 WBRT 治疗后可缩小病变体积，更符合放射生物学治疗原则。大于 4 个以上的病变，首推 KBRT +化疗、生物治疗，再联合 SRS 治疗。

4. 规范诊疗行为、多学科协同作战　一些操作规范因涉及相关学科，一些对比研究难以开展，建议组织开展跨学科大样本前瞻性对比研究，在学科协作研究的基础上，逐渐规范跨学科疾病的诊治规范，并借此规范不同学科的医疗行为规范，在促进学科发展的同时，将使更多的患者受益。

5. 探索脑转移瘤复发、水肿的生物机制　利用 SRS 治疗后复发、迟发性反应手术机会，收取相关标本，联合基础学科进行肿瘤分子生物学、超微结构病理学、蛋白组学、基因组学等研究，探索脑转移瘤复发、水肿的生物机制研究，为进一步有效提高肿瘤治疗效果，降低并发症提供实验依据。

6. 加强生物靶向治疗研究　利用原发肿瘤标本进行生物靶位结构与分子研究，联合基础学科进行深入生物靶向治疗基础与动物实验研究，结合肿瘤敏感试验与生物标志特征，筛选优化治疗方案，进行个体化综合治疗，提高远期治疗效果，改善生活质量。

第二节　听神经瘤

一、概述

立体定向放射神经外科治疗听神经鞘瘤的目的是抑制肿瘤的远期生长，保护耳蜗及其他脑神经功能，维持或改善患者的生活质量。1969 年 Leksell 教授在 Karolinska 医院首次使用伽马刀治疗听神经瘤时，立体定位采用的是气脑造影或空气造影剂对比造影的技术，由此开始了放射神经外科治疗听神经瘤的历程。从 1977 年至 1990 年是 CT 定位时代，在 1991 年以后使用 MRI 进行伽马刀的立体定位。在过去的四十余年里，伽马刀放射外科的技术不断发展，反映在先进的剂量计划软件、MRI 定位引导下的剂量计划系统、剂量优化系统及治疗设备的不断升级，其发展已对中小型听神经瘤的诊疗程序产生影响。从 1969 年至 2008 年 12 月，据医科达公司统计，全世界已有 46 835 例听神经瘤患者接受了伽马刀放射外科治疗。长期的随访结果表明，伽马刀放射外科同显微外科一样是重要的微侵袭治疗手段。直线加速器放射外科（X 刀，Cyber 刀）和荷电粒子束放射外科（质子刀）与伽马刀放射外科相比较，治疗的病例数量较少且缺乏长期的随访资料，还需要更丰富的循证医学证据来证实长期的临床疗效。因此无论从治疗的适形性和选择性，还是从对于患者的成本效益比来权衡，伽马刀放射外科目前仍是放射神经外科治疗听神经瘤的金标准。

二、伽马刀放射外科

（一）临床实践

1. 治疗前评估　高分辨率的 MRI（不能行 MRI 检查的患者行 CT 检查）评估肿瘤大小，平均直径一般小于 3cm（测量标准：X 方向为垂直岩骨最大肿瘤直径，Y 方向为平行岩骨最大直径，Z 方向为冠状面最大肿瘤直径，平均直径为肿瘤三个径乘积的立方根）；临床症状上，无明显的脑干受压的症状和体征；纯音听力检查阈值（PTA）及语言辨别力得分（SDS）在内的测听试验，听力分级可依照 Silverstein-Norell 分类法的 Gardner-Robertson 修正案或美国耳鼻喉 - 头颈外科学会指南（Sanna/Fukushima classification of hearing level），面神经功能分级可依照 House-Brackmann 分级标准。其中“有用”的听力（serviceable hearing）可定义为 PTA 低于 50dB，SDS 高于 50%，相当于 Gardner-Robertson 分级Ⅰ或Ⅱ级。

2. 治疗定位　伽马刀治疗过程中，首先在患者头部牢固地安装一个与 MRI 相配的 Leksell 立体定向框架（G 型），头皮局部浸润麻醉，并可辅以静脉注射镇静剂。戴上与立体定向框架相配的标有基准点的图框行高分辨率的 MRI 扫描，采用 3D 梯度回波扫描（1 ~ 1.5mm 层厚，28 ~ 36 层），范围包括整个肿瘤及周边重要结构，与 CT 骨窗进行融合并三维重建，或 T_2 加权 MR 扫描（三维重建），有助于观察脑神经及重建内耳结构（耳蜗及半规管）。立体定位图像通过网络传输到装有 Gamma Plan 计划系统的计算机上，并首先被检查是否变形或精确度不够，然后在 MRI 的轴位薄层扫描的图像上结合冠状位及矢状位的图像重建制定计划。

3. 剂量计划　规划计划时，应优先考虑处方剂量曲线完全包裹肿瘤并保护面、耳蜗及三叉神经的功能，保证剂量计划的高适形性和高选择性。对于大体积的肿瘤，也应考虑对脑干功能的保护。尽量选择小口径准直器，采用多个等中心点规划使周边剂量曲线严密地适形于肿瘤。面听神经束常走行于肿瘤腹侧，三叉神经走行于肿瘤上极，且经验表明，脑神经受照射的长度与脑神经损伤有关，故应注意规避。对于内听道部分的肿瘤则可使用一系列 4mm 准直器，从而减小散射范围，并更适形，耳蜗受照射剂量一般不超过 4 ~ 5Gy。

4. 处方剂量　伽马刀治疗听神经瘤的经典剂量是以 50% 的周边剂量曲线包裹肿瘤，给予周边剂量 12 ~ 13Gy，该剂量既可有很高的肿瘤控制率，且有较低的并发症发生率。较低剂量的放射外科治疗对神经纤维瘤病Ⅱ型患者是比较好的选择，对因其他原因导致对侧耳聋从而使听力保留异常重要的患者来说也是如此。1992 年以前多采用 14 ~ 17Gy 的周边剂量，结果导致较高的并发症发生。

5. 治疗后处理　建议治疗开始前或结束后给予静脉注射甲泼尼龙 40mg 或地塞米松 10mg。还有其他中心会在放射治疗前给予 6mg 地塞米松，并在整个治疗过程中每 3 小时重复一次。治疗结束后立即拆除立体定向头架。患者结束治疗后观察几个小时，一般 24 小时内出院。

6. 治疗后评估　治疗后所有患者均需做增强 MRI 的连续定期随访，建议遵循以下时间表随访：6 个月、12 个月、2 年、4 年、8 年和 12 年。所有保留部分听力的患者在复查 MRI 的同时，都应做电测听试验（PTA 和 SDS）。

（二）临床疗效

1. 肿瘤的控制　国内外关于伽马刀治疗听神经鞘瘤的中短期临床疗效已有大量的文献报道，认为伽马刀治疗的中短期肿瘤控制率为 85% ~ 100%。对于长期疗效的报道随着时间推移也逐渐增多，认为伽马刀治疗的长期肿瘤控制率为 87% ~ 98%。Lunsford 等报道了匹兹堡大学从 1987 年至 2002 年 15 年间伽马刀治疗听神经瘤 829 例的随访分析，其中随访时间超过 10 年的 252 例肿瘤控制率达 98%，73% 的肿瘤缩小。Hasegawa 报道一组 1991 年至 1993 年治疗的 73 例肿瘤，平均随访期 135 个月，肿瘤控制率为 87%，并认为直径小于 3cm 或体积小于 $15cm^3$ 的听神经鞘瘤适合伽马刀治疗。天坛医院孙时斌、刘阿力等于 2011 年报道一组 157 例平均随访期 6.3 年的病例，肿瘤平均体积 $5.1cm^3$，平均周边剂量 12.7Gy，平均中心剂量 28.8Gy，93 例肿瘤缩小（59.2%），48 例肿瘤未发展（30.6%），16 例出现肿瘤体积增大（10.2%），肿瘤累积控制率 3 年为 94%，5 年为 92%，10 年为 87% 因此伽马刀放射外科能长期控制肿瘤生长，进而影响听神经鞘瘤的自然病程，使患者实现有质量的、长期的“带瘤生存”，但患者应接受长期乃至终生的追踪随访，以防止肿瘤的远期复发。

2. 听力的保护　多家文献报道，52% ~ 83. 4% 的听神经鞘瘤患者伽马刀治疗前后听力水平不变，小体积肿瘤的患者听力保留率更高。与显微外科不同，伽马刀治疗后早期的听力下降不常见（3 个月以内），听力损伤一般发生在治疗后 6 ~ 24 个月，其发生与神经性水肿或脱髓鞘有关。放射外科治疗后远期的听力下降的原因还不甚清楚，微血管的逐渐闭塞，神经轴突或耳蜗的直接放射性损伤均可能与之有关。文献报道伽马刀治疗听神经鞘瘤后听力变化的两个趋势，肿瘤越大听力保留率越低，随诊时间越长听力保留率越低。匹兹堡大学的一项长期研究（随访期 5 ~ 10 年）表明，51% 的患者治疗后听力无改变。1992 年以前肿瘤周边剂量 > 14Gy 时，5 年统计的听力保留率及语言能力的保留率分别为 68.8% 和 86.3%；1992 年以后肿瘤的周边剂量为 13Gy 时，5 年统计的听力保留率及语言能力的保留率分别为 75.2% 和 89.2%。位于内听道内的肿瘤接受周边剂量不超过 14Gy 的放射外科治疗后，均能保留有效的听力（100%）。孙时斌、刘阿力等报道听力保留率为 71%，听力累积保留率 3 年为 94%，5 年为 85%，10 年为 64%；该组 60 例随访期≥ 10 年的患者，听力保留率 60%，随着随访时间的延长，听力保留率逐步下降。

3. 面神经及三叉神经功能保护　文献报道，接受伽马刀治疗的大部分患者的面神经及三叉神经的功能现在都能保留（>95%），但早期伽马刀治疗后脑神经功能障碍发生率较高。Kondziolka 比较了 1987–1989 年用 CT 定位的 55 例病例（平均随访时间 50 个月，平均肿瘤体积 $3.6cm^3$，边缘剂量 18Gy）和 1989–1992 年用 MRI 定位的 83 例病例（平均随访时间 36 个月，平均肿瘤体积 $3.8cm^3$，边缘剂量 16Gy），二组在肿瘤控制率方面无明显差别（98%），而一过性或永久性面神经瘫痪的发生率由 49% 降至 11%（P<0.0001），一过性或永久性三叉神经损害发生率由 40% 降至 8%（P<0.0001），听力丧失的风险率下降了 1.9 倍。孙时斌、刘阿力等报道伽马刀治疗对脑神经功能的长期影响，一过性面神经功能障碍 16.6%，一过性三叉神经功能障碍 17.8%，轻度面瘫 1.3%，面部麻木 2.5%，永久的明显的面神经及三叉神经功能障碍发生率为 0。

4. 肿瘤中心失增强反应（loss of contrast enhancement，LOE）　伽马刀后的 3 ~ 18 个月内，均匀强化的神经鞘瘤常会在增强 MRI 上出现肿瘤中心密度明显减低（LOE），T_1WI 呈等低信号，T_2WI 呈等高混杂信号，多伴有肿瘤的一过性肿胀，12 ~ 24 个月左右后又转为均匀强化伴逐渐萎缩，36 个月后形态变化逐渐稳定。伽马刀治疗可使肿瘤间质血管逐渐闭塞，导致肿瘤细胞缺血缺氧坏死，发生炎性改变或诱导肿瘤细胞凋亡，并逐步被胶原纤维组织所取代，此慢性的心血管效应可能是其病理基础。

5. 大体积听神经瘤的伽马刀放射外科治疗 伽马刀放射外科对于中小体积的听神经瘤的中长期疗效已得到肯定，但对于大体积的听神经瘤的疗效还有待探讨。面对缺乏开颅手术条件的或复发的大体积听神经瘤患者（通常大于 10cm^3），神经外科医生对选择显微外科手术还是伽马刀放射外科颇多争论。天坛医院孙时斌、刘阿力等观察了一组 28 例伽马刀治疗大型听神经瘤的病例，肿瘤平均体积 14.3cm^3，周边剂量 6 ~ 12Gy，平均随访时间 6.2 年，肿瘤控制率 79%，低于中小型听神经瘤的肿瘤控制率。Hasegawa 指出 >20cm^3 的听神经瘤绝对不适宜伽马刀放射外科而必须显微外科手术，并认为大体积听神经瘤更易在治疗后发生脑积水。临床实践告诉我们，高龄和肿瘤体积巨大并存时（>15cm^3）为高危因素，因此对于肿瘤体积 >10cm^3 伴有明显的脑室扩张颅内高压的年轻患者，应首选显微外科手术；而列于肿瘤体积 >15cm^3 伴有明显的脑室扩张颅内高压的高龄患者，不宜积极地实施放射神经外科治疗。但是我们在临床实践中也发现囊实混合性肿瘤较实性肿瘤在接受照射治疗后更易皱缩，尽管没有统计学支持。因此对于不具备手术条件的（高龄或二次以上手术）、大体积囊实混合性肿瘤、无渐进性颅内压增高的听神经瘤患者，也可以尝试放射神经外科单次或分次治疗，以达到长期控制肿瘤并获得较好生存质量的目的。

6. 远期的恶性肿瘤生成 与放射治疗相关的良恶性肿瘤，一般定义为组织学证实且在至少 2 年以后从原放射治疗野发生的与原肿瘤性质不同的新生物，组织学上“良性”的听神经鞘瘤有在治疗后远期转变为恶性的侵袭性的肿瘤的潜在可能。据估计，放射外科治疗后 5 ~ 30 年此类肿瘤的发生率大概不超过 1 ： 1000（符合与放射治疗相关的恶性肿瘤的概念），远少于优秀的治疗中心显微外科术后的死亡率（一般术后第一个月为 1 ： 200）。

7. 神经纤维瘤病Ⅱ型（neurofibromatosis Ⅱ，NF- Ⅱ） 该病为常染色体显性遗传，95% 的患者表现为双侧听神经瘤，致残致死率高，处置复杂。神经纤维瘤病Ⅱ型患者伴发的肿瘤通常呈蔓状结节样生长，并吞噬或浸润蜗神经。完全手术切除一般是不可能的。伽马刀治疗可以安全有效地控制 NF - Ⅱ病情发展，使患者获得较高的生活质量，避免多次开颅手术。伽马刀治疗的肿瘤控制率为 74% ~ 98%，较单侧听神经鞘瘤偏低；有用听力的保留率为 38% ~ 73%，较单侧听神经鞘瘤略低；面神经及三叉神经功能障碍发生率与单侧听神经瘤基本一致。北京天坛医院从 1994 年 12 月至 2010 年 12 月有 97 例 NF- Ⅱ患者接受伽马刀治疗，曾报道 2002 年以前 23 例病例的局部肿瘤控制率为 90%；其中 6 例患者追踪随访 10 年左右，局部肿瘤控制率为 70% 左右，双侧听力均已消失或逐渐下降，有用听力保留率低，1 例因肿瘤发展在观察 7 年后死亡，1 例观察 5 年后出现双下肢瘫痪、双目失明伴全身皮下结节而生活质量极差，其余 4 例可维持较好的生活质量。因此从以上经验看，在现代放射外科治疗技术的帮助下，可以控制 NF- Ⅱ患者的肿瘤发展并保留其有用听力，一些中心建议当听力水平尚可时应尽早行放射外科治疗。

8. 并发症 近期的肿瘤一过性肿胀，瘤周水肿，一过性面肌抽搐，一过性面部麻木。远期的听力下降，面部麻木，面部疼痛，面肌无力，脑积水及平衡不稳。

三、其他立体定向放射治疗

（一）X 刀治疗

从 20 世纪 80 年代开始，X 刀开始被应用于治疗听神经瘤。X 刀既可以实施立体定向放射外科治疗（stereotactic radiosurgery，SRS），又可以实施立体定向分次放射治疗（fractionated stereotactic radiotherapy，FSRT）。Fong M 等 2012 年系统回顾 9 篇 X 刀 SRS 治疗听神经瘤和 12 篇 X 刀 SRT 治疗听神经瘤的文章，两者的肿瘤控制率基本一致（97.1% vs98%），但在听力保留率方面后者明显优于前者（66.3%vs75.3%），其中对于小体积听神经瘤（小于 3cm^3）两者无区别，而对于 3 cm^3 或以上的听神经瘤后者明显优于前者，并且认为老年患者（55 岁或以上）的听力保留率明显低于年轻患者（小于 55 岁）。

（二）Cyber 刀治疗

进入 20 世纪 90 年代 Cyber 刀出现，并应用于听神经瘤的立体定向分次放射治疗。文献报道肿瘤的控制率 94% ~ 98%，有效听力保留率 90% ~ 93%，几乎无面瘫和新的三叉神经功能受损，但平均随访时间均太短，不能反映长期疗效。国内王恩敏、潘力等 2011 年报道一组 29 例 Cyber 刀分次治疗听神经瘤的随访结果，肿瘤平均体积 13.2cm^3，周边剂量（15 ~ 22.8）Gy/（3 ~ 4）F，平均随访时间 21 个月，肿瘤控制率 96%，有效听力保留率 92%，1 例出现暂时性面瘫，6 例出现暂时性面部麻木，无永久性面及三叉神经功能受损。

（三）质子刀治疗

质子刀亦出现在 20 世纪 90 年代，利用质子射线的 Bragg 峰型深度剂量曲线进行听神经瘤的治疗，维护成本高且价格昂贵。文献报道肿瘤的控制率 84% ~ 98%，有效听力保留率偏低，面神经和三叉神经功能保留率低于伽马刀放射外科。马萨诸塞州总医院的 Weber 等 2003 年报道一组 88 例质子刀治疗听神经瘤的随访结果，平均随访时间为 38.7 个月，2 年及 5 年的肿瘤控制率分别为 95.3% 和 93.6%，有用听力的保留率为 33.3%，5 年正常的面神经和三叉神经功能保留率分别为 91.1% 及 89.4%。Vernimmen 等 2009 年报道了一组 55 例质子刀分次治疗听神经瘤的随访结果，平均临床随访期为 72 个月，平均影像随访期为 60 个月，5 年的肿瘤控制率为 98%，有用听力的保留率为 42%，正常的面神经和三叉神经功能保留率分别为 90.5% 及 93%。

第三节　脑膜瘤

一、概述

脑膜瘤是起源于脑膜及脑膜间隙的衍生物，大部分来自蛛网膜细胞，也可以发生在任何含有蛛网膜成分的地方，如脑室内的脉络丛组织。

（一）发病率

脑膜瘤占所有颅内肿瘤的 15% ~ 20%，是最常见的颅内良性肿瘤，居颅脑原发性肿瘤发病的第二位。脑膜瘤是脑组织外的肿瘤，人群发生率为 2/10 万，常在成年后发现，多见于女性，90% 为良性，非典型性为 6%，恶性脑膜瘤为 2%。而在儿童，发病率为 1% ~ 40%，无明显性别差异。随着 CT 及 MRI 技术的应用，许多无症状的脑膜瘤常为偶然发现。

（二）病原学

脑膜瘤的发生并非单一因素造成的，可能与颅脑外伤、放射性照射、病毒感染以及并发双侧听神经瘤等因素，而造成内环境改变和基因变异有关。这些病理因素的共同特点是：使细胞染色体突变，或细胞分裂速度增快。

有研究表明，高剂量或长期低剂量的放射线可改变 DNA 结构，从而诱发出颅内包括脑膜瘤在内的颅内肿瘤。有文献甚至报道了放射治疗诱发出脑膜瘤的病例，但经过伽马刀照射治疗后，仍能产生出良好的效果。另外，Kondziolka D 报道一组 18 年间所治疗的大样本病例：972 例脑膜瘤患者、1 045 个肿瘤，采用伽马刀治疗后，未见到因伽马刀而诱发出新的肿瘤。

（三）病理学特点

脑膜瘤呈球形生长，与脑组织边界清楚，属于脑组织外的肿瘤。瘤内坏死可见于恶性脑膜瘤。常见的脑膜瘤有以下各型：①内皮型；②成纤维型；③血管型；④砂粒型；⑤混合型或移行型；⑥恶性脑膜瘤；⑦脑膜瘤肉瘤。

（四）好发部位

一般地讲，脑膜瘤的好发部位是与蛛网膜颗粒分布情况相平行的，多分布于大脑凸面、大脑镰、矢状窦旁、鞍结节、海绵窦、桥小脑角（CPA）、小脑幕等。

（五）临床表现

由于脑膜瘤一般来讲，生长缓慢，病程相对较长，主要表现为局灶性症状，根据不同的部位、肿瘤占位效应压迫，而产生相应的神经功能障碍。

（六）特殊检查

1. CT 检查　脑膜瘤 CT 平扫和增强扫描的发现率分别为 85% 和 95%，其 CT 表现与病理学分类密切相关。在 CT 平扫，脑膜瘤表现为边界清楚，宽基底附着于硬脑膜表面，与硬脑膜呈钝角；可呈现骨质的改变。注射对比剂后，90% 明显均匀强化，10% 呈轻度强化或环状强化。

2. MRI 检查　MRI 平扫绝大多数脑膜瘤具有脑外肿瘤的特征，即灰白质塌陷向内移位，脑实质与肿瘤间有一清楚的脑 – 瘤界面。T_1WI 上，多数肿瘤呈等信号，少数为低信号。增强扫描后，脑膜瘤多有明显强化。40% ~ 60% 的脑膜瘤显示肿瘤邻近硬脑膜强化，此即硬脑膜尾征。该征出现可提高脑膜瘤诊断的特异性，研究表明，硬脑膜尾征形态有助于区别良、恶性脑膜瘤。良性脑膜瘤的硬脑膜尾征细长规则，而恶性脑膜瘤的则为短粗不规则。

3. 其他检查　头颅 X 线平片、脑血管造影、脑电图等，目前已经不常用。

（七）诊断

脑膜瘤的诊断基础依靠：①临床表现；②影像学：如 CT、MRI 的特征性表现；③其他发现：如颅骨受累、钙化，供血动脉和引流静脉扩张。

二、立体定向放射外科伽马刀治疗的原理和原则

目前来讲，神经外科开颅手术和立体定向放射伽马刀是脑膜瘤治疗的主要方法，其中，开颅手术切除是脑膜瘤治疗的经典方法，能够迅速解除肿瘤的占位性效应、缓解颅内高压症状。但对于位于重要神经血管结构部位的脑膜瘤，开颅手术常常不能完全切除。据统计，颅内各部位脑膜瘤的手术全切除率仅为 44% ~ 83%：凸面脑膜瘤为 98%，眶部和嗅沟脑膜瘤分别为 80% 和 77%，海绵窦脑膜瘤为 57%，颅后窝和蝶骨脑膜瘤分别为 32% 和 28%。脑膜瘤术后脑水肿的发生率几乎为 100%，均需要激素及甘露醇脱水治疗。肿瘤复发率为 10% ~ 26%，颅底脑膜瘤高达 40% ~ 50%，平均复发时间约为 4 年。且还有很多患者不适合行开颅手术治疗。因此，需要一种安全、有效的方法作为替代性辅助治疗。而立体放射外科伽马刀治疗正符合了这方面的需要，在脑膜瘤的治疗中，起着越来越重要的作用。

1. 立体定向放射外科伽马刀治疗脑膜瘤的原理　立体定向放射外科是采用立体定向三维技术，将许多窄束放射线（γ 射线、X 射线、质子束）精确地集中聚焦到治疗靶区，一次性致死地摧毁靶区内的组织，以达到类似于外科手术切除的治疗效果。由于靶点区域放射剂量场梯度极大，既能使达到靶点的总剂量是致死量，又可使靶点周围组织不受放射线的破坏，毁损灶边缘锐利如刀割整齐，故称伽马刀、X 刀（诺力刀、射波刀）、质子刀。目前，立体定向放射外科技术最常用的是伽马刀，很多立体定向放射外科的经典理论都是由伽马刀衍生而来的。

在临床上，有Ⅳ类放射靶区，良性脑膜瘤是Ⅱ类靶区的典型代表，即晚反应正常组织包绕晚反应靶组织。此类靶区的特点是：肿瘤边界清楚，通常不累及脑实质。由于治疗靶区病灶的受照射剂量相对较大，属于致死性高剂量，虽然脑膜瘤及脑膜肉瘤对于放射治疗相对不太敏感，但仍具有良好的效果。

2. 伽马刀治疗脑膜瘤的可行性　伽马刀治疗脑膜瘤是可行的，具体表现在：

（1）脑膜瘤因素：

1）脑膜瘤多为良性肿瘤，通常具有完整的包膜，呈非浸润性生长，与脑组织分界清楚，并且在 CT 和 MRI 上易于强化，可以清晰显示不规则或小的脑膜瘤。

2）脑膜瘤生长缓慢，允许伽马刀的放射生物学效应充分发挥；有利于长期观察肿瘤的疗效和安全性。

3）脑膜瘤多血供丰富，较高的放射剂量照射后产生迟发性血管闭塞，造成脑膜瘤内缺血性坏死。

（2）放射外科因素，即适形性和选择性：适形性指边缘剂量曲线形状同病灶的三维形状相适合，强调病灶内部高剂量；选择性是同适形密切相关的，强调尽量减少病灶外正常脑组织受照剂量。

3. 放射外科的治疗原则及适应证

（1）治疗原则：同颅内其他良性肿瘤，即：有临床症状或影像学有增长趋势。

（2）治疗目的：长期控制肿瘤生长、保留神经功能、提高患者的生活质量。伽马刀放射外科治疗强调疗效的长期性、良好的生活质量，而非单纯以肿瘤影像学上的缩小。

（3）适应证：同颅内其他良性肿瘤。

1）中、小型深部肿瘤。

2）开颅术后残留、复发脑膜瘤。

3）不适合开颅手术的高危人群，如老年人、并发多种系统疾病。

三、伽马刀治疗脑膜瘤的步骤

1. 上头架　尽量使肿瘤位于头架的中心，减少 MRI 伪迹变形影像。对于预计靠近头钉处的部位，仍避免伪迹情况。由于CT定位伪影较大，需要预估伪影可能的路径，避免伪影对治疗病灶靶区产生影响，必要时可以上三个钉子。对于位于颈静脉孔区的肿瘤，肿瘤颅外的区域仍有很多的残留，应尽量使头架基环靠下方一些。另外，由于欧美人群的头颅形态同亚洲国人有一定的差异，亚洲国人前后左右径向有时几乎相差不大，这样对于颞叶边缘处的肿瘤，在 Perfexion 之前的机型很难做到。可以上三个钉子、同时转动头部，使病灶更靠近中心一些。

2. 影像定位　通常采用 MRI 定位，采用 3D-TOFF 模式，全面扫描。对于单发病灶，只扫描病灶处即可；但对于多发病灶、恶性脑膜瘤、特别是神经纤维瘤病患者，应从颅底到颅顶全面扫描，就像多发性脑转移瘤的扫描方式，以检测到新发病灶或脑膜增厚可能发生脑膜瘤处。由于脑膜瘤的增强明显，且一般比较均匀，故只做增强扫描即可。

3. 剂量规划

（1）制定治疗规划：充分发挥伽马刀放射外科治疗的适形性和选择性特点，严密包裹病灶。

由于脑膜瘤绝大部分属于良性肿瘤，治疗计划应紧密包裹于肿瘤，以体现出伽马刀的适形性特点。对于靠近海绵窦区、CPA 区、鞍区、头皮区等处的脑膜瘤，应尽量采用 8mm 小准直器、并尽量避免使用 18mm 准直器，以减少散射，同时还能提高中心剂量。对于“鼠尾征”等增厚的脑膜，可采用 4mm 的准直器，以充分实现适形性。

（2）处方剂量：一般来讲，脑膜瘤放射外科治疗的周边处方剂量窗为 12 ~ 16Gy。这与剂量—体积效应有很大的关系。

体积是容易引起放射外科治疗后并发症的最重要、也是影响放射外科发展的最主要的决定因素，体积越大越容易引起水肿。导致脑水肿的剂量因素很容易理解，提高靶区剂量、减少周围组织散射也永远是放射外科的理念；剂量因素也是剂量越高越容易引起水肿等不良反应。剂量与体积相互结合，形成剂量—体积因素效应，这两者是相互协同的关系，即要减少不良反应，当一方增加的同时、需要减少另外一方。而过多地减少照射剂量又不能足以控制肿瘤。一般来讲，控制脑膜瘤生长至少需要 12Gy 以上的周边处方剂量，而对于超过 3cm 的脑膜瘤，当超过 12Gy 后，容易出现水肿反应；同样，对于 1.5 ~ 3cm 中等大小的脑膜瘤，当其周边处方剂量超过 16 ~ 18 Gy 后，根据剂量—体积效应，也容易出现放射性水肿反应。对于不超过 3cm 的病灶，12 ~ 16Gy 的剂量即可；但对于 >3cm 的病灶，周边剂量达不到控制肿瘤所需要的治疗，需要日后进行 Boost treatment- 追加剂量，这就形成了分次治疗法。对于更小的病灶，如不到 1cm 的病灶，即使采用超过 18Gy 剂量，也可能不会出现放射性水肿反应；但由于伽马刀是新生的治疗方法，目前还尚未有超过 20 年以上的系统性随访结果报道，根据普通放疗的经验，剂量越大，在远期可能也越容易出现并发症，鉴于 14 ~ 16Gy 已经能很好地控制肿瘤了，因此，也不必用更高的剂量、去冒更多的远期并发症风险。

在伽马刀治疗过程，常常是术后残留的需要伽马刀辅助治疗。肿瘤常常位于血管周围，包裹颈内动脉或血管窦，治疗规划应采用孔径稍小一些准直器，减少血管部位的受照。虽然血管对于射线具有一定的耐受量，但仍有个案报道提示在伽马刀治疗后，有主干大血管闭塞的可能。

4. 照射治疗　同其他类型的良性肿瘤治疗。对于治疗前经常发生癫痫的老年患者，特别是非平躺体位治疗时，治疗前，应给予有一定镇定功能的抗癫痫药物，如苯巴比妥肌内注射，预防癫痫。因为患者在治疗当中，属于清醒状态，不免会有些紧张，一旦在治疗当中发生癫痫时，因舌后坠等原因阻塞呼吸道，容易产生窒息而加重癫痫缺氧；而紧急制动、退床，将患者从治疗床上转移出来，是需要 1 ~ 2 分钟时间的。

另外，在照射治疗过程中，要有专门医务人员，如护士进行监护，与患者进行交流。若出现紧急情况，必须首先将患者及时移出治疗室，再行进一步处理。

5. 治疗后处理　一般观察半小时，患者就可以回家。由于脑膜瘤属于良性肿瘤，绝大部分患者基本上可以做到门诊治疗。少数需要住院观察 1 ~ 2 天的患者主要是那些肿瘤较大、并发多种内科疾病、照射时间很长的多发性病变患者。

随访：一般半年一次，进行影像学（多为 MRI）、临床功能状况（如 KPS 评分）评估。

6. 多发性脑膜瘤　颅内出现两个以上相互不连接的脑膜瘤称为多发脑膜瘤，文献报告多发脑膜瘤的发生率为 0.9% ~ 8.9%。随着影像学的进步，很多在临床上属于静止状态的无症状性病灶的检出率逐渐增加。

因为多发脑膜瘤体积不大，部位各异，多次手术会给患者带来沉重负担，且多次手术需要患者有着非常良好的身体素质。因此往往需要联合伽马刀共同治疗。在手术切除多发脑膜瘤时，应首先切除引起临床症状的肿瘤，通常是体积比较大的、容易产生占位性压迫症状的；而较小的肿瘤可一次或多次分批进行伽马刀治疗。

目前最新型的 Perpefxion 型伽马刀治疗，特别适合治疗多发性病灶，能够同时治疗处于额极、枕极、凸面颞叶病灶，即几乎颅内任何部分都可能同时治疗，且精确度极高（不超过 0.1mm）；在治疗 Unit 舱内能够迅速实现准直器、靶点坐标的自动更换，从而大大节省了治疗时间，患者自始至终能够保持一种舒适的体位、减少了以往类型伽马刀治疗时患者过多的起坐及不适体位的变换，这些都使得患者的耐受能力增强、减少了治疗后急性反应的发生。

7. 较大的脑膜瘤　过去常常将伽马刀的适应证规定为 <3cm，但随着治疗病例的增多，也治疗一些超过 >3cm 的肿瘤。根据剂量 – 体积效应，进行调整，采用低剂量分次治疗的方法，控制肿瘤，仍同样能减少并发症并控制肿瘤。

较大肿瘤的分次治疗的理念是基于放射生物学的 4R 概念，即：①亚致死损伤的修复（repair）；②细胞时相的再分布（redistribution）；③乏氧肿瘤细胞地再氧合（reoxygenation）；④再群体化（repopulation）。最初是用于恶性肿瘤，如脑转移瘤的治疗，即放疗期间存活的克隆源性细胞地再群体化是造成早反应组织、晚反应组织及肿瘤之间效应差别的重要因素之一。如果正常组织的 α/β 比值低于肿瘤，那么增加分次照射可以使正常组织的亚致死损伤修复程度明显大于肿瘤的修复。分次照射治疗可以使肿瘤细胞更多地进入细胞周期的放射敏感期（M、G_1/S 分裂间期），即相对放射耐受的乏氧肿瘤细胞在初次照射后发生再氧合，以便于它们更容易被接下来的射线杀死。

而脑膜瘤绝大部分是良性病变，超过 3cm 的大肿瘤一般都会引起占位性症状发生。年轻患者可以采用开颅手术切除，而老年患者有些可以继续观察。分次放疗更多的是用在偏恶性脑膜瘤。

8. 颅底脑膜瘤　经过多年的发展，立体定向放射外科伽马刀治疗已经从以前的挽救性治疗（salvage treatment）经过补充追加性治疗（boost treatment），成为脑膜瘤的主要治疗（front line treatment or primary treatment），是开颅手术的首选性的替代治疗方法或残留病灶的首选性辅助治疗。这尤其表现在对于颅底脑膜瘤的治疗。

瘤基底与颅前窝、颅中窝、颅后窝底附着的脑膜瘤统称为颅底脑膜瘤。颅底脑膜瘤血管组织丰富，周围有重要的脑神经及大血管组织，是神经外科手术治疗的难点。

显微外科手术切除目前仍是颅底脑膜瘤的治疗方法，但术后神经功能缺损很高，很多病例不能完全切除。为了减少复发，需要进行 simpson1 级，甚至 0 级（连同附近径向 4cm 的硬脑膜）切除；而总直径 8cm 的脑膜切除这在颅底几乎是不可能做到的。

对于脑膜瘤这类的良性肿瘤，以患者容易出现严重医源性损伤为代价、单纯强调肿瘤全切是不可取的。很多神经外科专家均认为，对于比较难治的颅底或海绵窦病灶，可以手术切除可容易切除的部分，进行大部切除，或部分切除，将容易产生严重并发症的部分残留下来，进行伽马刀治疗，即采用显微外科联合放射外科的模式。

目前，超过 100 例以上的颅底单纯手术的大宗病历报道很少，大宗颅底病变病历报道多是联合伽马刀治疗。伽马刀治疗颅底脑膜瘤的长期疗效越来越得到临床手术医生的认可。伽马刀治疗颅底脑膜瘤的文献报道5年肿瘤控制率为85% ~ 97%。很多以前不能治疗的颅底病变患者采用伽马刀或联合伽马刀治疗后，都取得很好的长期疗效。Iwai Y 等报道从1994年到2001年间所治疗的108例颅底脑膜瘤患者，采用伽马刀治疗后，经过平均86.1个月（20 ~ 144个月）的随访，肿瘤的控制率为94%。经过统计后，5年的控制率为93%，10年控制率为83%。Zachenhoferl 等报道36例颅底脑膜瘤经过伽马刀治疗后，平均随访8年以上，即103个月（70 ~ 133个月），肿瘤缩小11例（33%）、稳定不变20例（64%），有效控制率为94%，肿瘤增大2例（6%）。神经功能状况改善16例（44%），无变化19例（52%），加重1例（4%）。Kreil W 等报道伽马刀治疗的200例颅底脑膜瘤病例，开颅术后99例，101例为单独伽马刀治疗。经过5 ~ 12年的随访，5年的控制率为98.5%，10年的控制率为97.2%。治疗后水肿2例（1%），神经功能改善83例（41.5%），稳定不变108例（54%），加重9例（4.5%）。短暂性加重7例（3.5%），再次手术1例（0.5%）。

9. 恶性脑膜瘤　恶性脑膜占所有脑膜瘤的0.9% ~ 10.6%，表现为：肿瘤生长快，肿瘤多向四周脑内侵入，具有侵袭性，使周围脑组织增生，并在原部位反复复发，并可转移到远处。随着反复手术切除，肿瘤逐渐呈恶变，最后可转变为脑膜肉瘤。

恶性脑膜瘤的特点是：①男性发病率相对较高；②发病年龄相对年轻；③发生部位以大脑凸面和矢状窦旁多见；④病程短，颅内压增高症状出现早；⑤破坏性症状多见。

影像学表现有：①瘤体不均匀性强化，瘤内可见囊性低密度坏死区；②脑膜尾征较短粗或不规则；③肿瘤呈蘑菇状、扁平状或分叶状，边缘不清；④瘤周多见有水肿，局部骨质破坏浸润。

恶性脑膜瘤明确诊断还需依赖病理组织学检查。WHO 提出以下6条标准可确定肿瘤的良恶性：①细胞成分的增加；②有丝分裂增多；③核的多形性；④局灶性坏死；⑤脑组织浸润；⑥转移。恶性脑膜瘤病理特点是细胞数增多、细胞结构减少、细胞核多形性并存在有丝分裂增多（75/HP），瘤内有广泛坏死。在临床实际工作中，病理检查具备以上4 ~ 5个特征者，即可诊断为恶性脑膜瘤。

恶性脑膜瘤的治疗首选开颅手术切除，因容易复发，必须配合以伽马刀或普通放疗，照射范围应参照脑转移的治疗，即对适形性可放松一些，包裹范围稍宽大一些，周边处方剂量也需要有所提高。伽马刀治疗恶性脑膜瘤的局部控制率相对不高，一般为65% ~ 80%。经过伽马刀或普通放疗的高剂量照射，加上肿瘤本身具有侵袭性破坏作用，容易出现血—脑脊液屏障的开放，有利于化疗的实施。对于顽固性病例，还可加用化疗药物。

尽管恶性脑膜瘤能够采用更多的方法进行治疗，但总体预后不佳。

四、立体定向放射外科治疗的并发症

伽马刀放射外科治疗后最常见的并发症为脑水肿。脑水肿发生的具体机制尚未清楚，可能与肿瘤坏死降解物吸收及血 - 脑脊液屏障破坏有关，也可能是静脉闭塞、血液回流受阻所致。

脑水肿大多发生于照射后3 ~ 8个月。水肿若发生在非功能区且较为局限时，仅在影像学上可以看到低密度的表现，而无明显临床症状及体征；发生在功能区或水肿范围较大时，则可有神经功能的障碍或刺激症状与颅内高压症状等。

放射性脑水肿发生与多种因素有关：

1. 体积和剂量　当治疗的周边剂量大于18Gy、肿瘤体积超过10cm^3，发生严重脑水肿病例明显增多。

2. 部位　一般认为，位于大脑凸面、镰窦旁、侧脑室的脑膜瘤容易发生脑水肿；有矢状窦闭塞的患者容易出现水肿。

3. 肿瘤类型　Kan P 等发现，含有血管生长因子 VEGF 和乏氧因子（HIF-1）的脑膜瘤容易出现伽马刀治疗后瘤周水肿；水肿平均发生期为治疗后5.5个月，可延至16个月。另外，病理呈现恶性脑膜瘤的患者，由于血—脑脊液屏障破坏及肿瘤侵蚀破坏作用，非常容易引起水肿。治疗前，肿瘤影像呈现分叶状或蘑菇状、不均匀强化且边缘不清、有明显的瘤周水肿，均提示偏恶性病变的可能，治疗后，极有可能出现放射性水肿。

4. 性别　男性患者可能容易出现水肿及复发，这主要由于男性脑膜瘤患者更容易是偏恶性脑膜瘤。

5. 腔隙作用　当脑膜瘤周围存在着比较明显的腔隙时，可减少因肿瘤坏死、水肿膨胀而引起的高颅压，而正常脑组织由于隔着腔隙，所受到的散射照射呈梯度明显递减，从而大大减少了正常脑组织破坏和水肿。具体表现在：①开颅术后残留的患者由于存在肿瘤残腔，能够减少水肿；②颅底病灶水肿发生率也小于幕上病灶；③老年患者由于存在脑萎缩也会减少良性病变发生水肿的可能，或能够抵消部分因水肿吸收能力弱而产生不良反应。但也有文献报道脑膜瘤老年患者也容易发生水肿，这可能是由于老年人本身对水肿吸收能力弱或肿瘤偏恶性所致。

对于脑水肿，首先要预防其发生。对于幕上病灶（如凸面、侧脑室）、偏恶性、治疗前瘤周水肿、体积较大的病灶，应注意控制剂量，或采取分次治疗方法，减少水肿的发生。

一旦治疗后出现放射性脑水肿，若水肿面积不大、患者无明显神经功能障碍，可暂行观察或随访；若水肿较大、并出现神经功能障碍，则需应用类固醇激素、脱水剂及神经营养药物治疗，其中，皮质类固醇药物能够短暂地缓解肿瘤及水肿引起的颅内高压症状。Vecht 等开始剂量地塞米松 4 ~ 8mg/d，除非患者表现有严重的颅内高压症状，方可进一步增加剂量 16mg/d 或更高。建议用药 1 周后，逐渐减量，一般 2 周内停药，但剂量减量还要根据患者个体化需要。若出现少数严重脑水肿，导致中线移位等脑疝表现、用药无效情况，可考虑开颅手术减压。

其他较为常见的并发症为脑神经功能的损害，多见于颅底病灶，尤以视神经和面神经的损害最为常见。多数报道显示，大于 10Gy 的放射剂量就足以造成视神经的损害，一旦出现视神经的损害则处理较为困难，临床上重点在于预防。在实际的伽马刀应用中，往往采用小准直器、堵塞子的方法，使视神经的周边受量在 10Gy 以下，而天坛医院伽马刀治疗的视神经受量都在 9Gy 以下。对于面神经，主要发生在 CPA 部位病灶治疗时，应充分了解面神经的解剖走行，使之在路径中的受照剂量不超过 14Gy。

五、伽马刀治疗脑膜瘤的疗效评价

现代医学的发展非常重视患者的生活质量。由于脑膜瘤大部分是良性肿瘤，伽马刀治疗后，尽管有可能不能使肿瘤影像完全消失，但只要将肿瘤细胞杀死，使肿瘤丧失继续生长、破坏的能力——控制肿瘤不再生长，维持或改善患者现有的神经功能状况，尽可能减少患者的医源性损伤、改善生活质量，即已达到伽马刀治疗的目的。

伽马刀起初用于颅底开颅术后复发或残留的治疗，随着治疗不断取得成功，伽马刀逐渐延伸到对幕上凸面脑膜瘤进行治疗，逐渐成了脑膜瘤一线治疗方法。很多大样本研究表明，伽马刀治疗脑膜瘤的有效率超过 85%，部分文献甚至达到 100%。神经功能也得到改善或稳定。

Lee JY 等报道从 1987–2004 年间在美国匹兹堡大学附属医院治疗的 964 例脑膜瘤患者，肿瘤多位于颅底。5 年良性脑膜瘤的控制率为 93%，恶性脑膜瘤为 72%。良性脑膜瘤的 10 年控制率达 93%。Kondziolka D 等报道一组 18 年间所治疗的大样本病例：972 例患者、1 045 个肿瘤，女性占 70%，49% 的患者治疗前曾行开颅手术，50% 的患者治疗前接受了普通放疗。肿瘤的总体控制率为 93%，未曾手术的患者（无病理），即单纯伽马刀治疗的控制率为 97%。经过 10 年后，良性脑膜瘤控制率为 91%，单纯伽马刀治疗的无病理患者的控制率为 95% 未出现因伽马刀而诱发的肿瘤。伽马刀治疗后残障率（overall morbidity rate）为 7.7%，症状性瘤周水肿为 4%（平均在治疗后 8 个月出现）。Pollock BE 等报道从 1990 年 1 月到 2002 年 12 月这 12 年间采用伽马刀所治疗的 330 例患者的 356 个脑膜瘤。138 例（42%）患者作为开颅手术的辅助性治疗复发或残留的脑膜瘤；192 例（58%）作为首选性治疗；所治疗的脑膜瘤大部分（70%）位于颅底，平均随访时间 43 个月（2 ~ 138 个月），肿瘤有效控制率（缩小或稳定不变）为 94%，伽马刀治疗的相关性并发症为 8%。Novotin J 等报道 368 例患者（381 个肿瘤），采用伽马刀进行治疗后，均经过 1 年以上的随诊，平均 51 个月（24 ~ 120 个月）。5 年的肿瘤控制率为 97.7%，51 例患者（15.4%）出现瘤周水肿；32 例（9.7%）出现症状——短暂性 23 例（6.9%）、长期性 9 例（2.7%）。

经过多年的临床实践及技术改进，伽马刀已经升级到第六代 Perfexion 型，治疗的靶区也可多达一次治疗 30 多个病灶。安全性高、疗效好、性能稳定，已经为更多的人所认识。伽马刀作为一种微侵袭性治疗脑膜瘤的方法，既能够作为较大病灶的开颅手术的辅助性治疗，也可单独对较小的脑膜瘤进行治疗；均能够非常高效地控制脑膜瘤生长，改善患者的生存质量；即使肿瘤复发，也可进行反复治疗，仍十分有效。

六、脑膜瘤治疗方法的选择

（1）开颅手术全切肿瘤是脑膜瘤的经典性治疗：对于大脑凸面、镰窦旁、蝶骨嵴外侧、嗅沟脑膜瘤，能够做到肿瘤全切。对于累及岩骨斜坡、海绵窦、鞍结节的脑膜瘤，为保留神经功能，很多情况下只能部分切除。

（2）脑膜瘤是理想的放射生物学靶区，单次高剂量照射具有有效的生物学作用。伽马刀放射外科治疗具有高度的适形性聚焦肿瘤，而保留周围正常脑组织。

（3）脑膜瘤由于肿瘤生长缓慢，有利于长期观察肿瘤的疗效和安全性。

（4）伽马刀治疗脑膜瘤的有效控制率为 90% ~ 95%，治疗残障率极低。放射外科对于无症状性、中小型脑膜瘤具有极佳疗效；是开颅术后残留的脑膜瘤、复发性脑膜瘤理想的治疗方法。

（5）伽马刀立体定向放射治疗尤其适合于手术风险大、功能区、中小肿瘤、无法手术患者、老年患者。放射外科伽马刀可作为手术的替代性治疗，成为一线性治疗术后残留、复发病灶的方法；对于某些脑膜瘤患者甚至是首选性治疗；而常规普通放疗逐渐退居二线，只对部分病例采用，多用于偏恶性较大肿瘤的治疗。

（6）对于手术不能切除，而伽马刀、放疗又可能会失败的患者，才考虑采用激素治疗或化疗。由于普通放疗更容易破坏血 – 脑脊液屏障，一方面可能会加重水肿，但从另一方面，能够使化疗药物更容易通过血 – 脑脊液屏障，增强化疗药的疗效，即对化疗有协同作用。化疗也是多用于偏恶性病灶（即血 – 脑脊液屏障容易开放的病灶）的治疗，且多联合普通放疗。根据目前的资料，hydroxyurea 是比较好的化疗药物，对复发性肿瘤有一定的作用。

七、结论

伽马刀是治疗脑膜瘤，尤其是小肿瘤的有效方法，能够长期地控制肿瘤。安全性高、并发症后遗症少。可作为小肿瘤的首选性治疗，或较大肿瘤开颅手术后首选性辅助治疗方法。对于不能耐受开颅手术的患者，可作为首选性替代疗法。为了提高患者的生存质量、减少医源性残障率和死亡率，对于手术切除困难的脑膜瘤，可以进行大部切除，解除肿瘤的占位性压迫、起到减压的作用，随后采用伽马刀治疗照射残留的肿瘤组织，能够很好地控制肿瘤。

参见图 8–8 和图 8–9。

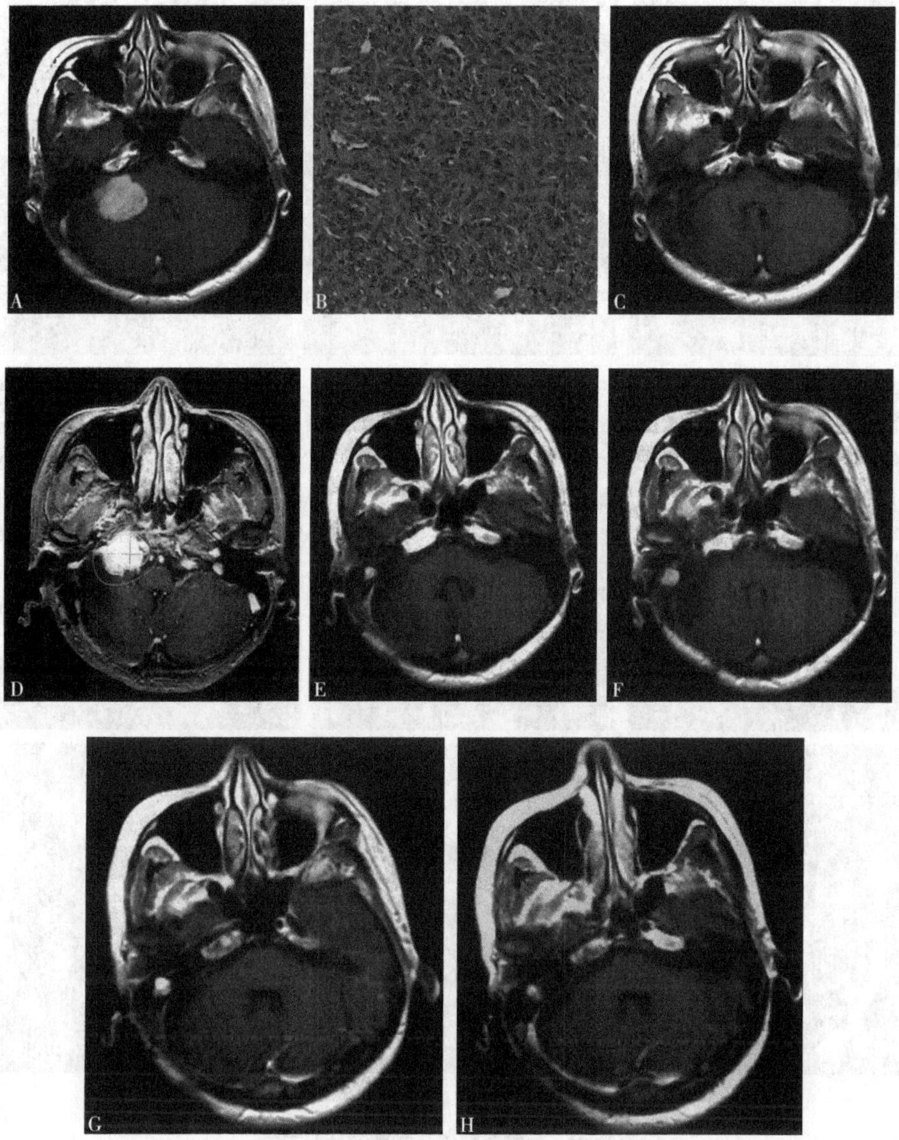

图 8-8 右侧 CPA 脑膜瘤伽马刀治疗

A. 右侧 CPA 区脑膜瘤手术前；B. 肿瘤术后病理；C. 右侧 CPA 区脑膜瘤术后 4 个月；D. 伽马刀治疗计划设计图；E. 伽马刀治疗后 4 个月复查；F. 伽马刀治疗后 10 个月复查；G 和 H. 伽马刀治疗后 20 个月复查

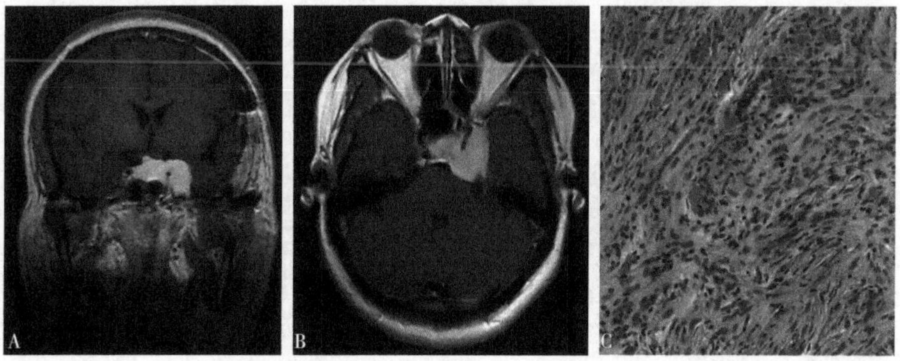

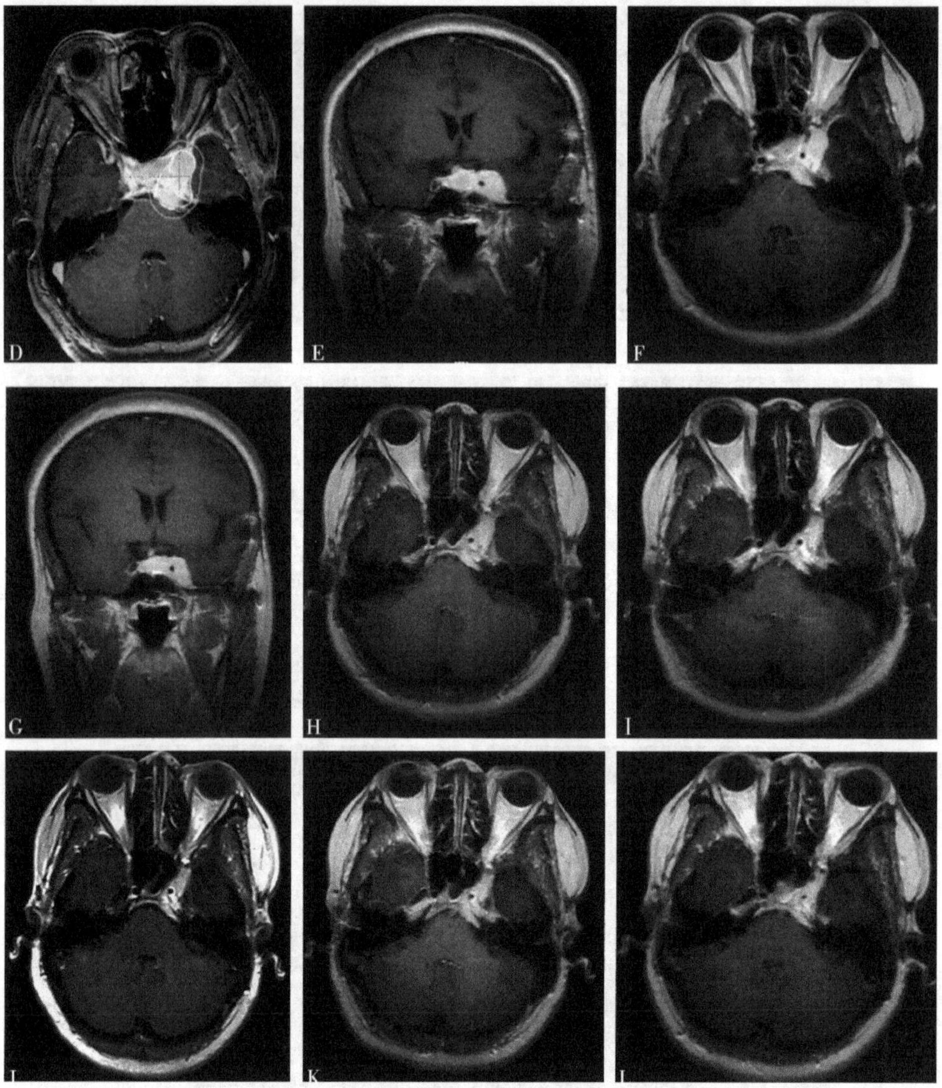

图 8-9 左侧海绵窦脑膜瘤伽马刀治疗

A 和 B. 左侧海绵窦区脑膜瘤手术前；C. 左侧海绵窦区脑膜瘤病理；D. 伽马刀治疗计划设计图；E 和 F. 伽马刀治疗后 3 个月复查；G 和 H. 伽马刀治疗后 7 个月复查；I. 伽马刀治疗后 12 个月复查；J. 伽马刀治疗后 22 个月复查；K. 伽马刀治疗后 45 个月复查；L. 伽马刀治疗后 56 个月复查

第九章

头颈部肿瘤

第一节 鼻咽癌

鼻咽癌（nasopharyngeal carcinoma，NPC）是指来自鼻咽被覆上皮的恶性肿瘤，它高发于我国南方和东南亚地区。广东为鼻咽癌最高发的地区，故又称为“广东瘤”（Canton tumor）。放射治疗是其最主要的治疗方法，放射治疗配合化学治疗可提高鼻咽癌的疗效。

一、解剖

鼻咽位于颅底和软腭之间，连接鼻腔和口咽（图9-1A）。鼻咽腔近似一个不规则的立方体（图9-1B），其上下径和左右径各约3cm，前后径2～3cm，可分为前、顶、后、底壁及左右对称的两个侧壁。

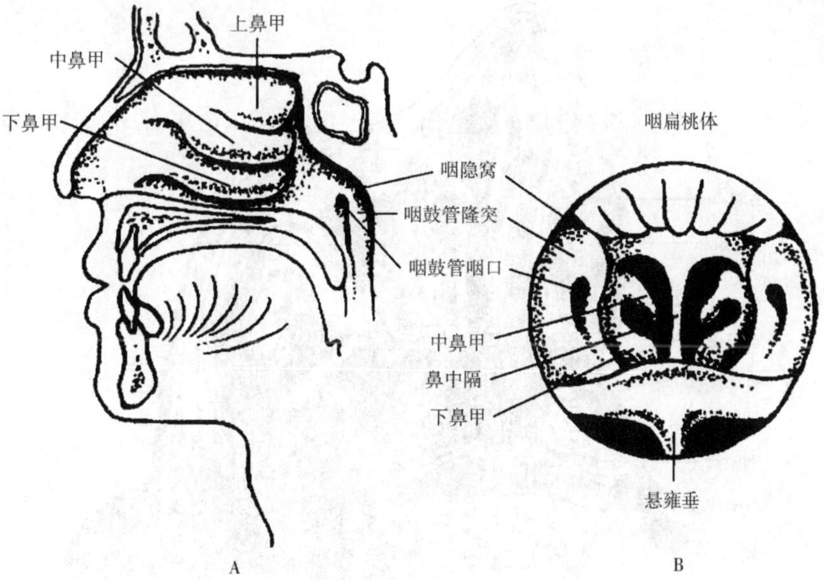

图9-1 鼻咽部解剖

A. 正常鼻咽腔；B. 间接鼻咽镜所见

1. 顶后壁 顶壁由部分蝶骨体及枕骨底部所组成。后壁相当第1、2颈椎，两侧为咽隐窝的后界。顶和后壁互相连接，并倾斜形成圆拱状，二壁之间没有明确的解剖分界标志，故临床上常合称为顶后壁，即由后鼻孔上缘向后，直至软腭水平。其黏膜下有丰富的淋巴组织，构成咽扁桃体，在儿童期增殖明显，形成增殖体。

2. 侧壁　侧壁包括：①咽鼓管前区；②咽鼓管区，有咽鼓管咽口（呈三角形，距下鼻甲后端约1cm）和其后上方的咽鼓管隆突（由三角形软骨板反折而成），与其下方的纤维组织共同构成咽鼓管的软骨部分；③咽鼓管后区，即咽隐窝（又称 Rosenmullar fossa），位于咽鼓管隆突后上方，与鼻咽顶后壁相连。此窝深约 1cm，呈圆锥形，尖端向上，与破裂孔相距约 1cm。同时，颈内动脉管外口则位于此窝的后方。

3. 前壁　前壁为鼻中隔后缘以及位于其两侧的后鼻孔，可直接通入鼻腔。

4. 底壁　底壁由软腭背面及其后缘与后壁之间的咽峡构成。

鼻咽黏膜披覆假复层纤毛柱状上皮，下界近口咽部为复层鳞状上皮，二者之间可见过渡的上皮细胞。黏膜固有层含混合型小涎腺。

5. 淋巴引流　鼻咽部淋巴管极为丰富，主要引流入颈寰椎侧旁的咽后淋巴结（又称 Rouviere 氏淋巴结，为鼻咽癌引流的第一站淋巴结），再进入颈深组淋巴结，主要包括：①颈内静脉淋巴结链；②副神经淋巴结链（位于颈外侧区内）；③颈横动静脉淋巴结链（位于锁骨上窝内）。

6. 血管　动脉来自颈外动脉的一级或二级分支，分别是：①咽升动脉，是颈外动脉的最小分支；②腭升动脉；③咽动脉，是颌内动脉的终支之一；④翼动脉，亦为颌内动脉之终支。静脉经咽静脉丛和翼静脉丛相通，注入面静脉和颈内静脉。

7. 神经　鼻咽的感觉神经与运动神经来自舌咽神经、迷走神经和交感神经之分支所构成的咽神经丛。鼻咽上部的感觉由三叉神经之上颌支支配，腭帆张肌则由三叉神经下颌支所供给。

咽旁间隙是位于面颌上颈部的一个深在的脂肪间隙，与鼻咽、口咽毗邻。咽旁间隙是由茎突及其附着的肌肉（茎突舌骨肌、茎突舌肌和茎突咽肌）及多块筋膜间隔而成的，两侧对称（图 9-2）。在咽隐窝这一平面上可分成三个部分：①茎突前间隙：内有颌内动脉及其分支、下齿槽神经、舌神经、耳颞神经通过，肿瘤可由此处累及颅底的卵圆孔、棘孔和蝶骨大翼，甚至远至颞下窝；②茎突后间隙：内有颈内动脉、颈内静脉、后组脑神经（第Ⅸ、Ⅹ、Ⅺ、Ⅻ对脑神经）及颈交感神经干等通过，尚含颈内静脉上组淋巴结；③咽后间隙：居于咽后正中，内有咽后淋巴结。

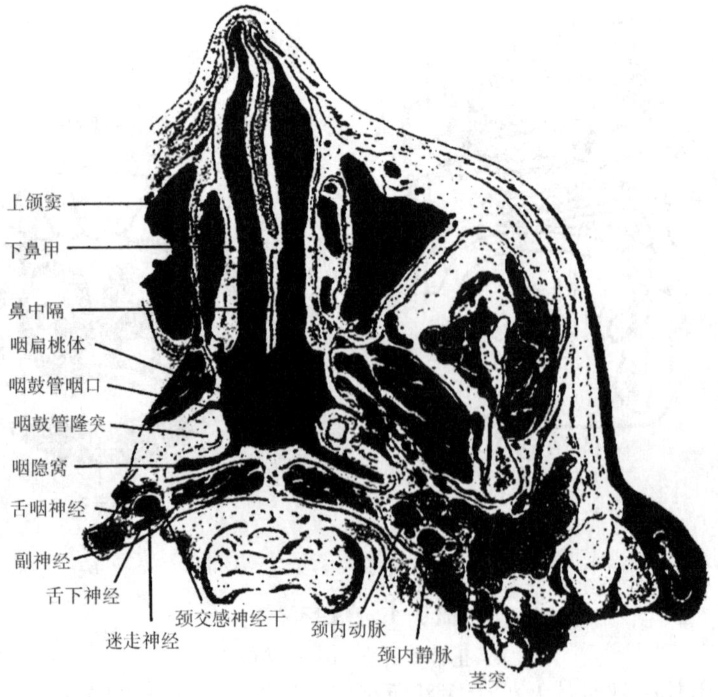

图 9-2　咽旁间隙的水平切面

二、流行病学

鼻咽癌可发生在各个年龄组，但以30 ~ 60岁多见，占75% ~ 90%。男女性别之比为（2 ~ 3.8）：1。鼻咽癌的流行病学具有明显的地区聚集性、种族和部分人群的易感现象、家族聚集现象和发病率相对稳定的特征。

1. 明显的地区聚集性　鼻咽癌在欧洲、美洲、大洋洲都颇罕见，世界人口的年龄标化发病率男女都在1/10万以下。在北非和中东地区的一些国家，如突尼斯、阿尔及利亚、以色列、科威特和沙特阿拉伯等的发病率则略高，男性（0.5 ~ 3.4）/10万，女性（0.4 ~ 1.9）/10万。而中等发病率的加拿大西北部、美国阿拉斯加州和格陵兰岛的本地居民，发病率男性（7.8 ~ 12.7）/10万，女性（2.4 ~ 9.2）/10万。但我国南方及东南亚的一些国家的发病率则较高，特别是中国南方的广东省，世界人口标化发病率高达男性30/10万，女性13/10万。在广东省又以珠江三角洲和西江流域一带最为突出，特别是肇庆、佛山、广州等地区。此外，与广东相邻的广西苍梧和湖南双牌县，鼻咽癌的发病率也很高，男性达19.76/10万。这些地区互相连成一片构成了中国鼻咽癌的高发核心地区。

2. 种族和部分人群的易感现象　鼻咽癌发病具有明显的人种差异。在世界三大人种中，部分蒙古人种为鼻咽癌的高发人群，其中包括了中国华南地区及东南亚地区的中国人、泰国人、新加坡人及北美洲的爱斯基摩人，又以中国人的发病率最高，黑种人次之，而白种人的发病率最低。高发区的居民迁居到低发区后仍保持着鼻咽癌的高发倾向。

在高发区广东省内，不同方言的人群发病率不同，以操广州方言的人群特别高发。在广州和香港的调查中发现，广州的水上居民与香港的船民的鼻咽癌死亡率最高：男性54.7/10万，女性18.8/10万。居住在格陵兰的爱斯基摩人（属蒙古人种）其鼻咽癌发病率亦较高。

3. 家族聚集现象　肿瘤医院的资料显示，21.6%的鼻咽癌患者有癌家族史，12.3%有鼻咽癌的癌家族史，并且肿瘤患者大部分集中在一级亲属，二、三级亲属较少，而其他肿瘤未见明显差别。孪生子同患鼻咽癌的也有报道。鼻咽癌遗传流行病学研究显示，鼻咽癌遗传度为68.08%，可以认为致病因素中有68.08%与遗传因素有关，31.92%与环境因素有关。

H. Albeck等报道，27%的鼻咽癌患者有癌家族史，肿瘤患者主要集中在一级亲属间，且大部分为鼻咽癌和腮腺癌。

4. 发病率相对稳定　对鼻咽癌高发的厂东四会和中山地区长期的观察显示，鼻咽癌的发病率均未出现较大波动。在低发区如欧美，大洋洲，亚洲的日本、印度等国家鼻咽癌的发病率多年来也始终在1/10万以下。WHO Ⅱ和Ⅲ型鼻咽癌的发病率也未出现明显改变。而同期内肺癌明显升高，宫颈癌明显下降。这一现象也提示鼻咽癌的致病因素是相对稳定的。

三、病因

鼻咽癌的发生可能是多因素的，其癌变过程可能涉及多个步骤。与鼻咽癌发病可能有关的因素包括以下几方面。

1. 遗传易感性　鼻咽癌虽然不属于遗传性肿瘤，但它在某一人群的易感现象比较突出，并有家族聚集现象。连锁分析表明人类白细胞抗原（human leukocyte antigen，HLA）和编码细胞色素P4502E1酶基因（cytochrome P4502E，CYP2E1）可能是NPC的遗传易感基因，它们与大多数的鼻咽癌发生有关。

现代的分子遗传学和分子生物学研究发现，鼻咽癌发生高频率染色体杂合性缺失（loss of heterozygosity，LOH）的染色体主要位于1p、3p、9p、9q、11q、13q、14q、16q和19p，并定位了相应的LOH最小丢失区（minimal deletion region，MDR），提示在高频率缺失区可能含有在鼻咽癌发病机制中起重要作用的肿瘤抑制基因；鼻咽癌发生遗传物质扩增的染色体主要位于1q、2q、3q、6p、6q、7q11、8q、11q13、12q、15q、17q和20q，表明在这些区域可能存在与鼻咽癌发生发展相关的癌基因。

以上的研究表明了鼻咽癌患者的染色体存在着不稳定性，因此更容易受到外界各种有害因素的“攻击”而致病。

2. EB 病毒　经免疫学方法证明 EB 病毒带有壳抗原（VCA）、膜抗原（MA）、早期抗原（EA）及核抗原（EBNA）等多种特异性抗原。EB 病毒与鼻咽癌有密切关系，其主要根据如下。

（1）鼻咽癌患者血清中所检测到的 EB 病毒相关抗体（包括 IgA/vCA、IgA/EA、EBNA 等），无论是抗体阳性率，还是抗体几何平均滴度都比正常人和其他肿瘤（包括头颈部癌）患者明显增高，且随病情复发或恶化可再次升高。

（2）鼻咽癌患者血浆中存在着游离于细胞外的 EBV-DNA，其拷贝数与肿瘤负荷呈正相关，并且随着肿瘤的进展或消退而变化，能够预测肿瘤的复发或转移。

（3）鼻咽癌的癌细胞内可检测到 EB 病毒的标志物如 EB 病毒 DNA 和 EBNA。

（4）在体外用含有 EB 病毒的细胞株感染鼻咽上皮细胞后，发现受感染的上皮生长加快，核分裂象亦多见。

（5）据报道 EB 病毒在一些促癌物的作用下可诱发人胚鼻咽黏膜组织的未分化癌。

尽管如此，目前尚缺乏 EB 病毒致鼻咽癌的完整动物模型，还不能认为 EB 病毒就是鼻咽癌的病因。因此，在鼻咽癌的发病方面，EB 病毒很可能以遗传因素（或）某些特定环境因素为前提，才能发挥致癌作用。

3. 环境因素　国外报道，侨居美国、加拿大的第一代中国人（以广东居民为多）鼻咽癌死亡率为当地白人的 30 倍，第二代降为 15 倍，第三代虽未有确切数字，但总的趋势是继续下降。与此同时，出生于东南亚的白人，其鼻咽癌发病率则有所增多。其原因除了部分人的血缘关系发生了改变外，显然环境因素也在起着重要的作用。近年的研究发现以下物质与鼻咽癌的发生有一定的关系。

（1）亚硝胺：可以诱发动物肿瘤。其中的二甲基亚硝胺和二乙基亚硝胺在广州咸鱼中含量较高，用咸鱼喂养大白鼠，可诱发鼻腔或鼻窦癌。认为广东人鼻咽癌发病率高可能与幼儿吃咸鱼的习惯有关，可在其尿中测出具有致突变作用的挥发性亚硝胺。

（2）芳香烃：在鼻咽癌高发区的家庭内，每克烟尘中 3，4- 苯并芘含量达 16.83 μg，明显比低发区家庭高。同样，这一化合物在动物实验中也可以诱发大鼠“鼻咽”部肿瘤。

（3）微量元素：硫酸镍可以在小剂量二亚硝基哌嗪诱发大鼠鼻咽癌的过程中起促进癌变的作用。

四、病理

鼻咽腔披覆一层较薄的黏膜上皮，主要由鳞状上皮、假复层纤毛柱状上皮和变移上皮构成。在黏膜固有层常有淋巴细胞浸润，在黏膜下层有浆液腺和黏液腺。鼻咽癌是指来源于鼻咽披覆上皮的恶性肿瘤。

1. 病理类型　鼻咽癌细胞 95% 以上分化不良．恶性程度高。世界卫生组织（WHO）将鼻咽癌组织学分类为：角化性鳞状细胞癌（keratinizing squamous cell carcinoma，or squamous cell carcinoma）、非角化性癌（non-keratinizing carcinoma）和基底样鳞状细胞癌（basaloid squamous cell carcinoma），其中非角化性癌根据肿瘤细胞的分化程度又分为分化型非角化癌（differentiated non - keratinizing carcinoma）和未分化型非角化癌，或鼻咽型未分化癌（undifferentiated nasopharyngeal carcinoma 或 undifferentiated carcinoma of nasopharyngeal type）。

2. 生长与扩展　鼻咽癌好发于鼻咽侧壁（尤其是咽隐窝）和顶后壁。

鼻咽癌恶性度高，呈浸润性生长，可直接向周围及邻近组织和器官浸润、扩展：向上可直接破坏颅底骨质，也可经破裂孔、卵圆孔、棘孔、颈内动脉管或蝶窦和后组筛窦等自然孔道或裂隙侵入颅内，累及脑神经；向前侵犯鼻腔、上颌窦、前组筛小房，再侵入眼眶内，也可通过颅内、眶上裂或翼管、翼腭窝侵入眼眶内；肿瘤向外侧可浸润咽旁间隙、颞下窝和咀嚼肌等；向后浸润颈椎前软组织、颈椎；向下累及口咽甚至喉咽。

3. 转移　鼻咽黏膜下有丰富的淋巴管网，且淋巴引流可跨越中线到对侧颈部。鼻咽癌的颈淋巴结转移发生早、转移率高。肿瘤医院统计：确诊时有 70% ~ 80% 的患者已有颈淋巴结转移，40% ~ 50% 的患者发生双侧颈淋巴结转移。淋巴结转移的位置最多见于颈深上二腹肌下淋巴结，其次是颈深中组淋巴结和颈外侧区的副神经链淋巴结。

鼻咽癌发生远处转移与颈淋巴结的转移密切相关，随着转移淋巴结的增大、数目的增多，远处转移的机会亦明显增加。肿瘤医院统计，鼻咽癌 5 年累积远处转移率为 20% ~ 25%，N2、N3 患者的 5 年累积远处转移率分别是 30% 和 45%，Pelrovich Z 等报告 N0、N3 患者的远处转移分别为 17%（11/193）和 74%（69/93）。远处转移最常见的部位是骨，其次是肺、肝，且常为多个器官同时发生。

五、临床表现

鼻咽癌常见的症状和体征有以下这些。

1. 涕血　70% 左右的患者有此症状，其中 23.2% 的病例以此为首发症状来就诊。用力回吸鼻腔或鼻咽分泌物时，由于软腭背面与肿瘤表面相摩擦，肿瘤表面血管破裂所致。轻者可引起涕中带有血丝，重者可致较大量的鼻出血。

2. 鼻塞　常为单侧性和逐渐性加重。由于肿瘤堵塞后鼻孔所致，约占 48%。

3. 耳鸣与听力减退　分别占 51.5% ~ 62.5% 和 50%。位于鼻咽侧壁和咽隐窝的肿瘤浸润、压迫咽鼓管，使鼓室形成负压，引起分泌性中耳炎所致。病状较轻者此时如行咽鼓管吹张法可获暂时缓解。听力减退为传导性听力障碍，多伴有耳内闷塞感。

4. 头痛　占 57.2% ~ 68.6%，以单侧颞顶部或枕部的持续性疼痛为特点。往往是由于肿瘤压迫、浸润脑神经或颅底骨质，也可以是局部感染或血管受刺激引起的反射性头痛。

5. 脑神经损害　鼻咽癌向上直接浸润和扩展，可破坏颅底骨质，或经自然颅骨通道或裂隙，侵入颅中窝的岩蝶区（包括破裂孔、颞骨岩尖、卵圆孔和海绵窦区），使第Ⅲ、Ⅳ、Ⅴ（第 1、2 支）和第Ⅵ对脑神经受侵犯，表现为上睑下垂、眼肌麻痹（包括单纯外展神经麻痹）、三叉神经痛或脑膜刺激所致颞区疼痛等（眶上裂综合征），如尚有第Ⅱ对脑神经损害，则为眶尖或岩蝶综合征。

当鼻咽癌扩展至咽旁间隙的茎突后区，或咽旁转移淋巴结向深部压迫、浸润时，可累及第Ⅸ、Ⅹ、Ⅺ、Ⅻ对脑神经和颈交感神经节（Horner 综合征：睑裂狭窄、瞳孔缩小、眼球内陷、同侧无汗，发生率为 2.22%）。第Ⅴ对脑神经的第 3 支，可以在颅内受浸润，也可以在咽旁间隙受压而损伤。第Ⅰ、Ⅱ对脑神经位于颅内靠前方，第Ⅶ、Ⅷ对脑神经有坚实的颞骨岩部的保护，因而均较少受侵犯。

6. 颈淋巴结肿大　约 40% 患者以颈淋巴结肿大为首发症状来诊，确诊时有 60% ~ 80% 的患者已有颈淋巴结转移。其典型的转移部位是颈深上组的淋巴结，但由于这组淋巴结有胸锁乳突肌覆盖，并且是无痛性肿块，因此初发时不易发现。也有一部分患者的淋巴结转移首先出现在颈外侧区。

7. 远处转移的症状　由于鼻咽癌细胞 95% 以上分化不良，恶性程度高，确诊时约有 4.2% 病例已有远处转移，放疗后死亡的病例中远处转移率高达 45.5%。转移部位以骨、肺、肝最为常见。骨转移又以骨盆、脊柱、肋骨最多。骨转移常表现为局部持续且部位固定不变的疼痛和压痛，且渐进性加剧，早期不一定有 X 线的改变，全身骨扫描可协助诊断。肝、肺的转移可以非常隐蔽，有时只在常规随访的胸片、肝 CT 扫描或 B 型超声波检查中才发现。

六、诊断和鉴别诊断

（一）诊断

鼻咽癌综合治疗后的 5 年生存率为：Ⅰ期 95%，Ⅱ期 85%，而Ⅲ期 68%，Ⅳ期 50%。由此可见，提高疗效的关键是早期诊断，早期治疗。但由于以下原因导致鼻咽癌不易早期诊断：①生长部位隐蔽；②早期无特异性的症状；③有些患者，甚至到晚期也没有出现耳鼻症状；④第一次接诊医师的疏忽。因此，要达到早期诊断，必须做到如下几点。

1. 提高警惕，注意患者的主诉　对有回吸性涕血、持续性鼻塞、单侧性耳鸣：无痛性颈淋巴结肿大、头痛、原因不明的脑神经损害等症状的患者，应通过间接鼻咽镜或鼻咽电子镜仔细检查鼻咽腔，必要时辅予鼻咽 MRI/CT 检查。

2. 颈淋巴结检查　注意检查颈内静脉链、副神经链及颈横动静脉链有无肿大淋巴结。

3. 颅神经的检查　不仅需要逐项认真按常规进行，而且对疑有眼肌、咀嚼肌和舌肌瘫痪者，有时需反复检查才能引出阳性结果。

4. EB病毒血清学检测　目前，常规应用于鼻咽癌筛查的指标有IgA/VCA、IgA/EA、EBV-DNaseAb。鼻咽癌的检出率与抗体水平及变化有关。

凡属于下述情况之一者，可认为是鼻咽癌的高危对象。

（1）IgA/VCA抗体滴度≥1∶80。

（2）在IgA/VCA、IgA/EA和EBV-DNaseAb三项指标中任何两项为阳性者。

（3）上述三项指标中，任何一项指标持续高滴度或滴度持续升高者。

凡是符合上述标准的人，都应在鼻咽电子镜下做细致观察，必要时病理活检。特别要指出的是EB病毒的血清学改变，可在鼻咽癌被确诊前4～46个月即显示阳性反应，但要注意假阳性。

5. 影像学诊断　如下所述。

（1）磁共振成像检查（MRI）或CT扫描：其临床应用意义有：①协助诊断；②确定病变范围，准确分期；③正确确定治疗靶区，设计放射治疗野；④观察放疗后肿瘤消退情况和随访跟踪检查。

MRI以其优良的软组织分辨率，且同时能获得横断面、矢状面和冠状面成像的信息而优于CT。MRI除了清楚地显示鼻咽结构的层次和肿瘤的范围外，能较早地显示肿瘤对骨质的浸润情况。MRI对放疗后纤维化改变和肿瘤复发的鉴别也有较大的帮助。目前鼻咽癌的影像学诊断首选MRI。

（2）全身骨显像：对鼻咽癌骨转移的诊断有较高的价值，它比普通的X线和CT敏感，一般较X线早3～6个月，全身骨显像扫描后，病灶多表现为放射性浓聚灶，少部分表现为放射性缺损区。骨显像对骨转移瘤敏感性高，但缺乏特异性。因此，对单一的放射性浓聚病灶在下结论时，应结合病史，排除手术创伤、骨折、骨质退行性变和放疗、化疗的影响等。

（3）PET-CT全身显像扫描：能同时获得全身各方位的PET功能代谢图像、CT解剖图像及PET-CT的融合图像，对肿瘤的诊断具有较高的灵敏性、特异性及准确性。它有助于明确鼻咽原发灶和区域转移淋巴结的范围、远处转移灶的位置和范围，精确的肿瘤临床分期；确定鼻咽癌的生物靶区，提高放射治疗的精确度，从而减少正常组织放射性损伤；鉴别肿瘤治疗后的复发、残存或治疗后改变；评价及监测肿瘤的治疗效果，协助临床制订和调整治疗方案。

6. 组织学诊断　鼻咽癌患者应尽可能取鼻咽原发灶组织送病理检查，在治疗前必须取得明确的组织学诊断；临床上仅在原发灶无法获得明确病理诊断时才考虑做颈淋巴结的活检。

（二）鉴别诊断

1. 鼻咽增生性病变　正常情况下鼻咽顶部的腺样体在30岁前大多已萎缩。但有的人在萎缩的过程中发生较严重的感染，致使局部形成凹凸不平的不对称结节，一旦产生溃疡、出血则需活检予以鉴别。

2. 鼻咽结核　鼻咽结核多见年轻人，可形成糜烂、浅表溃疡或肉芽状隆起，表面分泌物多而脏，甚至累及整个鼻咽腔。特别要注意有否癌与结核并存，以及是否鼻咽癌引起的结核样反应。

3. 鼻咽T细胞淋巴瘤　鼻咽T细胞淋巴瘤也称鼻咽恶性坏死性肉芽肿，病灶主要发生在鼻咽、鼻腔和上腭等的中线结构，以进行性坏死性溃疡为临床特征，并导致鼻中隔和上腭的穿孔。本病有特殊的恶臭，常伴有反复的高热，病理检查常仅见慢性炎症性改变。

4. 鼻咽血管纤维瘤　鼻咽血管纤维瘤以青年人多见，男性明显多于女性。鼻咽镜下可见肿物表面光滑，黏膜色泽近似于正常组织，有时可见表面有扩张的血管，触之质韧实。临床上一旦疑及此病，切忌轻易钳取活检以免造成严重出血。

5. 颈淋巴结炎　颈淋巴结炎常见，多位于颌下（由咽部或牙齿疾患引起）。但对中年以上患者在颈深上组（Ⅱ区）或副神经链（Ⅴ区）处有较硬的淋巴结时，须及时排除肿瘤转移的可能。

6. 颈淋巴结结核　青少年较多见。肿大的淋巴结较实，可与周围组织粘连成块，有时有触痛或波动感，穿刺可吸出干酪样物质。

7. 恶性淋巴瘤　青少年较多见，颈淋巴结肿大可遍及多处，同时腋下、腹股沟、纵隔等区域亦可见肿大淋巴结。肿大之淋巴结质坚而有弹性，呈橡皮感，活动，可伴有发热、盗汗或体重减轻。

8. 颈部其他淋巴结转移癌　耳鼻咽喉与口腔的恶性肿瘤常可发生颈淋巴结转移，其部位大多在颈深上、中和副神经链的淋巴结。如锁骨上区有转移的淋巴结肿大时，则应首先考虑来自胸腔、腹腔和盆腔的恶性肿瘤。

此外还应注意与颅咽管瘤、脊索瘤和蝶窦囊肿相鉴别。

七、分期

现将美国癌症联合委员会（American Joint Committee on Cancer，AJCC）推荐使用的鼻咽癌 TNM 分期介绍如下。

1）原发肿瘤（T）。

Tx 原发肿瘤不能评价

T0 无原发肿瘤的证据

Tis 原位癌

T1 肿瘤局限于鼻咽腔，或肿瘤侵犯口咽和（或）鼻腔，但无咽旁间隙侵犯

T2 肿瘤侵犯咽旁间隙

T3 肿瘤侵犯颅底骨质和（或）鼻旁窦

T4 肿瘤侵犯颅内，和（或）累及脑神经、下咽、眼眶、颞下窝、咀嚼肌间隙

2）淋巴结转移（N）。

Nx 区域淋巴结转移不能评价

N0 无区域淋巴结转移

N1 锁骨上窝以上单侧的颈淋巴结转移，最大径≤ 6cm，单侧或双侧的咽后淋巴结转移，最大径≤ 6cm

N2 双颈淋巴结转移，直径≤ 6cm，且位于锁骨上窝以上

N3 颈淋巴结转移，直径 >6cm，锁骨上窝淋巴结转移

N3a 颈淋巴结直径 >6cm

N3b 锁骨上窝淋巴结转移

3）远处转移（M）。

M0 无远处转移

M1 有远处转移

4）TNM 分期。

0 期 TixN0M0

Ⅰ期 T1N0M0

Ⅱ期 T1N1M0，TN0M0，T2N1 M0

Ⅲ期 T1N2M0，T2N2M0，T3N0 ~ 2M0

ⅣA 期 T4N0 ~ 2M0

ⅣB 期 T1 ~ 4N3M0

ⅣC 期 T1 ~ 4N0 ~ 3MI

八、治疗

放射治疗是最主要的治疗方法。但是，对于一些较晚期的患者，综合运用化疗可提高疗效。

（一）放射治疗

鼻咽癌的治疗以个体化分层治疗为原则：Ⅰ/Ⅱ期患者单纯外照射放疗或外照射放疗 + 鼻咽腔后装放疗；Ⅲ/Ⅳ期患者采用放疗+化疗的综合治疗；对已有远处转移的患者应采用以化疗为主的姑息性放射治疗。

二维放射治疗技术（2-dimentional radiation therapy，2D-RT）及其随后的三维放射治疗技术（3-dimentional radiation therapy，3D-RT）是过去几十年鼻咽癌的主要治疗技术。2D-RT 主要采用两个

对穿的侧野加或不加鼻前野，照射范围包括鼻咽原发灶、邻近可能扩展和浸润的区域、鼻咽淋巴引流区域。放射源采用 $^{60}Co\ \gamma$ 线、直线加速器高能 X 线或高能 β 线。二维放射技术的肿瘤控制率不高，而且导致严重的远期毒副反应，如口干、张口困难、听力下降、颞叶坏死及脊髓损伤等。

适形调强放射技术（intensity-modulated radiation therapy，IMRT）是放射肿瘤技术的重大进展，已逐渐成为鼻咽癌的标准放射技术。它既能使照射区的形状在三维方向上与受照射肿瘤的形状相适合，还能根据肿瘤与周围正常组织的需要分别给予不同的照射剂量，并使周围正常组织和器官少受或免受不必要的照射，从而提高放射治疗的增益比，提高肿瘤局控率，减轻放疗反应，提高生存质量。目前，鼻咽癌的 IMRT 治疗后，5 年局控率为 93%，5 年总生存率为 94%。

1. 照射靶区　如下所述。

（1）大体肿瘤区（gross tumor volume，GTV）：指临床和影像学检查所能发现的肿瘤范围，包括原发肿瘤（GTVnx）与转移性淋巴结（GTVnd）病灶。

（2）临床靶区（clinical target volume，CTV）：除包含 GTV 外，还包括显微镜下可见的、亚临床灶及肿瘤可能侵犯的范围，包括整个鼻咽腔、鼻腔和上颌窦后 1/3、后组筛小房、翼突基底部、翼腭窝、颅底的蝶骨基底、蝶骨大翼、蝶窦、破裂孔、岩尖、咽旁间隙包括咽旁前间隙和咽旁后间隙、口咽扁桃体、软腭及第 1、2 颈椎。CTV 又分为高危的亚临床病灶（CTV1）和低危的亚临床病灶（CTV2）。

（3）计划靶区（planning target volume，PTV）：指包括 CTV 本身、照射中患者器官运动（由 ITV 表示）和由于日常摆位、治疗中靶位置和靶体积变化等因素引起的扩大照射的组织范围，以确保 CTV 得到规定的治疗剂量。

2. 照射剂量　GTVnx：68 ~ 70Gy/30 ~ 32f/6 ~ 7W；CTV1：60 ~ 66Gy/30 ~ 32f/6 ~ 7W；CTV2：50 ~ 54Gy/30 ~ 32f/6 ~ 7W；GTVnd：60 ~ 68Gy/30U6 ~ 7W。

放射反应是指在射线作用下出现的暂时性且可恢复的全身或局部反应。全身反应表现为失眠、头晕、乏力、恶心、呕吐、胃纳减退、味觉异常等；局部反应主要表现为皮肤、黏膜和腮腺的急性反应，其反应的程度与分割照射方法、照射部位、照射面积有关。

放射性损伤是指射线的作用引起组织器官不可逆的永久性损伤，如放射性腮腺损伤、放射性中耳炎。放射性下颌关节炎、放射性下颌骨骨髓炎、放射性龋齿、放射性垂体功能低下、放射性视神经损’伤、放射性脑脊髓损伤、放射性颈部皮肤萎缩与肌肉纤维化。

（二）化学药物治疗

化学药物治疗包括新辅助化疗（neo-adjuvant chemotherapy）、辅助化疗（adjuvant chemotherapy）和同时期化放疗（concomitant chemoradiotherapy）。常用的化疗方案有：PF 方案（PDD + 5-FU）、Carboplatin + 5-FU、Paclitaxel + DDP（或 Carboplatin）、Paclitaxel + DDP + 5 − FU 和 PDD + Gemcitabine 等。目前比较支持以含顺铂为主的同期放化疗作为局部晚期鼻咽癌的治疗模式，因为同期化放疗组患者的 5 年绝对生存获益较单纯放疗组提高 8% ~ 10%。同期化放疗推荐 DDP 80 ~ 100mg/m^2，每 3 周 1 次，或 DDP 30mg/m^2，每周 1 次。

DDP：80 ~ 100mg/m^2 iv drip 第 1 天（化疗前 1 天始连续水化 3 天）。

5-FU：800 ~ 1 000mg/（m^2·d）iv drip 第 1 ~ 5 天持续静脉灌注，每 21 天重复。

或者

Carboplatin：300mg/（m^2·d）或（AUC + 6）iv drip 第 1 天。

5-FU：800 ~ 1 000mg/（m^2·d）iv drip 第 1 ~ 5 天持续静脉灌注，每 21 天重复。

（三）手术治疗

仅在下述几种情况下才考虑手术治疗。

（1）放疗后鼻咽局部复发，且病灶较局限者。

（2）根治量放疗后 3 个月局限性的鼻咽原发灶残留者。

（3）根治量放疗后颈部淋巴结残留或复发者。

（4）分化较高的鼻咽癌，如鳞癌（Ⅰ、Ⅱ级）、腺癌等。

（5）放射性并发症（如放射性鼻旁窦炎症、放射性溃疡、放射性骨髓炎等）。

（四）中药治疗

配合放疗和化疗，可减轻放化疗的反应，扶正固本。但中药的直接杀灭肿瘤的作用至今尚未肯定，仍有待于今后继续研究。

九、康复

癌症患者在生理和心理上都有不同程度的功能障碍。为此，应争取最大限度地提高和改善生活质量。

1. 心理康复　患者患鼻咽癌后，应使其认识到本病有完全治愈的可能，尽快使其从情绪低潮中恢复过来。

2. 机体康复　在放疗、化疗或其他各种治疗后，患者通常都会感到体力下降，容易疲劳，记忆力较差，故应注意补充营养，可进行轻量的、以静态为主的体育活动，使体质和耐力逐步增强。

第二节　喉癌

喉癌（laryngeal cancer）是头颈部的常见恶性肿瘤，近年来，我国喉癌发病率呈上升趋势。喉癌的治疗以手术和放射治疗为主，在根治喉癌的同时，应力争保留或重建患者的发音功能，提高患者的生存质量。

一、解剖与生理

喉是呼吸的通道，又是发音的器官，位于颈前正中第4 ~ 5颈椎水平，上借喉口与喉咽部相连，下接气管。前方有皮肤、颈浅筋膜、颈深筋膜和舌骨下肌群覆盖。两侧与颈部血管、神经和甲状腺侧叶相接触。

（一）喉的界限

1. 上界　会厌舌面，会厌游离缘，两侧杓会厌皱襞、两侧杓状软骨区。

2. 下界　环状软骨下缘。

3. 前界　甲状舌骨膜、甲状软骨前部，环甲膜、环状软骨弓。

4. 后界　杓间区、环状软骨板。

5. 外侧界　两侧会厌软骨外缘、杓会厌皱襞、甲状软骨板的前半部、梨状窝内壁黏膜。

（二）喉的解剖分区

喉在解剖上分为声门上区、声门区和声门下区（图9-3）。

1. 声门上区　由喉的上界到声带上缘之上为声门上区，包括会厌舌面、会厌游离缘、会厌喉面、两侧杓会厌皱襞、两侧杓状软骨区、两侧室带和两侧喉室。

2. 声门区　声门区包括两侧声带、前联合和后联合。

3. 声门下区　门下区包括声带下缘和环状软骨下缘之间。

（三）喉的结构

喉的结构较复杂，由软骨、关节、韧带、肌肉和黏膜构成。

1. 喉软骨　喉软骨包括不成对的甲状软骨、环状软骨和会厌软骨构成支架，另有成对的杓状软骨、小角软骨和楔状软骨附着在支架上。

2. 喉关节与韧带　喉关节与韧带包括喉软骨间及软骨与舌骨、气管间的连接。关节有环杓关节、环甲关节。喉韧带有弹性圆锥（环甲膜）、方形膜、甲状舌骨膜和环状软骨气管韧带。

3. 喉肌肉　喉肌肉主要有喉内肌和喉外肌。喉内肌群有甲杓肌、环杓侧肌和环杓后肌3对；喉外肌又可分为舌骨上肌群和舌骨下肌群。

4. 喉腔　喉腔是由喉壁所围成的腔，内覆黏膜，上与喉咽黏膜相连，下与气管黏膜相接。在喉腔两侧壁有两对纵贯其间的黏膜皱襞，称为室带（假声带）和声带（真声带）。室带和声带将喉腔分为喉前庭、喉室及声门下腔。会厌和真声带是复层鳞状上皮，其余各部分为假复层纤毛柱状上皮。

5. 喉的间隙　喉有3个间隙即会厌前间隙、声门旁间隙和任克间隙。

6. 喉的血液供应　喉的血液供应来自甲状腺上动脉分出的环甲动脉和喉上动脉，以及甲状腺下动脉分出的喉下动脉。喉上动脉与喉上神经伴行，经甲状舌骨膜进入喉内，喉下动脉与喉返神经伴行，经环甲膜进入喉内。

7. 喉的神经支配　支配喉的神经为来自迷走神经的喉上神经和喉返神经。喉上神经内支经甲状舌骨膜进入喉内，为感觉支；外支支配环甲肌。喉返神经支配喉内各肌肉。

8. 喉的淋巴引流　如下所述。

（1）声门上区：淋巴组织丰富，毛细淋巴管伴随喉上神经穿过甲状舌骨膜，终于颈深上淋巴结（Ⅱ区淋巴结）；或穿过同侧的环甲膜和甲状腺叶进入颈深中淋巴结（Ⅲ区淋巴结）。

（2）声门区：几乎无淋巴系统。

（3）声门下区：淋巴组织较声门上区少，淋巴液引流至颈深中淋巴结（Ⅲ区淋巴结）、颈深下淋巴结（Ⅳ区淋巴结）或气管旁淋巴结（Ⅵ区淋巴结）。

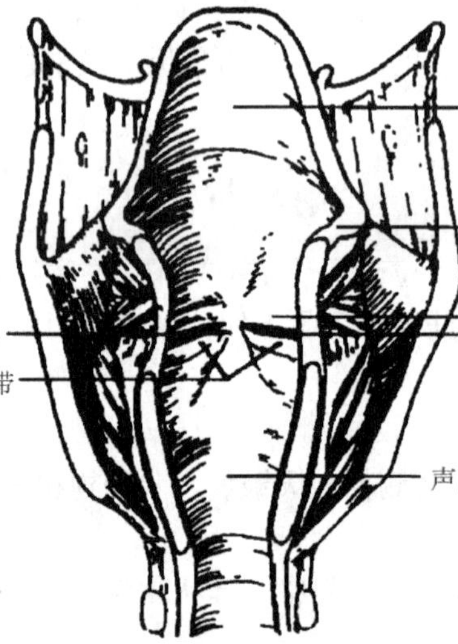

图9-3　喉部解剖分区

二、流行病学

近年来，我国喉癌患者呈增多趋势。喉癌的发病率有地区差异。国内报道，东北地区发病率较高，而且城市高于乡村，重工业城市高于轻工业城市。喉癌患者常见于50～69岁人群，男性明显高于女性。

三、病因

到目前为止，喉癌的病因尚未明了，一般认为喉癌的发生与下列因素有关。

1. 吸烟　与喉癌发病关系最密切者为吸烟，喉癌患者中有吸烟史者约占95%，比一般人吸烟比例高20%～30%，有吸烟史的喉癌患者的发病年龄比不吸烟者小10岁左右。

2. 病毒感染　喉癌的发生可能与人类乳头状瘤病毒（HPV）感染有关，喉癌的病理学类型与HPV的型别之间有一定的相关性，喉鳞癌、疣状细胞癌与HPV16感染有关，腺癌与HPV18感染有关。

3. 癌基因、抑癌基因　喉癌的基础研究表明：喉癌的发生发展和ras、myc等癌基因的突变、扩增，以及抑癌基因p53的失活有密切关系。

4. 性激素　男女喉癌患者之比为（5～10）：1，喉癌组织雌激素受体ER的阳性率为68%～80%，雄激素受体的阳性率为50%～100%，提示喉癌的发生发展与性激素有关。

四、病理

（一）病理类型

喉癌的大体病理类型可分为溃疡型、菜花型、结节型及包块型。90% 以上的喉癌为鳞状细胞癌，其次为原位癌、腺癌、肉瘤等喉癌统计资料：鳞状细胞癌占 98.1%，原位癌占 0.8%，腺癌占 0.5%，腺样囊性癌占 0.3%，未分化癌占 0.3%。在喉的解剖分区中，声门区喉癌占 55% ~ 65%，声门上区喉癌占 35% ~ 40%，声门下区喉癌不足 10%。

（二）转移

1. 颈淋巴结转移　喉癌的颈淋巴结转移与喉癌的原发部位有关。声门上区颈淋巴结转移率为 33.3% ~ 62.0%，多见于同侧颈内静脉淋巴结链的Ⅱ区颈淋巴结；声门区癌在未侵出声门区外时甚少转移；声门下区癌淋巴结转移率为 13% ~ 20%。

2. 远处转移　全身转移率为 5% ~ 10%。肿瘤防治中心报道远处转移率为 6.5%，转移部位以肺最多，其余依次为肝、骨、皮肤。尸检报告远处转移率可达 30%。

五、临床特点

喉癌患者就诊时的主要临床表现有声音嘶哑、咽喉部异物感、咳嗽和血痰、呼吸困难、颈部肿块等。上述表现随肿瘤的部位和病期的不同而不同。

1. 声门上区癌　早期可无症状或仅有咽部不适、喉异物感。随着病情的发展，可出现咽痛，吞咽时加剧，妨碍进食，并放射到同侧耳内。肿瘤增大发生溃烂，引起咳嗽和血痰。肿瘤向下侵犯声门区时出现声嘶。晚期患者有吞咽障碍、呼吸困难等症状。

2. 声门区癌　早期出现声嘶，呈进行性加重。由于声门区是喉腔最狭窄的部位，故声门区癌长到一定体积时，就引起喉鸣和吸入性呼吸困难。晚期患者可出现咽痛、血痰等症状。

3. 声门下区癌　早期症状不明显。当肿瘤增大、溃烂时则有咳嗽、血痰等。肿瘤侵犯声带时，则有声嘶。肿瘤堵塞气道时，则出现呼吸困难。

六、诊断和鉴别诊断

（一）诊断

原因不明的声嘶或咽部有异物感的患者，经对症治疗后症状不减，年龄在 40 岁以上，又有吸烟史者应考虑喉癌的可能。除详细询问病史外，应做以下检查。

1. 临床检查　如下所述。

（1）喉外形：早期喉癌喉外形无变化，晚期因肿瘤压迫或侵及甲状软骨，使喉外形增宽，变形和甲状软骨上切迹消失。同时甲状软骨左右推动时与颈椎间摩擦音（甲脊音）消失。

（2）颈淋巴结检查：注意检查两侧颈内静脉淋巴结链及喉、气管前淋巴结有无肿大。

2. 喉镜检查　如下所述。

（1）间接喉镜检查：是最常用、最基本的检查方法。镜下发现肿瘤时，可钳取活体组织送病理检查，或涂片送细胞学检查。

（2）纤维喉镜检查：可窥清间接喉镜难于看清的部位；可录像、拍照作资料保存；可钳取组织行病理学检查，是喉癌的常规检查项目。

3. X 线检查　如下所述。

（1）喉正侧位平片：可观察肿瘤的部位、范围、呼吸道情况，甲状软骨有无破坏及椎前软组织阴影有无增厚等。

（2）食管吞钡摄片：主要了解下咽及食管入口情况。目前喉 X 线检查已较少应用。

4. CT、MRT 和 PET/CT 检查　喉 CT 扫描能较好地提示肿物的存在、边缘、部位、侵犯范围、软组织或软骨及淋巴结受侵等方面的信息，有利于提高临床 TNM 分期的准确性。喉 MRI 的优点是对软组织的分辨率比 CT 高。当喉肿瘤需要做良恶性鉴别时或需要了解全身有无恶性肿瘤时，PET/CT 检查有帮助。

5. 病理学检查　病理学检查是喉癌的定性诊断检查，包括脱落细胞学检查和活体组织检查。

（二）鉴别诊断

1. 喉结核　病灶多位于批裂（杓状软骨）间隙，表现为有脓性分泌物覆盖的浅表溃疡，肺部大多有结核病灶存在，可伴有咳嗽、胸痛、午后潮热等症状。

2. 声带小结及息肉　声带小结及息肉好发于声带的前中 1/3 交界处，声带息肉的表面光滑，灰白色，常有蒂，随呼吸活动。声带小结常为双侧，对称性，大小如米粒，基底充血。

3. 喉乳头状瘤　喉乳头状瘤可见于儿童或成年人，表现为乳头状突起，可单发或多发。成人乳头状瘤应视为癌前病变。

4. 喉角化症及喉白斑　临床表现为声嘶、喉内不适。间接喉镜可见声带增厚，呈粉红色或白色斑块。病理组织学特点为不同程度的上皮增生和角质层出现，黏膜下炎症细胞浸润。可伴有角化不全和乳头瘤样增生。

5. 喉淀粉样变　喉淀粉样变病因不明，为一种良性病变。主要累及室带和声带，呈黏膜下结节状或斑块状突起，病程长，患者全身状况良好。经病理切片检查可确诊。

七、临床分型与分期

现采用国际抗癌联盟（UICC）和 AJCC 修订的喉癌 TNM 临床分类分期。本分类只适用于癌，应有组织学证实。可用下列方法判断 TNM 的分级：体检、影像学诊断、喉纤维镜检查。

1. 解剖分区　如下所述。

（1）声门上：①舌骨上会厌（包括会厌尖、舌面、喉面）；②杓会皱襞；③杓状软骨；④舌骨下会厌；⑤喉室；⑥室带。

（2）声门：①声带；②前联合；③后联合。

（3）声门下：区域淋巴结转移指颈部淋巴结。

2. TNM 临床分型　如下所述。

（1）原发肿瘤（T）。

Tx　原发肿瘤不能估计

T0　无原发肿瘤证据

Tis　原位癌

（2）声门上型。

T1　肿瘤限于声门上一个亚区，声带活动正常

T2　肿瘤侵犯声门上一个亚区以上、侵犯声门或声门上区以外（如舌根黏膜、会厌谷、梨状窝内壁黏膜），无喉固定

T3　肿瘤限于喉内，声带固定，和（或）下列部位受侵：环后区、会厌前间隙、舌根深部

T4　肿瘤侵穿甲状软骨，和（或）侵及颈部软组织、甲状腺、食管

（3）声门型。

T1　肿瘤侵犯声带（可以侵及前联合或后联合），声带活动正常

T1a　肿瘤限于一侧声带

T1b　肿瘤侵犯两侧声带

T2　肿瘤侵犯声门上或声门下，和（或）声带活动受限

T3　肿瘤仍在喉内，声带固定

T4　肿瘤侵穿甲状软骨，和（或）侵至喉外，如气管、颈部软组织、甲状腺、咽部

（4）声门下型。

T1　肿瘤限于声门下

T2　肿瘤侵及声带，声带活动正常或受限

T3 肿瘤限于喉内，声带固定

T4 肿瘤侵穿环状软骨或甲状软骨，侵及喉外组织，如气管、颈部软组织、甲状腺、食管

（5）区域淋巴结（N）。

Nx 不能评估有无区域性淋巴结转移

N0 无区域性淋巴结转移

N1 同侧单个淋巴结转移，直径≤ 3cm

N2 同侧单个淋巴结转移，直径 >3cm，但≤ 6cm；或同侧多个淋巴结转移，但其中最大直径 <6cm，或双侧或对侧淋巴结转移，其中最大直径≤ 6cm

N2a 同侧单个淋巴结转移，直径 >3cm，但≤ 6cm

N2b 同侧多个淋巴结转移，其中最大直径≤ 6cm

N2c 双侧或对侧淋巴结转移，其中最大直径≤ 6cm

N3 转移淋巴结最大直径 >6cm

注：中线淋巴结作为同侧考虑。

（6）全身转移（M）。

Mx 不能评估有无远处转移

M0 无远处转移

M1 有远处转移（应同时注明转移部位）

3. 临床分期 如下所述。

0 期 Tis N0 M0

Ⅰ期 T1 N0 M0

Ⅱ期 T2 N0 M0

Ⅲ期 T3 N0 M0

T1 ~ 3 N1 M0

ⅣA 期 T4 N0 M0

T4 N1 M0

任何 T N2 M0

ⅣB 期 任何 T N3 M0

ⅣC 期 任何 T 任何 N M1

八、治疗

（一）选择治疗方法的原则

喉癌的治疗以手术和放射治疗为主。喉癌病变为局部早期的（T1 和 T2 病变）以手术（包括激光治疗）和放疗为主；局部晚期的（T3 和 T4 病变）则采用手术联合放疗、化疗的综合治疗。另外，需要注意以下几点。

（1）对于喉癌 T1 和 T2 病变，选择放疗、喉部分切除手术及支撑喉镜下激光手术均可，各有优点。

（2）声门下区癌：一般行全喉切除术。

（3）有颈淋巴结转移者均应行颈清扫术。

（4）病理为腺癌者均以行手术治疗为主。

（5）喉功能保全治疗：对于局部晚期病变，联合应用化疗、放疗和手术的综合治疗。对于治疗后肿瘤变化不大或治疗后局部复发，则行喉全切除术进行挽救。其优点就是部分患者经过治疗后可以保全喉的发音功能。

（二）手术治疗

手术是治疗喉癌的主要手段，但喉全切除术后患者完全失声并改变了正常呼吸通道。近年来，随着喉部分切除术的普及，越来越多的喉癌患者在根治肿瘤的同时又保存了发音功能和呼吸功能。喉癌的手

术方法主要有以下几种。

1. 支撑喉镜下 CO_2 激光喉部分切除术　近年来，由于手术显微镜、CO_2 激光的应用，使早期喉癌的治疗取得了很好的效果，T1、T2 期的 5 年生存率可达 80% ~ 90%。CO_2 激光喉部分切除术的适应证主要是早期喉癌。其优点是：疗效可靠，喉功能保全好，并发症的发生率低。

2. 喉部分切除术　将喉内肿瘤和部分正常喉组织切除，以达到根治肿瘤和尽可能多地保留喉功能的目的。根据切除肿瘤和喉组织的部位不同，近年来出现了许多新的手术方式，包括垂直半喉切除术、水平半喉切除术、环状软骨上喉切除术、喉近全切除术等。

3. 喉全切除术　切除范围一般包括全喉及附着的喉外肌，胸骨舌骨肌有时保留。此外，根据需要切除范围还可包括舌根、下咽黏膜、甲状腺、颈段食管和颈前皮肤等。适应证：①晚期声门上癌和声门癌已发展侵及全喉而不适宜用喉部分切除术者；②声门下区癌；③放疗或喉部分切除术后复发且病变广泛者；④放疗不敏感的一些恶性肿瘤如腺癌等。

4. 喉癌颈淋巴结的处理　临床上触及颈淋巴结转移的患者，应行治疗性颈淋巴结清扫术；未触及肿大淋巴结的声门上喉癌患者，在原发灶手术的同时，做颈深上淋巴结（Ⅱ区淋巴结）冷冻检查，如为阳性，即行颈清扫术。

5. 喉全切除术后的发音重建　喉全切除术后发音方法主要有以下几种：①食管音：训练将一定的空气吸入食管内，然后同打嗝一样将空气自食管向外排出引起下咽黏膜振动，再经过咽、鼻、口、齿及唇的加工形成食管音；②电子喉：一种人造的发音装置，虽然声音有机械杂音，但使用方便，容易学习；③发音重建术：将气管的气体送入咽腔发音。常用的方法是在气食管间安装发音钮发音，另外也有通过手术发音，包括气管食管瘘法和气管咽吻合法。

（三）放射治疗

1. 适应证　放射治疗的优点是能保存患者的发音功能，是治疗早期（T1）喉癌的有效方法之一，其适应证包括：①喉癌 T1 病变；②病理为低分化癌者；③采用放射与手术综合治疗的病例；④术后复发或残余肿瘤；⑤晚期病例的姑息治疗。凡肿瘤伴有坏死、感染，呼吸困难者，不宜放射治疗。腺癌放疗不敏感。喉癌颈淋巴结转移灶放疗效果不佳。

2. 放射治疗计划　要达到放射治疗的预期效果，一定要做好放射治疗计划。其内容包括：定位、体位、照射野和剂量。通常采用连续放疗，每周 5 次，每次 200cGy，总剂量 6 ~ 70Gy。

3. 术前、术后放疗　术前放疗适用于晚期患者，目的在于通过放疗使肿瘤缩小，再经过手术切除，彻底清除病变。放射量以 45 ~ 50Gy/（4 ~ 5）周为宜。放疗结束后 3 ~ 4 周进行手术。术后放疗一般用在手术切除不彻底，特别是手术切缘有癌残留的病例，在术后 2 ~ 3 周开始，照射量应达到根治量。

（四）化学药物治疗

晚期喉癌的综合治疗或姑息治疗常要用化学药物治疗，其能使肿瘤缩小，提高患者的生存质量，减少患者的痛苦。常用化疗方案有：① DDP + Docetaxel + 5–FU 方案；② DDP + 5–FU + Bleomycin 方案；③ Gemcitabine + DDP 方案等。

（五）分子靶向治疗

分子靶向治疗（molecular targeted treatment）是指使用小分子化合物、单克隆抗体、多肽等物质特异性干预调节肿瘤细胞生物学行为的信号通路，从而抑制肿瘤发展。目前可应用于喉癌治疗的分子靶向药物有西妥昔单抗（celuximab，C225）、易瑞沙（iressa）、埃洛替尼（tarceva）等。分子靶向药物结合放疗或化疗已取得较好的疗效。

九、预后

喉癌治疗的效果较好，临床分期越早期，预后越好。早中期喉癌合理治疗后，5 年生存率为 70% ~ 80%。有和无颈淋巴结转移的 5 年生存率分别为 38.5% 和 55.6%，声门区喉癌较声门上区喉癌预后好。另外，选择正确的治疗方法亦是提高喉癌疗效的重要因素。

第三节　甲状腺癌

甲状腺癌（thyroid carcinoma）是头颈部常见的恶性肿瘤，也是内分泌系统最常见的恶性肿瘤，其病理类型较多，不同类型的肿瘤在临床表现、治疗方法及预后等方面差异较大。甲状腺乳头状癌最常见，占甲状腺癌的 60% 以上，其治疗以手术为主，预后较好。

一、解剖与生理

（一）形态位置

甲状腺为红棕色质软的腺体，呈“H”型，由左、右两侧叶和峡部构成。约半数存在锥体叶，多起于峡部。侧叶位于喉与气管的两侧，其上极的高度多在环状软骨上方，下极位于第 5 ～ 6 气管软骨环，峡部位于第 2 ～ 4 气管软骨环的前面（图 9-4）。

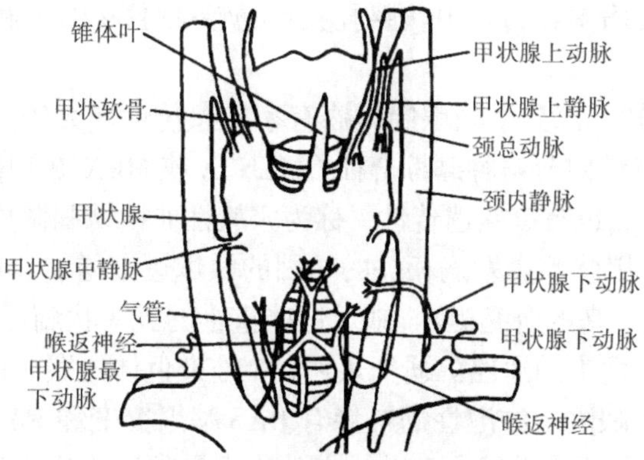

图 9-4　甲状腺的解剖和血供

甲状腺侧叶的背面有甲状旁腺，它产生的激素具有调节钙、磷代谢的重要功能。腺叶内侧与喉、气管、下咽和食管相邻，外侧与颈总动脉相邻。喉返神经行于腺叶后内侧的气管食管沟内。

（二）甲状腺的被膜

甲状腺有真假两层被膜，真被膜直接附于腺实质表面，并发出许多小隔伸入腺实质，将甲状腺分隔成许多小叶。假被膜又称外科被膜，为气管前筋膜的延续，假被膜使腺体连于喉和气管上，故甲状腺及其中的肿物可随吞咽运动而上、下移动。真假被膜之间为甲状腺间隙，其中有疏松的结缔组织，甲状腺手术时，从真假被膜之间分离较为容易，而且出血较少。

（三）甲状腺的血管

甲状腺的血液供应很丰富，主要有甲状腺上、下动脉，有时还有甲状腺最下动脉（图 9-4）。甲状腺上动脉多数起源于颈外动脉起始部，亦可起自颈总动脉分叉处，该动脉发出后，伴喉上神经喉外支行至甲状腺侧叶上极处分为前、后支进入腺体。甲状腺下动脉起自甲状颈干，经过颈动脉鞘后方至侧叶的外后方进入甲状腺。10% 的人有甲状腺最下动脉，多数起自头臂干，经气管前方上行，分布于峡部附近。

甲状腺的静脉在腺体内形成网状，然后汇合成甲状腺上静脉、中静脉和下静脉。甲状腺上静脉沿甲状腺上动脉外侧上行，汇入颈内静脉，甲状腺中静脉横行注入颈内静脉，有时缺如，甲状腺下静脉一般注入头臂静脉。两侧甲状腺下静脉，在颈段气管前常形成静脉丛。

（四）甲状腺的淋巴引流

甲状腺的淋巴管起源于甲状腺滤泡周围，在腺体内形成丰富的淋巴网，首先注入气管前、喉前和气管旁（Ⅵ区）淋巴结，再流入颈内静脉淋巴结链（Ⅱ、Ⅲ和Ⅳ区）或上纵隔（Ⅶ区）淋巴结。

（五）甲状腺的生理

甲状腺是人体内最大的内分泌腺，成人甲状腺的质量一般为 25 ～ 30g。甲状腺滤泡是甲状腺代谢的基本功能单位。甲状腺滤泡上皮细胞具有摄取碘以合成和释放甲状腺素的功能。甲状腺素对调节人体的新陈代谢，维持机体各个系统、器官和组织的正常功能具有重要的作用。

二、流行病学

甲状腺癌的发病率具有地区差异。美国2008年癌症统计预测甲状腺癌在女性中的发病率排在第6位，占所有恶性肿瘤的4%。

三、病因学

甲状腺癌的病因尚未明确，一般认为甲状腺癌的起病与多种因素有关，包括放射线、遗传易感性、癌基因改变、女性激素、饮食因素和甲状腺良性疾病等。

1. 放射线　甲状腺癌和放射线暴露之间的相关性早已被提出。其后，许多类似的报道均支持放射线致癌的观点。放射线暴露，特别是在儿童和青少年，是导致甲状腺癌的一种终生的危险因素。有学者认为，放射线接触是目前唯一被证明的甲状腺致癌因素。很多研究表明在暴露于X线和 γ 射线的人群中，乳头状和滤泡性甲状腺癌的发病率较高。甲状腺乳头状癌特征性的RET和TRK重排可能与放射线诱发的双股DNA链断裂有关。

2. 遗传易感性　众所皆知，部分甲状腺髓样癌有家族遗传性。大约20%的髓样癌属于家族性甲状腺髓样癌（FMTC）或者为多发性内分泌肿瘤综合征（MEN2A或MEN2B）中的一种类型。近来研究显示，小部分乳头状和滤泡性甲状腺癌也有家族遗传性，称为家族性非甲状腺髓样癌，其中大部分为乳头状癌。随着分子生物学的发展，对与甲状腺癌发病相关的基因的认识逐渐增加，甲状腺乳头状癌特征性基因突变包括RET和TRK重排等。近年来的研究提示，缺乏这些重排的乳头状癌可能存在BRAF基因，的点突变，从而形成了另一个不同的肿瘤发生的通路。研究表明，3号染色体短臂中的基因缺失或重排是甲状腺滤泡性癌中最常见的分子遗传学缺陷。滤泡性癌常伴有RAS基因突变和PAX8-PPARlt基因重排。RET基因的种系突变与遗传性甲状腺髓样癌的发生有关。未分化癌最常见的分子学特征是TP53突变。

3. 碘异常　碘缺乏一直被认为与甲状腺肿瘤包括甲状腺癌的发生有关，因为在严重缺碘的山区，甲状腺癌发病率较高。但流行病学资料显示，即使在沿海高碘地区，甲状腺癌也较常有发生。值得注意的是，甲状腺癌的两种主要类型（乳头状和滤泡性）可能分别与高碘和缺碘饮食有关，即缺碘地区发生的多为甲状腺滤泡性癌，而高碘地区则多为乳头状癌。

4. 性激素　甲状腺癌的发病性别差异较大，女性发病率大约是男性的3倍。性激素可能在病因学中起作用。有研究发现甲状腺组织中存在雌激素受体（ER）及孕激素受体（PR），且甲状腺癌中ER、PR的阳性表达率高于正常甲状腺组织和良性甲状腺病变，因此认为ER、PR可能是影响女性甲状腺癌发病率的一个重要因素。

5. 甲状腺良性病变　甲状腺的一些良性增生性疾病，如结节性甲状腺肿、甲状腺腺瘤和桥本氏甲状腺炎等，可恶变为癌。腺瘤恶变与病理类型有关，胚胎型及胎儿型滤泡性腺瘤较易恶变。

四、病理

（一）病理类型

甲状腺癌常见的病理类型包括乳头状癌、滤泡性癌、髓样癌和未分化癌，其中乳头状癌和滤泡性癌合称为分化型甲状腺癌（differentiated thyroid carcinoma，DTC）。近年来，不少学者提出在分化型甲状腺癌和未分化癌之间存在另一类的甲状腺癌，称为低分化癌（poorly differentiated carcinoma）。

1. 乳头状癌（papillary carcinoma）　乳头状癌指显示滤泡细胞分化的形态和具有特征性核的恶性上皮性肿瘤，其占甲状腺癌的60% ~ 80%。乳头状癌的组织学亚型包括乳头状微小癌、滤泡型、高细胞型、柱状细胞型和弥漫硬化型癌等。甲状腺乳头状微小癌（papillary microcarcinoma，PMC）是指直径小于1.0cm的甲状腺乳头状癌，其特点是原发肿瘤隐匿、多灶性，常伴有淋巴结转移，预后极好。

2. 滤泡性癌（follicular carcinoma）　滤泡性癌指具有滤泡细胞分化证据的恶性上皮性肿瘤，但缺少诊断乳头状癌的核特征。其占甲状腺癌的10% ~ 27.8%。滤泡性癌根据侵袭程度可分为微小侵袭和广泛侵袭两种类型。其组织学亚型包括嗜酸性粒细胞和透明细胞亚型两种。甲状腺滤泡性癌的诊断和分类在甲状腺病理学中是最能引起争论的问题之一。滤泡性癌可显示出不同的形态学变化，从含有胶质的完整滤泡到实性或梁状结构。不管是结构上还是细胞的非典型特征本身都不能作为诊断癌的可靠指标。只有伴包膜、血管侵犯或转移才能诊断滤泡性癌。

3. 髓样癌（medullary carcinoma）　髓样癌来源于滤泡旁细胞（C 细胞），占甲状腺癌的 3% ~ 10%，主要为散发性病例，约占 80%，50 岁左右多见，单侧为主。遗传性髓样癌，是一种常染色体显性遗传性疾病，约占 20%，可单独出现或并发其他内分泌肿瘤。甲状腺髓样癌特征性的形态包括片状、巢状或梁状，由多角形、圆形或梭形细胞组成，被不等量的纤维血管间质分隔，呈小叶状或小梁状排列。一些肿瘤可显示类癌的组织学特征。

4. 低分化癌和未分化癌　低分化癌又称分化差的癌，占所有甲状腺癌的 4% ~ 7%。这类滤泡肿瘤细胞显示有限的细胞分化证据，在形态学和生物学行为上介于分化型癌与未分化癌之间，组织学主要包括岛状、梁状和实体性三种形态。

未分化癌又称间变癌，占甲状腺癌的 3% ~ 8%，一般认为较多发生自良性肿瘤或由分化型癌间变而成。组织学表现全部或部分地由未分化细胞构成，免疫组化和超微结构特征表明本型肿瘤是上皮分化性的。大多数未分化癌呈广泛侵袭性，由梭形细胞、多形巨细胞和上皮样细胞混合组成。

（二）扩散与转移

1. 甲状腺内扩散　甲状腺内有丰富的淋巴网，肿瘤可在腺体内扩散。

2. 甲状腺外扩散　肿瘤可突破甲状腺包膜，侵犯甲状腺周围组织，向内、后侵犯气管、食管、喉返神经，向内、上侵犯环状软骨和甲状软骨等。

3. 淋巴结转移　甲状腺癌常可转移至喉前、气管前、气管旁（Ⅵ区）、颈深（上、中、下）组（Ⅱ ~ Ⅳ区）淋巴结，以气管旁和颈深中、下组为常见；此外，还可以转移至锁骨上和前上纵隔（Ⅶ区）淋巴结。

4. 远处转移　甲状腺癌常可发生远处转移，以肺转移最多，其次为骨转移。

五、临床特点

1. 甲状腺肿物或结节　为常见症状，早期可发现甲状腺内有质硬之结节，随吞咽上下移动。

2. 局部侵犯和压迫症状　肿瘤增大至一定程度时，常可压迫气管，使气管移位，并有不同程度的呼吸障碍症状；侵犯气管时可产生呼吸困难或咯血；压迫食管可引起吞咽障碍；侵犯喉返神经可出现声音嘶哑。

3. 颈淋巴结肿大　当肿瘤发生淋巴结转移时，常可在颈深上、中、下（Ⅱ ~ Ⅳ区）等处扪及肿大的淋巴结。

不同病理类型的甲状腺癌有各自的临床特点：

1. 乳头状癌　最常见，女性和 40 岁以下患者较多。恶性度较低，病程发展较缓慢，从发现肿块至就诊，病程最长者可达 20 年以上。肿瘤多为单发，原发灶可以很小。颈淋巴结转移灶发生率高、出现早、范围广、发展慢、可有囊性变。

2. 滤泡性癌　次常见，平均发病年龄较乳头状癌高，多见于中年女性。恶性程度较高，易发生远处转移，以血行转移为主，常转移至肺和骨。原发瘤一般较大，多为单侧。淋巴结转移一般较迟发生，多为较晚期的表现。

3. 髓样癌　较少见，大多数患者以甲状腺肿块来诊，部分患者以颈淋巴结肿大来诊，病程长短不等。大多数患者无特殊不适，部分可有吞咽障碍、声嘶、咳嗽、呼吸困难等症状，少数患者有远处转移症状。由于来源于甲状腺滤泡旁细胞的癌细胞能产生降钙素（CT）、前列腺素（PG）、5- 羟色胺（5-HT）和肠血管活性肽（VIP）等，导致部分患者出现顽固性腹泻、面部潮红和多汗等，称为类癌综合征。

4. 低分化癌和未分化癌　低分化癌常见于女性和 50 岁以上的老年患者。大都表现为实体性的甲状腺肿块，常有较长期甲状腺结节基础上近期增大加快或者分化型甲状腺癌多次术后复发的病史，且常伴有淋巴结转移。其病情发展介于分化型癌和未分化癌之间。未分化癌是一种高度恶性的肿瘤。其平均发病年龄一般在60岁以上，病情进展迅速为其最主要的临床特征。肿块很快累及邻近组织器官并出现声嘶、咳嗽、吞咽困难及颈部疼痛等症状。检查时可见甲状腺区及颈侧部弥漫性巨大实性肿块，质硬、固定、边界不清，广泛侵犯周围组织。

六、诊断和鉴别诊断

（一）诊断

甲状腺肿瘤的评估方法包括：①病史，甲状腺和区域淋巴结的视诊和触诊等；②可借助喉镜评价声带运动情况；③影像检查可显示肿瘤的范围，协助肿瘤的定位和定性诊断，具体方法包括超声、核素扫描、CT、MRT和PET/CT等；④针刺活检、手术活检或冷冻切片可在治疗前协助明确病理诊断。

1. 病史和体格检查　甲状腺肿物或结节的检出并不难，重要的是如何鉴别结节的性质。

通过病史和体格检查对甲状腺肿物进行评估是最基本的步骤。病史采集中应重点注意：患者的年龄、性别，有无头颈部放射线接触史，颈前肿物的大小及增大速度，有无局部压迫和侵犯症状，有无类癌综合征表现，有无甲状腺腺瘤、嗜铬细胞瘤、甲状腺髓样癌或多发性内分泌肿瘤家族史等。

体格检查中应重点注意：甲状腺肿物的数目、大小、形态、质地、活动度，表面是否光滑、有无压痛、能否随吞咽上下活动、局部淋巴结有无肿大及声带活动情况等。如有下列情况者，应警惕或考虑为甲状腺癌：①男性与儿童患者，癌的可能性较大，儿童期甲状腺结节50%为癌。②短期内突然增大。甲状腺腺瘤、结节性甲状腺肿等恶变为甲状腺低分化癌或未分化癌时，肿物可短期突然增大。但甲状腺腺瘤等并发囊内出血，也可表现为短期内突然增大，应注意鉴别。③产生压迫症状，如声嘶或呼吸困难。④肿瘤质地硬实，表面粗糙不平。⑤肿瘤活动受限或固定，不随吞咽上下移动。⑥颈淋巴结肿大，某些病例淋巴结穿刺可抽出草绿色液体。

在无局部侵犯和压迫症状及无颈淋巴结肿大的情况下，对甲状腺肿物术前的定性诊断较为困难。在治疗前可进行如下检查以明确甲状腺功能情况、病变的范围及有无侵犯周围器官和组织等，并争取能够定性诊断。

2. 辅助检查　如下所述。

（1）血清学检查：主要包括甲状腺功能检查、血清降钙素等。所有甲状腺肿物患者都应行甲状腺功能检查，包括血清TSH、T4、T3测定等。甲状腺癌患者的甲状腺功能绝大多数是正常的，但高水平的TSH被认为与分化型甲状腺癌风险相关。甲状腺髓样癌患者的血清降钙素水平常有明显升高，有甲状腺髓样癌家族史或多发性内分泌肿瘤家族史者，应检测基础和刺激状态下的血清降钙素水平，以明确是否患有甲状腺髓样癌。甲状旁腺增生或甲状旁腺瘤常常导致甲状旁腺素水平升高，检测甲状旁腺素水平有助于排除部分甲状旁腺疾病。

（2）超声检查：是评价甲状腺肿物的大小和数目较为敏感的方法，可显示甲状腺结节的存在、囊实性及有无钙化等。彩超目前已是临床诊断甲状腺结节最常用的诊断手段，彩超可了解肿物及肿大淋巴结内的血流情况，对鉴别良恶性病变很有帮助。超声检查有甲状腺癌可能性的影像学特点包括：①有沙砾样钙化；②结节的回声低；③富血管；④结节边界不规则，并向周围浸润；⑤横截面前后径大于左右径。对有经验的超声医师，其鉴别甲状腺良恶性的准确率可达80%～90%。

（3）核素扫描：大多数分化型甲状腺癌都有摄碘功能，表现为温结节，如有囊性变，则可全部或部分表现为凉结节或冷结节，如临床检查、B超和CT检查等均认为是实性肿物，核素扫描为凉结节或冷结节者应考虑到癌的可能性。另外，核素扫描有助于远处转移灶的定性和定位诊断。

（4）X线检查：包括气管正侧位片、食管吞钡和胸片等。气管正侧位片能显示甲状腺肿瘤内钙化灶、气管受压移位、变窄的情况及椎前软组织影，也可显示肿物下缘向胸骨后及纵隔延伸情况；食管吞钡可了解食管是否受压、侵犯；胸片可了解纵隔及双肺情况。

（5）CT检查：可显示肿物的位置、数目、有无钙化、内部结构情况、边界是否规则等，对甲状腺肿物的定位和定性诊断很有帮助。甲状腺癌在CT上表现为不规则或分叶状的软组织肿物影，大多密度不均，边界不清，可伴有钙化，增强后呈不规则强化。CT检查对病变较大的甲状腺癌的显示较佳，但对于较小病变的定位诊断相对较差。

（6）MRI 检查：能行冠状、矢状及横断面多层显像，对软组织肿瘤的显示效果较 CT 强，虽无定性诊断作用，但对甲状腺癌的定位诊断及其与周围器官、血管和组织的关系显示良好。

（7）PET/CT 检查：分化型甲状腺癌细胞分化较好，其摄取 ^{18}F–DC 的能力有限，所以在 ^{18}F–DG–PET 显像中 SUV 值升高不明显，且 PET/CT 对较小癌灶的检出率不高，因此 PET/CT 的假阴性率高，对分化型甲状腺癌的临床诊断指导意义不大；但 PET–CT 在髓样癌、未分化癌的诊断价值较高。

（8）细针穿刺细胞学（fine needle aspiration cytology，FNAC）检查：FNAC 是目前甲状腺结节术前定性诊断最常用的方法，其优点是安全、方便、便宜和准确性较高。因为乳头状癌细胞具有较为特异的细胞核特征，FNAC 对于乳头状癌的诊断准确性较高，可达 90% 以上。对于甲状腺结节较小或位置较深在、体表不易定位的病例，可在超声引导下行细针穿刺细胞学检查或活检，提高诊断准确率。

对伴有颈淋巴结肿大的病例可行颈淋巴结细胞学检查或活检。

（二）鉴别诊断

1. 结节性甲状腺肿　很常见，多见于中年以上妇女，病程可长达十几年至数十年，可为单结节或多结节，病变常累及甲状腺双侧叶，结节大小不一，表面光滑，病程长者，可伴有囊性变或钙化，可压迫甲状腺周围器官或侵入胸骨后间隙。

2. 甲状腺腺瘤　多见于 20 ~ 40 岁的年轻人，女性较多，多数为生长缓慢的颈前肿块，肿物较小时，无任何症状；有时肿块突然增大并伴有痛，常为囊内出血所致。检查多为单结节，边界清，表面光滑，无颈淋巴结转移和远处转移灶，一般无神经损害症状。

3. 亚急性甲状腺炎　较常见于中壮年妇女，多认为是由于病毒感染所引起，病期数周或数月，发病前常有呼吸道感染病史，伴有轻度发热和其他全身症状，约经数周的病程，可自愈。局部表现为甲状腺的肿大和触痛。

4. 慢性淋巴细胞性甲状腺炎（桥本氏甲状腺炎）　又称自身免疫性甲状腺炎，多发生于 40 岁以上的妇女，为慢性进行性甲状腺双侧或单侧叶肿大，橡皮样硬实，表面有结节感，临床上与癌难于鉴别，血清学显示抗甲状腺球蛋白抗体（TGAb）和抗甲状腺微粒体抗体（TMAb）阳性。桥本甲状腺炎的治疗原则是内科保守治疗，本病对肾上腺糖皮质激素治疗较敏感，但在并发癌症、气管压迫、发展迅速等情况下要行外科处理。有学者认为桥本甲状腺炎并发癌症发生率达 10% 以上，建议桥本甲状腺炎并发甲状腺结节者应积极外科治疗。

5. 纤维性甲状腺炎（慢性木样甲状腺炎）　为慢性纤维增殖性疾病，常发生于 50 岁左右的妇女，病史较长，平均病期 2 ~ 3 年，甲状腺呈弥漫性增大，质硬如木样，常保持甲状腺的外形。有进行性发展的倾向，常与周围组织固定并出现压迫症状。确诊依赖手术活检，可行手术探查并切除峡部，以缓解或预防压迫症状。

七、分期

参考 2010 年国际抗癌联盟（UICC）和美国癌症联合会（AJCC）的甲状腺癌分期病理分期需要应用在临床分期中和手术切除标本的组织学检查中所获得全部信息。对肉眼可见的未完全切除的残留肿瘤还必须包括外科医生的评估。

（一）TNM 分期

（1）原发肿瘤（T）。

注：所有的分类可以再分为孤立性肿瘤和多灶性肿瘤（其中最大者决定分期）。

Tx　原发肿瘤无法评估

T0　无原发肿瘤证据

T1　肿瘤最大径≤ 2cm，局限于甲状腺内

T2　肿瘤最大径 >2cm，但≤ 4cm，局限于甲状腺内

T3　肿瘤最大径 >4cm，局限于甲状腺内或任何肿瘤伴有最低程度的甲状腺外侵犯（如胸骨甲状肌

或甲状腺周围软组织）

T4a　肿瘤无论大小，超出甲状腺包膜，侵及皮下软组织、喉、气管、食管或喉返神经

T4b　肿瘤侵犯椎前筋膜、纵隔血管或包绕颈动脉

所有的未分化癌属T4肿瘤。

T4a'　局限于甲状腺腺体内的未分化癌——手术可切除

T4b'　甲状腺外侵犯的未分化癌——手术不可切除

（2）区域淋巴结（N）。

注：区域淋巴结为颈部正中部、颈侧和上纵隔淋巴结

Nx　区域淋巴结无法评估

N0　无区域淋巴结转移

N1　区域淋巴结转移

N1a　Ⅵ组转移（气管前、气管旁和喉前/Delphian淋巴结）

N1b　转移至同侧、双侧、对侧颈部或上纵隔淋巴结

（3）远处转移（M）。

Mx　远处转移无法评估

M0　无远处转移

M1　有远处转移

（二）临床分期

（1）乳头状癌或滤泡癌。

a. 45岁以下：

Ⅰ期　任何T，任何N，M0

Ⅱ期　任何T，任何N，M1

b. 45岁或45岁以上：

Ⅰ期　T1 N0M0

Ⅱ期　T2 N0M0

Ⅲ期　T3N0M0，T1N0aM0，T2N1aM0，T3N1aM0

ⅣA期　T4aN0M0，T4aN1aM0，T1N1bM0，T2N1bM0，T3N1bM0，T4aN1bM0

ⅣB期　T4b，任何N，M0

ⅣC期　任何T，任何N，M1

（2）髓样癌。

Ⅰ期　T1N0M0

Ⅱ期　T2N0M0

Ⅲ期　T3N0M0，TI1N1aM0，T2N1aM0，T3N1aM0

ⅣA期　T4aN0M0，T4aN1aM0，T1N1bM0，T2N1bM0，T3N1bM0，T4aN1bM0

ⅣB期　T4b，任何N，M0

ⅣC期　任何T，任何N，M1

（3）间变癌。

注：所有间变癌都属Ⅳ期。

ⅣA期　T4a，任何N，M0

ⅣB期　T4b，任何N，M0

ⅣC期　任何T，任何N，M1

八、治疗

甲状腺癌的治疗包括手术治疗和非手术治疗。

（一）手术治疗

除了未分化癌外，甲状腺癌的治疗以外科手术为主。根据不同的病理类型和侵犯范围，其手术方式也有所不同。应根据原发肿瘤的大小、病理类型、对周围组织的侵犯程度、有无转移及转移的范围来决定具体的术式。

1. 原发癌的处理 如下所述。

（1）单侧腺叶加峡部切除：国内多数专家推荐：肿瘤主要局限于单侧腺体（没有向腺叶外的浸润）、无颈部淋巴结转移，没有颈部放疗史或辐射史的病变可行单侧腺叶加峡部切除。对性质不明的甲状腺内的实质性肿块至少要行单侧腺叶次全加峡部切除术。怀疑甲状腺癌的病例应行单侧腺叶加峡部切除术。

行单侧腺叶切除时应显露并注意保护喉返神经，常规探查气管前和喉返神经旁（Ⅵ区）是否有肿大的淋巴结，若有则清扫该区域的淋巴结。

（2）甲状腺全切除：当甲状腺病灶累及双侧腺叶或甲状腺癌已有远处转移等情况时，需要在手术后行放射性核素治疗时，应先切除甲状腺。行甲状腺全切除术时，应尽量保留至少一个甲状旁腺。

（3）甲状腺扩大切除术：指将甲状腺和受侵犯的组织器官一并切除的术式，当肿瘤侵犯腺体外组织或器官如喉、气管、食管和喉返神经等时，只要患者情况允许，应争取行扩大切除术。有资料显示手术切除彻底与否影响患者的预后。

2. 区域淋巴结的处理 甲状腺癌的区域淋巴结转移包括颈部和上纵隔的淋巴结转移，临床上颈淋巴结转移较为常见。因为大多数的文献显示颈淋巴结转移对患者的生存无显著性影响，因此对于临床颈淋巴结阴性的病例，一般不主张行选择性颈淋巴结清扫术；而对于临床颈淋巴结阳性的病例，应行治疗性颈淋巴结清扫术。在临床颈淋巴结阴性的甲状腺癌的初次手术中，应常规探查气管前和气管旁（Ⅵ区）是否有肿大的淋巴结，若有则行Ⅵ区淋巴结清扫术，但应注意保护喉返神经和甲状旁腺。我们新近的研究发现转移淋巴结包膜外侵犯是影响患者预后的一个不良因素，提示早期发现并处理甲状腺癌的区域淋巴结转移可提高其预后。

分化型甲状腺癌的恶性程度较低，颈清扫的术式以功能性清扫为主，一般清扫范围为Ⅱ ~ Ⅵ区。对肿瘤侵犯范围大、转移性淋巴结广泛，甚至侵及周围组织、器官者，则应考虑行经典性或者范围更为广泛的颈淋巴结清扫术。

对于有上纵隔淋巴结转移的病例，可采用颈部切口或行胸骨劈开入路行上纵隔淋巴结清扫。

（二）非手术治疗

甲状腺癌的非手术治疗包括内分泌治疗、^{131}碘 -（^{131}I）治疗、放射治疗和化学治疗等。

1. 内分泌治疗 内分泌治疗又称为TSH抑制治疗。目前的观点仍然认为分化型甲状腺癌是一种激素依赖型肿瘤。垂体分泌的促甲状腺素（TSH）是甲状腺滤泡细胞合成、分泌甲状腺素和甲状腺滤泡细胞增殖、分化的主要因素。自1957年Crile报道了甲状腺素对部分分化型甲状腺癌病例的显著治疗效果后，分化型甲状腺癌术后行TSH抑制治疗（服用甲状腺素）基本上成了常规做法，其理论基础是甲状腺素可抑制TSH的分泌从而减少分化型甲状腺癌细胞的增殖和转移，但该治疗方法是否有效，目前尚缺乏有力的临床试验证据。目前推荐用法：术后服用左旋甲状腺素，对于有癌灶残留或中高危患者将TSH抑制在<0.1mU/L水平，而无病灶残留证据且低危患者将TSH控制在0.1 ~ 0.5mU/L，左旋甲状腺素的具体用量根据血清TSH水平调整。

2. ^{131}I治疗 大部分的分化型甲状腺癌具有摄取^{131}I的功能，^{131}I发出的射线具有破坏甲状腺滤泡细胞的作用，因此临床上常采用^{131}1来治疗分化型甲状腺癌。根据治疗目的，^{131}I治疗可分为甲状腺切除术后的消融（ablation）治疗和远处转移灶的内照射治疗两种。消融治疗是指分化型甲状腺癌行甲状腺近全切除术后，应用^{131}I摧毁残留的正常甲状腺组织，达到甲状腺全切除的目的，对于分化型甲状腺癌的远处转移灶和不能手术的原发病灶，只要病变能摄碘均可采用^{131}I行内照射治疗。目前比较公认的^{131}I治疗指征包括：具有远处转移者、肿瘤未完全切除或难以完全切除等患者适合^{131}I治疗。

3. 放射治疗 放射治疗即外照射治疗，分化型甲状腺癌对常规放疗不敏感，而且甲状腺邻近器官如甲状软骨、气管、脊髓等对放射线的耐受性较低，因此，一般情况下不主张单纯行外照射或术后常规辅助放疗。一般认为放射治疗的适应证包括未分化癌、分化型甲状腺癌术后不摄取 ^{131}I 的局部肿瘤残留病灶和远处转移灶。

4. 药物治疗　对于分化型甲状腺癌患者，目前尚缺乏有效的化疗药物，因此临床治疗中，化疗仅有选择性地用于一些晚期无法手术或有远处转移的患者，或者与其他治疗方法相互配合应用；相比较而言，未分化癌对化疗则较敏感，临床上多采用联合化疗。分子靶向治疗：目前已进入临床试验的甲状腺癌靶向药物包括范得他尼、舒尼替尼和索拉非尼等，目前研究结果显示以上药物可能有一定的抗肿瘤效果，但其疗效需大规模临床试验验证。

九、预后

不同类型的甲状腺癌预后差别很大，有的发展缓慢，很少致死，有的进展迅速，死亡率很高。对甲状腺癌的预后有显著影响的因素主要包括：病理类型、原发灶大小、分期、远处转移、治疗方式和年龄等。据肿瘤医院资料，分化型甲状腺癌的 5 年、10 年生存率分别为 93.6% 和 87.5%；髓样癌和未分化癌的 5 年生存率分别为 68.75% 和 16.81%；Ⅰ期、Ⅱ期、Ⅲ期和Ⅳ期甲状腺癌的 5 年生存率分别为 98.98%、88.92%、79.50% 和 41.51%。另外，有些基因的表达情况对甲状腺癌的预后有影响，如 RET、BRAF 和 p53 等是分化型甲状腺癌的常用的分子预后指标。

第十章

胸部肿瘤

第一节　食管癌

食管癌(esophageal carcinoma 或 carcinoma of the esophagus)是世界和我国常见的消化道恶性肿瘤之一，全世界食管癌的发病率在恶性疾病中排第八位，每年约有 30 万人死于食管癌。其发病率和死亡率各国差异很大。我国是世界上食管癌高发地区之一，每年平均病死约 15 万人。男多于女，发病年龄多在 40 岁以上。

（一）流行病学及病因学

我国食管癌发病率男性约为 31.66/10 万，女性约为 15.93/10 万，占各部位癌死亡的第二位，仅次于胃癌。国外食管癌以亚、非、拉某些地区的黑人、中国人、印度人和日本人以及巴西、智利等地的居民发病率较高，而欧洲、北美和大洋洲地区发病率很低。我国发病率以河南省为最高，此外江苏、山西、河北、福建、陕西、安徽、湖北、山东、广东等省均为高发区。

食管癌组织类型分为鳞状细胞癌和腺癌，全世界在地方性流行区以鳞状细胞癌最为常见，我国以鳞状细胞癌为主，占 80% 以上，但在非地方性流行区，如北美和许多西欧国家，则腺癌已超过鳞癌，占 50% 以上。食管腺癌最大的危险因素是胃食管反流性疾病（GERD）和 Barrett' s 食管。CERD 是一个常见的现象，影响着超 30% 的西方人 GERD 与高体重指数有关。Barrett' s 食管是食管腺癌发病的最重要的危险因素，其病变主要为食管正常鳞状上皮被柱状上皮和腺上皮取代。

食管癌的人群分布与年龄、性别、职业、种族、地理、生活环境、饮食生活习惯、遗传易感性等有一定关系。经已有调查资料显示. 食管癌可能是多种因素所致的疾病。已提出的病因因素如下：①化学病因：亚硝胺。这类化合物及其前体分布很广，可在体内、外形成，致癌性强。在高发区的膳食、饮水、酸菜、甚至患者的唾液中，测亚硝酸盐含量均远较低发区为高。②生物性病因：真菌。在某些高发区的粮食中、食管癌患者的上消化道中或切除的食管癌标本上，均能分离出多种真菌，其中某些真菌有致癌作用。有些真菌能促使亚硝胺及其前体的形成，更促进癌肿的发生。③缺乏某些微量元素：钼、铁、锌、氟、硒等在粮食、蔬菜、饮水中含量偏低。④缺乏维生素：缺乏维生素 A、B_2、C 以及动物蛋白、新鲜蔬菜、水果摄入不足，是食管癌高发区的一个共同特点。⑤烟、酒、热食热饮、口腔不洁等因素：长期饮烈性酒、嗜好吸烟、食物过硬、过热、进食过快，引起慢性刺激、炎症、创伤或口腔不洁、龋齿等均可能与食管癌的发生有关。吸烟和大量饮酒是鳞癌的主要危险因素。戒烟后鳞癌的发病风险会大大降低。而且，这些患者常有消化道以外的癌症病史，如头颈部癌及肺癌的病史。吸烟也是腺癌的一个确定的危险因素，但过度饮酒只是中度风险。与鳞癌不同，戒烟后腺癌的发病风险仍保持不变。⑥食管癌遗传易感因素：

有肿瘤家族史或者有食管癌的癌前疾病或癌前病变者。总之，引起食管癌的因素是复杂的、多方面的。有些可能是主导因素，有些可能是促进因素，也有些或许只是一些相关现象。因此食管癌的病因尚有待继续深入研究。

（二）病理

食管是长管状的器官，是消化道最狭窄的部分。它的上端在环状软骨处与咽部相连接，下端穿过横膈膜肌 1 ~ 4cm 后与胃贲门相接。从门齿到食管入口处的距离约 15cm，到贲门约 40cm。食管的三个生理狭窄（图 10–1）：第 1 个狭窄位于环状软骨下缘，即相当第 6 颈椎下缘平面，距门齿 15cm；第 2 个狭窄位于左主支气管及主动脉弓处，即第 4 ~ 5 胸椎之间的高度，距门齿约 25cm；第 3 个狭窄位于横膈膜肌的食管裂孔处，距门齿 35 ~ 40cm。食管的这三个狭窄，是异物滞留和食管癌的好发部位。

食管的组织结构食管壁分黏膜、黏膜下层、肌层和外膜四层。黏膜：包括上皮层和固有层。黏膜下层：由疏松结缔组织组成，内有血管、淋巴管和神经丛。肌层：分两层，内层环行和外层纵行。肌肉收缩产生蠕动，推动食物进入胃内。外膜：除腹段为浆膜外，其余为纤维膜。

食管的淋巴系统由食管黏膜、黏膜下层、肌层发出的淋巴输出管，离食管后分两路，短输出管进入食管旁淋巴结；长输出管走行一段距离后进入食管附近淋巴结。了解淋巴的流行方向，有助于了解食管癌经淋巴道转移的规律，如颈段食管癌常有颈部淋巴结转移，晚期食管癌可有锁骨上淋巴结转移。

食管没有分泌和消化的功能，它主要的功能是通过蠕动把食团输送到胃里。在正常情况下，食物从咽部到达胃的贲门所需时间是：液体约 4 秒，固体食物为 6 ~ 9 秒。如果有外伤、异物、炎症或肿瘤，食物下咽就会发生困难。

食管的解剖分段（图 10–2）：采用美国癌症联合会（AJCC）2009 分段标准：①颈段：自食管入口至胸骨柄上沿的胸廓入口处，内镜检查距门齿 15 ~ 20cm；②胸段：又分为上、中、下三段。胸上段：上自胸廓入口，下至奇静脉弓下缘水平，内镜检查距门齿 20 ~ 25cm；胸中段：上自奇静脉弓下缘，下至下肺静脉水平，内镜检查距门齿 25 ~ 30cm；胸下段：上自下肺静脉水平，向下终于胃，内镜检查距门齿 30 ~ 40cm。食管胃交界：凡肿瘤中心位于食管下段、食管胃交界及胃近端 5cm，并已侵犯食管下段或食管胃交界者，均按食管腺癌 TNM 分期标准进行分期；胃近端 5cm 内发生的腺癌未侵犯食管胃交界者，可称为贲门癌，连同胃其他部位发生的肿瘤，皆按胃癌 TNM 分期标准进行分期。胸中段食管癌较多见，下段次之，上段较少。

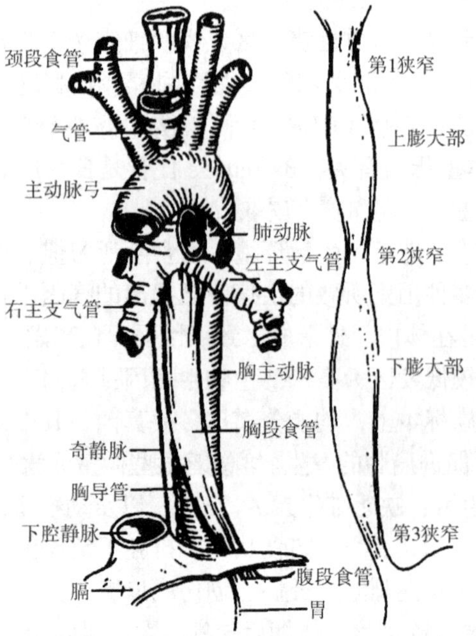

图 10–1　食管的三个生理狭窄

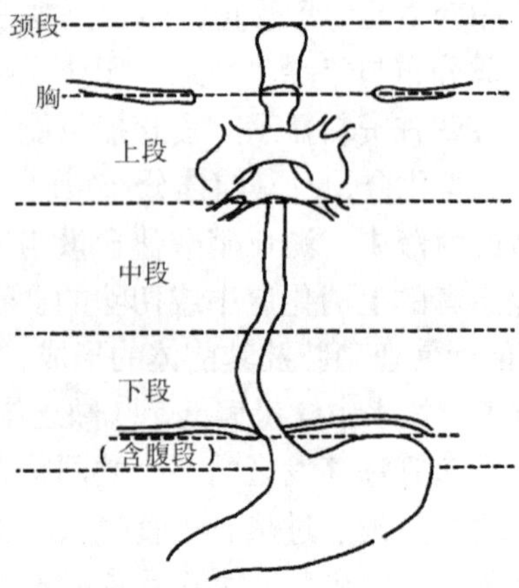

图 10–2　食管的解剖分段

按病理形态，临床上食管癌可分为四型。①髓质型：管壁明显增厚并向腔内外扩展，使癌瘤的上下端边缘呈坡状隆起。多数累及食管周径的全部或绝大部分。切面呈灰白色，为均匀致密的实体肿块；②缩窄型（即硬化型）：瘤体形成明显的环行狭窄，累及食管全部周径，较早出现阻塞；③蕈伞型：瘤体呈卵圆形扁平肿块状，向腔内呈蘑菇样突起，故名蕈伞。隆起的边缘与其周围的黏膜境界清楚，瘤体表面多有浅表溃疡，其底部凹凸不平；④溃疡型：瘤体的黏膜面呈深陷而边缘清楚的溃疡。溃疡的大小和外形不一，深入肌层，阻塞程度较轻。

扩散及转移：癌肿最先向黏膜下层扩散，继而向上、下及全层浸润，很易穿过疏松的外膜侵入邻近器官。癌转移主要经淋巴途径：首先进入黏膜下淋巴管，通过肌层到达与肿瘤部位相应的区域淋巴结。颈段癌可转移至喉后、颈深和锁骨上淋巴结；胸段癌转移至食管旁淋巴结后，可向上转移至胸顶纵隔淋巴结，向下累及贲门周围的膈下及胃周淋巴结，或沿着气管、支气管至气管分叉及肺门。但中、下段癌亦可向远处转移至锁骨上淋巴结、腹主动脉旁和腹腔丛淋巴结，这均属晚期。血行转移发生较晚。

食管癌 TNM 分期标准见（表 10-1 和图 10-3）。

表 10-1　食管癌的 TNM 分期

T：原发肿瘤

Tx：原发肿瘤不能测定

T_0：无原发肿瘤证据

Tis：原位癌

T_1：肿瘤只侵及黏膜固有层和黏膜下层

T_2：肿瘤侵及肌层

T_3：肿瘤侵及食管纤维膜

T_4：肿瘤侵及邻近器官

N：区域淋巴结

Nx：区域淋巴结不能测定

N_0：无区域淋巴结转移

N_1：区域淋巴结转移

M：远处转移

Mx：远处转移不能测定

M_0：无远处转移

M_1：有远处转移

胸上段食管癌

M_{1a}：颈淋巴结转移

M_{1b}：其他的远处转移

胸中段食管癌

M_{1a}：不应用

M_{1b}：非区域淋巴结或其他的远处转移

胸下段食管癌

M_{1a}：腹腔动脉淋巴结转移

M_{1b}：其他的远处转移

临床分期

0 期	Tis	N_0	M_0
Ⅰ期	T_1	N_0	M_0
ⅡA 期	T_2	N_0	M_0
ⅡB 期	T_3	N_0	M_0
Ⅲ期	T_1	N_1	M_0
Ⅳ期	T_2	N_1	M_0

续表

临床分期			
ⅣA期	T_3	N_1	M_0
ⅣB期	T_4	任何N	M_0
	任何T	任何N	M_1
	任何T	任何N	M_{1a}
	任何T	任何N	M_{1b}

注：食管癌的区域淋巴结定义，颈段食管癌：颈部淋巴结，包括锁骨上淋巴结；胸段食管癌：纵隔及胃周淋巴结，不包括腹腔动脉旁淋巴结。

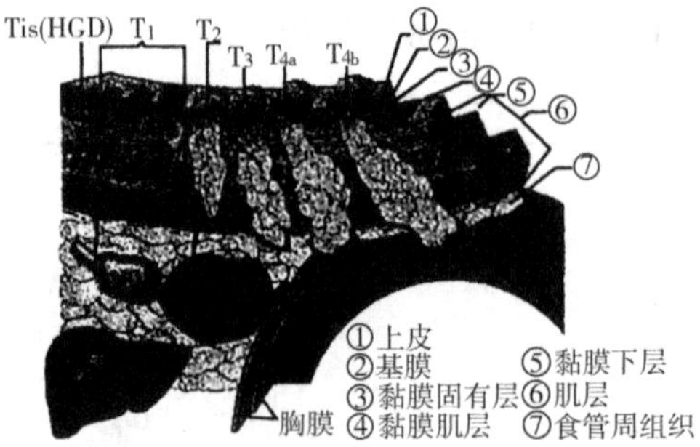

图10-3　食管癌TNM分期示意图

（三）临床表现

早期时症状常不明显，但在吞咽粗硬食物时可能有不同程度的不适感觉，包括咽下食物哽噎感，胸骨后烧灼样、针刺样或牵拉摩擦样疼痛。食物通过缓慢，并有停滞感或异物感。哽噎停滞感常通过吞咽水后缓解消失。症状时轻时重，进展缓慢。中晚期食管癌典型的症状为进行性咽下困难，先是难咽干的食物，继而半流质，最后水和唾液也不能咽下。常吐黏液样痰，为下咽的唾液和食管的分泌物。患者逐渐消瘦、脱水、无力。持续胸痛或背痛表示为晚期症状，癌已侵犯食管外组织。当癌肿梗阻所引起的炎症水肿暂时消退，或部分癌肿脱落后，梗阻症状可暂时减轻，常误认为病情好转。若癌肿侵犯喉返神经，可出现声音嘶哑；若压迫颈交感神经节，可产生Horner综合征；若侵入气管、支气管，可形成食管、气管或支气管炎，出现吞咽水或食物时剧烈呛咳，并发生呼吸系统感染。后者有时亦可因食管梗阻致内容物反流入呼吸道而引起。最后出现恶病质状态。若有肝、脑等脏器转移，可出现黄疸、腹水、昏迷等状态。

体格检查时应特别注意锁骨上有无肿大淋巴结、肝有无肿块和有无腹水、胸水等远处转移体征。

（四）诊断

1. 高危因素　食管癌高发区，年龄在40岁以上，有肿瘤家族史或者有食管癌的癌前疾病或癌前病变者是食管癌的高危人群。

2. 症状　吞咽食物时有哽噎感、异物感、胸骨后疼痛，或明显的吞咽困难等，考虑有食管癌的可能，应进一步检查。

吞咽食物时有哽噎感、异物感、胸骨后疼痛一般是早期食管癌的症状，而出现明显的吞咽困难一般提示食管病变为进展期。

临床诊断为食管癌的患者出现胸痛、咳嗽、发热等，应考虑有食管穿孔的可能。

3. 体征

（1）大多数食管癌患者无明显相关阳性体征。

（2）临床诊断为食管癌的患者近期出现头痛、恶心或其他神经系统症状和体征，骨痛，肝大，皮下结节，颈部淋巴肿大等提示远处转移的可能。

4. 辅助检查

（1）血液生化检查：对于食管癌，目前无特异性血液生化检查。食管癌患者血液碱性磷酸酶或血钙升高考虑骨转移的可能，血液碱性磷酸酶、谷草转氨酶、乳酸脱氢酶或胆红素升高考虑肝转移的可能。

（2）影像学检查：

1）食管造影检查：是可疑食管癌患者影像学诊断的首选，应尽可能采用低张双对比方法。对隐伏型等早期食管癌无明确食管造影阳性征象者应进行食管镜检查，对食管造影提示有外侵可能者应进行胸部CT检查。

2）CT检查：胸部CT检查目前主要用于食管癌临床分期、确定治疗方案和治疗后随访，增强扫描有利于提高诊断准确率。CT能够观察肿瘤外侵范围，T分期的准确率较高，可以帮助临床判断肿瘤切除的可能性及制定放疗计划；对有远处转移者，可以避免不必要的探查术。

3）超声检查：主要用于发现腹部脏器、腹部及颈部淋巴结有无转移。

4）MRI和PET-CT：均不作为常规应用，需要时进一步检查。MRI和PET-CT有助于鉴别放化疗后肿瘤未控、复发和瘢痕组织；PET检查还能发现胸部以外更多的远处转移。

（3）内镜检查：是食管癌诊断中最重要的手段之一，对于食管癌的定性定位诊断和手术方案的选择有重要的作用。对拟行手术治疗的患者必需的常规检查项目。此外，内镜检查前必须充分准备，建议应用去泡剂和去黏液剂，仔细观察各部位，采集图片，对可疑部位应用碘染色和放大技术进一步观察，进行指示性活检，这是提高早期食管癌检出率的关键。提高食管癌的发现率，是现阶段降低食管癌死亡率的重要手段之一。

（五）鉴别诊断

食管癌的鉴别诊断，除病史、症状和体征外，在很大程度上有赖于X线和内窥镜检查，而最后的诊断需要经病理组织学诊断证实。食管癌需与以下疾病相鉴别：①食管贲门失弛缓症：患者多见于年轻女性，病程长，症状时轻时重。食管钡餐检查可见食管下端呈光滑的漏斗型狭窄，应用解痉剂时可使之扩张。②食管良性狭窄：可由误吞腐蚀剂、食管灼伤、异物损伤、慢性溃疡等引起的瘢痕所致。病程较长，咽下困难发展至一定程度即不再加重。经详细询问病史和X线钡餐检查可以鉴别。③食管良性肿瘤：主要为少见的平滑肌瘤，病程较长，咽下困难多为间歇性。X线钡餐检查可显示食管有圆形、卵圆形或分叶状的充盈缺损，边缘整齐，周围黏膜纹正常。④癔球症：多见于青年女性，时有咽部球样异物感，进食时消失，常由精神因素诱发。本病实际上并无器质性食管病变，亦不难与食管癌鉴别。⑤缺铁性假膜性食管炎：多为女性，除咽下困难外，尚可有小细胞低色素性贫血、舌炎、胃酸缺乏和反甲等表现。⑥食管周围器官病变：如纵隔肿瘤、主动脉瘤、甲状腺肿大、心脏增大等。除纵隔肿瘤侵入食管外，X线钡餐检查可显示食管有光滑的压迹，黏膜纹正常。

（六）预防

我国在20世纪50年代末就开始了食管癌防治的研究，在高发区农村建立防治研究点。对高发区人群中采取宣教和应用食管细胞学诊断方法开展普查，以求早期发现，早期治疗，提高治愈率。20世纪80年代后期采用维生素和中草药等作化学治疗预防和人群干预试验。具体措施有：①病因学预防：改良饮水（减少水中亚硝胺及其他有害物质）、防霉去毒、改变不良生活习惯、应用化学药物（亚硝胺阻断剂）等；②发病学预防：应用预防药物（维甲酸类化合物，维生素B、C、E、K等），积极治疗食管上皮增生，处理癌前病变，如食管炎、息肉、憩室等；③健康教育：大力开展防癌宣传教育，普及抗癌知识，在高发区人群中作普查、筛检。

（七）治疗

食管癌的治疗需要各学科的专业知识，可分外科治疗、放射治疗、化学治疗和综合治疗。两种以上疗法同时或先后应用称为综合治疗。结果显示以综合治疗效果较好。

1. 手术治疗　手术是治疗食管癌首选方法。若全身情况良好，有较好的心肺功能储备，无明显远处转移征象者，可考虑手术治疗。一般以颈段癌长度 <3cm、胸上段癌长度 <4cm、胸下段癌长度 <5cm 切除的机会较大。然而也有瘤体不太大但已与主要器官，如主动脉、气管等紧密粘连而不能切除者。对较大的鳞癌估计切除可能性不大而患者全身情况良好者，可先采用术前放疗，待瘤体缩小后再作手术。

手术禁忌证：①全身情况差，已呈恶病质。或有严重心、肺或肝、肾功能不全者；②病变侵犯范围大，已有明显外侵及穿孔征象，如已出现声音嘶哑或已有食管气管瘘者；③已有远处转移者。

在手术之前，对所有患者都应该评估其生理状况能否接受食管切除。在手术之前应该根据内镜超声、胸腹部 CT 和 PET–CT 进行临床分期，以评估可切除性。接受食管切除手术的患者应该是生理状况较适宜，癌肿较局限可切除，位于胸段食管（距会厌超过 5cm）与腹内段的食管。颈段食管癌或胸段食管癌距会厌不超过 5cm 者，应接受根治性放化疗。可切除的胸段食管癌（距会厌超过 5cm）或贲门癌：T_{is} 或 T_{1a}，定义为肿瘤侵犯黏膜但不侵犯黏膜下层，可考虑 EMR，其他烧灼技术，或在有经验的中心行食管切除术。位于黏膜下层或更深的肿瘤需手术治疗。T_1 ~ T_3，肿瘤可切除，即使有区域淋巴结转移（N_1）。T_4，肿瘤仅累及心包、胸膜或膈肌者是可切除的。可切除的Ⅳ A 期：病变位于低位食管，腹腔淋巴结可切除且腹腔动脉、主动脉或其他器官未被累及。不可切除的食管癌：T_4 肿瘤累及心脏、大血管、气管或邻近器官，包括肝脏、胰腺、肺和脾脏，是不可切除的。不可切除的Ⅳ A 期：癌肿位于低位食管，腹腔淋巴结不可切除且腹腔动脉、主动脉或其他器官包括肝脏、胰腺。肺和脾脏被累及。不可切除的Ⅳ B 期：远处转移或非区域淋巴结转移。

手术方式取决于外科医生的经验和习惯以及患者的意愿。

食管癌根治术，是对食管癌进行手术切除的全称，包括肿瘤切除、肿瘤上下端足够长度的食管、受累组织器官的切除、胃切除和周围软组织、组淋巴结清扫、消化道重建等，以及术前中后的围术期处理的全过程。

手术径路常用左胸切口（图 10–4）。中段食管癌切除术有用右胸切口（图 10–5）者。联合切口有用胸腹联合切口者或左颈、胸、腹三切口者。手术方法应根据病变部位及患者具体情况而定。对肿瘤的根治性切除，应注意长度和广度。原则上应切除食管大部分。切除的长度应在距癌瘤上、下 5 ~ 8cm 以上。切除的广度应包括肿瘤周围的纤维组织及所有淋巴结的清除（特别注意颈部、胸顶上纵隔、食管气管旁和隆凸周围、腹内胃小弯、胃左动脉及腹主动脉周围等处）。有认为癌常沿黏膜下的纵长侵犯较广或癌灶有时可能呈多灶型出现，故宜作全食管切除术。

食管下段癌，与代食管器官吻合多在主动脉弓上；而食管中段或上段癌则应吻合在颈部。常用的代食管器官是胃（图 10–6 和图 10–7），有时用结肠（图 10–8）或空肠。常见的术后并发症是吻合口瘘和吻合口狭窄。

经食管裂孔钝性剥除食管癌作食管内翻拔脱术可用于心、肺功能差，患早期癌而不宜作开胸手术者。但此法可并发喉返神经麻痹及食管床大出血，应掌握适应证及止血技巧。现已逐渐发展对心肺功能差者有时可采用电视胸腔镜下辅助食管癌切除术。对晚期食管癌，不能根治或放射治疗、进食有困难者，可作姑息性减状手术，如食管腔内置管术、食管胃转流吻合术、食管结肠转流吻合术或胃造瘘术等。这些减状手术有可能发生并发症，应严格掌握适应证和手术技术。

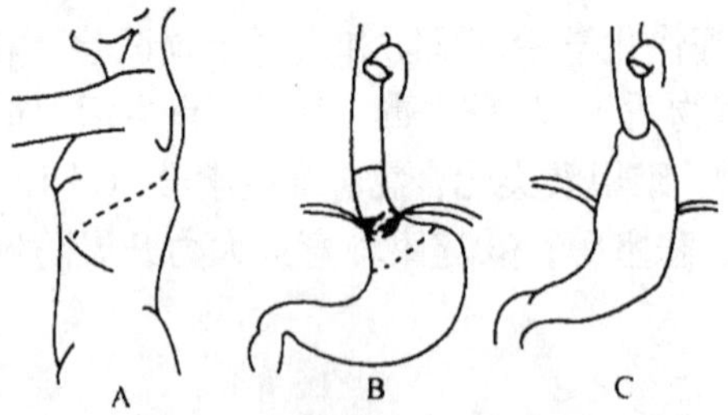

图 10–4　左胸切口食管癌切除术

A. 左胸侧后切口；B. 食管、胃切除范围；C. 主动脉弓下食管胃吻合术

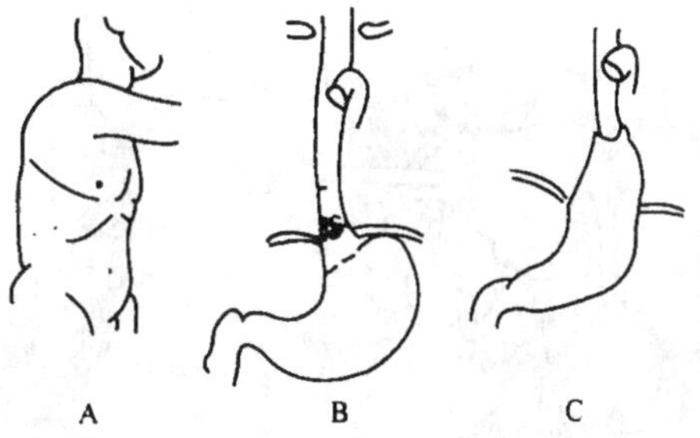

图 10-5 右胸切口及腹部切口食管癌切除术

A. 右胸及腹部切口；B. 食管胃切除范围；C. 主动脉弓上食管胃吻合术

电视胸腔镜（VATS）在食管癌诊断与治疗的应用：目前 VATS 行食管癌切除的主要术式有经右胸胸腔镜分离切除食管、腹腔镜游离胃、行颈部食管吻合。

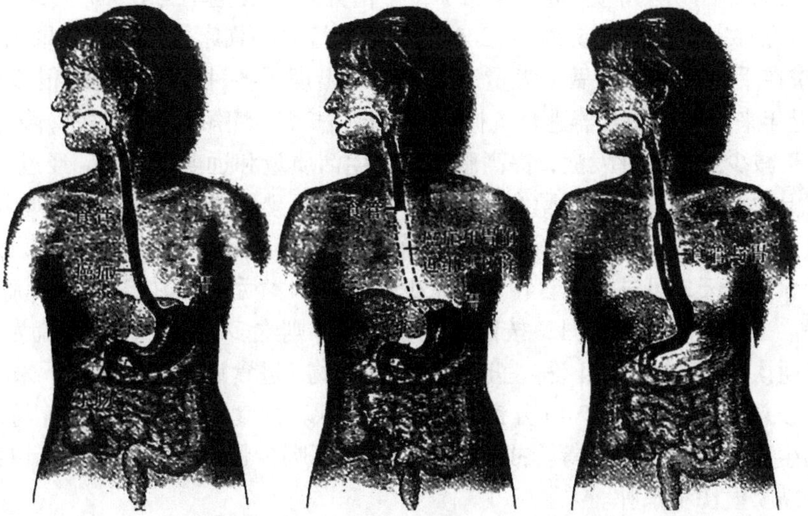

图 10-6 胃代食管示意图

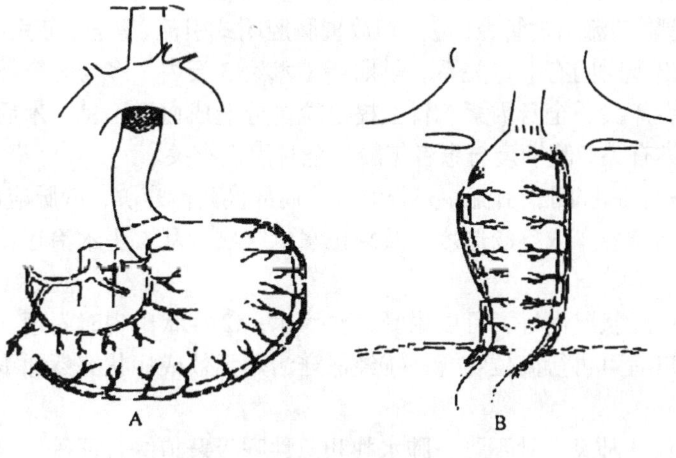

图 10-7 食管切除术后胃代食管术

A. 上、中段食管癌的切除食管范围；B. 胃代食管，颈部吻合术

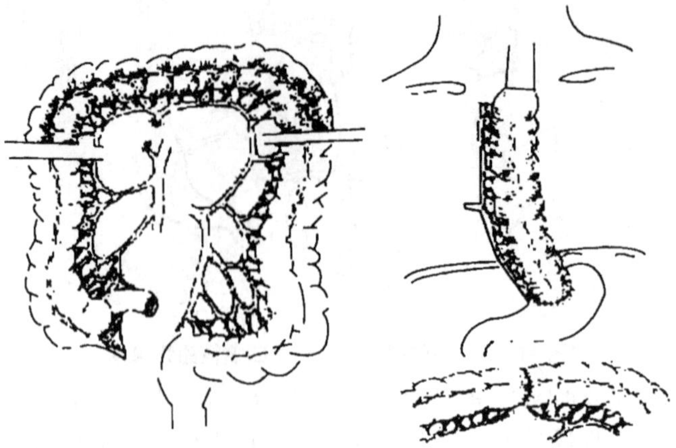

图 10-8 横结肠代食管术

国内外统计，食管癌的切除率为 58% ~ 92%，手术并发症发生率为 6.3% ~ 20.5%，切除术后 5 年和 10 年生存率分别为 8% ~ 30% 和 5.2% ~ 24%。我国食管癌的临床外科治疗结果优于国际上的统计数字。特别近 20 年来在手术技术方面做了大量改进工作，出现了各种手术途径和很多种不同的切除技术和吻合技术，例如近年来用管状吻合器进行机械吻合术日益广泛，缩短了手术时间，降低了并发症发生率。各种改进的目的在于减少近远期并发症，提高患者术后生活质量和远期生存率。经过长时间的随访显示，多种方法并无本质上的差别，只要按照操作规程，仔细操作，熟练掌握各种技术，均可取得良好效果。

食管癌术后饮食：术后 3 ~ 4 天鼻胃管已经拔除，肛门已经有排气时，说明可以进食了，但此时最好不要进食。术后 6 ~ 7 天，可进流质食物，注意少吃多餐。术后 9 ~ 10 天，进半流食物，如稀饭等，也要坚持少吃多餐。一般在术后半个月，按照少吃多餐的原则吃多种食物，以半流为主。术后 2 个月以后基本可以恢复普通饮食，每日 3 ~ 4 餐，宜选吃质软的食物。进食后不能马上躺下来，因贲门已经切除，以导致食物或胃液反流，最好是散步 40 分钟后才躺下休息。饮食宜清淡、高营养易消化食物，避免进食刺激性食物，如生蒜、辣椒、胡椒等。戒除烟酒。饭后可喝少量开水或淡盐水，以冲淡食管内的食物和黏液，预防食管黏膜损伤和水肿。

食管癌术后常见并发症及处理：

（1）吻合口瘘：颈部吻合口瘘对患者生命不造成威胁，经引流多能愈合；胸内吻合口瘘对患者造成极大威胁，死亡率甚高，胸内吻合口瘘多发生在术后 5 ~ 10 天，患者呼吸困难及胸痛，X 线检查有液气胸征，口服碘水可见造影剂流出食管腔，应立即放置胸腔闭式引流、禁食，使用有效抗生素及支持治疗：吻合口瘘的发生原因与出现时间有一定关系。早期瘘（术后 3 天内）多与吻合技术、吻合部位与吻合方式有关。中期瘘多与患者年龄、全身因素、胃上提牵拉过分造成血运不良、术后围术期的处理、术后颈部切口及胸腔内局部感染有关。晚期瘘与患者年龄、全身因素有关。

一般保守治疗：禁食、胸腔闭式引流、充分引流（局部换药治疗），静脉应用广谱抗生素控制感染，有效的营养支持（静脉高营养，或空肠造瘘）及纠正水电解质紊乱。手术治疗：吻合口瘘修补术和吻合口切除术。

手术适应证为：①一般状况尚好，可以耐受二次手术；②症状出现时间短，胸内感染轻；③胸胃长度足够长，切出原吻合口后可再行高位吻合；④经保守治疗无效或症状突然加重。手术方法：吻合口瘘修补术和吻合口切除术。

（2）肺部并发症：包括肺炎、肺不张、肺水肿和急性呼吸窘迫综合征等，以肺部感染较为多见，应引起高度重视；术后鼓励患者咳嗽、咳痰，加强呼吸道管理以减少术后肺部并发症的发生。

（3）乳糜胸：为术中胸导管损伤所致，多发生于术后 2 ~ 10 天，患者觉胸闷、气急、心慌。胸水乳糜试验阳性；一旦确诊，应放置胸腔闭式引流，密切观察引流量，流量较少者，可给予低脂肪饮食，维持水电解质平衡及补充营养，部分患者可愈合。对乳糜流量大的患者，应及时剖胸结扎乳糜管。

（4）胸胃排空障碍（胸胃梗阻）。

原因：①术中切除迷走神经主干及分支；②胃解剖位置变异；③胃泌素分泌减少；④术后胃肠减压不够充分；⑤食管裂孔回缩与周围组织粘连引起胃出口狭窄。

诊断：拔除胃管后出现胸闷、气短、心慌、呼吸不畅、呼吸困难、呕吐，呕吐物多为棕绿色或咖啡色胃液，再次置入胃管后症状明显缓解，而再次拔除胃管后又出现上述症状；胸片可见胸胃明显扩张，并可见液平面。术侧呼吸运动减弱，呼吸音明显减弱或消失，可有振水音。胃肠造影或胃镜检查示胃扩张，蠕动减弱，但幽门部基本通畅。

治疗：保守治疗：禁食，胃肠减压，口服胃动力药，纠正电解质紊乱，保持酸碱平衡，补充微量元素及维生素，保持内环境稳定。加强营养，提供足够热量，可适量输注白蛋白、全血或血浆。一般经保守治疗后胸胃排空障碍即可好转。手术治疗：如果梗阻系机械因素引起，经保守治疗，症状未见好转同时梗阻严重不能维持营养，可剖胸或剖腹后根据梗阻原因进行手术处理。

（5）吻合口出血。

原因：应激性溃疡；术中牵拉、挤压、挫伤胃黏膜；吻合口出血。

诊断：贫血症状；术后经胃管可吸出咖啡色或淡红色血性液体，甚至呕血；黑便。

治疗：保守治疗：予抗酸药如甲氰脒呱或奥美拉唑；必要时补液，输血，应用止血药。手术治疗：术后胃管吸出血性液体或胸腔引流出血性液体超过 150mL/h 且连续 5 小时无减少趋势或经大量输血而休克症状无明显改善或估计胸内有大量积血者，均应立即剖胸止血。

（6）吻合口狭窄。

原因：手术因素：吻合口过小，食管与胃黏膜对合不整齐，缝线过密，打结过紧等；术后吻合口感染，吻合口瘘；术后进食较晚或进食流质或半流质时间过长；吻合口恶性病变复发。初期症状多为进食梗阻感并进行性加重，患者营养状况较差，食管钡餐可见吻合口狭窄，同时吻合口上方食管代偿性扩张；吻合口可呈线形、“S”形、倒圆锥形。

治疗：①扩张治疗：手术 1 个月以后方可进行。根据食管钡餐和食管镜获得的吻合口情况，采用不同型号的沙氏软质探条扩展器，再食管镜及引导钢丝的引导下对吻合口狭窄进行扩张。术后 1 小时患者即可进食普食。②保守治疗：输液，保持酸碱平衡，补充微量元素及维生素，保持内环境稳定。加强营养，提供足够热量，可适量输注白蛋白、全血或血浆。同时积极予扩张治疗。③手术治疗：扩张失败、吻合口狭窄严重不能维持营养同时可以耐受手术者可进行手术治疗。经胃腔内环行切除吻合瘢痕。贲门术后可行胃大弯顶端予食管行侧侧吻合术。如无法重建吻合口，则行空肠造瘘术。

（7）反流性食管炎。

原因：①贲门切除后失去正常括约功能；②胃正常生理功能受影响，使幽门痉挛。

诊断：患者症状多为反酸，胸骨后疼痛，烧灼感。此外食管镜检查及活检，食管内滴酸试验，食管下端吸取反流液检查，消化道钡餐均是比较准确的诊断标准。

治疗：保守治疗：①根据美国胃肠病学会建议，正确的生活指导对治疗很重要。建议患者进低脂、高蛋白饮食，少食多餐；避免进食过冷、过热食物，不吸烟，不饮浓茶、咖啡、烈酒。减肥。保持大便通畅。忌用抗乙烯胆碱药、茶碱、钙通道阻滞剂、安定、麻醉剂等药物。进餐 3 小时后睡眠，睡眠时将床的头端垫高 15 ~ 20cm。经过以上生活指导，可望有 25% 的患者减轻或缓解临床症状。②抑酸药物：包括质子泵抑制剂和 H_2 受体拮抗剂。抑酸药可以通过抑制胃酸，减轻胃酸对食管黏膜的刺激而缓解症状。内镜治疗：近年来临床上采用内镜下抗反流手术进行反流性食管炎的治疗。这种方法又被称为胃底折叠术。通过内镜下缝合术在远端食管内制造一个折叠，将胃底缠绕食管而恢复食道下括约肌的功能。这种方法可以恢复食管下括约肌的功能，减轻胃灼热的严重程度和频率，减少反流使反流性食管炎治愈。由于反流性食管炎是由于术后吻合口丧失括约功能所致，因此各种手术方式的核心都是重建吻合口部位的瓣膜功能。近年来出现的各种手术方式主要有：食管胃吻合包埋缝缩法，保留贲门附加 Nissen 式手术的食管切除术，食管置入术，胃壁肌瓣遮盖式胃，食管吻合术。

（8）声带麻痹：声音嘶哑、咳嗽无力、进水时呛咳是因为喉返神经损伤所致。大多数是暂时的，一年后将自愈，且目前无特殊有效的治疗方法。

（9）其他：并发症有血胸、气胸及胸腔感染，根据病情进行相应的处理。

2. 放射疗法　放疗（根治性、术前、术后、姑息性）是整个食管癌治疗的一部分。①放射和手术综合治疗：可增加手术切除率，也能提高远期生存率。术前放疗后，休息 2 ~ 3 周再作手术较为合适。对术中切除不完全的残留癌组织处作金属标记，一般在术后 3 ~ 6 周开始术后放疗。②单纯放射疗法：多用于颈段、胸上段食管癌，因手术难度大，手术并发症多，疗效常不满意；也可用于有手术禁忌证而病变不长，患者尚可耐受放疗者。

3. 化学治疗　采用化疗与手术治疗相结合或与放疗、中医中药相结合的综合治疗，有时可提高疗效，或使食管癌患者症状缓解，存活期延长。但要定期检查血象，并注意药物反应。

第二节　早期胃癌

胃癌是威胁人类健康的一种常见病和多发病，占人类肿瘤的 10% ~ 30%，在消化道肿瘤中居首位。我国是世界上胃癌的高发地区，每年约有 26 万人死于胃癌，占全部恶性肿瘤死亡人数的 23.2%，居第一位。目前对中晚期胃癌虽然采取多种手段联合的综合治疗，但其 5 年生存率也仅为 20% ~ 30%，而早期胃癌术后 5 年生存率可达 95% 以上。因此胃癌的早期发现、早期诊断及早期治疗是提高胃癌治疗效果，延长患者生存期的关键。由于 EUS 能够将胃壁分为五层结构，清楚地显示胃癌侵犯的深度，因此，它是早期胃癌诊断及早期胃癌和中晚期胃癌鉴别诊断最有价值的检查手段。

一、声像图特征

消化道癌的 EUS 声像图呈管壁一层或多层次结构模糊、中断、增厚或消失，肿瘤多呈低回声，边界不清，边缘不规则，内部回声不均匀，呈不规则突出于腔外或位于管壁内。早期胃癌的 EUS 声像图显示为前三层以内结构模糊、中断、增厚或消失，第 4 层结构完整。当这些声像学改变局限于第 1、2 层为 M 型早癌，病灶造成第 3 层改变深度不超过 1mm 归为 M/SM 型，超过 1mm 归为 SM 型。

二、诊断

胃癌的早期阶段，临床上多无明显症状和体征，即使出现腹痛、腹胀、嗳气等症状，亦均无特异性。因此，早期胃癌常在普查、体检中胃镜检查发现。重视胃癌的高危对象是胃癌早期诊断的关键。以下高危对象应定期观察和检查：①有胃病症状的中老年患者，经对症治疗效果欠佳；②患有慢性胃炎（尤其是糜烂性胃炎和萎缩性胃炎）、胃溃疡、胃息肉及伴有肠化生或（和）不典型增生者；③各种胃病术后反复出现胃病症状者；④曾患肿瘤或有肿瘤家族史者。

胃镜检查加病理活检是诊断早期胃癌的主要方法，色素放大内镜可提高其诊断率，EUS 作为一种进一步诊断手段在判断侵犯深度及鉴别早期癌和进展期癌方面具有重要价值，同时发现胃壁周边的淋巴结和肝脏转移，因此在胃癌的 TNM 分期中具有一定价值。

EUS 诊断早期胃癌的标准如下：黏膜癌（T1 期）：癌肿累及黏膜肌层，表现为第 1、2 层胃壁结构模糊、增厚、欠规则、变薄或缺损、第 3 层结构完整；黏膜下层癌（T1 期）：癌肿累及至黏膜下层，表现为第 1 ~ 3 层胃壁结构模糊、中断、增厚、变薄或缺损，第四层结构完整。

三、影像学比较

（一）胃镜检查

根据日本内镜分类法，早期胃癌被分为三型：

1. Ⅰ型（隆起型）　肿瘤呈明显隆起，其隆起高度相当于胃黏膜厚度两倍以上（相当于 5mm 以上），此型占 9%。

2. Ⅱ型（表面型）　又称浅表型，隆起高度或凹陷深度不超过胃黏膜厚度的 2 倍（<5mm），有三个亚型。Ⅱ a 型（表面隆起型）：占 11.4%。内镜下呈表面不规则或稍隆起，隆起高度在 1 ~ 5mm 以内，

病变有出血、糜烂或分泌物附着。周围黏膜可见出血或糜烂。Ⅱb型（表面平坦型）：占12.4%。胃黏膜发红或苍白等变色，区域性黏膜不整、不规则、不平坦或颗粒状，与周围黏膜无明显分界，诊断困难。Ⅱc型（表面凹陷型）：占27.6%。

3. Ⅲ型（凹陷型） 肿瘤凹陷深度>5mm，此型占24.4%。

以上三型以表浅型及凹陷型较为多见（70% ~ 80%）。有的早期胃癌可表现为两种甚至几种不同类型的形态，即所谓复合型。如Ⅲc+Ⅲ、Ⅱa+Ⅱc、Ⅰ+Ⅱa、Ⅰ+Ⅱb、Ⅱa+Ⅱb、Ⅰ+Ⅱa+Ⅱc+Ⅲ等，以Ⅱc+Ⅲ最多。

由于内镜的应用，对早期胃癌的诊断水平已有了较大的提高，但在小胃癌及微小胃癌或溃疡可疑恶变病例，单靠内镜观察及直视下活检，也难免漏诊。黏膜染色法可帮助识别癌灶，判断病变的良、恶性，提高早期胃癌的确诊率，可有助于观察癌浸润境界。因此对早期胃癌的诊断有重要的价值。随着放大内镜的不断发展和完善，可以更为清晰地发现胃黏膜表面的小凹结构及微细血管等形态的改变，有利于病灶性质和范围的确定。尽管放大内镜下胃小凹和微小血管分型仍未完全统一，但小凹变小、结构紊乱、不规则或消失，以及出现大小、粗细不规则的新生血管是公认的早期胃癌比较有特征的标志。而近年来发展起来的电子染色技术——窄带成像术（narrow band imaging，NBI）对红、绿、蓝三种不同波长的光进行限定，以415nm的蓝光作为中心波长，从而限定了红光和绿光的透过深度，使光线主要集中在黏膜表层，降低光线的散射，达到增强对比的效果，使图像更为清晰。结合放大观察，有助于观察病灶范围，判断病灶性质，为活检提供准确部位，提高早期胃癌、特别是微小胃癌的诊断水平。利用NBI技术初步分辨黏膜内癌和黏膜下癌也是近来的研究热点。

共聚焦内镜是将微型共聚焦显微镜和标准电子内镜结合形成的显微内镜，聚焦图像可与内镜图像同时生成。它使内镜放大倍数超过1 000倍，能在活体中对细胞和亚细胞结构进行观察，如对隐窝结构、上皮内淋巴细胞、毛细血管和红细胞等进行高清晰度细致观察；它还能对表层黏膜固有层进行观察，对影像的后处理还能将断面影像进行重建而显示其三维结构。通过观察细胞学形态、微血管和腺体改变及隐窝腺管开口来区分正常黏膜、慢性胃炎、肠化生及肿瘤。胃癌在共聚焦图像上表现为胃小凹、胃上皮下微血管结构的改变和出现异形细胞。Kitabatake等对27例早期胃癌患者进行共聚焦内镜检查，将共聚焦图像与病理组织学横断面图像进行对比，由两名病理医师分别对正常和癌组织的共聚焦图像进行诊断，结果显示共聚焦图像与组织学图像对应性好，两名病理医师的诊断准确率达到94.2%和96.2%，提示依据共聚焦图像可以进行实时体内组织学诊断。

（二）X线钡餐检查

随着胃双重对比造影技术水平的不断提高，已能显示直径介于0.5 ~ 1.0cm的小胃癌病灶，但定性诊断须结合胃镜检查。

（三）CT检查

早期胃癌在CT图像上主要表现为胃壁增厚或病灶的异常强化，但多数早期胃癌胃壁可不增厚或增厚不明显，难以被CT发现。因此，病灶的异常强化对于CT诊断早期胃癌具有十分重要的意义。早期胃癌CT检出率较低，应用螺旋CT对早期胃癌检出率为60%，CT检查的优势主要在于对周围脏器、腹腔脏器及腹腔淋巴结转移的判断。

四、临床评价

术前对早期胃癌浸润深度和淋巴结转移状况的准确评估，是选择合理治疗方案的关键所在，术前鉴别黏膜和黏膜下癌非常重要，前者的淋巴结转移率仅3% ~ 5%，而后者达14. 2% ~ 26.8%。黏膜癌是内镜治疗的适应证，而随着内镜下黏膜剥离术（endoscopic submucosa dessection，ESD）的推广，一般认为黏膜下层上1/3以上的早期胃癌也可以接受ESD手术。

常规内镜对诊断早期胃癌的部位及大小意义较大，但判断侵犯深度较困难，更无法了解淋巴结转移情况，CT在发现周围及远处转移方面具有一定的优点，但也很难判断癌的浸润深度，上消化道钡餐发现早期癌的敏感性与胃镜、CT相近，但准确性低于胃镜，也很难准确判断癌的浸润深度。理论上EUS

能够比较准确地判断癌的浸润深度，随着高频小探头的临床应用，正常胃壁可进一步呈 5 ~ 9 层结构，能较好地显示黏膜肌层，采用高频小探头（12MHz 及 20MHz）虽然降低了超声的穿透距离，但是可提高对胃壁层次的分辨率，而且小探头操作性优于常规超声内镜，在胃癌的诊断方面具有较高的临床应用价值。在操作过程中，因为使用水囊法对病灶可能存在一定的挤压从而影响超声图像的判读，而水浸泡法则更能清晰显示病灶与胃壁层次的真实关系。

虽然一直以来 EUS 被认为是早期胃癌诊断及早期胃癌和进展期胃癌鉴别诊断最有价值的检查手段，但近来有学者也存在不同的观点，认为 EUS 对胃癌的 T 分期受很多因素影响。影响 EUS 对胃癌浸润深度的判定的因素有很多，文献报道的准确率在 60% ~ 90% 不等，操作者的经验水平是其中一个关键因素，而胃癌的位置和内镜下类型、分期也是影响诊断准确率的重要因素。事实上，EUS 对进展期胃癌的分期比对早期胃癌的分期准确，并且 EUS 对不同类型的早期胃癌的判断能力有所不同，对隆起型和平坦型早期胃癌的判断准确率（100%）高于凹陷型（58.6%），究其原因，系由于凹陷型胃癌常伴有壁内溃疡和溃疡瘢痕，而 EUS 对鉴别肿瘤浸润和溃疡改变较为困难，虽然有学者依据溃疡纤维化常呈扇形扩展，而胃癌常呈弓形浸润提出了鉴别方法，但其价值有待进一步验证。对分化型和未分化型早期胃癌浸润深度的判断准确率分别为 71.4% 和 57.9%。不仅如此，EUS 对早期胃癌浸润深度的判断准确率随着肿瘤直径的增大而降低，其中直径 <10mm 为 100%，10 ~ 20mm 为 80.0%，>20mm 为 41.2%。有文献报道，EUS 对位于胃上 1/3 部位的胃癌的诊断准确率相对偏低，在近端胃易出现分期不足，而在远端胃更易出现分期过度。

一项 meta 分析表明，EUS 对胃癌 T1 期的敏感度是 88.1%，特异度是 100.0%；T2 期的敏感度为 82.3%，特异度是 95.6%；13 期的敏感度为 89.7%，特异度是 94.7%；T4 期的敏感度为 99.2%，特异度是 96.7%。而正是由于 EUS 对黏膜下浸润的辨别存在一定的分期不足和分期过度的情况，ESD 术前进行 EUS 评价的临床价值近年来存在一定的争论。Mouri 等的研究将早癌病灶局限于第 1、2 层归为 M 型早癌，病灶造成第 3 层改变深度不超过 1mm 归为 M/SM 型，超过 1mm 归为为 SM 型，病理证实 99% 的 M 型和 87% 的 M/SM 型都为黏膜内癌和 SMI 型黏膜下早癌，ESD 术后的标本的垂直切缘也未见癌细胞，结沦为 EUS 对确定 ESD 的适应证准确有效。而也有学者认为，EUS 诊断 SM2 型早期胃癌的特异性够高（96%），而敏感性仅仅为 60%，这就会造成一些本该接受外科手术的患者接受了 ESD 治疗，对患者的预后和费用产生不良影响。最近的一项 Meta 分析显示 EUS 诊断 M 型早期胃癌的敏感性、特异性、阳性似然比和阴性似然比分别为 76%、72%、3.67 和 0.31；对 SM 型早癌的敏感性、特异性、阳性似然比和阴性似然比分别为 62%、78%、2.99 和 0.43；对 M/SMI 型早癌的敏感性、特异性、阳性似然比和阴性似然比分别为 90%、67%、3.14 和 0.12，结果表明 EUS 对辨别 M 型和 SM 型早期胃癌的作用没有想象中那么可靠。

由于超声波穿透性的限制，EUS 对早期胃癌远处转移的检出率远远低于 CT、MRI 等其他影像学方法。EUS 对淋巴结转移的判断也有其局限性。一项 Meta 分析总结早期胃癌淋巴结状况的判断准确率为 90.9%，对淋巴结转移 N1 期的敏感性和特异性分别为 58.2% 和 87.2%，阳性似然比 4.1，阴性似然比 0.49；对 N2 期淋巴结转移的敏感性和特异性分别为 64.9% 和 92.4%，阳性似然比 6.7，阴性似然比 0.39。

第三节　进展期胃癌

进展期胃癌是指癌组织浸润至肌层以下者。深度超过黏膜下层，已侵入肌层者称中期。已侵及浆膜层或浆膜层外组织者称晚期。外科手术是目前治疗进展期胃癌的最有效的手段，而合理的手术方案是影响预后的关键。准确的术前分期对选择合理手术范围和辅助治疗方案、避免过度治疗或治疗不足极为重要。胃镜、CT、MRI 等均是判断胃癌浸润深度和淋巴结转移范围的常用检查手段，但准确性不高。超声内镜检查不仅可直接观察病变本身，而且通过超声探头可探测肿瘤浸润深度及胃周肿大淋巴结甚至左肝的转移，有助于胃癌的诊断、临床分期及制订最佳手术方案，并可以对胃癌术后随访、预后的判断提供重要依据。

一、声像图特征

胃癌的EUS影像特征表现为低回声不规则的肿块，伴局部或全部胃壁结构层次的破坏。腔外组织受侵表现为管壁第5层回声带分辨不清，或低回声肿块突破第5层高回声带侵入外周组织。胃周淋巴结转移可表现为圆形、边界清楚、均匀的低回声结构。固有肌层癌表现为第3层断裂，前四层层次结构消失，第5层清楚。浆膜层癌表现为胃壁五层结构层次消失，第5层不规则、断裂，与周围组织分界不清。Borrmann Ⅳ型胃癌（皮革胃）具有独特的EUS影像特征，表现为大部分或全胃壁正常胃壁五层结构弥漫性破坏、增厚，多在1cm以上，以黏膜下层为主，回声减弱。表层回声增强，可见自表层向深层延伸的强回声带将低回声区分成团块状，第4层低回声带中混有散在的强回声斑点，增厚的胃壁层次尚可辨认。部分病例黏膜肌层已破坏，扫描仅见四层结构，因为此型胃癌的常规活检阳性率很低，EUS对其具有很高的诊断价值，确诊率达99.2%。

二、诊断

进展期胃癌最早出现的症状是上腹痛，常同时伴有食欲缺乏、腹胀等消化不良的症状。胃窦癌引起幽门梗阻时可有恶心呕吐，溃疡型癌有出血时可引起黑粪或呕血。部分患者可在上腹部触及包块。其诊断主要依赖X线钡餐检查和胃镜加活检。超声内镜作为进一步诊断手段可对其进行较为准确的TN分期。

超声扫描时，癌肿组织表现为不均质的中、低回声图像，伴局部或全部正常管壁结构层次的破坏，其中肿瘤的浸润深度以破坏的最深一层为判断标准。进展期胃癌是指浸润深度达到或超过第4层，T分期为T2期以上者。其T分期诊断标准如下：T2期：表现为第1到4层胃壁结构的病变，表现为从第4层起的不规则突向腔内的低回声肿块，或呈大面积局限性管壁增厚伴中央凹陷；伴第1～3层结构回声消失；T3期：表现为5层胃壁结构的破坏，回声带分层不清；T4期：表现为低回声肿块突破第5层高回声带侵入外周组织等明显向相邻脏器浸润的征象。淋巴结转移的判断标准为直径>1cm，边界清楚的低回声结节影。N分期的标准为：N1，1～2个转移淋巴结；N2，3～6个转移淋巴结；N3，7个以上转移淋巴结。远处的淋巴结纳入M分期考虑。腹腔转移时形成腹水，在胃壁周围形成液性暗区。皮革胃判断标准为胃壁全层结构增厚（>1cm），各层次结构尚存在，黏膜下层明显增厚）。

三、影像学比较

（一）胃镜检查

进展期胃癌根据其形态学特点，按Borrmann分类法分为四型：Ⅰ型（息肉样癌），息肉隆起样病灶的表面可呈现乳头状或菜花样，有时表面糜烂，成广基肿块，与周围界限清楚，质较脆，内镜触碰后易出血。Ⅱ型（溃疡型癌），病灶表面凹陷，形成较大溃疡，边缘隆起，形成矮堤状或火山状，境界较清楚。Ⅲ型（溃疡浸润型癌），病灶表面呈不规则溃疡，但无明显环堤向外倾斜，与周围的正常黏膜分界不清。Ⅳ型（弥漫浸润型癌），常见特征为黏膜肥厚但黏膜褪色或苍白变，黏膜表面高低不平或呈大小不等的斑块或结节状变，肥厚增生样黏膜表面出现多个表浅糜烂或溃疡；病变处黏膜表面貌似正常。但小弯明显缩短、僵直感、局部蠕动消失，充气不张，胃腔狭小。

（二）X线钡餐检查

根据X线表现，一般将进展期胃癌分为蕈伞型、溃疡型、浸润型及混合型。蕈伞型：癌肿向胃内生长形成较大肿块，表现凹凸不平，充盈相显示为分叶状的充盈缺损，黏膜相能完整地显示一菜花样的肿块影。溃疡型：溃疡龛影大，呈不规则的扁盘状。在切线位上龛影位于胃轮廓之内称为“腔内龛影”，这是溃疡型胃癌的特征之一。“环堤征”也是溃疡型胃癌的特征。如溃疡在胃角切迹处，在切线位加压相上，此时的龛影呈半月形，与周围的“环堤”构成“半月征”。浸润型：根据病变浸润的范围分局限浸润型和弥漫浸润型：局限浸润型癌肿局限于胃的某一部位的胃壁浸润生长，造成局部胃壁增厚、僵硬、蠕动消失；弥漫浸润型癌肿浸润全胃或大部胃壁，造成胃壁增厚、僵硬，胃腔狭窄，轮廓毛糙，蠕动波消失，形如皮革囊样，称“皮革胃”。混合型兼具上述三型的表现。

（三）CT 检查

目前胃癌CT扫描主要采用低张水充盈、静脉团注造影剂后三期增强扫描技术，正常胃壁多呈现2 ~ 3层结构，分别为黏膜层、黏膜下层、肌肉一浆膜层。CT表现诊断胃癌的主要依据有：胃壁增厚、软组织肿块、肿瘤区域的异常强化及胃壁多层结构的破坏。进展期胃癌往往胃壁明显不规则增厚或肿块形成，浆膜面亦可能有所改变。其不同类型的 CT 表现为：①蕈伞型：肿瘤局限，向腔内生长，呈息肉状，表面可高低不平。②溃疡型：胃壁不规则增厚，向腔内隆起，并见深浅、大小不一的腔内溃疡。病灶较小者，其表现仅见浅凹，呈火山口样改变。病灶较大者，溃疡较深，边缘可见堤状隆起，常不对称。③浸润型：胃壁增厚，呈环状浸润性生长，多局限于 1 个胃区。于胃体部者可见胃大、小弯壁不均匀增厚；于胃窦部者可见胃窦变形狭窄，胃壁不对称增厚；病变广泛者见胃腔缩小，并向周围浸润生长。上述三型病变，增强扫描多呈不均匀强化。CT 值较平扫增加 30 ~ 40HU。传统 CT 用于胃癌的术前分期诊断，其准确性不高。随着螺旋 CT 的问世，克服了普通 CT 受扫描速度、呼吸伪影、后处理功能的限制性，具有较高的密度分辨力，能显示胃壁全层、周围淋巴结、邻近组织和脏器，对胃癌的定位、定量和定期很有帮助。

四、临床评价

术前准确分期是确定进展期胃癌外科合理治疗方案的基础。分期过高可致部分手术范围过大，给患者带来不必要的创伤和更多的并发症，影响术后康复；而分期过低则淋巴结清扫范围过小，增加术后复发率。以往，外科医师在术前往往无法确定胃癌的分期，手术方式的具体确定只能依靠术中触摸探查，凭经验来判断胃癌浸润深度及有无淋巴结的转移，由于缺乏客观统一的评判标准，且受肥胖、粘连、既往手术史等多种因素影响，常与病理学诊断有较大偏差。Ziegler 等报道，在对 108 例患者的研究中，术中分期准确率只有 56%。

常规影像学如 X 线钡餐、胃镜在评价胃癌时存在一些限度，钡餐不能从腔内观察病变，病变常与其他结构重叠，病灶能否显示及显示情况受钡剂质量和操作者的技术水平等因素影响；而胃镜仅能从胃腔内黏膜面观察，对胃壁、浆膜及邻近脏器受累情况无诊断能力。CT 在发现周围及远处转移方面具有一定的优点，但也很难准确判断癌的浸润深度。近年来，应用螺旋 CT 的三维显示技术来评价胃癌，对进展期癌的检出率达 90% 以上，但对于 T2 及 T3 的区分仍存在一定的困难。有资料显示螺旋 CT 分期 T1 ~ T2 者敏感性为 75%，准确性为 68%。

一直以来 EUS 都被认为是胃癌术前分期的标准诊断手段。在 EUS 下胃癌的浸润深度可由胃壁正常层次结构破坏程度来判定，在判断肿瘤侵犯深度方面，平均准确率在 80% 以上，明显优于 CT、MRI 等其他方法。对周围淋巴结转移的判断率也很高。但是近来越来越多学者对 EUS 在胃癌分期中的作用和必要性提出质疑，Spolverato 等将胃癌术前 EUS 分期结果与手术后病理结果进行对比，发现符合率出人意料的低，T 分期为 46.2%，N 分期为 66.7%，得出结论胃癌的分期需要结合其他检查。一项 Meta 分析显示，EUS 对淋巴结转移 N1 期的敏感性和特异性分别为 58. 2% 和 87.2%，阳性似然比 4.1，阴性似然比 0.49；对 N2 期淋巴结转移的敏感性和特异性分别为 64.9% 和 92.4%，阳性似然比 6.7，阴性似然比 0.39。有文献报道 EUS 对胃癌分期过浅的主要原因是低频超声不能发现深层的肿瘤微小浸润灶；而癌旁组织的纤维化及炎症细胞浸润可呈低回声，是分期过深的主要原因。对于普通内镜下活检困难的 Borrmann Ⅳ型浸润型胃癌，EUS 对其诊断具有重要意义。

小探头超声系统由于探头微小，可经内镜常规工作钳道操作，在遇有某些管腔狭窄内镜无法通过时，仍能允许超声探头通过而提高了检测的成功率。过去该系列探头的频率均为高频（包括 12、15、20MHz 的各类探头），其局部分辨率高但穿透率差，对进展胃癌分期的评判有一定影响，头端预置式超声探头由于是低频探头（7.5MHz），局部分辨率符合诊断需要，组织穿透率明显提高，可取得距探查部位 6cm 左右的高解析度图像，极大提高了肿瘤周围转移淋巴结及周边累及脏器的检出率。由于穿透深度的限制，EUS 评价远处转移（M 分期）的能力有限，一般认为对远处转移需结合 CT、MRI、腹部 B 超及其他检查。

第十一章

血液系统肿瘤

第一节 急性淋巴细胞白血病

急性白血病（acute leukemia）是早期造血干 / 祖细胞在分化过程中出现分化阻滞，凋亡障碍，大量的原始及幼稚细胞在造血组织中异常增殖，从而引起一组造血系统的恶性疾病。由于造血干 / 祖细胞的恶变，生成的白血病细胞逐步取代骨髓组织，抑制了正常红细胞、白细胞和血小板的增生，患者出现贫血、感染和出血等正常血细胞减少综合征。大量积聚的白血病细胞随着血流全身播散，逐渐侵犯淋巴结、肝、脾及其他重要的组织器官。急性淋巴细胞白血病（acute lymphocytic leukemia，ALL）儿童多见。国外资料显示，在 1 ~ 15 岁儿童中 ALL 占所有恶性肿瘤的 15%，在 15 ~ 19 岁人群中占 5%，而 20 岁以上人群中 <10%。

一、流行病学

ALL 的发病率具有种族、性别和年龄分布的特点。根据 1996 年 IARC 登记的世界 166 个地区的白血病发病率情况来看，淋巴细胞白血病男性最高为 8.1/10 万，最低为 0.5/10 万；女性最高为 4.2/10 万，最低为 0.3/10 万。在美国，白人儿童的 ALL 发病率为（2.0 ~ 2.6）/10 万，黑人儿童为（0.7 ~ 1.0）/10 万；ALL 发病率男女之比为（1.2 ~ 1.6）：1；在年龄上存在 2 个高峰，<5 岁的儿童（3.8/10 万）和 >70 岁的老人（3.7/10 万）。欧洲也有同样趋势。在中国，ALL 主要见于儿童和青少年。

二、发病机制

白血病与其他肿瘤一样，其基本生物学特性是增殖失控、分化受阻和凋亡异常。导致这些特性的根本原因在于三大类癌基因，即原癌基因、抑癌基因和凋亡基因的结构及功能异常，对白血病的发生、发展及预后具有重要作用。正常干细胞在不断产生祖细胞的同时具有自我更新和自我维持，使自己永不消亡，但不能增殖；祖细胞则有高度增殖力，因此干细胞能够在体内长期或永久地重建造血，而祖细胞在体内只能短期重建造血。急性白血病是多能干 / 祖细胞肿瘤性病变，并且阻滞于分化特定阶段。近年来研究表明白血病细胞克隆具有异质性，其恶变性质不均一，可发生在造血干细胞定向、分化各个途径中。60% ~ 85% ALL 可发现克隆性染色体异常，主要为染色体数量和结构异常，染色体的异常改变又常导致特殊融合基因的产生，从而使细胞的生物学特征发生改变，导致白血病的产生。

三、临床表现

急性白血病起病多急骤，临床表现主要为骨髓正常造血功能衰竭和白血病细胞髓外浸润所致。常见症状主要为发热、进行性贫血、出血及组织脏器浸润。但也有些起病缓慢者多以进行性乏力、面色苍白、食欲不振等为首发症状。

1. 发热　发热是急性白血病常见的症状之一，大多为感染所致。感染引起的发热常以弛张热或稽留热为主，病原体以细菌多见。发病初期往往是革兰阳性球菌如粪链球菌、金黄色葡萄球菌；随着疾病进展，后期多以革兰阴性杆菌为主，如铜绿假单胞菌、大肠埃希菌、阴沟杆菌、假单胞杆菌等，少部分为真菌感染，以念珠菌及曲菌多见。发生病毒感染时病情常较凶险。感染可发生在体内任何部位，但以咽峡炎、口腔炎最多见，上呼吸道感染、肛周炎、肺炎、肠炎、耳部炎症、疖亦较常见。感染严重者，尤其是在化疗后，还可发生败血症、脓毒血症，从而危及生命。除感染外，白血病本身亦可引起发热，体温一般在 38 ~ 39℃，并对抗感染治疗无效。

2. 出血　约半数患者在诊断时伴有出血症状，以皮肤黏膜出血最为明显，表现为皮肤瘀点、瘀斑、鼻出血、牙龈出血、口腔黏膜出血。少数患者有眼眶出血，女性患者常伴有月经过多。严重时可出现血尿、消化道出血，甚至因颅内出血而危及生命。ALL 出血的主要原因是由于白血病细胞的异常增殖，使骨髓巨核细胞生成受抑，导致血小板减少。此外，白血病细胞对血管壁的浸润使血管脆性增加。

3. 贫血　贫血常是急性白血病的早期表现之一，患者常感到疲乏无力、面色苍白、虚弱、心悸、气短，贫血常呈进行性加重。造成贫血的主要原因为白血病细胞增殖使正常的红系祖细胞生成受到抑制；其次为无效红细胞生成及红细胞寿命缩短；再次为出血后失血使贫血加重。

4. 浸润

（1）骨关节浸润：由于白血病细胞对骨髓的浸润或骨骼坏死引起骨关节疼痛。成人 ALL 骨痛与儿童不同，多发生在肋骨和脊椎，因同时伴有骨质疏松，常表现为钝痛，有时呈剧痛。儿童多发生在四肢长骨，表现为严重的锐痛，行走困难。关节疼痛多发生在大关节，呈对称性、游走性疼痛，往往无红肿现象，易被误诊为风湿病。胸骨下端局限性压痛是急性白血病最常见的骨骼浸润表现，对诊断有重要意义。少数 ALL 患者因骨髓坏死，常出现全身骨骼剧痛。

（2）肝、脾、淋巴结肿大：半数以上患者有肝、脾、淋巴结肿大，ALL 较急性非淋巴细胞白血病多见。淋巴结肿大常表现为全身浅表淋巴结轻至中度肿大，质地中等，无压痛。ALL 患者有时也有深部淋巴结肿大，如纵隔、后腹膜、脊柱旁，通常 <3cm。肝脾肿大一般为轻至中度，质地中等。

（3）中枢神经系统浸润：白血病中枢神经系统浸润有脑脊膜浸润（脑脊膜白血病）、脑实质浸润（脑实质白血病）、脊髓浸润（脊髓白血病），统称为中枢神经系统白血病（central nervous system leukemia，CNS-L）。CNS-L 可发生在疾病的任何阶段，ALL 发生 CNS-L 比急性非淋巴细胞白血病高，大多数发生在疾病的缓解期，约 3%ALL 患儿在确诊 ALL 时即可发生，成人 ALL 在确诊时约 10% 伴 CNS-L。最常见为脑脊膜白血病，临床主要表现为头痛、头晕、恶性、呕吐，严重者有抽搐、昏迷；可有颈项抵抗感；脑脊液检查示压力增高，白细胞及蛋白含量上升，可找到白血病细胞。脑实质白血病类似脑瘤的表现，可有脑神经受压相应的临床症状，有时伴癫痫样发作。脊髓白血病可表现为截瘫及大小便障碍。凡白血病有不明原因头痛、恶心或呕吐，即使神经系统体征阴性，亦应做腰椎穿刺，以排除是否有 CNS-L。

（4）其他组织浸润：皮肤浸润可表现为皮下结节、丘疹、红斑、牙龈肿胀等。ALL 除成人 T 细胞白血病有皮肤结节、红皮病外，其他类型 ALL 皮肤浸润极为少见。此外，急性白血病有时可伴有肺实质、胸膜、心包浸润，出现胸腔及心包积液，临床出现相应的症状。男性 ALL 患者可有睾丸浸润，常出现在缓解期，表现为单侧或双侧睾丸无痛性肿大，质地坚硬，无触痛。女性极少数伴有卵巢浸润，肾脏浸润极为罕见。

四、辅助检查

1. 血常规　红细胞和血小板常减少，一般为中等度的正细胞正色素性贫血，血涂片可见少量有核红细胞。血小板早期轻度减少，晚期明显减少，同时常伴有血小板功能异常。白细胞计数高低不一，ALL 患者约 2/3 诊断时白细胞计数是增高的，大多在（10 ~ 100）$\times 10^9$/L，少数可 $>100\times 10^9$/L，高白细胞以 T-ALL 和早期 B-ALL 较多见。外周血涂片中大多数患者可见到原始和幼稚细胞，但少数患者外周血中未见原始、幼稚细胞，同时白细胞计数也不高，这种类型的白血病常称为“非白血病性白血病”。

2. 骨髓象 骨髓中常显示有核细胞增生明显活跃或极度活跃，主要为原始及幼稚淋巴细胞的大量增生，原始细胞 >10%，原始 + 幼稚细胞 >30%。偶尔有患者起病时外周血全血细胞减少，骨髓增生低下。红系和巨核系细胞因受白血病细胞增殖的影响，均有一定程度的抑制。有骨髓坏死者则呈现“干抽”现象，或骨髓液呈“冻样”改变，涂片中可见破碎细胞及篮细胞。

3. 形态学分型 按 FAB 分类，ALL 可分为 L_1、L_2、L_3。

（1）L_1 型：原始及幼稚细胞以小细胞为主。核为圆形，核染色质较粗、结构一致，核仁小且不清楚；胞质少，呈轻或中度嗜碱性，极少有空泡。以儿童多见。

（2）L_2 型：原始和幼稚细胞以大细胞为主。核形不规则，核染色质较疏松、结构较不一致，核仁较清楚、1 个或多个；胞质较多，呈轻或中度嗜碱性，空泡极少。以成人多见。

（3）L_3 型：以大细胞为主。细胞大小较一致；核形较规则，核染色质细而致密，核仁清晰、1 个或多个、泡沫状；胞质为深蓝色，呈蜂窝状。

细胞形态学分型中，细胞化学染色有助于区分 ALL 和 AML。ALL 细胞化学染色的特点为：原始细胞过氧化物酶（POX）和苏丹黑 B（SBB）染色阳性率≤ 3%；过碘酸 – 席夫（PAS）反应呈块状或粗颗粒状；特异性酯酶和非特异性酯酶染色均为阴性；中性粒细胞碱性磷酸酶增高。

4. 免疫学分型 细胞免疫学检查对 ALL 的分型诊断具有重要意义。采用单克隆抗体检测细胞表面（Sm）或细胞质（cy）内的分化抗原，依据抗原表达将 ALL 分为若干亚型。按照免疫学标记 85% 的 ALL 为 B-ALL，15% 属 T-ALL。目前根据 8 种单克隆抗体将 T-ALL 分为与正常胸腺发育阶段相对应的 3 个亚型：Ⅰ型为幼稚胸腺细胞型（immature T – ALL）；Ⅱ型为普通胸腺细胞型（common T-ALL）；Ⅲ型为成熟胸腺细胞型（mature T-ALL）（表 11-1），非 T 细胞型可再分早期前 B-ALL（B- Ⅰ）、普通 B 细胞（common ALL，B- Ⅱ）、前 B-ALL（B- Ⅲ）和成熟 B- ALL（B- Ⅳ）（表 11-2）。

表 11-1 T-ALL 亚型

亚型	CD7	CD5	CD2	CyCD3	SmCD3	CD4	CD8	CD1a
Ⅰ	+	– / +	– / +	– / +	–	–	–	–
Ⅱ	+	+	+	+	– / +	+	+	+
Ⅲ	+	+	+	+ / –	+	+ / –	– / +	–

表 11-2 B-ALL 亚型

亚型	HLA-DR	CD10	CD19	CD20	CD22	CyIgM	SmIg
B- Ⅰ	+	–	+ / –	–	–	–	
B- Ⅱ	+	+	+	– / +	– / +	–	
B- Ⅲ	+	+	+	+	+	+	–
B- Ⅳ	+	+ / –	+	+	+	–	+

WHO 分类法更注重于免疫分型并将 ALL 与淋巴母细胞淋巴瘤合并。WHO 分类中的前体淋巴母细胞白血病 / 淋巴瘤（又分为 B 细胞型及 T 细胞型）相当于 FAB 分型中的 L1 及 L2 型。WHO 分类中的 Burkitt 淋巴瘤 / 白血病相当于 FAB 分型中的 L3 型。

5. 细胞遗传学和分子生物学特征 随着细胞遗传学技术的不断发展，急性白血病染色体的变化不仅与诊断有关，而且与方案选择及预后有关。60% 以上 ALL 有染色体异常，包括染色体数目及结构异常，从而导致基因发生变化。

（1）染色体数目异常：主要分为 4 种：①假二倍体：染色体数目正常，但有结构异常。此型缓解期短，预后较差；②低二倍体：染色体数目在 44 ~ 45，伴有微小的结构变化，预后较差；③临界超二倍体，染色体数目在 47 ~ 50，儿童 ALL 如出现这种染色体异常，对预后影响不大，成人相对预后较差一些，应尽早使用有效的化疗；④超二倍体：染色体数目 >50（50 ~ 65），儿童中 20% ~ 30%，成人 5% ~ 12%

有超二倍体，其预后较好，中位生存时间较长。

（2）染色体结构异常和基因的变化：

1）B-ALL 相关的染色体的异常：如：①t（9；22）（q34；q11）：ph1 染色体在成人 ALL 中约占 25%，在儿童中占 3%，在 40 ~ 50 岁年龄组 ALL 中可高达 50%，并且可检测到 bcr/abl 融合基因，其融合蛋白约 75% 为 p190，25% 为 p210。这些患者在诊断时往往白细胞升高，老年人及男性多见，FAB 分型呈 L2 型。此型完全缓解率低，复发率高，预后差。②t（4；11）（q21；q23）：3% ~ 5% 成人 ALL 可见此易位，形成 MLUAF4 融合基因。伴有该异常的 ALL 免疫表型为前 B 细胞。临床上白细胞往往升高，有脾肿大和 CNS-L，对常规化疗反应欠佳，缓解期短，预后较差。③t（1；19）（q23；q13）：此型约占儿童 ALL 的 5% 和成人 ALL 的 3%，免疫表型为前 B-ALL。这种易位产生 F2A/PBXI 融合基因，可阻断 HOX 基因和 E2A 靶基因的表达。临床常见白细胞增高，对标准治疗方案效果欠佳，预后较差（儿童更明显），而强烈化疗后预后良好。④t（12；21）（p13；q22）：在儿童 B-ALL 中最为常见，约为 20%，成人约 2%，主要累及 TEL 和 AMLI 基因，产生 TEUAMLI 融合基因，免疫表型为早期前 B-ALL。此型为 ALL 中预后较好的一种亚型。⑤t（8；14）（q24；q32）：是 B- ALL 中最常见的易位，和 Burkit 淋巴瘤的细胞特点相似，属 L3 型。此外也可以是 t（2；8）（p12；q24）或 t（8；22）（q24；q11）易位。这些易位使 8q24 上 c-Myc 癌基因易位到 14 号染色体上和免疫球蛋白重链 IgH 并列，或于 2p12 和 22q11 免疫球蛋白轻链基因 IgK 和 Ig γ 并列，形成 IgH-Myc、Myc-Ig κ，c 和 Ig γ -Myc 融合基因，使 Myc 基因调控失常而过度表达，导致细胞的恶性转化，此种患者对化疗药物易产生耐药，中位生存期 <1 年。

2）T-ALL 相关的染色体异常：T-ALL 的遗传学异常主要是以一些转录因子的过表达为主要特点。T-ALL 患者最常见的是累及 1p32 上的 TALI 基因重排，其中 3%ALL 患者可见 t（1；14）（p32；q11）易位，形成 TCRaa-TAU 融合基因。T-ALL 也可存在位于 10q24 的 HOX11 基因的过表达，t（10；14）（q24；q11）易位，形成 TCRaa - HOXII 融合基因，而使 HOX11 基因活化。另一个 HOX11L2 基因位于 5q35，可通过 t（5；14）（q35；q32）或 t（5；14）（q35；q11）而活化。此外，25%T-ALL 有 t（11；14）（p13；q11）易位，并形成 TCRaa-rTTG2 融合基因。另外，4% 儿童 T-ALL 有 del（11），可以是 11p12 和 11p13，该基因异常导致 LMO_2 基因上游自身负调控区域丢失，从而使得邻近 LMO2 基因启动子被激活。

6. 血液生化检查　急性白血病，特别是在化疗期间，因白细胞破坏过多，血尿酸增高，尿中尿酸的排泄量增加，可出现尿酸结晶，若不及时处理，可引起尿酸性肾病。ALL 患者末端脱氧核糖核酸转移酶（TdT）大多增高，血清乳酸脱氢酶（LDH）可升高。

五、诊断

ALL 的诊断通常并不困难，一般临床上往往有贫血、发热或骨痛和肝、脾、淋巴结肿大。大多数患者外周血白细胞显著增高，并可见大量白血病细胞。骨髓检查即可确诊，即骨髓中原始 + 幼淋巴细胞 ≥ 30%。ALL 诊断确定后，还必须通过细胞化学染色和免疫单克隆抗体方法进一步明确其类型和亚型。

六、鉴别诊断

一些疾病可产生与 ALL 相似的症状和血常规，但只要详细询问病史，仔细检查和观察，比较容易鉴别。

1. 再障　再障和急性白血病都可以出现发热、出血、贫血和全血细胞减少，但再障患者的外周血涂片中找不到白血病细胞，肝、脾一般不肿大，骨髓检查可给予明确。

2. 传染性单核细胞增多症　传染性单核细胞增多症的患者外周血涂片中可见异常淋巴细胞，有时可能被误认为白血病细胞，一般来说做嗜异体凝聚试验和骨髓检查即可鉴别。

3. 骨髓病性贫血　癌肿骨髓转移时，外周血中常出现幼粒细胞和有核红细胞，骨髓涂片中的肿瘤细胞有时也会被误认为白血病细胞，如神经母纤维瘤细胞尤其容易被误认为原淋细胞，但骨髓中肿瘤细胞常聚集成堆，体积较大，细胞化学染色反应与白血病细胞或正常骨髓造血细胞也不一样。一般通过询问病史，全面分析患者的情况，不难做出正确诊断。

七、治疗

（一）支持治疗

大多数急性白血病都因发热、出血、贫血和（或）肝、脾、淋巴结肿大求治而确诊。因此对这些患者，在尽早进行化疗的同时，还应积极支持治疗，尤其是对化疗后白细胞减少或粒细胞缺乏的治疗，因其常合并严重感染，是死亡的主要原因。

1. 感染的处理　急性白血病在发病和治疗过程中易出现感染，故首先应加强预防措施。有条件者应安置在无菌层流病房进行化疗，降低感染率，强调口腔、鼻腔、皮肤、肛门周围的清洁卫生。化疗前如有局灶性感染，有条件者应予去除。有资料显示，当化疗后中性粒细胞绝对计数（ANC）$<0.5\times10^9$/L，且持续 1 周以上者，几乎 100% 发生严重感染；当 ANC $<0.1\times10^9$/L 而未能纠正者，80% 死于感染；若 ANC$<1.0\times10^9$/L 而未能纠正者，60% 左右死于感染；当 ANC$<1.0\times10^9$/L 但能纠正而恢复到 1.0×10^9/L 以上者，仅 1/4 死于感染。当患者体温升高达 38.5℃以上，且在停止输液、输血等 2.5h 后高热仍不退时，应首先考虑感染。ALL 患者一旦感染，常来势凶猛、进展迅速，尤其是革兰阴性杆菌感染。当粒细胞减少患者合并铜绿假单胞菌败血症时，若未予以及时治疗，死亡率甚高。经验性抗生素的早期应用大大降低了粒细胞减少患者感染的死亡率。故一旦出现发热，应尽早寻找感染源，详细询问病史及做全面体格检查，反复做血、痰、咽拭、尿、肛周等分泌物的细菌培养及药敏试验，行肺部 X 线检查，同时开始经验性抗感染治疗，选用广谱抗生素。对于粒细胞减少的白血病患者，则应侧重于选择抗革兰阴性杆菌的药物。最常用的方案为氨基糖苷类加抗铜绿假单胞菌的 β 内酰胺类。对于肾功能不全患者，特别是老年人或有明显听力障碍的患者，主张以第三代头孢菌素类代替氨基糖苷类抗生素。经验性抗生素治疗 3 ~ 4d 后若体温下降，再继续治疗 3d；若体温不退，此时可参照病原菌的阳性结果和药敏情况调整用药。若各种培养阴性，患者仍有持续发热，则应考虑患者是否有真菌感染，可加用抗真菌药物。由于患者化疗后细胞免疫和体液免疫功能显著缺陷，故合并病毒感染的机会相对较多，尤其是巨细胞病毒和带状疱疹病毒感染，在正常人可呈良性且有自限性，在 ALL 患者病情可能较严重。有病毒感染时可采用阿昔洛韦、大蒜制剂及 IFN-α 或 β。对体液免疫功能降低的患者，可用 IVIG 0.2 ~ 0.4g/（kg · d），在一定程度上可帮助控制感染。

2. 出血的处理　出血是化疗前或化疗后常见的严重的临床表现。患者起病时由于血循环中白血病细胞数过高，脑部血管白细胞淤积，故颅内出血常是致命的并发症，因此对白细胞过高的患者应积极设法降低白细胞，如用白细胞分离术等。其次化疗后骨髓抑制、血小板计数明显降低，易发生出血。ALL 出血若是血小板减少所致，可输注单采血小板，并加用一些止血药物如卡洛柳钠（安络血），酚磺乙胺（止血敏）等；若为凝血因子减少所致，可输注相应的血浆制品如凝血酶原复合物、纤维蛋白原等。

3. 贫血的处理　贫血可引起全身各组织器官的缺氧，导致功能衰竭，因此贫血患者伴有心悸、心动过速、气急、气短或血红蛋白 <60g/L 时可输入红细胞悬液，以改善机体缺氧状况。纠正贫血的最根本方法是尽快使白血病缓解。

4. 高尿酸血症的处理　急性白血病最常见的代谢异常是高尿酸血症。对已有血尿酸增高者，在化疗期间随白细胞破坏过多，高尿酸血症可能加重，应及早给予别嘌醇 0.1g，每日 3 次口服，防止尿酸性肾病的发生。同时补充足量的液体，使患者保持足够的尿液，以加速尿酸的排泄，并给一些碱性药物如碳酸氢钠，防止尿酸在肾小管沉淀。对白细胞计数 $>20\times10^9$/L 的患者，在急性白血病诱导化疗期间也采用上述治疗原则，以减少尿酸形成。

（二）化学治疗

随着医学的不断发展，急性白血病已由不治之症成为可以治愈的恶性疾病之一。骨髓和外周血干细胞移植开展是治愈白血病的方法之一，但却受到供体、年龄、设备诸多条件的限制，尚不能普及，因此化疗仍是目前临床治疗白血病最常用的手段。通过化疗大量杀灭白血病细胞，以减少肿瘤负荷。一次足量的化疗可以杀灭体内 2 ~ 5 个对数的白血病细胞，骨髓抑制越明显，越早获得完全缓解，持续完全缓解就越长，长期无病生存率越高。但遗憾的是化疗作用是全身性的，有很大毒性，它既作用于白血病细胞，也影响正常细胞。

1. 化疗策略　应用化疗的目的是杀灭肿瘤细胞，故在化疗时应注意：①初治诱导缓解的重要性：因为初治患者存在肿瘤原发耐药的概率较低，骨髓内保留的正常 CFU-GEMM 相对要多一些，患者整体情况好，如有感染，较易控制。②强调一疗程缓解率：此与缓解时残留细胞群数有关。③采取联合方案，加大剂量：这与缓解率有关，亦与一疗程缓解率有关。④缓解后治疗：其目的是消灭残存白血病细胞，阻止耐药细胞生长，防止复发，延长生存期。缓解后强化治疗无疑对治愈白血病起决定作用。

2. 化疗治疗原则　联合化疗至今仍是急性白血病治疗的主要方法。强烈诱导、及早巩固、大剂量强化、酌情维持及个体化治疗是白血病化疗的重要原则。此外，髓外白血病的防治（中枢神经系统、睾丸等），支持治疗的进一步加强，生物反应的调控治疗，免疫、分子靶向治疗及多药耐药逆转治疗，都应十分注意。

3. ALL 化疗　ALL 一旦被确诊，应立即进行化疗。首先是诱导缓解，目的是杀死患者体内的白血病细胞，从而使患者临床症状和体征完全消失，骨髓恢复正常造血。然后是缓解后治疗，包括巩固强化治疗、维持治疗及 CNS -L 的防治等。近来资料显示，儿童 ALL 的完全缓解（CR）率可达 98%，5 年无病生存（DFS）达 70% ~ 80%。成人 ALL 的 CR 率在 74% ~ 93%，5 年 DFS 为 33% ~ 48%。

（1）诱导缓解治疗：成人 ALL 标准的诱导化疗方案以长春新碱、泼尼松和蒽环类药物（柔红霉素或多柔比星）组成的 DVP 方案或加门冬酰胺酶（L-ASP）组成的 VDLP 方案最常用，CR 率一般在 75% ~ 90%，中位缓解时间为 18 个月左右。有报道认为在 DVP 方案基础上加用 L-ASP 不影响 CR 率，但可以改善 DFS。在诱导缓解治疗中 L-ASP 可用，也可不用，但缓解后巩固治疗中最好能用。另外，诱导缓解中可提高蒽环类的药物剂量，如柔红霉素（DNR）45 ~ 60mg/（m^2·d），用 2 ~ 3d。地塞米松代替泼尼松，因为地塞米松在脑脊液中浓度高，维持的半衰期长，有更好地预防 CNS-L 的复发和提高 DFS 的作用。

为了提高 CR 率，继而改善 DFS，在成人 ALL 中诱导缓解治疗中加环磷酰胺（CIX）可提高 T-ALL 的疗效，加用大剂量阿糖胞苷（HD-AraC）主要在于提高 DFS 以及有效预防 CNS 的复发。MDAnderson 癌症中心尝试 Hyper-CVAD 与甲氨蝶呤（MTX）联合 HD-AraC 方案交替使用，其 CR 率可达 92%。此外，替尼泊苷（VM26）、大剂量 MIX、米托蒽醌也被广泛应用于 ALL 患者的诱导缓解治疗。

成人 ALL 患者经诱导治疗，约 20% 未能达 CR，约 100% 成人患者在确诊和治疗开始后最初 8 周内死亡。死亡率与年龄相关，患者年龄 >60 岁，约 2/3 死于感染，尤其在中性粒细胞减少期，各种广谱抗生素的大量使用使真菌感染机会明显增加。正规的标准剂量联合化疗 1 ~ 2 个疗程，未 CR 者属于难治性白血病，应改变化疗方案。

（2）缓解后治疗：ALL 在取得 CR 后应及时给予缓解后的强化治疗，进一步清除体内残留白血病细胞，防止复发，延长缓解期，使患者能长期存活。缓解后治疗可以采用大剂量化疗，应用诱导缓解时未曾应用的新的化疗药物，也可应用原诱导缓解或序贯的巩固化疗方案。如 CAM（CTX）1 000mg/m^2，第 1 日，静滴；Ara -C 1 000mg/m^2，每 12h 一次，第 1 ~ 3 日，静滴，用 6 次；巯嘌呤（6-MP）50mg/m^2，第 1 ~ 7 日，晚上顿服、VDL、VDLP 方案也可作为缓解后的巩固治疗。

大剂量化疗——主要是 HD-AraC 或 HD-MTX，已越来越多地应用于成人 ALL 的巩固治疗。HD-AraC 常用剂量为每次 1 ~ 3g/m^2（每 12h 1 次，一般用 6 次），HD-MTX 为 2 ~ 3g/m^2，对于预防全身和睾丸复发、治疗 CNS -L 具有肯定价值。MD Anderson 癌症中心 Hyper - CVAD 治疗方案是典型的 HD-AraC、HD-MTX、HD-CTX、大剂量糖皮质激素相结合的方案：Hyper-CVAD（第 1、3、5、7 疗程），CTX 300mg/m^2，每 12h 1 次，第 1 ~ 3 日（美司钠等量解救）；VCR 2mg，第 4、11 日；多柔比星 50mg/m^2，第 4 日；地塞米松 40mg/d，第 1 ~ 4、11 ~ 14 日。HD MTX-AraC（第 2、4、6、8 疗程），MTX 1.0g/m^2，第 1 日；AraC 3.0g/m^2，每 12h 1 次，第 2、3 日；甲泼尼龙 50mg，每 12h 1 次，第 1 ~ 3 日。中位随访时间为 63 个月，5 年生存率为 38%，5 年持续 CR 率为 38%。

ALL 患者强化巩固治疗后，继续进行维持治疗对于延长患者缓解期及 DFS 是十分重要的。目前成人 ALL 维持治疗的方法是参考儿童 ALL，基本方案是：6-MP 75 ~ 100mg/m^2，晚上顿服；MTX 20mg/m^2，每周 1 次，口服或静注。此外，成人 ALL 的维持治疗也可间歇使用联合化疗方案，或单药持续给药与联合化疗间歇序贯应用，维持治疗期间的强化治疗多选用 COAD、VDLP、VDL + HD-AraC 方案。强化化疗的间隔则根据不同的危险度，高危患者维持治疗开始每 3 个月需强化 1 次；中危患者每半年强化 1 次；而标危患者在 CR 后 12 个月强化 1 次即可。维持治疗的持续时间往往为 2 ~ 3 年，至少不应少于 1 年。

（3）髓外白血病的防治：髓外白血病是指骨髓以外部位所发生的白血病，这些部位在常规化疗时化疗药物不能达到有效的杀伤浓度。除了 CNS 外，尚有睾丸、卵巢等。这些部位残留的白血病细胞是造成临床复发的主要原因。因此加强对髓外白血病的防治是使 ALL 患者持续缓解、避免复发甚至治愈的重要环节。

成人 ALL 初治时脑膜白血病的发生率 <10%，但如不接受 CNS 预防措施，30% ~ 50% 成人 ALL 可发展为 CNS-L。发生 CNS-L 的相关因素主要是外周血白细胞增高，特别是处于增殖周期的白血病细胞比例较高。其次 B-ALL，尤其是 L3 型 CNS-L 的发生率高。

1）CNS-L 的预防和治疗：包括：①鞘内化疗：预防性治疗通常在诱导缓解期，外周血中原始细胞基本消失，血小板回升即可开始鞘内注射 MTX 10mg +地塞米松 2.5mg（每周 1 ~ 2 次，连用 4 ~ 6 次）。如出现 CNS-L，则 MTX +地塞米松隔日鞘内注射至脑脊液生化、常规达正常为止，以后每 4 ~ 6 周 1 次，随全身化疗结束而停用。若 MTX 效果不佳，也可使用或加用 AraC 30 ~ 50mg/ 次。②全脑照射+鞘内注射 MIX：全脑预防性照射剂量，标危组为 18Gy，高危组或已发生 CNS-L 者为 24Gy。因全脑照射后长期生存者的随访发现有智力降低、神经内分泌功能降低和继发性脑肿瘤，故目前全脑预防性照射只应用于高危患者。③全身化疗：CNS-L 是全身白血病的一部分，由于血脑屏障的存在，常规全身用药大多不能在脑脊液中达到足够浓度，无法起预防和治疗作用，故应使用能通过血脑屏障的药物，并大剂量给药，如中、大剂量 MTX 或大剂量 Ara -C。当中剂量 MTX（500 ~ 1 500mg/m^2）或大剂量 MTX（1 500 ~ 2 500mg/m^2）静脉用药时，脑脊液内浓度达 10^{-7} ~ 10^{-5}mol/L。一般认为 106mol/L 浓度有杀灭白血病细胞的作用。临床上可以用大剂量 MTX 静注+ MTX（10mg/m^2）鞘内注射预防 CNS-L。大剂量 Ara-C 静脉给药能很快到达脑脊液，渗入脑脊液的比例较高，约为血清浓度的 40%，使其在脑脊液中的浓度与血浆达到平衡，以预防脑膜白血病。

2）睾丸白血病：睾丸白血病的发生率仅次子 CNS-L，也是 ALL 细胞最易浸润的“庇护所”之一。5% ~ 10% 长期生存的男性患者可发生睾丸浸润。生存越久，发生率越高，且多累及双侧睾丸，可根据临床表现和睾丸穿刺活检确诊。对睾丸白血病的治疗主要用局部放射治疗，同时加全身化疗，特别是大剂量化疗可明显提高疗效，还可用类固醇激素治疗。

3）卵巢白血病卵巢白血病十分罕见。在可能情况下以手术全切除为主，可配合全身化疗或局部放疗。

（4）Ph/bcr-abl 阳性 ALL 治疗：Ph/bcr-abl 阳性 ALL（在成人 ALL 中总的发病率为 25%，且随年龄增长而有所增加，50 岁以上患者发病率在 40% 以上）是一个预后最差的亚型。Ph/bcr-abl 阳性 ALL 的 CR 率加权平均值为 66%，然而只有不到 10% 患者在强烈诱导治疗后可达到分子遗传学的缓解，传统化疗甚至是包括大剂量化疗（如 HD-AraC）后中位缓解期很短（9 个月），2 ~ 3 年的 LFS 为 0 ~ 15%，非常差。目前最好的结果是在 CRI 时进行干细胞移植，最好是来源于 HLA 相合的同胞供者，也可以是无关供体或自体干细胞移植。

最近出现了一些新的分子靶向治疗手段，可直接选择性抑制 bcr-abl 基因。伊马替尼作为 Ph（+）ALL 的一线治疗的研究已逐渐开展。现一般认为：①在诱导和巩固阶段用化疗与伊马替尼联合有协同作用，CR 率达 95%，并有助于防止继发耐药；②化疗与伊马替尼同时使用有更高的 PCR 转阴率；③老年 Ph（+）ALL 的患者采用伊马替尼 600mg/d 和泼尼松诱导，也可获 90% 的 CR 率；④使用伊马替尼能更好地维持细胞和分子遗传学的缓解，减少复发；⑤ CD20-ALL 可加用抗 CD20 单抗。

（三）造血干细胞移植

ALL 患者用化疗能够获得长期 DFS，尤其是儿童 ALL，CR 率高，长期生存率也较高，这些并不急需在 CRI 时就进行干细胞移植。成人标危 ALL 在 CRI 时也不主张进行干细胞移植。目前欧洲骨髓移植协作组公布的 allo-HSCT 在 ALL 治疗中的适应证为：CRI 的高危 / 极高危患者（PH+、诱导缓解化疗无效、

T-ALL 且泼尼松反应不良、诱导化疗 6 周后 MRD>10^{-2} 等）；CR2 患者（CRI 持续时间 <30 个月或 CRI 期 MRD 持续高水平）。

第二节　急性髓细胞白血病

急性髓细胞白血病（acute myeloid leukemia，AML）是造血系统的一类恶性肿瘤，白血病细胞在骨髓和血液中大量积聚，浸润全身器官和组织。AML 是一个具有明显异质性的疾病群，它可以由正常髓细胞分化发育过程中不同阶段的祖细胞恶性增殖而产生，不同阶段祖细胞的 AML 具有不同特征，故 FAB 分型有 M_0 ~ M_7 虽然 AML 有其异质性，但对其分子生物学特征和临床治疗方面除了急性早幼粒细胞白血病有比较深入的了解和针对靶基因采取诱导分化治疗外，其他髓系白血病仍以联合化疗为主。AML 总的缓解率可达 60% ~ 80%，但 5 年无病生存（DFS）率仍在 25% ~ 30%。

一、流行病学

美国 AML 每年发病率约为 3.6/10 万，男性略高于女性（1.2 ∶ 1），随年龄增长，发病率逐渐升高，65 岁以下为 1.7/10 万，而 65 岁以上则为 16.2/10 万。过去 10 年间 AML 发病率迅速增加。我国近几年也呈上升趋势，20 世纪 80 年代末我国 22 个省进行了白血病年均发病率调查，总发病率为 2.76/10 万，其中 AML 为 1.85/10 万。与 ALL 不同的是，AML 以成人多见（成人急性白血病中 ALL 占 20%，AML 占 80%），其发病率随年龄增长渐次上升，20 岁以下年轻患者仅占全部 AML 的 5%，一般过 40 岁后发病增加，而 50% 以上 AML 年龄≥ 60 岁，中位发病年龄为 60 ~ 65 岁。男性发病率比女性略高，至老年期男性发病率明显高于女性。

二、病因和发病机制

AML 的病因和发病机制类似 ALL，主要为遗传因素、电离辐射、化学药物和某些职业相关因素，但病毒致 AML 还没有直接证据。

1. 遗传因素　体细胞染色体异常如 Down 综合征（21- 三体）、Patau 综合征（13- 三体）和 Klinefelter 综合征（XXY 畸形）的患者中，AML 的发生率增加。此外，一些常染色体遗传病如先天性血管扩张红斑病（Bloom 综合征）、先天性再生障碍性贫血（Fanconi 贫血）、先天性丙种球蛋白缺失症和 Kostmann 综合征等，AML 的发病率均较高。

2. 电离辐射　日本遭原子弹袭击后的幸存者中，AML 的发生率明显提高，爆炸 5 ~ 7 年后是发病高峰。单纯的放疗很少增加 AML 的患病率。

3. 化学因素　苯作为溶剂，应用于化工、塑料、橡皮和制药行业，它的致白血病作用已经肯定。吸烟、接触石油制品、燃料均会增加 AML 的患病率。抗癌药物，尤其是烷化剂可引起继发性白血病，多发生在接触后 4 ~ 6 年内，5 号和 7 号染色体异常多见。拓扑异构酶Ⅱ抑制剂相关的白血病发生在 1 ~ 3 年内，染色体异常表现为 11q23。乙双吗啉、氯霉素、保泰松亦可能有致白血病作用。氯喹、甲氧沙林可引起骨髓抑制，继而发展为 AML。

AML 的恶性克隆性增殖累及造血细胞的水平不一，可以是多能干细胞，也可以是粒 - 单核细胞祖细胞，白血病细胞失去进一步分化成熟的能力，阻滞在较早阶段。髓系造血细胞发生白血病变的机制可能还与染色体断裂、易位有关，使癌基因的位置发生移动和被激活，染色体内基因结构的改变可导致细胞发生突变。

三、临床表现

AML 的临床表型与 ALL 大致相同，但各有其特点。

1. 贫血　AML 患者起病急缓不一，有些自感乏力、心悸、气短、食欲下降和体重减轻，多数为轻至中度贫血。老年患者贫血更为多见，甚至为严重贫血，可能少数在确诊前数月或数年先有难治性贫血，以后再发展为 AML。

2. 出血 AML 患者起病时血小板减少极为常见，约 1/3，患者血小板数 $<20\times10^9/L$，60% 初发患者有不同程度的出血，临床主要表现为皮肤瘀点和瘀斑、鼻出血、牙龈出血、口腔黏膜出血，少数患者有眼球结膜出血，女性患者常伴有月经过多。出血的主要原因是由于白血病细胞的异常增殖，使骨髓巨核细胞生成受抑，导致血小板减少；也可能是继发于 DIC 所致，这通常见于急性早幼粒细胞白血病患者，其表现为广泛皮肤、黏膜或注射部位、穿刺部位大片出血，甚至因颅内和消化道大出血而死亡。

3. 感染 10% 的 AML 患者，发热是首发症状，而感染是发热最常见的原因。几乎所有 AML 患者发病时中性粒细胞绝对值是下降的，同时伴粒细胞功能的缺陷。感染可发生在体内任何部位，约 25% 出现严重的软组织或下呼吸道感染，多数为细菌感染，极少数为真菌感染。

4. 白血病细胞浸润 AML 髓外浸润主要以 M4 和 M5 多见，白血病细胞可侵及牙龈，出现牙龈增生和肿胀，甚至表面破溃出血。皮肤浸润表现为斑丘疹、结节状或肿块。眼部浸润一般出现在原始细胞极度升高的患者，以视网膜浸润为主，有时在眼球后部位可见绿色瘤，主要是因瘤细胞内含大量髓过氧化物酶，使瘤体切面呈绿色。肝、脾、淋巴结肿大比 ALL 少，肝、脾通常肋下刚及，明显的肝、脾、淋巴结肿大者≤ 10%。中枢神经系统浸润方面．AML 明显低于 ALL，包括初发和复发患者，成人 CNS-L 发生率大约为 15%。极少数患者（2% ~ 14%）首先发现有肿块，可出现在软组织、乳房、子宫、卵巢、硬脑（脊）膜、胃肠道、肺、纵隔、前列腺、骨骼或全身其他部位。肿块是由白血病细胞积聚而成，称为粒细胞肉瘤。肿块可以于 AML 诊断时被发现，亦可在 AML 诊断确立前即出现。这种粒细胞肉瘤多见于伴有 t（8；21）染色体易位的患者。

四、辅助检查

1. 血常规 AML 患者的白细胞均值约为 $15\times10^9/L$，约半数 AML 患者白细胞在（10 ~ 100）$\times10^9/L$，而20% 患者的白细胞 $>100\times10^9/L$，25% ~ 40% 患者白细胞计数 $<5.0\times10^9/L$，少数患者白细胞数 $<4\times10^9/L$，常为 M_3 型和老年患者。外周血分类中可见不同数量的白血病细胞，大约有 5% 患者外周血中很难找到原始细胞。外周血中性粒细胞吞噬和趋化功能削弱，形态有异常改变（核呈分叶状，缺乏正常的嗜天青颗粒）。大多数患者有不同程度的正细胞正色素性贫血，有些甚至出现严重贫血，网织红细胞常减少。75% 患者血小板计数 $<100\times10^9/L$，而 25% 患者 $<25\times10^9/L$，尤其是 M_3 型。血小板的形态和功能异常，巨大畸形含异常颗粒，失去正常的聚合、黏附功能。

2. 骨髓象 急性白血病的诊断依赖于骨髓穿刺和活检。多数患者骨髓象示细胞显著增多，白血病原始和（或）幼稚细胞占骨髓细胞的 30% ~ 100%，取代了正常的骨髓组织。白血病细胞常有形态异常和核质发育不平衡，如胞质内出现 Auer 小体，则可确诊 AML 而排除 ALL。偶尔可见骨髓纤维化（M_7 多见）和骨髓坏死。

3. 其他实验室检查 在出现 DIC 时，除血小板减少外，可有血浆凝血酶原时间（PT）和活化部分凝血活酶时间（APTT）延长，血浆纤维蛋白原降低，纤维蛋白降解产物增加和 D- 二聚体升高。高尿酸血症常见于白细胞数增高和诱导化疗期的患者，往往与肿瘤溶解有关，表现为高钙血症、高钾血症、高尿酸血症、高磷酸血症和肾功能不全，这些症状往往出现在治疗开始后不久，不予适当治疗将危及生命，但 AML 的高尿酸血症发生率比 ALL 低。血清乳酸脱氢酶（LDH）可升高，在 M_4 和 M_5 中多见，但也比 ALL 轻。血清溶菌酶在 AML 患者中增高，以 M_4 和 M_5 型多见。

五、分型

根据白血病细胞的形态学、细胞化学、免疫表型、细胞遗传学及分子生物学的特点，可以将 AML 进行多种分类。

1. 形态学 典型 AML 白血病细胞直径在 12 ~ 20μm，形态有异常改变，如染色质粗糙、排列紊乱，核的形态异常（切迹、分叶），核仁明显，胞质中常含有嗜天青颗粒。AML 的一个重要特征是胞质中可见 Auer 小体，经 Wright-Giemsa 染色呈红色。法国、美国、英国协作组（FAB 协作组）根据形态学和组织化学将 AML 分为 8 个亚型：M_0、M_1、M_2 和 M_3 型是原粒细胞分化停滞在不同阶段，M_4 和 M_5 型白血病未成熟细胞为粒（单核）系，M_6 型为红系，M_7 型为巨核系（表 11-3）。

表 11-3 AML 的 FAB 分类

亚型	形态	POX	NSE	PAS	染色体改变
M_0，急性未分化型白血病	大小一致，未分化的原粒细胞	−	−	−	多样
M_1，急粒白血病未分化型	未分化的原粒细胞，无嗜天青颗粒	+/−	+/−	−	多样
M_2，急粒白血病部分分化型	含颗粒的细胞占主体，可见 Auer 小体	+++	+/−	+	多样；t（8；21）
M_3，急性早幼粒细胞白血病	以多颗粒的早幼粒细胞为主	+++	+	+	t（15；17）
M_4，急性粒－单核细胞白血病	原粒细胞和原单核细胞为主	++	+++	++	多样；Inv/del（16）
M_{4EO} 急粒－单核伴嗜酸性粒细胞增多	除 M_4 型特点外，含有嗜酸性粒细胞				
M_5，急性单核细胞白血病	原单核细胞为主	+/−	+++	++	多样 11q23 异常
M_{5a}，未分化型	原单核细胞≥ 80%				
M_{5b}，部分分化型	原单核细胞＞ 20%				
M_6，急性红白血病	原红细胞为主，巨大畸形红细胞可见	−	−	++	多样
M_7，急性巨核细胞白血病	原巨核细胞为主	−	+/−	+	多样

2. 免疫表型　根据细胞表面抗原对单克隆抗体的免疫反应，在一定程度上有助于 AML 进行分型。在 AML 的单克隆抗体检测中，未成熟的粒—单核细胞表面抗原可以与抗 CD_{13}、抗 CD_{14}、CD_{15}、抗 CD_{33} 和抗 CD_{34} 结合，这种反应出现在 AML 患者的白血病细胞中。而 M_6、M_7 型表达红系、巨核系的免疫表型，M_6 型为抗血型糖蛋白 A，M_7 型表达抗血小板糖蛋白 CD_4、CD_{42b}、CD_{61}。AML 同时表达 HIA－DR 抗原，但通常缺乏 T 细胞、B 细胞和其他淋巴细胞抗原。仅 10% ~ 20% AML 患者可表达 T、B 细胞等淋巴细胞抗原，这些患者淋巴细胞抗原的表达并不改变疾病的发展，但对化疗的反应可能较差。

3. 细胞遗传学和分子生物学　在 AML 中，不同的形态学表现和临床亚型往往有特征性的染色体异常。染色体异常包括数目异常、染色体多或少；更多见的是染色体易位、缺失和倒置。在诊断 AML 时进行细胞遗传学的检测成为预测患者预后及治疗方案选择的依据。50% ~ 60% 的初发成人 AML 骨髓可检测到染色体克隆的异常（至少 2 个细胞分裂中期的细胞有染色体结构异常或染色体三体，至少 3 个细胞分裂中期的细胞发现染色体单体）；10% ~ 20% 患者存在复杂核型，即至少有 3 种染色体异常；另有 40% ~ 50% 患者通过常规染色体显带技术检测不到细胞遗传学异常。一些协作研究已经提出在根据诊断时的核型变化，将 AML 分为预后良好、中等和不良三组。而且有资料证实，在诊断时即使只有 1 个中期细胞存在核型异常，但只要这种核型持续存在，就会导致更高的累积复发率及更低的 DFS 和总生存（OS）。当急性白血病患者经过化疗达完全缓解（CR）期，染色体异常消失；而当疾病复发后，染色体异常将又出现。

在所有细胞遗传学分类中，正常核型的患者比例最高，为中等预后。但发现对此类患者采取相同的治疗方案，其效果并非相同，可能原因是正常核型的 AML 患者在分子水平上存在异质性。目前影响正常核型 AML 患者最重要的因子是 FLT_3 基因的内部串联重复（FLT_3-ITD），大约发生在 1/3 的患者中，提示预后不良，尤其是伴有不表达 FLT_3 野生型等位基因或高度突变的 FLT_3 基因的患者，预后更差。另外，在正常核型 AML 中有 5% ~ 10% 的 MLL-PTD 突变，另一些有 BAALC 和 ERG 的过度表达，这些突变和过度表达均提示其预后不良。相反，如出现 NPMI 和 CEBPA 突变，则提示其预后较好。

六、诊断

根据 AML 临床表型、外周血常规及骨髓检查，一般均能给予明确诊断。随后结合骨髓涂片中的细胞化学、免疫学、染色体及分子生物学的检测，按照 FAB 或 WHO 分型进一步确立其分型。

七、鉴别诊断

1. 再障　白血病和再障都可表现为外周全血细胞减少，但再障的骨髓象示细胞增生低下或极度低下，无原幼细胞发现，淋巴细胞相对增多。

2. MDS　表现为外周血细胞减少，出现病态造血，骨髓中可见一系或多系病态造血，原始细胞 <20%。

3. 类白血病反应　严重感染可出现类白血病反应，外周血中可见幼稚粒细胞，但骨髓和外周血中以后期幼粒细胞为主，原始和（或）幼稚细胞增多不明显，一般 <10%，细胞化学染色 NAP 积分升高，经抗感染治疗后白细胞逐渐下降。

八、治疗

AML 诊断确立后，应迅速对患者病情做一评估，然后给予适当的治疗。除了判断 AML 的亚型，还应对患者的全身整体情况做出评判，包括心血管系统、呼吸系统和肝肾功能等。还应评定与预后有关的某些因素，这些将影响患者能否达到 CR 和维持缓解的时间。如患者同时伴有感染，因寻找原因，积极抗感染处理。某些患者存在严重的贫血和血小板减少，应及时给予输注红细胞和血小板。尤其是急性早幼粒细胞白血病，若并发 DIC，除积极治疗原发病外，可使用低分子量肝素，24h 内肝素剂量为 3 000 ~ 6 000U；若同时伴有凝血因子减少包括纤维蛋白溶解亢进所致，可输注相应的血浆制品如凝血酶原复合物、纤维蛋白原等。

约 50% 患者血清尿酸浓度轻度或中度升高，仅 10% 有严重升高。尿酸在肾内形成结晶引起严重的肾病是较少见的并发症。化疗将加重高尿酸血症，应立即给予患者别嘌醇，并嘱咐其多饮水并碱化尿液。

多年来成人 AML 的总体疗效逐步改善，目前仍以细胞毒化学药物治疗为主。AML 的化疗一般分为诱导缓解治疗和缓解后治疗两个阶段。诱导缓解治疗的目的是达到临床和血液学的 CR，而缓解后的治疗则是尽可能地减少机体亚临床的白血病细胞负荷，达到真正的治愈。

1. 诱导缓解治疗　目前非 APL 的 AML 诱导缓解经典方案为 DA“3+7”方案：柔红霉素（DNR）45mg/m^2 静注，用 3d；阿糖胞苷（AraC）100mg/（m^2·d）静滴，用 7d，最好 24h 内持续静滴。小于 55 ~ 60 岁患者的 CR 率为 60% ~ 75%，遗传学特征不良组（即核型差的成人 AML）CR 率在 55% ~ 58%。有许多随机研究在 AraC 用量不变的基础上比较了盐酸柔红霉素与伊达比星（idarubicin），安吖啶（amsacnne）、阿柔比星、米托蒽醌，结果显示这些药物均优于 DNR（45mg/m^2）。因此，目前主张采用比 45mg/m^2 更大剂量的柔红霉素，或换用其他蒽环类，如伊达比星或米托蒽醌。伊达比星替代 DNR，组成伊达比星加 AraC 的“3+7”方案，伊达比星 12mg/（m^2·d）静滴，每日 1 次，连续 3d，而 Ara –C 的用法同上。此方案比“DA 3 + 7”方案有较高的长期 DFS 率。研究表明，此结果可能与伊达比星比 DNR 具有更好的中枢渗透性和在细胞内积蓄，以至不易被 P 糖蛋白（Pgp）泵出和与不易耐药有关。

近几年来有许多在“3+7”方案基础上的改良方案，通过增加 AraC 的剂量或加用依托泊苷来提高诱导化疗强度，对初始缓解率虽无明显提高，但 DFS 率得到改善，尤其对于 50 岁以下的患者。最近几年广泛的临床试验结果表明，在 AML 中具有潜在应用价值的其他新药包括以下 4 类：①核苷类似物：氟达拉滨（fludarabine）；②拓扑异构酶 I 抑制剂：托泊替康（topotecan）和一氨基喜树碱（9–amino camptothecin）；③去甲基化制剂：氮杂胞苷（5–azacytidine）相地西他滨（decitabine）；④铂和烷化剂类似物：卡铂（carboplatin）和 tablimustine。这些新药目前主要被用于难治性 AML 和复发 AML 的诱导缓解治疗。

2. 缓解后治疗　20 世纪 80 年代以前 AML 的缓解后治疗主要是长期的维持治疗。维持治疗的方案很多，多数由 2 种以上的药物构成，但总的细胞毒杀伤程度通常低于诱导缓解治疗，复发率比较高。近来缓解后治疗方案的选择主要依据细胞遗传学特征而定。

（1）预后好的遗传学特征组：这组患者对诱导缓解的初始反应率在 85% 左右，经过强烈缓解后治疗 5 年生存率 >50%。缓解后治疗的化疗方案有很多，但大多数认为年龄在 55 岁以下者，大剂量阿糖胞苷（HD-AraC）是缓解后治疗的有效方案。HD-AraC 的具体用法为：AraC 2.0 ~ 3.0g/m^2，每 12h 一次，每次持续静滴 3h，第 1 ~ 3 日，共 6 次，根据骨髓造血功能恢复的快慢，每 35 ~ 42 日为一疗程，共 4 ~ 5 个疗程。主要不良反应为皮疹、充血性结膜炎、胃肠道反应和中枢神经系统（常为小脑共济失调）毒性。CALGB 报道称对那些有 t（8；21）易位的患者，3 ~ 4 个疗程的 HD-AraC 是最合适的，这组患者 3 年 DFS 约为 60%。对本组患者缓解后是否需要进行自体造血干细胞移植尚有争议。自体造血干细胞移植后复发率明显下降，但移植相关死亡率为 18%，故总生存率无差别。而异基因干细胞移植治疗相关死亡率高，对这组患者不作为标准方案。

（2）预后中等的遗传学特征组：对 55 ~ 65 岁的患者，建议行 HLA 相合同胞的异基因移植，3 年生存率达 65%，3 年复发率为 18%。至于初次缓解期何时行异基因干细胞移植为宜，尚无前瞻性研究，IBMTR 的回顾性资料提示缓解后继续化疗无特别优点，如果有 HIA 相配的供体，应当尽快实施移植。无合适同胞供者，可接受 HD-AraC 方案，HD-AraC 的剂量为 1.5 ~ 3g/m^2。有关核型中等 AML 患者的自体造血干细胞移植有相当多的报道。MRC 研究报道，接受自体移植的患者复发率为 35%，而接受强化疗的患者复发率为 55%，5 年生存率分别为 55% 和 48%。提倡移植前给予几个疗程强烈化疗以达到体内净化，或移植前加用抗 CD33 单抗。

（3）预后不良的遗传学特征组：含 3 种以上异常的复杂核型，这组患者长期以来被认为是 AML 中治疗效果最差的，虽然初始治疗反应可能 >50%，但无论缓解后治疗采用什么方案，总的长期生存很差。目前治疗趋势是，如果有 HLA 相合同胞供者，应当在诱导缓解后尽快行异基因造血干细胞移植，5 年生存率达 44%，而接受化疗组仅 15qo。如无 HLA 相合同胞. 可在第一次缓解后就接受 HLA 相合的无关供者或半相合同胞供者，长期生存仍可达 40% ~ 50%。无合适供者，则接受 2 ~ 3 个疗程 HD-AraC 或类似方案，再行自体造血干细胞移植。

3. 老年 AML 的治疗　老年 AML 的治疗仍是一个具有很大挑战的问题，因为细胞遗传学的预后分组主要是以年轻患者（年龄 <60 岁）的研究结果而定，某些染色体的异常对老年和中青年 AML 临床预后的影响是不同的。如 MDR 的表达，<56 岁的为 33%，而 >75 岁的为 57%；预后良好的核型在 <56 岁为 17%，>75 岁则降至 4%；而年龄 <56 岁和 >75 岁 AML 患者核型不良的分别为 35% 和 51%。且老年患者体能状态差，某些有 MDS 的病史，骨髓中伴有多系分化异常，因此要寻求新的治疗措施，以改善老年患者的生存。

有研究显示，化疗比单纯支持治疗的生存率有增加的趋势，但是年龄 >80 岁的老年患者不会从标准化疗中受益。多中心研究显示，老年患者用标准方案治疗后的 CR 率达 45% ~ 55%，但 3 年 DFS 率 <15%；尤其是对 60 岁以上患者，在诱导治疗和缓解后治疗中采用 HD-AraC，并不优于标准剂量 AraC。将依托泊苷、巯嘌呤等其他药物加到诱导化疗方案中，缓解率略有提高，但并不改善患者的 DFS。目前尚无随机对照显示缓解后的治疗能够改善老年患者的预后，但有研究表明，老年 AML 患者进行诱导缓解和缓解后治疗可获得较长的 DFS，因此给予缓解后治疗是合理的。可以采用重复诱导缓解方案、减弱的诱导方案（DA：“2+5”）或 AraC 单药治疗。

九、预后

AML 的预后因素主要与年龄、外周血白细胞和原始细胞数的高低，以及患者的全身状况、细胞遗传学改变及治疗疗效有关。

患病时的年龄是影响预后最重要的因素，因为年龄较大的患者对化疗耐受性差，难以达到 CR。同时老年患者的 AML 生物学特征与年轻患者不同。老年患者的白血病细胞常有 MDRI（多药耐药基因）的表达，对化疗药物有抗药性。随着年龄增加，对药物的抗药性也增加。老年 AML 患者合并慢性疾病或并发症，对治疗的耐受性下降，如果治疗前有其他急性疾病，也会降低生存率。同时老年患者的一般情况将影响其对化疗的反应和预后，白细胞计数较高是影响预后的又一独立因素，维持CR的时间与外周血白细胞计数、外周血白血病细胞绝对值呈负相关。患者白细胞数 $>100 \times 10^9$/L，则早期中枢神经系统出血及治疗后复发比例较高，均会影响预后。FAB分类诊断也会影响预后，其中 M_4 及 M_5 的预后较差，M_7 的预后最差。染色体异常是影响预后的一个独立因素（前面已述）。骨髓有多系细胞异常造血者，或在AML诊断前已有一段时间存在贫血、白细胞减少和血小板减少者，预后较差。此类患者可能由MDS演变而来。应用细胞毒性药物治疗其他恶性疾病而引起的继发性白血病预后亦差。

除了治疗前的因素，一些治疗时的因素也关系到能否达到CR，如治疗后多久白血病细胞在外周血中消失。患者经过一个疗程即达到CR，预后要好于通过几个疗程才能达到CR。

第十二章

肝脏肿瘤的介入治疗

第一节　肝脏肿瘤激光消融治疗概述

一、肝脏肿瘤分类及流行病学

肝脏肿瘤可分为良性与恶性两种。良性肿瘤包括肝血管瘤（海绵状血管瘤、毛细血管瘤、血管内皮细胞瘤等）、肝脏血管平滑肌脂肪瘤、肝局灶性结节增生、肝腺瘤、胆管腺瘤等。肝脏良性肿瘤中以肝血管瘤最为多见，可单发或多发，肿瘤有包膜，生长缓慢，病程常达数年以上，一般不导致临床症状。瘤体增大后主表现为肝肿大，或压迫邻近脏器产生上腹部不适、腹胀、嗳气、腹痛等压迫症状后，可采取手术切除或介入治疗等方法，疗效较好。肝脏恶性肿瘤常见的是肝癌，又分为原发性肝癌与继发性两种。其他肝脏恶性肿瘤如血管肉瘤、恶性血管内皮细胞瘤等较少见。

根据流行病学统计，原发性肝癌在全球恶性肿瘤发病率中排名第6，在恶性肿瘤死亡率中排名第3位。2013年，全球肝癌新发患者79.2万例，肝癌引起伤残调整寿命年损失达2 090万，其中14%出现在发达国家，86%在发展中国家。肝癌患者在男性中更为常见，其中男性79岁前每45个人就有一例诊断为肝癌，而女性每121人中1人患病。

我国在全球范围内是肝癌高发地区，尤其是东南沿海地区，男性多于女性。我国肝癌病人的中位年龄为40 ~ 50岁，其发病率有逐年增高趋势，目前在我国所有恶性肿瘤中居第四位，死亡率高居第二位。手术切除是治疗肝癌的主要手段，但多数肝癌患者出现临床症状时已进展到中晚期，能够进行手术切除的患者仅占20% ~ 30%。对于不能接受或拒绝手术治疗的患者来说，TACE、局部消融治疗等方法则成了治疗肝癌的有效手段。

二、病因及病理

原发性肝癌的病因和发病机制尚不完全明确，目前认为与病毒感染（如乙型肝炎、丙型肝炎）、黄曲霉素或化学致癌物的摄入、寄生虫以及酒精等因素相关，与种族和遗传也有关系。

原发性肝癌大体类型可分为三类：结节型、巨块型和弥漫型，其中以结节型最为多见。巨块型肝癌呈单发的大块状，也可由许多密集的结节融合而成，直径一般在10cm以上。弥漫型肝癌不多见，肿块边界不清，范围较广，常伴有门脉系统侵犯乃至癌栓形成，预后不佳。

原发性肝癌的组织学分型包括上皮细胞型、间质型及混合型，分别对应肝细胞肝癌（hepatocellular carcinoma，HCC）、胆管细胞癌（cholangio carcinoma，ICC）及混合型肝癌（combined hepatocellular

-cholangiocarcinoma，HCC-CC）。

继发性肝癌又称转移性肝癌。转移性肝癌发病率在我国仅次于原发性肝细胞肝癌。尸检证实在肝脏转移性肿瘤中约 57% 来自于消化系统的原发肿瘤，尤以结直肠癌、胃癌、胆囊癌、胰腺癌等，其他较多发生肝转移的原发癌包括乳腺癌、肺癌、肾癌、鼻咽癌等。

三、临床表现

原发性肝癌的临床表现根据其发展过程可分为亚临床前期、早期（亚临床期）、中期和晚期。亚临床前期是指肝癌病变发生到诊断亚临床肝癌之前，一般约 10 个月，此时患者没有临床症状与体征，起病隐匿，难以通过临床症状发现。早期肝癌瘤体大小 3 ~ 5cm，大多数患者仍无典型症状，多为体检偶然发现肝内占位或血清 AFP 升高，平均约 8 个月。少数患者可出现上腹部隐痛、闷胀、乏力和食欲不振等慢性肝病相关表现，但往往容易被忽视。一旦出现典型症状时多数患者已达中、晚期，此期 3 ~ 6 个月，病情发展迅速，主要临床表现有：

（一）肝区疼痛

有半数以上的患者以此为首发症状，多为持续性钝痛或胀痛，由于肿瘤生长迅速，是肝包膜紧绷张力增高所致。位于肝右叶的靠近膈顶的肿瘤累及膈肌，则疼痛可放射至右肩背部。突发右上腹剧烈腹痛和腹膜刺激征提示肝肿瘤包膜下出血或破裂。

（二）消化道症状

包括食欲缺乏、饭后上腹部饱胀、消化不良，恶心、呕吐和食欲减退等，部分患者可伴有腹泻等非特异性症状，易被忽视。晚期可出现贫血、黄疸、消瘦、腹腔积液及恶病质等。

（三）肝肿大

为中晚期肝癌最常见，在不少情况下，肝肿大或肝区肿块是患者自己偶然扪及而成为肝癌首发症状的。

（四）发热

比较常见，与肿块坏死物的吸收有关，多为癌性发热。发热类型多为持续性低热，体温在 37.5 ~ 38.0℃，也可呈不规则或持续性、间歇性，表现类似肝脓肿，但是发热前无寒战，抗生素治疗无效。有时因肿块压迫或侵犯胆道，致胆道感染引发体温升高。

（五）肝癌转移导致的临床症状

肝癌可发生血行转移，最多见于肺，其次为骨、脑等。转移至肺可引起咳嗽、咯血；胸膜转移可引起胸痛及胸腔积液。肝癌侵犯肝静脉后向下腔静脉延伸，阻塞下腔静脉时导致继发性 Budd-chiari 征，出现下肢水肿。肝静脉或下腔静脉的瘤栓脱落可导致肺栓塞出现突发严重呼吸困难和胸痛。淋巴结转移至肝门部淋巴结最大，其次为胰周、腹膜后、主动脉旁及锁骨上淋巴结。腹膜后淋巴结肿大可压迫神经导致局部疼痛。肝癌骨转移时可出现转移部位的局部疼痛或病理性骨折，转移至脑部可出现颅内高压相应临床表现。

四、诊断与分期

（一）肝癌的辅助诊断

1. 实验室检查　肝癌可以出现肝功能指标异常，包括门冬氨酸氨基转移酶（谷草转氨酶，AST 或 GOT）和谷氨酸氨基转移酶（谷丙转氨酶，ALT 或 GPT）、乳酸脱氢酶（LDH）、血清碱性磷酸酶（AKP）或胆红素升高，白蛋白降低等。对乙肝或丙肝病毒含量的检测可以反映肝炎病毒复制情况。血清肿瘤标志物检查中血清 AFP 是真的肝癌的重要指标和特异性最强的肿瘤标记物，国内常用于肝癌的普查、早期诊断、术后随访和监测。对于 AFP ≥ 400μg/L 超过 1 个月，或≥ 200μg/L 持续 2 个月，排除活动性肝病、妊娠和生殖腺胚胎癌，应高度怀疑肝癌。但仅靠 AFP 不能诊断所有的肝癌，有 30% ~ 40% 的肝癌患者 AFP 检测呈阴性。所以，AFP 对肝癌诊断的阳性率一般为 60% ~ 70%，需要通过影像学检查来进一步明确，甚至必要时在超声引导下穿刺活检来证实。另外，部分 HCC 患者的肿瘤标志物中可有癌胚抗原（CEA）

或糖类抗原 CA19-9 等异常增高。

2. 影像学检查

（1）超声检查（US）：超声以其体积小、操作简便、无放射性、价格便宜和无创性，已成为肝脏检查最常用的方法，也是肝癌最常用的筛查手段。超声发现肝内占位病变后，可以根据其超声表现提示良恶性。肿瘤所在的部位，与周围血管的关系，用于指导治疗方法的选择，对肝癌与肝囊肿、肝血管瘤等疾病的鉴别诊断有较大参考价值。尤其是在实时超声造影（CEUS）应用到临床后，可以动态观察病灶内的血流灌注情况，提供肿瘤微循环信息，大大提高了肝癌的检出率，其诊断准确性和敏感性已与常规增强 CT 相似。

（2）电子计算机断层成像（CT）：是肝癌诊断与鉴别诊断主要的影像学检查方法，其图像分辨率高，扫描速度快，避免了呼吸运动伪影，能够进行多期动态增强扫描。通常肝癌在平扫期呈低密度灶，也有等密度或高密度，这取决于肿瘤本身的组成成分和肝脏病理基础。大的病灶往往发生坏死或出血，导致密度不均。典型的 HCC 在动脉期表现为显著强化，在静脉期其强化低于周边肝组织，延迟期持续消退的“快进快出”，因此具有高度特异性。与超声相比 CT 检查有放射性，且仪器体积庞大，无法行床边检查。

（3）磁共振（MRI）：磁共振检查因仪器体积庞大，只能在固定场所检查，但无放射性辐射。MRI 可以多方位（横断位、冠状位、矢状位）、多序列成像。对肿瘤内部的组织结构成分如出血坏死、脂肪变性以及包膜的显示优于 CT 和 US。MRI 检测灵敏度高，尤其是肝癌与肝血管瘤的鉴别优于 CT。同时，无须增强对比剂即可显示门静脉、肝静脉及其分支。增强显像时肝癌的强化特点类似增强 CT。另外 MR 功能成像技术（如弥散加权成像、灌注加权成像和波谱分析）以及肝细胞特异性对比剂（钆塞酸二钠，gadolinium ethoxybenzyl diethylenetriamine pentaacetic acid，Gd-EOB-DTPA）的应用，能多方面提供参考信息，有助于进一步提高肝癌的检出敏感性和定性准确性。

（4）选择性肝动脉造影（DSA）：目前多采用数字减影血管造影，可以明确显示小肝癌及其血供情况，可同时进行碘油动脉栓塞和化疗。但这是一种侵入创伤性检查，一般应用于其他检查未能明确诊断的患者。

肝癌早期临床症状隐匿，大多数患者发现时已进展到中晚期。但随着影像技术的进步，体检超声的普及，肝癌的早期发现率已有提高。

3. 肝穿刺活体组织检查　超声引导下经皮肝穿刺空芯针活检（core needle biopsy）是一种微创的超声介入诊断方法，通过超声实时引导下的穿刺针进入肿瘤内部，细针切割获得少量肿瘤组织，进行组织学病理检查，对于明确诊断、病理类型、判断病情、指导治疗方案以及评估预后都非常重要。近年来被越来越多的采用，但穿刺活检有一定的适应证和禁忌证，对有明显出血倾向、患有严重心肺、脑、肾疾病和全身衰竭的患者不建议行穿刺活检。

（二）肝癌的诊断标准与分期

1. 病理学诊断标准　肝脏占位病灶或者肝外转移灶活检或手术切除组织标本，经病理组织学和 / 或细胞学检查诊断为 HCC，此为金标准。

2. 临床诊断标准　在所有的实体瘤中，唯有 HCC 可采用临床诊断标准，目前国内、外都认可。结合我国的国情、既往的国内标准和临床实际，我国卫生计生委专家组提议，要求当同时满足以下条件中的①+② a 两项或者①+② b+ ③三项时，可以确立 HCC 的临床诊断。①具有肝硬化以及 HBV 和 / 或 HCV 感染（HBV 和 / 或 HCV 抗原阳性）的证据。②典型的 HCC 影像学特征：同期多排 CT 扫描和 / 或动态对比增强 MRI 检查显示肝脏占位在动脉期快速不均质血管强化（Arterial hypervascularity），而静脉期或延迟期快速洗脱（Venous or delayed phase washout）。a. 如果肝脏占位直径≥ 2cm，CT 和 MRI 两项影像学检查中有一项显示肝脏占位具有上述肝癌的特征，即可诊断 HCC；b. 如果肝脏占位直径为 1 ~ 2cm，则需要 CT 和 MRI 两项影像学检查都显示肝脏占位具有上述肝癌的特征，方可诊断 HCC，以加强诊断的特异性。③血清 AFP ≥ 400μg/L 持续 1 个月或≥ 200μg/L 持续 2 个月，并能排除其他原因引起的 AFP 升高，包括妊娠、生殖系胚胎源性肿瘤、活动性肝病及继发性肝癌等。

3. 原发性肝癌的分期标准　国际上肝癌的分期存在多个标准，包括 TNM 分期、巴塞罗那（BCLC）

肝癌分期（表 12-1）。其中 TNM 分期较为详细，但对患者的肝脏背景、肝功能情况、肝癌血管侵犯等这些影响治疗方法和预后判断的信息都没有列出，因此在国际上被认可程度较低。BCLC 分期与治疗策略，比较全面地考虑了肿瘤、肝功能和全身情况，与治疗原则联系起来，并且具有循证医学高级别证据的支持，目前已在全球范围被广泛采用。

表 12-1　巴塞罗那（BCLC）肝癌分期系统

肿瘤分期	PST	肿瘤情况	Okudaa 分期	肝脏功能
Stage A	0			
A1	0	单一肿瘤	Ⅰ	没有门脉高压，正常胆红素
A2	0	单一肿瘤	Ⅰ	门脉高压，正常胆红素
A3	0	单一肿瘤	Ⅰ ~ Ⅱ	门脉高压，不正常胆红素
A4	0	3 个小于 3cm	Ⅰ ~ Ⅱ	Child-pugh A ~ B
Stage B	0	大，多个结节	Ⅰ ~ Ⅱ	Child-pugh A ~ B
Stage C	1 ~ 2	血管侵入或肝外转移	Ⅰ ~ Ⅱ	Child-pugh A ~ B
Stage D	3 ~ 4	任何情况		Child-pugh C

我国 HCC 与西方国家的 HCC 具有高度异质性，在病因学、分期、生物学恶性行为、诊治（治疗观念和临床实践指南）以及预后等方面都存在明显差异；因此，国内许多学者认为不太适合中国的国情和临床实践，仅作为重要参考依据。

五、肝癌的治疗

原发性肝癌的治疗主要有外科手术、TACE、局部消融、放疗和药物治疗等。迄今，以手术治疗为核心的综合治疗仍然是原发性肝癌患者获得长期生存的主要治疗方法。但因肝癌起病隐匿，大部分肝癌患者一经确诊便已进入中晚期，能接受手术切除的患者并不多。不能手术的患者需要根据病情积极采用多种非手术治疗方法。

（一）外科手术

肝癌的手术治疗主要包括肝切除术和肝移植术。肝切除术包括根治性切除和姑息性切除。但由于肝癌起病隐匿，早期诊断率不高，确诊时大部分患者处于中晚期，适合手术切除的患者并不多。而我国又是乙肝大国，肝癌患者常常伴有严重肝硬化，即使是一些直径小于 5cm 的小肝癌，由于肝脏储备功能不足，或切除后剩余肝体积过小，使得根治性手术切除受到限制，据统计仅约 20% 的患者适合外科手术。而肝癌切除术后复发也是影响患者长期生存的主要因素，文献报道术后 1、3、5 年复发率分别可达 30.1%、62.3%、79.9%。因此，需要积极采用多种非手术治疗，以减轻患者症状，改善生活质量，延长生存期。

（二）介入性动脉化疗栓塞

介入性动脉化疗栓塞（transcatheter arterial chemoembolization，TACE）治疗肝癌是通过肿瘤供血动脉局部灌注高浓度化疗药物及栓塞肿瘤血管导致肿瘤缺血坏死，其原理主要是基于肝癌和正常肝组织血供的差异。肝癌血供的 95% ~ 99% 来自肝动脉，TACE 能有效阻断肝癌的动脉血供，同时释放高浓度的化疗药物打击肿瘤，使其缺血坏死并缩小，对正常肝组织影响较小。

循证医学证据表明，TACE 能有效控制肝癌生长，明显延长患者生存期，已成为不能手术切除的中晚期肝癌首选和最有效的治疗方法。国内的临床经验表明，对于小于 5cm 的小肝癌，肝段或亚肝段栓塞，如能栓塞完全，也可以达到类似手术切除的效果。但对部分肝癌，如门脉血供较多的肿瘤，TACE 也难以控制肿瘤发展，需要结合其他局部物理或化学治疗手段，如无水乙醇注射治疗、射频消融、微波消融、冷冻消融等。最近的研究表明不能手术切除的大肝癌行 TACE +射频或微波消融联合治疗后局部进展得到较好控制。

（三）局部消融治疗

局部消融治疗（local ablation）是借助医学影像技术的引导对肿瘤靶向定位，采用局部物理或化学的方法直接杀灭肿瘤组织的一类治疗手段。具有微创、安全、简便和可重复多次治疗的特点。引导途径有经皮、经腹腔镜手术和经开腹手术三种。根据方法不同可分为化学消融、物理消融。

其中化学消融以无水乙醇瘤内注射治疗（PEI）最为经典。由于其穿刺注射针直径仅为 21G，穿刺出血风险小，并发症少。但由于无水乙醇治疗中存在药液分布受肿瘤组织成分影响，纤维成分较多的肝癌无水乙醇瘤内弥散不均，导致治疗不彻底术后局部残留复发率较高。多应用于 3cm 以下有包膜的小肝癌。之后也有国内外学者采用醋酸或热蒸馏水瘤内注射等方法，但均未能彻底解决药液弥散不均的问题。

物理消融主要包括：射频消融（RFA）、微波消融（MWA）、高强度聚焦超声治疗（HIFU）、冷冻消融（Cryoablation）、激光消融（LA）等治疗方法，以射频消融和微波消融应用最为广泛。射频和微波消融穿刺针直径一般在 16 ~ 17G，通过将裸露的射频电极或微波天线在影像引导下（超声引导居多）穿刺进入肝脏肿瘤内，使局部肿瘤组织温度升高达到凝固坏死的治疗目的。RFA 和 WMA 两者在局部疗效、并发症发生率以及远期生存方面无显著性差异，文献报道对于小肝癌患者，其远期疗效与肝移植和肝切除相似，且优于单纯 TAE/TACE 治疗。与无水乙醇注射相比，RFA 或 MWA 对 3 ~ 5cm 的肿瘤具有根治率高，治疗次数少和远期生存率高的显著优势。但也存在一些问题如大的肿瘤特别是 >5cm 的不易整体灭活；高危部位（邻近心脏膈面、胃肠、胆囊和肛门等外周区域）肿瘤安全范围不足，易发生并发症；邻近大血管或肿瘤富血供致热量损失（即“热沉效应”），造成复发率高。

冷冻消融穿刺针直径较射频、微波消融针粗，一般采用开腹手术情况下进行治疗，但近年来随着冷冻设备和穿刺针具的改进，穿刺针有细针化趋势，开始成为局部治疗的重要手段之一。

高强度聚焦超声治疗无须穿刺针穿刺进入肝脏，因此无穿刺出血风险，但由于高强度治疗超声束汇聚时易受肋骨遮挡影响疗效，多应用在左肝无肋骨遮挡的肝肿瘤。

激光消融是诸多微创热消融治疗中的一种，近年来被应用到无法手术切除或患者拒绝手术切除的小肝癌治疗中，有着令人鼓舞的临床效果。激光最早自 20 世纪 70 年代初开始应用于医学领域，就以其独特的优势在各个学科显示出了极高的应用价值和广阔发展前景。常见的激光种类有脉冲染料激光、红宝石激光、翠绿宝石激光，二氧化碳激光和 Nd：YAG 激光等。Nd：YAG 激光（掺钕钇铝石榴石激光）在组织中穿透力强。20 世纪 80 年代 Iwasaki 等开始把 Nd：YAG 激光用于外科手术，发现有很好的止血和切割组织作用，可以用来凝固更深和更大的血管。1983 年 Bown 等首次报道应用激光（Nd：YAG）组织内照射消融实体肿瘤；1985 年 Hashimoto 等首先报道超声引导激光治疗原发性和转移性肝肿瘤，使肿瘤坏死，肿瘤指标（AFP、CEA）水平明显下降，且无并发症。Ferrari 等前瞻性地将激光消融与 RFA 治疗小 HCC 进行了随机对照研究，结果表明接受两组不同疗法患者的 1、3、5 年生存率无显著性差异，但对于 Child-PughA 级且肿瘤结节直径 <2.5cm 的患者，RFA 治疗后的生存率高于激光消融。在 Vogl 等的报道中，磁共振引导下间质激光热消融治疗对各组大小不等的肿瘤复发率均很低，平均生存期 4.5 年，1、2、3、5 年生存率分别为 93%、75%、54%、23%。1995 年国内梁萍等首先报道超声引导下经皮 Nd：YAG 激光治疗 22 例肝癌，10 例 AFP 升高者，9 例明显下降，6 例降至正常；术后 7 例活检显示 5 例完全坏死，2 例肿瘤大部分坏死。2012 年蒋天安等报道 Nd：YAG 激光对离体和活体猪肝消融作用，发现单针和多针激光消融有较好的适形性，且验证了活体肝脏高危部位激光消融的安全性。

国际上多项随机对照研究报道指出，激光消融在肝脏 HCC 的治疗中，疗效并不逊色于射频消融，且有并发症少、无针道种植、可适形治疗等优势。其治疗原理类似射频和微波消融，通过 21G 的千叶针将激光光纤导入肝脏肿瘤消融部位，进行热凝固治疗，由于其穿刺针直径仅 21G，穿刺风险远远小于射频和微波消融，可与各种内镜或穿刺针联合使用，到达其他消融手段无法触及的组织。结合了无水乙醇化学治疗时细针的微创优势和射频、微波消融的高温彻底性凝固坏死治疗优势，显示出巨大的临床应用前景。目前，激光消融治疗已成为治疗不能手术切除肝癌的重要手段，特别是在一些危险或重要部位的肿瘤，无法接受经皮射频或微波消融治疗的病灶。

第二节　肝癌的激光消融治疗

一、适应证与禁忌证

激光消融应用于肝脏其最核心的优势为作用范围局限，大小可控，消融边界分明，除此之外，它利用21G穿刺千叶针引导光纤介入，具有对患者损伤小、操作灵活，适用于肝脏任何部位的病灶进针，一次可进行多个小病灶消融，以及对危险部位病灶的消融。

（一）适应证

（1）单个肿瘤结节≤ 5cm，或多发肿瘤结节每个最大直径≤ 3cm且数目≤ 3个，无血管、胆管侵犯或远处转移。

（2）困难及危险部位的病灶消融。

（3）二级以上局限性门静脉癌栓的消融。

（4）与手术切除、TACE、射频或微波消融等的联合应用。

（5）肝癌合并严重肝硬化、肝功能较差肝脏储备功能不适合外科手术切除者。

（6）手术切除后复发灶，患者不能耐受再次手术或拒绝手术。

（7）原发灶已经控制的转移性肝癌，病灶数目≤ 5个。

（8）患者等待肝移植前控制肿瘤生长以及移植后复发转移。

（二）禁忌证

（1）肿瘤巨大或弥漫性肝癌。

（2）凝血机制严重障碍，血小板 $<50\times10^9$/L，凝血酶原时间延长并 >20 秒，有严重出血倾向者。

（3）终末期肝病肝功能分级为 Child-PughC 级，经护肝治疗无法改善者。

（4）伴有肝周大量腹腔积液，或近1个月内有食管胃底静脉曲张破裂出血者。

（5）妊娠，肝性脑病、意识障碍或不能配合治疗的患者。

（6）肝癌伴广泛肝内和（或）肝外转移，出现明显恶病质。

（7）超声不能清楚显示肿瘤位置，虽行超声造影仍不能明确病灶的肿瘤。

二、术前准备

（一）术前评估

1. 一般状况评估　术前应仔细询问病史并对患者进行全面检查，注意有无消化道出血、高血压、心脏病、肺功能、糖尿病以及腹部手术史等，了解患者手术风险及耐受力，对手术可能出现的并发症风险进行评估。必要时可针对性给予支持治疗，降低激光消融术中及术后并发症的发生率。

主要措施有：

（1）改善凝血功能，给予维生素 $K_1$20mg 肌注，每天1次，使凝血酶原时间术前检查与正常相比不超过5秒，即小于20秒。

（2）提高肝脏储备功能，加强保肝治疗，使肝功能分级达到 Child A 或 B 级。

（3）对合并腹腔积液者，通过采取利尿、保肝，加强饮食营养指导，进食低盐、高蛋白、高维生素饮食，使腹腔积液消退。

（4）黄疸高者，加强护肝，积极利胆治疗，如有梗阻性黄疸，可先行 PTCD 胆汁引流术减黄，使总胆红素 <35 μ mol/L。

2. 实验室检查　术前完善各项术前检查包括血常规、尿常规、大便常规检查，凝血功能检查、肝肾功能电解质检查以及肿瘤标志物、术前四项（乙肝、丙肝、梅毒、HIV）。

3. 心电图及心脏彩超　了解心功能情况，评估患者是否能够承受麻醉及激光消融治疗带来的负荷。

4. 肝脏储备功能评估　通常采用 Child-Pugh 分级（表 12-2）和吲哚氰绿（ICG）清除试验等综合

评价肝实质功能。

表 12-2 Child-Pugh 肝脏疾病严重程度评分及分级

指标	异常程度几分		
	1	2	3
肝性脑病	无	1 ~ 2	3 ~ 4
腹水	无	轻	中度以上
血清胆红素（μmol/L）	< 34.2	34.2 ~ 51.3	> 51.3
血清白蛋白（g/L）	> 35	28 ~ 35	< 28
凝血酶原时间延长（秒）	< 4	4 ~ 6	> 6

注：A 级为 5 ~ 6 分，手术危险度小；B 级为 7 ~ 9 分，手术危险度中等；C 级为 10 ~ 15 分，手术危险度大。

吲哚菁绿（ICG）清除试验主要是反映肝细胞摄取能力（有功能的肝细胞量）及肝血流量，重复性较好。一次静脉注射 0.5mg/kg 体重，测定 15 分钟时 ICG 在血中的潴留率（ICGR 15），正常值 <12%，或通过清除曲线可测定肝血流量。

5. 影像学检查　术前常规行胸部 X 线摄片或 CT 检查，确定有无肺部转移灶，必要时行 PET/CT 评估全身其他脏器或组织有无转移情况。术前应详细分析 B 超或 CT/MRI 资料，明确肝内病灶数目、大小和位置，注意肿瘤与周边组织的关系，根据病灶大小确定单针或多针治疗方案及最佳进针途径。

对上述情况进行评估后，详细交代激光消融的原理和治疗目的，需充分告知患者及其家属可能的收益以及存在的风险，充分交流后签署肿瘤消融治疗及麻醉知情同意书。《肿瘤超声介入治疗知情同意书》各家医疗单位大同小异，内容一定要根据国家卫生计生委对三类医疗技术的要求制定。下面附上一种超声介入治疗知情同意书的格式和内容，供读者参考。

（二）患者准备

术前禁饮禁食 6 小时，排空膀胱。由护士准备好静脉留置针，开通静脉通路。对于高度紧张的患者，嘱其放松，可于术前 1 小时口服地西泮 10mg。向患者解释激光消融治疗的目的，根据肝脏肿瘤的部位选择合适体位。有明显咳嗽影响操作者，术前 1 小时服用可待因 30mg，如有使用抗凝药物（如阿司匹林等），至少应在激光消融治疗前 72 小时停用。

（三）物品准备

激光治疗仪及光纤、手术包、2% 利多卡因、碘附、棉签、胶带、腹带、无菌手套、吸氧装置、吸引器、心电监护仪和除颤仪，备好抢救药品、护目镜。

三、操作方法

（一）术前定位

常规超声扫查确定肿瘤大小、形态、有无包膜、部位、肿瘤血供丰富程度和周边毗邻情况。行超声造影再次评估肿瘤大小和周边卫星灶情况，肿瘤对周边血管有无侵犯。对 2cm 以下的结节，可考虑行单针单点消融治疗，2cm 以上的结节需采用双针或多针多点消融的方式保证消融范围覆盖病灶周边 0.5cm 以上。根据 CT 和 B 超结果选择最佳穿刺途径，避开大血管、韧带等重要结构进针。训练患者呼吸屏气配合穿刺操作。

（二）体位选择

左肝病灶一般采用仰卧位，右肝病灶一般采用右前斜位或左侧卧位，右叶膈顶部肿瘤一般采用平卧位或抬高右侧 20° ~ 30°。选择患者平静呼吸时病灶显示最清晰的肋间切面作为穿刺平面。患者侧卧位时给予腰背部垫枕并固定体位，使患者保持舒适体位配合治疗。患者双手置于头上或手架上方便麻醉师操作。

（三）仪器准备

打开激光消融仪，自检结束正常后将激光光纤尾端连接到操作面板，并置于 stand by 状态。戴激光护目镜后观察光纤头端指示激光是否正常工作。

（四）操作步骤

1. 患者身份及手术名称、手术部位核对　由主刀医生与助手及护士一起进行手术相关信息核对，保证医疗安全。

2. 消毒铺巾　右肝肿瘤消毒范围为右腋后线至正中线，上达乳头，下至平脐水平；左肝肿瘤消毒范围自右前斜线到左腋前线。较大的消毒范围便于在多点消融治疗中选择最佳路径。

3. 局部浸润麻醉　超声择点定位，2% 利多卡因 5mL，穿刺点局部麻醉，从皮肤到肝被膜充分麻醉，肿瘤邻近肝表面时可在肝被膜处多点局麻，减少因消融范围包括肝被膜时产生的疼痛程度。

4. 激光光纤导入与治疗　超声引导下将 21G 套管针穿刺进入肝脏肿瘤内部，避开大血管和胆管，调整最佳角度，拔出针芯，将光纤放入套管针鞘，见光纤头端的高回声在针尖前端露出，到达预定位置后固定光纤。调整激光仪器，使其处于工作状态，设定消融功率为 5W，作用能量到 1 200J。确定各项治疗参数无误后启动激光消融。消融过程中可用超声实时观察肝脏肿瘤回声的改变。当消融范围（高回声）覆盖病灶外 0.5 ～ 1.0cm 时停止激光消融。等待片刻消融区高回声减弱后行超声造影检查，评估消融灶范围是否覆盖原病灶外 0.5 ～ 1.0cm。如完全覆盖，可将光纤头端退回套管针内后，与套管针鞘一并拔出；如未完全覆盖，则将光纤回退至针鞘内，再次调整针尖位置至残留部位，露出光纤头端，重复消融治疗，二次消融后超声造影未发现动脉期高增强时可退针。

5. 术中观察　激光消融过程中，须全程监测生命体征，并给患者少量低浓度吸氧。随时观察患者反应，根据疼痛情况增加麻醉药物用量（麻醉师操作）。激光消融治疗过程中应严密观察有无内脏出血、气胸、胃肠穿孔、腹壁穿孔等并发症的发生。

（五）注意事项

（1）术前肝功能失代偿、出凝血时间显著延长者，必须纠正到 Child B 级以上，血小板计数大于 50×10^9/L，凝血酶原时间延长不超过 4 秒才可手术。

（2）术前须反复多次训练患者屏气动作，以配合穿刺操作。套管针和激光光纤进入肝脏后不得随意搅动。

（3）术后 12 小时内应常规监测生命体征，先每 30 分钟至 1 小时监测 1 次，如平稳，改为每 2 小时 1 次。期间若血压下降合并有出血征象，应考虑使用止血药物、输血（如浓缩红细胞、血浆或血小板），必要时请外科会诊手术探查。

（4）有心脏瓣膜性疾病患者或者有菌血症风险者需要预防性给予抗生素；若术中经肺治疗膈顶部肝脏肿瘤，可术前预防性使用抗生素及术后抗生素治疗。

（5）患者在激光消融治疗过程中不能移动身体，这对于完成手术，减少并发症十分重要。

（6）嘱患者术后 1 周内避免重体力劳动和剧烈运动。

（7）必须签署知情同意书，激光消融治疗有如下风险：麻醉意外如心搏骤停、过敏反应；激光治疗部位出血、肝脏破裂、气胸、休克、感染性或血性胸腔积液；损伤神经、肾、肾上腺、胰腺等；损伤胃、结肠引起穿孔；胆瘘、胆汁性腹膜炎、肝脓肿；浅表部位皮肤灼伤、激光消融治疗失败，针道种植转移，术后复发可能，肝内血管损伤，门静脉或肝动脉栓塞，导致局部肝脏节段性坏死，甚至肝衰竭、死亡等，以及其他不可预料的意外。

四、术后护理

肝肿瘤激光消融后，部分患者会出现发热，但一般不超过 39℃。这与射频或微波热消融情况一致，多数与肿瘤坏死吸收有关。在术后护理中要根据体温情况给患者解释产生发热的原因和注意事项，做好高热基础护理，患者出汗较多时及时给予更换衣裤及床单，予饮食指导，嘱患者进食高维生素食物，适当补液。

出现疼痛时要对患者进行必要的心理护理，加强巡视病房，向患者解释疼痛的原因及缓解时间，消除患者的紧张和焦虑。出现恶心呕吐时一般与麻醉镇痛药物不良反应有关。护理上应给予饮食指导。嘱患者术前勿过多进食，术后 1 小时方可进食。

对于出血患者，术后应绝对卧床 24 小时，密切观察生命体征变化，对出现面色苍白、心率加快、血压下降者，迅速通知医生，尽快处理。观察穿刺点敷料渗出情况。

五、疗效评价及优缺点

激光消融疗效评价与射频或微波消融相同。均采用超声造影、增强 CT 或 MRI 等影像学方法评价，但目前仍以增强 CT 或增强 MRI 检查为金标准。根据影像表现疗效可分为：①完全消融（complete response，CR）经三期增强 CT/MRI 扫描或超声造影随访，肿瘤所在区域为低密度（超声表现为高回声），动脉期、门脉期及实质期未见强化；②不完全消融（in-complete response，ICR）经三期增强 CT/MRI 扫描或超声造影随访，消融灶内局部动脉期高增强结节，提示肿瘤残留。

常规超声具有实时、便携、价廉、无电离辐射等优点，最常用于实时引导穿刺布针和术中监测。但激光消融后可产生较多微气泡在消融灶周边肝实质内分布，干扰消融区范围的显示。因此，常规超声预测消融范围往往不甚准确。故激光消融疗效的即刻评价通常需待激光消融停止，消融区因高温产生的微气泡消失后，再用超声造影对其进行微循环血供信息的评估，可显著提高消融灶评估的效率和准确性。一般以超声造影无增强区直径大于术前肿瘤直径 0.5 ~ 1.0cm，且无增强区边缘光滑为消融完全。实际操作中，超声造影动脉期持续时间短，往往来不及全方位观察肿瘤消融区的血流灌注情况，因此，可能出现漏诊导致假阴性。术后一个月随访增强 CT 或 MRI 可较敏感的显示肿瘤残留与复发。消融区在 MRI 上呈边界清晰的椭圆形，分为三层，中心是条状极低信号，外围信号稍高，最外层信号最高，但仍低于周围正常组织。术前肿瘤指标升高的患者采用肿瘤指标来进行生物学疗效评价。

第三节　高危部位肿瘤的激光消融

一、高危部位概念

高危结节是指肝肿瘤靠近重要脏器结构，介入治疗时容易引发严重并发症或治疗失败。统计表明在肝脏占位病变中约有 25% 占位属于介入消融治疗的高危结节。

（一）肿瘤靠近大血管或肝门部胆管

相邻大血管距离 <5mm（门静脉一二级分支，肝门，肝静脉主干或下腔静脉主干），相邻肝门部左右肝管汇合处、肝总管或胆总管距离 <5mm。

（二）肿瘤靠近重要脏器的结构

肿瘤距离重要脏器（<5mm）（如心脏、肺、胆囊、右肾或胃肠道）。

（三）肿瘤靠近肝被膜及胸腹壁

肝肿瘤位于肝被膜下（与肝脏边缘距离 <5mm），或向肝外生长（肝外生长部分数额分为小于 30%，30% ~ 50% 和大于 50%）。

二、高危部位肿瘤的激光消融优势

由于射频、微波消融穿刺针直径较粗，在这几类高危结节穿刺布针时易损伤相邻重要脏器组织，导致大出血或胆管、胃肠道、胆囊等损伤导致严重并发症或治疗失败。因此消融治疗风险较大，传统的解决方法是人工腹腔积液，但依然存在很大的风险。

激光的精准消融却可在这类高危结节的消融上发挥重要作用。

（一）主要优势

1. 手术安全性　现有的 Nd：YAG 激光消融光纤由 21G 千叶针导入肝脏内肿瘤部位，相对于射频微波消融针直径较细，损伤重要组织结构的风险大大降低。

2. 消融范围局限可控　激光瞬时能量大，大血管周围热沉效应影响小。同时单根光纤的作用范围较为局限。根据离体和活体实验数据表明，单根光纤在 5W 功率作用 1 000 ~ 1 200J 时消融范围长径一般在 1.5 ~ 2.0cm，短径在仅 1.5cm 左右。尤其适合高危部位小病灶的精准消融。

（二）存在缺点

激光消融时微气泡较多，一次治疗后再次布针消融困难，因此，需要术前根据消融灶大小制定消融计划，对危险部位的大结节需要分次治疗，以降低并发症发生率，提高肿瘤完全消融率。

第四节　肝脏肿瘤激光消融的并发症及处理方法

肝癌激光消融并发症类型与肝癌射频、微波等热消融类似，但发生率较低，文献报道射频或微波消融并发症发生率为 4% ~ 33%，而 Vogl 等对 899 例患者 2 520 肝脏结节激光消融治疗后发现并发症仅 0.1% ~ 3.5%。

（一）针道出血

激光消融穿刺针直径为 21G，大出血发生率极低，约 0.05%，针道出血发生率为 0.1%，主要由于刺破血管后小血管止血不彻底或由于凝血功能障碍，出血沿针道流至肝包膜下或腹腔。防治方法包括术前完善凝血功能检查，纠正凝血功能，术中仔细操作，对与紧贴肝包膜或突出肝外的肝肿瘤，穿刺时不可从肿瘤表面刺入，应通过无瘤肝组织再穿入肿瘤组织，术中随时关注出血情况，术后按压穿刺点 5 ~ 10 分钟，必要时给予止血药。术中或术后发现腹腔出血应十分重视，可通过超声直接观察腹腔出血的量和速度，评价出血的严重程度。如通过彩色多普勒超声或超声造影后可发现穿刺针道出血点，可采用微波消融针消融止血。

（二）胆道损伤

发生率约 0.2%，肿瘤位于较大胆管附近时，穿刺进针尽可能避开 glisson 鞘，避开胆管，同时消融范围不宜过大，或采用长时间低功率或间断消融方法。

（三）肝脓肿

发生率约 0.7%，术前患者有无合并其他感染，如有应抗感染治疗结束后再行激光消融治疗，术中严格执行无菌操作，部分特殊病例如：Whipple 术后患者肝内转移性肿瘤消融，需特别注意有无合并肝内胆管积气及感染，此类患者易发生反复发作的肝脓肿。糖尿病患者应在血糖控制后再接受激光消融治疗。

（四）肿瘤种植转移

可沿针道种植转移也可种植于穿刺部位腹膜腹腔。预防措施为对靠近肝包膜的肿瘤穿刺时穿刺针不宜直接进入肿瘤内部，尽可能通过部分肿瘤周边肝组织，减少肿瘤破裂出血。

（五）邻近空腔脏器损伤

尤其对曾有手术史或影像检查发现肿瘤侵及周围空腔脏器时，激光消融要谨慎，可通过向腹腔注入生理盐水方式形成隔离带，将肝内病灶与肝周空腔脏器隔离开，保护胃肠道，避免热损伤导致穿孔。

（六）胸腔积液

发生率 7.3% ~ 33.3%。多发生在肿瘤靠近膈肌或穿刺针经过肋膈角之后。在 B 超引导下穿刺针尽可能避免穿入胸腔，术后注意观察呼吸是否平稳，血氧饱和度情况，如出现胸闷气急呼吸困难，应予以急诊胸部 X 线或 CT 以明确诊断，判断胸腔积液程度。少量胸腔积液可待其自行吸收，若大量胸腔积液且肺压缩超过 30% 或呼吸困难明显者应立即给予胸腔闭式引流。

（七）迷走神经反射

激光产热对肝包膜和肝内迷走神经刺激所产生的迷走反射可引起心率减慢、心律不齐、血压下降，严重者可导致死亡。术前应仔细评估患者心电图结果，必要时可进行 24 小时动态心电图检查，对术中出现迷走反射时可给予阿托品治疗。

（八）死亡

文献报道发生率 0.1%，多为迟发性。

第五节　门静脉癌栓的激光消融治疗概述

肝癌是世界上发生率最高的恶性肿瘤之一，在世界范围内位居男性恶性肿瘤发病第 5 位，女性第 9 位。其分布具有明显的地区差异，中国属于高发地区。根据世界卫生组织国际癌症中心估计，2012 年全球肝癌新发病例约为 78.2 万例，其中中国占 50%。我国每年肝癌新发病例约有 35.6 万例，高居恶性肿瘤死亡率的第 2 位。肝癌中大多数是肝细胞癌（hepa-tocellular carcinoma，HCC）。肝细胞肝癌具有恶性程度高、预后差等特点。肝切除术和肝移植是肝癌的右效治疗手段。肝癌手术切除后 5 年总体生存率较低，大肝癌术后 5 年生存率仅为 37.1%，小肝癌也只有 64.8%，转移和复发是影响其生存率的主要原因。肝细胞肝癌患者确诊时伴发门静脉癌栓比例 40% ~ 80%，随之并发肝内外病灶转移、门静脉高压、黄疸、腹腔积液等，文献报道称其中位生存期仅 2.7 个月，预后不良，目前缺乏有效的根治性治疗手段。

经皮激光消融治疗（percutaneous laser ablation，PLA）是微创热消融治疗领域中一种新兴技术。激光消融的机制是将激光的光能转变为热能，引起肿瘤组织的凝固性坏死。它利用激光光纤将高能激光射线作用于靶区的病变组织，通过一束连续的单色光发出的热效应引起组织坏死。当光集中在治疗剂量的波长时，光能量即被组织吸收，继而引起组织受热、蒸发以及凝固性坏死。本章节将探讨经皮激光消融技术治疗门静脉癌栓的操作方法、安全性及临床价值。

一、解剖学基础及病因

门静脉癌栓（portal vein tumor thrombosis，PVTT）是 HCC 生长过程中侵犯肝血窦，向门静脉内侵袭性生长，并逆流至门静脉分支和主干而逐渐发展形成的。动静脉瘘、门静脉逆流是门脉癌栓形成的主要危险因素。

二、临床表现

PVTT 有类似血管内栓子的机械性阻塞作用而引发一系列临床症状，它比原发肿瘤生长发展更迅速，易形成以癌栓为中心的肝内外转移，加重门静脉高压、肝衰竭、腹腔积液，最终导致死亡。PVTT 患者平均生存期仅 2 ~ 7 个月。

三、治疗

临床常根据 PVTT 累及的范围分为四型，指导制定合理的治疗方案。

Ⅰ型：癌栓累及二级及以上门静脉分支。

Ⅱ型：癌栓累及一级门静脉分支。

Ⅲ型：癌栓累及门静脉主干。

Ⅳ型：癌栓累及肠系膜上静脉或下腔静脉。

（一）手术治疗

在肝功能允许的情况下，肝癌合并 PVTT 患者首选外科手术。临床在切除原发病灶的同时，切除、开放癌栓所在门静脉分支血管，尽量予以吸除癌栓。肝癌合并 PVTT 的切除手术是难度较高的复杂手术，并发症的发生比例较高，其中死亡率报道为 0 ~ 11.5%。当断离或切开门静脉取栓时，术中易出现大出血；手术肝切除量往往较大，术后易致肝功能不全或衰竭、肝肾综合征、肝性脑病、弥散性血管内凝血（disseminated intravascular coagulation，DIC）等严重并发症，甚至死亡；切除后短时间内（7 ~ 30 天）癌栓可再形成，其原因多为肿瘤细胞紧密贴附于门静脉壁生长，术中未能取净。现有研究由于入组病例标准和随访方案不同，其随访得到的生存时间也不尽相同。

（二）介入治疗

目前文献报道的介入治疗方法多样，基本包括了所有可行的方案：肝动脉化疗栓塞术；门静脉癌栓 1251 放射性粒子植入术；经皮肝门静脉支架植入；经皮肝门静脉化疗栓塞术；肝动脉、门静脉二联化疗；

门静脉癌栓消融术：包括无水酒精注射治疗，高强度聚焦超声，以及近年来发展迅速的热消融术。

1. TACE 经导管动脉内化疗栓塞术（transcatheter arterial chemoembolization，TACE）　通过向肝癌及门静脉癌栓供血血管内注入化疗药物使癌细胞暴露于高浓度的药物中，减少药物的全身不良反应；栓塞剂导致肿瘤微血管栓塞，可减少血流冲刷带走化疗药物，减缓化疗药物从肿瘤中逸出而延长其作用时间。肿瘤供血动脉的栓塞形成导致肿瘤缺血，肿瘤内高浓度的化疗及一定程度的缺血起协同作用而导致肿瘤坏死，在晚期 HCC、手术前后辅助治疗中具有较高的临床价值。

在 META 分析中指出，Peng 等报道在肝功能属于 Child－Puch A 级的 603 例大宗样本中，TACE 组（402 例）和手术组（201 例）对照，中位生存期分别为 42 个月和 14.1 个月。

在 HCC 合并 PVTT 患者中，TACE 治疗存在增加肝衰竭的并发症。因此在临床上受限于肝功能分级和 PVTT 累及范围，多建议在肝功能 Child-Puch A 级和累及分支类型的患者中使用。

2. ^{125}I 粒子植入　^{125}I 粒子作为一种人工合成的单一微型放射源，在衰变过程中释放出"γ"线，抑制肿瘤细胞代谢、增殖，诱导凋亡，属于永久植入的内放射治疗。^{125}I 粒子植入的关键技术在于根据靶组织的形状、体积、密度与危及器官的解剖关系进行合理布源，达到适形治疗。

方主亭等报道应用超声引导下经皮穿刺植入放射性 ^{125}I 粒子条治疗 HCC 合并广泛 PVTT 患者 22 例，平均生存期 225 天，中位生存期 197 天。吴林霖等报道应用 TACE 联合门静脉内植入 ^{125}I 粒子条治疗 HCC 伴门静脉主干癌栓的患者，和单纯门静脉内支架植入术对照，每组各 30 名患者，中位生存期分别为 340 天和 190 天，TACE 联合门脉内植入 ^{125}I 粒子显著延长患者生存期，改善预后。

^{125}I 粒子植入治疗的常见并发症为术中穿刺部位疼痛、出血、低热、粒子迁移脱落造成的损伤。在门静脉内植入存在造成靶区血管穿孔和狭窄并发症的可能。

3. 不可逆电穿孔技术（irreversible electroporation，IRE）　是最新被批准临床使用的消融技术。IRE 利用电能破坏细胞膜来消融肿瘤。在患者的肿瘤区域内合理布置微创探针，通过向肿瘤组织释放微秒级高压脉冲作用细胞膜，电脉冲破坏细胞膜，在细胞膜上形成很多不可逆的电穿孔，造成细胞内外环境失衡，诱导细胞凋亡。但 IRE 并不会对周围的血管、神经和邻近的正常组织造成损伤。IRE 因在国内外使用时间短，尚未有大样本长期随访研究报道。目前在胰腺癌治疗上报道较多。Robert 等报道在 54 例不可切除胰腺癌患者中应用 IRE，全部获得技术成功，术后 90 天死亡率仅 1%，显著延长了生存期（20 个月 vs13 个月）。对于与肝动脉、肝内神经并行生长的门静脉，IRE 在应用原理上有适用于门静脉癌栓治疗的优势。我国台湾黄凯文教授尝试在Ⅱ级门静脉癌栓两侧并行置入 IRE 电极针来消融门静脉癌栓，取得初步局部疗效。

4. 激光消融　Koito K 等首次报道应用 YAG 激光消融门静脉癌栓使门静脉再通。随着技术的改进，陆正华等报道对 102 例肝癌合并门静脉癌栓患者进行激光消融治疗，术后 1 天有 95 例术前癌栓支完全无血流的门静脉内再次观察到彩色血流信号；术后 30 天有 76 例可观察到连续但不稳定的彩色血流信号，临床症状、肝功能和腹腔积液均得到了不同程度的改善。术后 3 年的存活率为 20.3%。这批患者的 PVTT 的治疗疗效颇为优异，鼓舞广大学者探索应用激光消融治疗 PVTT 的可能性。

Nd：YAG 激光消融治疗门静脉癌栓的优势可能有以下机制：脉冲释放激光光纤瞬间释放较高能量，在光纤头周围形成一小空腔及热凝固坏死带，连续后退可以形成条状凝固坏死带，其中央为汽化形成的隧道，在隧道的周围是热凝坏死带，最外围是炎症区。形成的长条形态可以适形消融门静脉癌栓，且中央的汽化隧道有利于门静脉再通，周围凝固坏死的癌栓组织可被机体逐渐吸收，有可能达到既杀灭了癌栓中的肿瘤细胞，又使阻塞的门静脉再通。

虽然激光消融存在上述优势，它同样存在以下的问题：实现和门静脉癌栓段长径一致的适形消融路径对介入医生穿刺技巧存在挑战；消融过程产生大量气体，影响到观察及进一步进针治疗；增强范围和消融范围不一致，根据气体范围错误估计消融范围，实际消融范围较小，使消融不全；门静脉癌栓本身的病理特点多样，不同时期成分不同，可以混合有血栓部分，治疗时功率的选择和消融范围间是否存在线性关系；存在血栓掉落播散的风险；消融术后即刻治疗段门静脉是无血流的，真正的血流再通的时间点和患者预后间的关系尚需临床随访观察。

门静脉癌栓伴随胆管、肝动脉、神经走行．如何控制上述影响因素，达到准确的适形消融是局部消融成功的关键。带着以上的思考，结合实际病例进行严谨的术前全面评估和方案设计，术后较为长期的随访，探讨激光治疗 PVTT 的实际应用价值。

（三）靶向治疗

HCC 的化疗疗效不佳。近年来，随着分子生物学的进展，靶向药物开始应用于晚期 HCC 治疗中。其中索拉非尼（sorafenib）作为多靶点的激酶抑制剂，具有抑制肿瘤生长和阻断肿瘤新生血管形成的双重作用。

赵鹏等报道对 54 例无法首先切除的患者应用索拉非尼治疗，疾病控制率为 48.1%，中位疾病进展时间 3.8 个月。张岚等报道对 Child-PughA 级的晚期肝癌患者口服索拉非尼治疗，中位疾病进展时间 4 个月，中位总生存时间 14 个月。

虽然索拉非尼对晚期 HCC 疗效确切，但未能获得满意的总生存期时间，仍需要进一步研究靶向药物的个体化治疗方案，以求提高疗效。

第六节　门静脉癌栓的激光消融

一、适应证及禁忌证

（一）适应证

适用于癌栓位于门静脉左支或右支及肝内分支，尚未侵犯主干（Ⅰ型、Ⅱ型）。

（二）禁忌证

（1）累及主干以及更广泛的门静脉癌栓形成（Ⅲ、Ⅳ型）。

（2）临床肝功能 Child-PughC 级。

（3）有明显出血倾向。

二、手术操作

（一）术前准备

1. 仪器准备

（1）超声导向设备：彩色多普勒超声诊断仪，3.5 ~ 5MHz 探头配穿刺附加器。

（2）激光光纤：激光光纤配备一次性 21G 带针芯的套管针。

（3）穿刺消毒包：内有孔巾、纱布、消毒布巾钳、5mL 注射器。

2. 患者准备

（1）术前禁食禁水 6 ~ 8 小时，完善肝功能、血常规、凝血功能全套、术前四项检查。

（2）详细解释治疗方案，取得患者知情同意并签字。

（二）手术方法

1. 体位选择　经左肝穿刺病灶一般选择平卧位，经右肝穿刺病灶一般选择左侧卧位，常规超声扫查后确定穿刺点。确认患者体位，穿刺点，测定进针的深度与角度。

2. 消毒麻醉　经静脉清醒镇痛麻醉。常规消毒，铺消毒巾，用穿刺探头再次确定穿刺点，明确穿刺路径，用 1% 利多卡因沿穿刺路径皮下局部麻醉至肝被膜。

3. 穿刺治疗　在超声图像监视下，让患者在平静呼吸状态下屏气，沿引导装置将 21G 引导针沿病变长轴穿刺进入门静脉癌栓远端。平稳退出内芯，置入激光光纤，再次超声确认光纤头端位置，设置功率和作用时间，踩下脚踏开关持续进行激光消融。观察声像图变化。完成局部消融后可沿门静脉长轴退针 1.0 ~ 1.5cm 再次作用。结束后拔除光纤，局部轻按止血。

4. 术后观察　平卧 12 小时，观察生命体征及腹部体征。

5. 注意事项

（1）选择穿刺位置时尽可能平行于门静脉长轴，有利于在一次穿刺中应用后退法尽可能完全消融一支门静脉癌栓。

（2）激光消融门静脉时会产生大量气体，在开始消融前对连续退针的距离及作用功率作充分的预估。

三、并发症及处理

未发生出血、肝衰竭等严重并发症。

四、疗效评价

（一）疗效评价标准

1. 完全消融 腹部 CT/MR 随访，门静脉管腔内癌栓呈无增强。

2. 不完全消融 腹部 CT/MR 随访，门静脉管腔内癌栓呈片状、条状或不规则强化。

3. 局部病灶进展（或复发） 首次复查 CT/MR 提示完全消融，后续复查显示癌栓明显增大并存在边缘或内部强化。

4. 门静脉再通 完全消融数周至数月后，超声复查见管腔内出现线状、蜂窝状暗区，内见血流染色。增强影像学可见强化。

（二）疗效评价及综合评价

激光消融在门静脉癌栓患者的初步应用获得了良好的局部效果。上述患者治疗段门静脉癌栓获得满意的消融范围，未见周边肝实质区消融表现和伴随胆道扩张征象。超声造影术后 1 ~ 3 个月可以观察到治疗段门静脉回声增强，内径变细，实变区域未见明显血流染色，未见明显管腔再通表现。MR 和 CT 增强检测获得类似的影像表现。

（三）安全性

本中心选取的 4 例患者除疼痛外，均无严重并发症发生，提示激光消融在门静脉癌栓治疗上有一定可行性。

（四）术后评估及随访

1. 随访方案 一般在术后 1、3、6、9、12 个月进行。

复查内容包括：

（1）血常规、凝血功能、肝肾功能、肿瘤标记物等检验资料。

（2）腹部及后腹膜超声检查。

（3）于治疗后第 3、6、9、12 个月分别复查一次 CT/MR。

2. 超声检查 治疗后使用普通超声探查治疗区局部情况，观察门静脉管腔内血供情况，有无出血、水肿等。行超声造影了解管腔内及周边微循环情况、具体的消融范围、评判即刻疗效。

五、优势与不足

光纤内径纤细，头端锋利，可控性良好，穿刺可以经过常规禁忌的区域譬如肋膈角等处，有可能将光纤平行于门静脉癌栓长径布入。对消融功率和时间的不同组合可以获得合适的消融区域，结合后退重复消融可以获得长条适形消融区，不损伤门静脉管壁及周边伴行的胆道、肝动脉和肝实质。和射频和微波相比，激光技术在门静脉癌栓消融治疗中在穿刺的安全性，消融范围的可控性、消融形态的适形性方面均具有优势。

超声引导下激光消融在开始治疗时产生大量气体，影响到观察消融范围及进一步进针治疗。进针路径、光纤到达部位、开始治疗的部位均需要全面的考虑。研究者逐步摸索出激光消融癌栓的技术要点：

（1）准确评估患者原发灶和门静脉癌栓的范围类型是激光消融能否取得疗效的关键。

（2）尽可能获得平行于门静脉癌栓的穿刺路径，必要时可以经肋膈角、肝内血管分支这些常规穿刺禁忌的区域。

（3）将激光引导针布入治疗段门静脉远端，做好光纤刻度标识，在开始消融后即使因为大量气体干扰无法显示光纤头端，可以按设定的退针距离来完成治疗。

（4）治疗中常使用5W、4分钟（1 200J）的治疗功率，对大部分的病变取得了满意消融。但癌栓病理类型多变，对不同阶段病变的有效激光能量条件的确立还需进一步积累经验。

六、小结

激光门静脉癌栓在局部治疗上获得满意的疗效，有效阻止了癌栓的发展，对于肝癌原发病灶已得到有效治疗的患者疗效颇为确切。但伴发癌栓患者的原发病变差异较大，在病例数较少的情况下无法合理分层，并获得可靠的生存期数据，其临床价值尚需进一步观察。综上所述，作者建议在临床联合应用其他方法有效控制原发病灶的情况下，对Ⅰ、Ⅱ型门静脉癌栓积极进行超声引导下激光消融可望获得较为长期稳定的局部控制率，有效延缓病情进展。

第十三章

常见肿瘤的中医治疗

第一节　乳腺癌

乳腺癌是指发生于乳腺的小叶和导管上皮的恶性肿瘤，以女性为多，男性仅占1%。乳腺癌是女性最常见的恶性肿瘤之一。在我国，乳腺癌发病率呈现快速上升的趋势，已成为女性恶性肿瘤发病率之首，据国家癌症中心和卫生部疾病预防控制局2012年公布的2009年乳腺癌发病数据显示，乳腺癌发病率位居女性恶性肿瘤的第1位，女性乳腺癌发病率全国合计为42.55/10万，城市为51.91/10万，农村为23.12/10万。女性乳腺癌患者年龄发病率显示25岁后逐渐上升，50～54岁达到高峰，55岁以后逐渐下降。我国妇女乳腺癌发病情况有以下特点：沿海城市高于内陆地区，经济发达、人口密度高的城市高于经济落后、人口密度低的城市；绝经前妇女发病率高（40～50岁为高发年龄段），占56%；ER阳性率低，<60%（西方国家高于70%）；ER、PR双阴性占30%；Ⅰ～Ⅱ期患者占70%左右等。

与乳腺癌发病呈正相关的因素有：一生中雌激素暴露时间过长（月经初潮年龄<12岁，绝经年龄>55岁）；未婚、未孕或初产年龄晚于30岁；哺乳期短；一级家属（母亲、女儿、姐妹）中有乳腺癌患者；乳腺良性疾病（乳腺小叶增生、乳腺纤维瘤或乳头状瘤等）未及时诊治；致密型乳腺腺体；长期服用雌激素；脂肪饮食；长期过量饮酒；绝经后肥胖；电离辐射；曾患一侧乳腺癌；精神因素以及携带与乳腺癌相关的突变基因，现已发现的乳腺癌易感基因有BRCA-1、BRCA-2、p^{53}、PTEN，这些基因突变所致的乳腺癌称为遗传性乳腺癌，占全部乳腺癌的5%～10%。

乳腺癌在中医学中属“乳岩”“乳石痈”等范畴，最早在东晋时期葛洪所著的《肘后备急方》对乳腺癌的症状特征进行了详细的记载：“石痈结肿坚硬如石，或如大核，色大变，或做石痈不消。”在《诸病源候论·乳石痈候》正式命名为乳石痈。宋朝时期首次提出“乳岩”。目前普遍认为乳腺癌的病因与饮食不节、情志郁结及冲任失调有关。其病机是正气亏虚，七情内伤，气血运行失常，气滞血瘀，痰浊瘀血互结于乳房而生癌变；或因饮食不节，情志不畅，肝郁脾虚，冲任失调，痰瘀凝滞于乳络，日久癌变。

一、辨证分型

1. 手术放化疗后辅助治疗

（1）肝郁气滞：

［主证］情志抑郁，胸胁闷胀。

［次证］心烦失眠，食欲欠佳。

［舌脉］舌质暗红苔薄白，脉弦细。

（2）脾虚痰湿：

［主证］神疲乏力，腹胀便溏。

［次证］纳呆，少气懒言。

［舌脉］舌淡胖边见齿印，苔薄白，脉濡而弱。

2. 晚期或转移复发姑息治疗

（1）气血两亏：

［主证］倦怠乏力，面色萎黄或苍白，消瘦。

［次证］伴头晕、心慌、气短等。

［舌脉］舌质淡少苔或苔厚腻，脉细弱。

（2）瘀血内阻：

［主证］情绪不宁，时而沉默寡言，时而言语不休，甚则狂扰不安。

［次证］伴骨痛、头痛、腹痛等。

［舌脉］舌质红紫或见瘀斑，脉沉实有力。

（3）气阴两虚：

［主症］乏力、口干、喜饮，腰膝酸软，五心烦热。

［次证］伴头晕、食欲缺乏、口苦等。

［舌脉］舌质红少苔或薄苔，脉细数或弦细。

临床分析结合文献资料认为肝郁气滞证雌激素（ER）、孕激素（PR）受体阳性率高，预后好；瘀血内阻证 C-erb-B_2 蛋白阳性率高，预后不良。Meta 分析显示中医药能提高乳腺癌患者的生存质量。

二、治疗方案

（一）治疗原则

（1）乳腺癌的治疗以综合治疗为主，包括手术、化疗、放疗、内分泌治疗、分子靶向治疗和中医药治疗等。内科治疗前需要进行仔细的肿瘤分期检查，包括病理组织学评估、影像学检查，全血细胞计数，血小板计数，生化检查，CEA、CA125、CA15 -3 等。根据患者的机体状况、肿瘤的病理类型、侵犯范围（分期）和发展趋向，结合细胞分子生物学改变，合理地、有计划地综合应用现有的治疗手段，以期较大幅度地提高治愈率和改善患者的生活质量。

（2）乳腺癌术后 4 ~ 6 周开始行辅助化疗以 4 ~ 6 个周期为宜，姑息化疗时间以临床疗效结合患者状态决定，激素受体阳性者术后内分泌治疗 5 ~ 10 年，HER2 过度表达者应用曲妥珠单抗（赫赛汀）治疗 1 年，手术放化疗期间和结束后辅以中药和生物治疗。

（3）Ⅰ期患者以根治性手术为主，国内现多作改良根治术或保乳手术加术后根治性放疗；Ⅱ期患者行根治性手术，术后 4 ~ 6 周行辅助化疗 4 ~ 6 周期，腋窝淋巴结阳性 3 颗以上或原发肿瘤直径 >5cm 或肿瘤侵犯肌肉者术后行胸壁和锁骨上淋巴结区放疗，放疗应在术后 6 个月内进行，期间辅以中药和生物治疗。Ⅲ期患者提倡新辅助化疗 2 ~ 3 周期，再做改良根治术或乳腺单纯切除加腋窝淋巴结清扫术，术后辅助化疗加放疗，期间辅以中药和生物治疗。Ⅳ期患者以姑息化疗、内分泌治疗、中药和生物治疗为主，需要时可行局部放疗或姑息性局部切除手术，最佳支持治疗，并需加强对症处理。

（4）中药应用应在中医理论指导下进行辨证施治，结合现代治疗对中医证候影响规律进行，以达到阴平阳秘为原则，一般用药期为 3 ~ 5 年。手术放化疗期间中医药的干预以增加化疗的敏感性，减轻毒性作用；辅助放化疗后中医药治疗以调理体质预防复发转移为主，以扶正培本为主，尽量避免应用大剂量清热解毒药。姑息治疗期间中医药的治疗可在辨证治疗的基础上，辅以调理体质，结合现代药理研究，适当加用解毒散结药物抗肿瘤。

（二）辨证施治

1. 汤剂

（1）肝郁气滞：

［治则］疏肝理气，解郁散结。

［方药］逍遥散合四君子汤加减。柴胡 6g，郁金 12g，预知子 12g，夏枯草 12g，党参 12g，白术 12g，茯苓 30g，神曲 12g，鸡内金 6g，佛手 12g，绿梅花 12g。

（2）脾虚痰湿：

［治则］健脾益气，化痰利湿。

［方药］四君子汤合二陈汤加减。党参 15g，白术 12g，茯苓 15g，炒薏苡仁 30g，炒淮山药 15g，制半夏 12g，陈皮 6g，鸡内金 6g，大枣 15g，豆蔻 6g，广木香 12g。

（3）气血两亏：

［治则］益气养血，扶正祛邪。

［方药］八珍汤加减。太子参 15g，女贞子 12g，枸杞子 12g，白术 12g，茯苓 15g，炒薏苡仁 15g，黄芪 15g，生地黄 12g，熟地黄 12g，预知子 12g，神曲 12g，鸡内金 6g。

（4）瘀血内阻：

［治则］活血化瘀，软坚散结。

［方药］少腹逐瘀汤加减。柴胡 12g，郁金 12g，丹参 15g，赤芍 15g，枳壳 10g，穿山甲（代，先煎）6g，川芎 12g，山慈姑 15g，夏枯草 10g，白花蛇舌草 30g，全蝎 6g。

（5）气阴两虚

［治则］益气养阴，兼以解毒。

［方药］沙参麦冬汤加减。南北沙参各 12g，麦冬 12g，玉竹 9g，生黄芪 15g，白术 12g，天花粉 15g，女贞子 12g，枸杞子 12g，夏枯草 12g，浙贝母 9g，焦三仙各 9g，猫爪草 15g。

2. 中成药

（1）口服中成药：①八宝丹，口服 2 粒；3/d（多适于热毒较盛者）；②康莱特胶囊，口服 4 粒，6/d（多适于脾虚夹痰夹湿证者）。

（2）静脉制剂中成药：①康莱特注射液，200mL 静脉滴注，1/d，连用 21d（多适于脾虚夹痰夹湿证者）；②参麦注射液等，30 ~ 60mL 静脉滴注，1/d，连用 14d（多用于气阴两虚证者）。

3. 中药应用要点

（1）乳腺癌以上几型为主，此外尚多有兼夹证，如脾虚夹湿夹痰，肝郁夹瘀等，应根据临床具体辨证加减施治。

（2）辅助治疗时应注意扶正为主，避免毒性药物应用；姑息治疗时应辅以清热解毒药物，如猫爪草、猫人参、穿山甲（代）等。

（3）中药应用：应注意现代治疗对辨证的影响，应与其他治疗相配合，如手术后气血亏虚应注意补益为主，放化疗引起的消化道、血液反应等注意辨证施治，内分泌治疗时出现类似绝经期症状时，可应用清热除蒸等方法治疗。

（三）西医治疗

1. 手术　乳腺癌的治疗以综合治疗为主，其中手术治疗仍占有重要地位。乳腺癌手术的目标是通过选择恰当的术式，使由手术造成的损伤降低到最小范围，又能达到根治的目的。近年来，临床早期发现的乳腺癌越来越多，因此乳腺癌手术治疗的术式也相应地发生了变化。乳腺癌的外科手术包括对乳腺和腋窝淋巴结的处理，乳腺手术有保乳手术和全乳房切除术。腋窝淋巴结手术分为前哨淋巴结活检和腋窝淋巴结清扫。对早期乳腺癌可使用保乳术，中晚期乳腺癌则多实行改良根治术。

2. 化疗　分为新辅助化疗、辅助化疗和挽救化疗。

（1）新辅助化疗：指手术前的化疗。其主要目的是：①缩小原发肿瘤，降低临床分期；②及早控制远处转移灶、消灭微小转移灶；③了解肿瘤对化疗的敏感性。

（2）辅助化疗：根治性手术后的化疗。目的是消灭可能存在的微小转移灶，防止复发，提高治愈率。辅助治疗方案的选择影响因素包括：疾病的危险度、激素受体依赖情况、HER-2 基因过表达或扩增程度、年龄、身体主要器官的耐受能力、治疗经费情况等。其中辅助化疗的获益患者主要有 3 类：①腋窝淋巴结阳性的患者；②腋窝淋巴结阴性，但具有危险因素的患者；③年龄较小（<70 岁）同时具备危险因素的患者。危险因素包括：年龄 <35 岁、病灶大小 pT>2cm、病理组织学分级 2 ~ 3 级、有肿瘤周边血管浸润、HER-2 基因过度表达或扩增、ER/PR 不表达。

（3）挽救化疗：对复发和转移患者的治疗，目的是缓解症状、控制疾病进展、提高生活质量、延长生存期。尽可能对复发或转移部位进行活检，重新评估肿瘤的激素受体和 HER2 状态，并据此制订挽救性治疗方案。

3. 放疗　分为术后辅助放疗、术后局部和区域淋巴结复发的放射治疗及转移性乳腺癌的放射治疗。

（1）术后辅助放疗：根据化疗前的肿瘤临床分期决定是否需要辅助放疗及放疗范围，包括改良根治术及保乳手术后的放疗。目的是降低局部区域复发。适应于局部和区域淋巴结复发高危患者，高危因素包括：①乳腺癌保乳术后；②腋淋巴结阳性；③肿瘤 >5cm；④切缘阳性或距离肿瘤 <1mm；⑤脉管癌栓。

（2）术后局部和区域淋巴结复发的放射治疗：局部和区域淋巴结复发率 3% ~ 27%，仅小部分适合手术，大多数均需放疗进行。半数为胸壁复发，其次为锁骨上、下区淋巴结转移，而腋窝复发少见。放疗的目的是控制局部复发病灶进展。

（3）转移性乳腺癌的放射治疗：目的是控制直接影响患者生活质量的局部病灶，减轻疼痛等，例如导致神经压迫的病灶、骨转移病灶、脑转移病灶、脊髓压迫等。

4. 内分泌治疗　通过阻断雌激素对乳腺癌细胞的作用，使肿瘤细胞停止增殖的一种治疗方法。内分泌治疗适用于激素受体（ER、PR）阳性的乳腺癌患者。其作用速度较化疗慢，获得部分或全部缓解常需要数周或数月，应用内分泌治疗有效的患者，其缓解期、生存期、生存的质量均较应用化疗的病例效果好。且内分泌治疗的疗效与受体状况相关：ER、PR 均阳性，有效率 60% ~ 70%；ER 或 PR 阳性，有效率 30% 左右；ER、PR 均阴性，有效率 <10%。其中 ER 阳性者，内分泌治疗与化疗相当，并且内分泌药物毒性反应较轻、易于长期服用，可带来较高的生活质量。

5. 靶向治疗　肿瘤分子靶向治疗是从分子水平来逆转肿瘤细胞恶性生物学行为的治疗模式，靶向治疗目前已经成为乳腺癌治疗领域的研究热点。HER2/neu 基因的表达能够预测曲妥珠单抗靶向治疗的敏感性，同时研究也显示 HER2 阳性的乳腺癌患者预示总生存期的缩短，HER2 过度表达也预示 TAM、CMF 化疗耐药。目前乳腺癌靶向治疗研究主要集中在针对 HER2、VEGF、EGFR 的靶向治疗，不断的又新的靶向药物被研发，这也给临床合理应用带来了新的挑战。

三、治疗策略选择

1. 手术治疗　乳腺癌的外科手术包括对乳腺和腋窝淋巴结的处理，乳腺手术有保乳手术和全乳房切除术。腋窝淋巴结手术分为前哨淋巴结活检和腋窝淋巴结清扫。保乳手术有严格的手术适应证，主要适应于乳房有适当体积、术后能够保持外观效果及临床Ⅰ期、Ⅱ期患者。全乳房切除的乳腺癌患者，可以通过整形外科技术进行乳房重建。乳腺癌的淋巴结转移是遵循一定解剖学规律的，肿瘤转移所必经的第一站淋巴结称之为前哨淋巴结，前哨淋巴结活检是只切除前哨淋巴结，经检测前哨淋巴结转移情况再进行腋窝淋巴结清扫。

2. 化疗

（1）乳腺癌新辅助化疗使不可手术者可手术、使不可保乳者可保乳，对临床Ⅱ、Ⅲ期乳腺癌患者达到可手术或保乳的目的；对隐匿性乳腺癌行新辅助化疗是可行的。新辅助化疗禁忌证为未经组织病理学确诊的浸润性乳腺癌。一般适合于临床Ⅱ、Ⅲ期的患者，宜选择含蒽环类和紫杉类的联合化疗方案，HER2 阳性患者同时应用抗 HER2 药物。

（2）乳腺癌术后辅助化疗方案的选择应综合考虑肿瘤的临床病理学特征、患者的意愿，以及化疗可能的获益及毒性等。

术后辅助化疗的适应证包括：①肿瘤 >2cm；②淋巴结阳性；③激素受体阴性；④ HER2 阳性（对 T_{1a} 以下的患者不推荐辅助化疗）；⑤组织学分级为 3 级。

目前术后辅助化疗的方案主要有 4 类：①非蒽环非紫杉类，CMF（环磷酰胺、甲氨蝶呤、氟尿嘧啶）；

②含蒽环类，AC（环磷酰胺、多柔比星）、CAF（环磷酰胺、多柔比星、5-FU）、EC（表柔比星、环磷酰胺）、CEF（环磷酰胺、表柔比星、氟尿嘧啶）；③含紫杉类，AC-T（环磷酰胺、多柔比星序贯紫杉醇）、CAF-T（环磷酰胺、多柔比星、5-FU 序贯紫杉醇）、TAC（多西紫杉醇、多柔比星、环磷酰胺）、TC（多西他赛、环磷酰胺）；④含曲妥珠单抗类，AC-TH（环磷酰胺、卡铂序贯多西他赛加曲妥珠单抗）、TCH（多西他赛、卡铂、曲妥珠单抗）。

1）腋窝淋巴结阴性患者辅助化疗方案选择。有高危复发因素：CMF（环磷酰胺、甲氨蝶呤、氟尿嘧啶）×6；AC/EC（多柔比星 / 表柔比星、环磷酰胺）×4；TC（多西他赛、环磷酰胺）×4。

2）三阴性乳腺癌患者辅助化疗方案选择：CAF（环磷酰胺、多柔比星、氟尿嘧啶）×6；CEF（环磷酰胺、表柔比星、氟尿嘧啶）×6；AC（环磷酰胺、多柔比星）×4 序贯 T（紫杉醇或多西他赛）×4。

3）腋窝淋巴结阳性患者辅助化疗方案选择。a. 常规 3 周方案 AC（环磷酰胺、多柔比星）×4→T（紫杉醇或多西他赛）×4，CEF（环磷酰胺、表柔比星、氟尿嘧啶）×3→T（多西他赛）×3；TAC（多西他赛、多柔比星、环磷酰胺）×6。b. 周密集方案：AC（环磷酰胺、多柔比星）×4→T（紫杉醇或多西他赛）×4；A（多柔比星）×4→T（紫杉醇）×4→C（环磷酰胺）×4。

4）HER-2 阳性患者化疗：AC（环磷酰胺、多柔比星）×4→TH（紫杉醇或多西他赛加曲妥珠单抗）×4；TCH（多西他赛、卡铂、曲妥珠单抗）×6。

另外，乳腺癌术后标本行免疫组化检测，应常包括 ER、PR、HER2 和 K1-67，据此进行分子分型，根据分子分型进行治疗方案的选择。

（3）乳腺癌化疗药物的不良反应主要表现为骨髓抑制、胃肠道不良反应，以及对心脏、肝肾功能的毒性反应。临床主要表现为乏力、食欲缺乏、恶心呕吐、口腔溃疡、便秘或溏、心悸、脱发、失眠、白细胞减少等。中医学认为这是化疗药物伤及人体气血精津和五脏六腑所致，使用健脾利湿、益气养血、滋补肝肾等中药，以达到扶正祛邪，调护阴阳气血，提高免疫能力，减轻化疗的毒性反应，预防复发和转移，提高化疗完成率及生存年限等作用。

1）胃肠道反应：化疗引起的消化道反应，如食欲缺乏、恶心呕吐、便秘或溏是严重影响患者生活质量的重要因素。可酌情选用健脾和胃基础方加减。恶心呕吐者加用姜竹茹、陈皮；便秘者加用瓜蒌仁、郁李仁；口腔溃疡加沙参、麦冬；便溏者加用石榴皮、乌梅等。

2）骨髓抑制：化疗引起的骨髓抑制、血象下降者可用益气养血基础方药加减，如生黄芪、党参、白术、枸杞子、女贞子、当归等；血象重度下降者可加用紫河车、淫羊藿、鹿角胶、龟甲胶等；血虚者加用鸡血藤、何首乌；失眠严重者加酸枣仁、远志、茯神等。

3）心脏毒性：某些化疗药物具有心脏毒性，治以益气宁心为主，常以炙甘草汤合生脉饮加减。

4）肝功能损害：化疗引起的肝功损害，宜疏肝健脾、理气化湿。常以六君子汤合茵陈蒿汤加减。

5）肾功能损害：化疗引起的肾功能异常，以补肾活血，利尿解毒为治则。补肾气用鹿角霜、炙龟甲、牡蛎；利尿解毒活血常用丹参、茯苓、泽泻、泽兰、桃仁等。

乳腺癌患者在进行化疗的同时，配合中药协同治疗，可减轻化疗的毒性反应，增加疗效，又能提高患者的免疫功能，已广泛应用于临床。

3. 放疗　放射治疗是局部治疗手段，是乳腺癌综合治疗的主要组成部分，适合于各期病例。适应证：①保乳手术后；②切缘阳性；③≥ T_3 期；④腋淋巴结 4 个或 4 个以上阳性；⑤腋淋巴结 1 ~ 3 个阳性考虑放疗。放射治疗的应用主要有 3 个方面：①根治性放射治疗；②术前、术后辅助放疗；③姑息性放射治疗。一般情况下接受乳房保留手术的乳腺癌患者都应行全乳放疗，但 70 岁以上，激素受体阳性、$T_1N_0M_0$、切缘阴性的患者可以单纯使用辅助内分泌治疗。

（1）根治性放射治疗目前多用于年迈体弱或患有严重心血管或其他内脏疾病等不适于手术的Ⅰ ~ Ⅱ期患者。

（2）乳腺癌根治术和改良根治术后辅助放射治疗：乳腺癌根治术后，具有下列高危因素之一：①原发肿瘤最大直径≥ 5cm，或肿瘤侵及乳腺皮肤、胸壁；②腋淋巴结转移≥ 4 个；③ T_1、T_2、淋巴结转移 1 ~ 3 个，包含一项高危复发因素的患者。放疗开始时间应在手术后 3 ~ 6 周如有植皮可延至 8 周开始。

（3）术前放疗：目的是减低或消灭癌细胞的活力，防止术中播散。使不能手术的病例变为可手术切除。适应证：①乳腺癌局部病灶大 T_3，无腋窝淋巴结转移；②Ⅱ、Ⅲ期乳腺癌局部皮肤有侵犯或腋窝淋巴结有明显转移征象；③争取手术切除的炎性乳腺癌。

（4）姑息性放疗：晚期乳腺癌（Ⅲ、Ⅳ期）放疗以控制局部和转移灶为目的，晚期乳腺癌放疗的局部控制率可达 70%，5 年生存率为 0 ~ 20%。复发转移乳腺癌的放疗：①胸壁复发，若之前未接受过放疗，即使是单个复发病灶，也应考虑行同侧全胸壁放疗，并包括区域淋巴引流区；②区域淋巴结复发，未接受过放疗者，给予常规照野和剂量，曾接受放疗者，可用小野、快速低剂量放疗；③骨转移、臂丛受压或受侵等以疼痛为主要症状，可给予局部放疗减轻疼痛。

（5）中医药与放射治疗相结合的目的和作用包括 3 个方面：①防治放射治疗引起的不良反应及后遗症；②发挥中医药的放射增敏作用；③在放射治疗后，中医药巩固治疗以减少复发及转移，提高远期疗效。中医学认为放疗后，热毒外侵，气血失和，津液受损，肾气亏虚，肝肾不足，天癸枯竭，冲任失调，出现热毒炽盛，气阴两虚，脏腑功能下降。治疗应以益气养阴，清热解毒，扶正祛邪为主。方用，沙参麦冬汤合白虎汤加减，药用南北沙参各 15g，天麦冬各 12g，生地黄 15g，天花粉 12g，鲜芦根 15g，知母 12g，生石膏 30g，桑白皮 12g，浙贝母 12g，炙枇杷叶 12g，杏仁 12g，桔梗 6g，生薏苡仁 30g，生甘草 6g 等。

4. 内分泌治疗　乳腺癌患者月经状态是选择内分泌治疗药物的重要依据，绝经一般是指月经永久性终止，也用于治疗过程中卵巢合成的雌激素持续性减少，判断是否已绝经可参考以下标准：①双侧卵巢切除术后；②年龄≥ 60 岁；③年龄 <60 岁，且在没有化疗和服用三苯氧胺、托瑞米芬和卵巢功能抑制治疗的情况下停经 1 年以上，同时血 FSH 及雌二醇水平符合绝经后的范围；④正在服用三苯氧胺、托瑞米芬，年龄 <60 岁的停经患者，必须连续检测血 FSH 及雌二醇水平符合绝经后的范围。

（1）辅助内分泌治疗适用于 ER 和（或）PR 阳性的乳腺癌患者，一般在化疗之后应用，可以和放射治疗以及靶向治疗同时应用。①绝经前首选三苯氧胺，20mg/d，连用 5 年或卵巢去势（手术或药物）± 三苯氧胺。若服用三苯氧胺 5 年后仍处于绝经前状态可考虑延长至 10 年，若服用 5 年后处于绝经后状态，可停药也可继续服用芳香化酶抑制药 5 年。三苯氧胺治疗期间注意避孕，每半年至 1 年行 1 次妇科检查，了解子宫内膜厚度。②绝经后首选芳香化酶抑制药，不能耐受可选用三苯氧胺。绝经后内分泌辅助治疗可以一开始就用芳香化酶抑制药连用 5 年，或三苯氧胺治疗 2 ~ 3 年或以后再转用芳香化酶抑制药 2 ~ 3 年，或三苯氧胺满 5 年之后继续应用芳香化酶抑制药 5 年。③围绝经期：先选择三苯氧胺，绝经后改用芳香化酶抑制药。

（2）复发转移解救内分泌治疗：ER 和（或）PR 阳性的晚期乳腺癌，肿瘤进展缓慢，转移灶仅限于骨和软组织，或无症状的内脏转移，应尽量避免不必要的强烈化疗，选择内分泌治疗。绝经后晚期乳腺癌患者芳香化酶抑制剂是首选的一线治疗，芳香化酶抑制剂分为类固醇类和非类固醇类，其中非类固醇类芳香化酶抑制剂具有较高的反应性，但耐药后可导致疾病进展，氟维司群（肌内注射，500mg，第 1 天，继之以 250mg，每 2 周 1 次）已成为非类固醇类芳香化酶抑制药治疗失败后的又一内分泌治疗选择，并且有可能成为绝经后晚期乳腺癌新的一线内分泌治疗选择。

（3）乳腺癌患者内分泌治疗，特别是非甾体抗雌激素类药物（他莫昔芬，TAM）的应用，多会出现潮热、夜间苏醒、汗出等症状，这是由于体内雌激素水平下降产生的类似更年期表现。中医辨证为阴虚内热，虚阳上亢、津液不固所致，可予银柴胡 10g，百合 30g，生地黄 20g，麦冬 12g，灵芝 12g，地骨皮 15g，山药 15g，熟地黄 12g，何首乌 12g，枸杞子 12g，女贞子 12g，山茱萸 129 等组方加减，同时要注意避免使用含雌激素活性的补品，如人参、蜂王浆等。芳香化酶抑制剂的应用，让许多女性过早出现了骨质疏松。腰背痛、下肢运动障碍甚至骨折，乳腺癌患者在和肿瘤抗争的同时，还不得不面对体内骨质丢失带来的痛苦。定时行骨密度测定或局部 CT 检查，为乳腺癌治疗导致的骨量流失速度做出大致的估计，在不同阶段选用不同程度的抗骨质疏松治疗，必要时可以使用降钙素、活性维生素 D 或双磷酸盐来阻止骨量流失。此外，双磷酸盐还能有效阻止乳腺癌患者发生骨转移，起到“一箭双雕”的功效，同时合理加强运动，配合中医药辨证论治。中医学把骨质疏松症归属于“骨痿”“骨枯”“骨痹”范畴，认为其发病机制为肾虚及脾虚，故采用补肾壮骨、益气健脾的治疗法则。药用熟地黄 12g，延胡索

15g，龙骨 30g，全蝎 6g，桑寄生 12g，山茱萸 12g，骨碎补 12g，山药 15g，白术 12g，茯苓 15g，枸杞子 15g，杜仲 9g 等随症加减。

5. 分子靶向治疗

（1）针对 HER2 的靶向治疗：抗 HER2 的靶向治疗可显著改变 HER2 阳性乳腺癌患者的预后，靶向药物包括曲妥珠单抗、曲妥珠单克隆抗体-DMI、帕妥珠单克隆抗体。①曲妥珠单抗通过与HER2受体结合，阻断生长信号抑制肿瘤细胞生长，已成为 HER2 阳性早期乳腺癌和转移性乳腺癌的标准治疗。HER2 阳性标准：免疫组化（IHC）检测为 3 +或荧光原位杂交法（FISH）阳性或色素原位杂交法（CISH）阳性者，IHC 法检测 HER2 为 2 +的患者应进一步做 FISH 检测明确是否有基因扩增。曲妥珠单抗治疗前须测定左心射血分数（LVEF），要求 LVEF>50%，不主张同时进行蒽环类药物化疗；每 3 个月监测 1 次 LVEF。曲妥珠单抗目前推荐的治疗时间为1年,可与化疗同时使用或化疗后序贯使用。②曲妥珠单克隆抗体-DM1（T-DMI）是一种融合了 HER2 抗体和抗微管药的新型靶向药物，可将细胞毒药物特异性送至 HER2 阳性的肿瘤细胞内，最新的临床研究显示 T-DM1 可显著改善既往接受过抗 HER2 治疗的 HER2 阳性晚期乳腺癌患者的无进展生存期，且安全性更高。该药已经在全球多个国家获批应用于临床。③帕妥珠单抗是一种重组的单克隆抗体，与 HER2 受体胞外结构域Ⅱ区结合，抑制二聚体的形成，进而抑制受体介导的信号转导通路，抑制肿瘤细胞的生长。帕妥珠单抗对 HER2 低表达的患者同样有效。

（2）针对 EGFR 的靶向治疗：主要的靶向药物是拉帕替尼，它是一种新型的口服酪氨酸激酶抑制药，可以同时抑制 HERI 和 HER2，对 HER-2 阳性乳腺癌治疗有效。它与曲妥珠单抗无交叉耐药，且能通过血脑屏障，对曲妥珠单抗耐药及脑转移的患者是又一新的选择。

（3）针对 VEGR 的靶向治疗：贝伐单抗是一种重组的人源化单克隆抗体，通过竞争性结合 VEGF 受体，抑制血管内皮细胞有丝分裂及肿瘤新血管的形成，从而达到抑制肿瘤生长的目的。

6. 乳腺癌术后辅助全身治疗的选择　应根据个体复发风险、肿瘤分子分型及对不同治疗方案的敏感性等因素。

7. ER、PR、HER2 均为阴性　临床称为“三阴性”乳腺癌患者占 15% ~ 20%。其病理及肿瘤生物学特征有：多为导管癌，组织学分级较高，肿瘤细胞多表达 basal 细胞角蛋白、EGFR 和 p53 等，并且在表型特征和分子水平上与 basal-like 乳腺癌和 BRCAI 相关乳腺癌存在一定的相关性。三阴乳腺癌患者常较早发生局部复发和远处转移，内脏转移率高于骨转移，预后较差，目前也有一些关于化疗和靶向治疗等方面的研究报道和临床试验，提示烷化剂、铂类、蒽环类等可能是相对敏感药物。针对 EGFR、C-kit 和 Src 等靶点的靶向治疗也有可能发挥较好的治疗效果，需进一步研究。

8. 乳腺癌晚期复发转移病人的姑息治疗　治疗方案的选择要考虑以往化疗药物种类，使用时间以及不同药物间毒性反应特性等因素，如不能耐受强烈治疗方案患者可选用单药化疗，如 PS 在 3 ~ 4 分者应接受最佳支持治疗或中药为主治疗。姑息化疗药主要用蒽环类、紫杉类、希罗达等。必要时行局部放疗，加强内分泌治疗同辅助治疗及分子靶向治疗如曲妥珠单抗、拉帕替尼、贝伐单抗等。

9. 注意事项

（1）原发肿瘤直径 >0.5cm 伴有危险因素者或肿瘤直径 >1cm 均应行术后辅助化疗。腋下淋巴结数目（至少送检 10 枚以上）。

（2）清扫检测腋窝淋巴结多于 10 个时才能确定腋窝淋巴结是否转移。

（3）Ⅱ期患者腋窝淋巴结阳性 3 颗以上或原发肿瘤直径 >5cm 或肿瘤侵犯肌肉者术后行胸壁和锁骨上淋巴结区放疗，余不主张放疗。

（4）乳腺癌组织学分级是重要的预后指标，大多数浸润性非特殊型癌根据腺管形成、细胞核多形性及核分裂计数指标进行分级，有利于评估其分化程度及预后。肿瘤组织中，75% 以上形成腺管样结构为 1 分；10% ~ 75% 形成腺管样结构为 2 分；无腺管样结构或少于 10% 者为 3 分。细胞核多形性方面大部分瘤细胞胞核大小、形态较一致，核规则，染色质匀细为 1 分；约 1/3 瘤细胞胞核大小不一，形态不规则，染色质较粗为 2 分；大部分瘤细胞核多形性明显，可见单核或多核瘤巨细胞为 3 分。核分裂计数应在肿瘤浸润前沿区进行，每 10 个高倍视野中瘤细胞核分裂总数在 3 个以内为 1 分；4 ~ 5 个为 2 分；

6个以上为3分。

以上3个指标评分相加，3 ~ 5分为Ⅰ级（分化好、低度恶性）；6 ~ 7分为Ⅱ级（中度分化、中度恶性）；8 ~ 9分为Ⅲ级（分化差、高度恶性）。

（5）激素受体状态：激素受体情况与预后相关，ER（－）患者，化疗受益明显，但早期复发率高（5年内）；ER（＋）患者，内分泌治疗受益明显，预后也好，但有潜在的远期复发可能，病程15 ~ 20年均有复发；HER2过度表达者预后差，复发、转移率较高（HER2检测免疫组化法为3+或FISH或CISH检测HER2扩大2.1倍以上视为过度表达）。

（6）化疗和内分泌治疗应先后进行，化疗后行内分泌治疗，放疗与内分泌治疗可先后或同时进行，需术后放疗者应先化疗后放疗，也可以放化疗同步。

10. 治疗后监测　临床体检：术后1 ~ 2年，每3 ~ 4个月1次，3–5年至少每半年1次，5年以上至少每年1次；检查内容包括血常规，小生化，肿瘤类，T细胞亚群+NK，每年1次双侧乳房X线检查及超声检查，胸片，肝胆及健侧乳腺和双腋下B超等。服用他莫昔芬者定期复查盆腔B超观察子宫内膜情况，服用芳香瑞宁得者注意骨密度测定。同时注意ECT骨扫描及颅脑MRI检查。

第二节　卵巢癌

卵巢恶性肿瘤是发生于卵巢组织的恶性肿瘤。其组织类型繁多，一般分为上皮性卵巢癌和非上皮性卵巢癌，其中上皮性癌占绝大多数（约90%），其来源于体腔上皮或“修饰的间皮”，故人们常将卵巢癌泛指为卵巢恶性肿瘤。卵巢癌是妇科三大恶性肿瘤之一，其发病率位于宫颈癌和宫体癌之后，但它是三大恶性肿瘤中预后最差的，总的5年生存率较35年前略有提高，但仍然很低（35% ~ 38%）。

卵巢癌属于中医“肠覃”等疾病的范畴，在中医古文献中未见有卵巢恶性肿瘤之病名，但有类似卵巢恶性肿瘤的记载。本病的形成多因正气先虚，脏腑之气虚弱，六淫邪毒乘虚而入，客于肠外与卫气相搏，留而不去；或因饮食不节，损伤脾胃，令食饮不消，聚结于内，脾虚生痰，痰湿凝成块；或湿郁化热，湿热蕴结不散；或因情志失调，令肝气郁结，气滞血瘀，阻塞经络，久则渐成癌瘤。

一、辨证分型

（一）中医病因病机

一般认为，卵巢癌以外感邪毒、内伤饮食及情志抑郁为其主要致病因素，而脏腑阴阳气血失调、正气虚损则是其致病基础。数者互为因果，最终使痰、湿、气、血瘀滞于冲任、胞脉，久之则导致卵巢癌的发生。正气亏虚、气滞血瘀是卵巢癌的基本病机。

1. 气滞血瘀 情志不节，多怒久郁，气机不畅；或寒温失节，久病不瘥，脏腑之气虚弱，气行不畅。若气塞不通，血壅不流，日久必有血瘀，气滞血瘀，蕴结于冲任，积久成疾。

2. 痰湿内阻　元代医家朱丹溪提出，肿瘤的发生与痰有关，“痰之为物，随气升降，无处不至……凡有块着，多为痰也。”寒温失调，饮食不节，情志久郁，均可损伤脾胃功能，致水湿不运，聚而生痰，阴痰阻任，任脉不畅，日久生积。

3. 热毒内结　由于情志抑郁、郁而化火；或感受外来毒热之邪；毒热夹气、夹血，久之气、血、瘀、毒、热等蕴结冲任而产生疾。

4. 脏腑失调，气血亏虚　明代张景岳提出“脾气不足，虚弱失调之人，多有积聚之病”，即久病或素体脏腑气血虚弱，气血瘀滞，为致发肿瘤原因之一。

然而经手术、化疗和放疗等治疗后，患者脾胃功能损伤，又致脾胃亏虚，运化失司，脾虚湿困；正气损伤，津液耗损，以致气阴两虚。

（二）中医证型

1. 气滞血瘀

［主证］腹部肿块坚硬固定，腹胀腹痛。

［次证］面色黯而无华，形体消瘦，肌肤甲错，二便不畅，溲黄短，月经紊乱或阴道出血。

［舌脉］舌质黯紫或有瘀斑，苔薄黄，脉细弦或涩。

2. 湿热蕴结

［主证］腹部肿块，腹胀痛，大便干燥，小便短黄。

［次证］口干苦不欲饮，不规则阴道出血，或伴有腹水。

［舌脉］舌质黯红，苔黄腻，脉弦数。

3. 脾虚痰湿

［主证］腹部肿块，胃脘胀满，食后腹胀。

［次证］面色萎黄，大便溏泄，食欲缺乏，肌瘦无力。

［舌脉］舌质淡黯，苔白腻，脉细滑。

4. 气血亏虚

［主证］腹痛绵绵，或有少腹包块。

［次证］伴面色苍白，精神萎靡，全身无力，大肉渐脱，心悸气短，动则汗出，纳呆。

［舌脉］舌质淡红，苔薄，脉沉细弱，虚大无根。

二、治疗方案

（一）治疗原则

卵巢恶性肿瘤的治疗主要以综合治疗为原则，以手术切除为主，化疗或放疗为辅，中医药和生物治疗等则可贯穿治疗的始终。理论上，每个卵巢癌患者均应行剖腹探查术，以明确诊断，全面分期及行肿瘤切除术。若为晚期，肿块较大，有广泛转移，粘连严重者，可先行化疗及中医药治疗以缩小肿块，提高机体免疫力，积极为手术做准备。手术则以尽量切除原发肿瘤及其转移病灶为原则，肿瘤治疗后复发，如有切除可能，应尽量争取再次剖腹探查及肿瘤细胞减灭术，然后再行放化疗。

（二）辨证施治

《医宗金鉴·妇科心法要诀》云：“凡治诸癥积，宜先审身形之强弱，病势之缓急而治之。如人虚，则气血虚弱，不在攻伐，病势虽盛，当先扶正，而后治其病；若形证俱实，当先攻其病也。经云：大积大聚，衰其大半而止，盖恐于攻伐，伤其气血也。其治法，或行气活血或解毒散结，或扶正祛邪，随证而用之。”临床有虚证实证之分。虚证有气血亏虚；实证有气血瘀滞，痰湿凝滞，湿热郁毒。实证以清热解毒，活血化瘀，涤痰软坚为主；虚证则根据人体质不同随症加减。病久则往往虚实夹杂，治疗也当扶正祛邪兼顾。

1. 汤剂

（1）气滞血瘀：

［治法］行气活血，祛瘀散结。

［方药］膈下逐瘀汤加减。黄芪 30g，当归、莪术、五灵脂、乌药各 15g，川芎、三棱、赤芍、延胡索、桃仁、红花、香附各 10g。

（2）湿热蕴结：

［治法］清热利湿，解毒散结。

［方药］四妙丸加减。生薏苡仁、半枝莲、龙葵、白花蛇舌草、白英、车前草、土茯苓、大腹皮、鳖甲（先煎）各 30g，莪术 15g，黄柏、知母、怀牛膝各 10g。

（3）脾虚痰湿：

［治法］健脾利湿，化痰散结。

［方药］参苓白术散加减。黄芪、猫爪草、预知子各 30g，党参、茯苓各 12g，薏苡仁、白扁豆、白术、车前子、莪术、猪苓、海藻、厚朴各 15g，山慈姑 10g。

（4）气血亏虚：

［治法］补气养血。

［方药］八珍汤加减。熟地黄、茯苓各 20g，党参、白术、白芍各 15g，当归、川芎各 10g，甘

草 6g。

2. 其他治疗

（1）中成药：①艾迪，40 ~ 80mL 加入生理盐水或 5% 葡萄糖注射液中，静脉滴注，1/d，10 ~ 15d 为 1 个疗程，适于卵巢癌瘀毒较重患者；②鸦胆子乳剂，20 ~ 30mL 加入生理盐水 500mL 中，静脉滴注，1/d，10 ~ 15d 为 1 个疗程，适于卵巢癌热毒较重或脑转移的患者；③平消胶囊，4 片口服，3/d；④西黄丸，1 包口服，3/d。

（2）针灸：针刺取穴大椎、足三里、血海、关元等穴，用补泻结合手法，每日 1 次，得气后每次留针 15 ~ 30min，调节人体气血阴阳，扶助正气。或足三里等穴位注射，均能提高血细胞及血小板数目，提高机体免疫力，维持化疗的顺利进行。耳针取肝、脾、胃、大肠、小肠、三焦、腹、十二指肠、缘中、屏间，或耳部压痛点、色素点等，每次选 3 ~ 4 穴，用毫针刺法、埋针法、压豆法等，1/d，双耳交替选用。用于本病化疗后出现胃肠道反应的辅助治疗。

（三）西医治疗

1. 卵巢恶性肿瘤手术名称的简单介绍　手术治疗的目的：盆腹腔的全面探查分期；明确诊断；实施肿瘤细胞减灭术，尽可能彻底地切净肿瘤，提高综合治疗效果。

（1）全面分期探查术：卵巢恶性肿瘤分期探查术尽可能全面而准确的分期，手术包括：腹部纵切口、腹腔细胞学检查、大网膜切除、仔细的盆腔探查及活检、盆腔及腹主动脉旁淋巴结清除术、全子宫和双附件切除。

（2）保留生育功能的手术（保守性手术）：即保留子宫和对侧附件，其余手术范围同分期手术。选择上皮性卵巢癌患者的原则是：患者年轻，有生育要求；肿瘤局限于Ⅰ a 期；细胞高分化（G1）；可按要求随访。该术式也适合于需要生育的Ⅰ a 期性索间质肿瘤和各期恶性生殖细胞肿瘤。

（3）初次肿瘤细胞减灭术：化疗开始前，初次行开腹手术时，为明确肿瘤诊断和分期而进行的肿瘤细胞减灭术。原则是尽最大努力切除原发灶和一切转移瘤。若术后残余癌灶直径≤ 1cm，称为满意的肿瘤细胞减灭术；若残余癌灶直径 >1cm，称为不满意的肿瘤细胞减灭术。

（4）中间性肿瘤细胞减灭术：初次肿瘤细胞减灭术不满意，患者随后可行 2 ~ 3 个疗程化疗，再进行第二次肿瘤细胞减灭术；或各种检查提示手术难度大，不易达到成功减瘤术而首选 2 ~ 3 个疗程化疗（新辅助化疗），再进行减瘤术。

（5）二次肿瘤细胞减灭术：首次治疗后患者达到临床完全缓解又复发，而再次施行手术治疗称为二次肿瘤细胞减灭术。

（6）二次探查术：指满意的肿瘤细胞减灭术后，经过至少 6 个疗程化疗，通过妇科检查、影像学辅助检查和实验室检测均无肿瘤复发迹象，临床达到完全缓解，再次施行的剖腹探查术。

2. 卵巢恶性肿瘤的化疗　大多数卵巢恶性肿瘤对化学药物是敏感的，上皮性卵巢癌约有 50% 对化疗有良好的反应。对于广泛转移、种植，特别是细小颗粒病灶，很难在手术中切除干净，必须用化疗杀灭；还有肉眼看不到的癌细胞，更需要依靠化疗才能解决。此外，有时肿瘤巨大、固定，先用化疗使其缩小或松动，以利于手术的切除。随着抗癌药物的不断更新，多种给药途径的开辟以及临床经验的积累，卵巢恶性肿瘤的化疗已由过去姑息性和一般辅助性治疗地位转变为常规综合治疗中的重要环节，特别是术后患者赖以长期存活的关键性治疗方法。卵巢恶性肿瘤化疗敏感，但也容易产生耐药。通常把卵巢癌的复发分为化疗敏感型和化疗耐药型。

腹腔化疗的优点在于局部药物浓度高、排泄较慢、药物可与癌细胞直接接触等。但腹腔毒性明显较静脉组高，一般认为腹腔化疗适用于术后残留灶微小的晚期卵巢癌，而对腹腔内有粘连或术后残留灶较大的患者并不适用。目前疗效确切的腹腔化疗药物是顺铂。

3. 卵巢恶性肿瘤的放疗　在卵巢恶性肿瘤中，无性细胞瘤是对放疗敏感和高度有效的肿瘤，颗粒细胞瘤中度敏感。放疗目前主要用于术后残存肿瘤小或无肉眼残存肿瘤者的辅助治疗；化疗难治性或化疗后残存肿瘤的挽救治疗，或作为孤立转移灶的姑息治疗。随着化疗的进展，化疗已代替放疗作为卵巢无性细胞瘤患者的首选辅助治疗，但对晚期、复发患者，化疗后残存肿瘤、复发病灶采用盆腔野或局部肿瘤野放疗仍不失为一种有效的挽救治疗手段。

三、治疗策略选择

（一）上皮性卵巢癌

从20世纪60年代单药烷化剂，70年代的单药顺铂，到80年代顺铂联合化疗，使Ⅲ期上皮癌的术后中位生存期从12个月、18个月提高至24个月。20世纪90年代又出现了一批新的抗癌新药，如拓扑替康、吉西他滨、紫杉特尔（泰素帝）、草酸铂（oxaliplatin）、脂质体多柔比星（doxil）等治疗卵巢癌的二线药，给卵巢癌的二线治疗增加了希望。化疗已成为卵巢癌常规综合治疗中的重要环节，不仅对局部肿瘤有效，还可以控制可能存在的远处转移。总之，卵巢癌的临床处理出现了三大进展，即手术病理分期、肿瘤细胞减灭术和紫杉醇+铂类作为上皮性卵巢癌的一线化疗方案。由于这三大进展，卵巢癌的5年生存率已由20世纪70年代中期的30%左右上升为50%，有25% ~ 35%可获得更长时间的长期缓解。

1. 上皮性卵巢癌临床特点

（1）多发生于绝经期和绝经后期，中位年龄国外63岁，国内52岁。上皮癌是最常见的卵巢恶性肿瘤，国外占90%以上，国内占60%左右。其最常见的是浆液性乳头状腺癌，其次为黏液癌，透明细胞癌。

（2）发病因素主要和内分泌因素（一生中排卵的周期数）、遗传和家族因素以及环境和饮食因素有关。

（3）临床诊断时60% ~ 70%属晚期。主要症状是盆腔肿块、腹胀、腹水等。

（4）血清CA125是上皮癌的肿瘤标志物（<35U/mL），用于诊断和病情追踪。

（5）肿瘤化疗敏感，但易耐药。晚期疗效差。

2. 上皮性卵巢癌治疗策略

（1）早期（Ⅰ期 ~ Ⅱ期a、b）上皮性卵巢癌：

1）全面分期探查术和肿瘤细胞减灭术。

2）早期卵巢癌包括FIGO Ⅰ期，现主张将其分为低危和高危2种类型。前者包括Ⅰa或Ⅰb期肿瘤且高分化（G1），复发率为5% ~ 10%，术后不需化疗；Ⅰa或Ⅰb期肿瘤且中分化（G2），术后可化疗或不化疗；后者包括Ⅰc期，所有3级和透明细胞癌，复发率为30% ~ 40%。

3）上皮性癌FIGO Ⅰ期高危患者首选铂类为主的联合化疗，化疗应在术后立即进行，如CP或TC方案，3 ~ 6个疗程。对于高分化的Ⅰc期患者，虽然仍有争论，给予以铂类为基础的联合化疗为好。美国GOC的随机试验显示，6个疗程TC方案化疗比3个疗程组疾病进展风险降低31%，但总体生存无明显改善。对于虚弱患者，可考虑采用卡铂或紫杉醇单药、短期化疗。

4）早期年轻患者要求保留生育功能的条件较严格，Ⅰa期肿瘤、分化好、非透明细胞癌、对侧卵巢探查阴性。术后严密随诊。完成生育后建议切除保留卵巢。

（2）晚期（Ⅱc、Ⅲ、Ⅳ期）卵、巢上皮癌：3/4的卵巢癌患者诊断时已经为临床Ⅲ期或临床Ⅳ期。影响晚期卵巢癌患者预后的最重要的因素是残留病灶的数量。晚期卵巢癌原则上仍以手术为首选，强调化疗、放疗、生物治疗和中医中药治疗等综合治疗。及时、足量、按时和多疗程是化疗用药的主要原则。

1）Ⅱ、Ⅲ期患者则主要行剖腹探查和肿瘤细胞减灭术，术后化疗至少6个疗程。

2）肿瘤切除困难或有远处转移，即Ⅳ期患者则以新辅助化疗为主，全身化疗2 ~ 3个周期后，待肿瘤缩小后再手术。

3）首次减瘤不成功，3个疗程化疗后再次减瘤，称为间隔减瘤术，术后跟随化疗。

4）患者行细胞减灭术后应该接受联合化疗。对于全身化疗，联合使用紫杉醇或多西紫杉醇以及卡铂是化疗的首选方案。选择多西紫杉醇是因为它能够被接受的神经毒性。全身化疗是晚期上皮性卵巢癌的标准治疗方法。目前国际公认的标准方案为紫杉特尔和卡铂/顺铂的联合化疗，其反应率为70% ~ 80%。

（3）肿瘤复发或转移：复发或转移性卵巢癌的治疗目的与初治患者不同。以控制症状和保持一定的生活质量为前提，尽量延长无进展间期，兼顾总体生存率。一般根据临床是否达到完全缓解及完全缓解至再出现病灶的时间是否 >6 个月，将患者分为铂类敏感型和铂类不敏感型或耐药型。如肿瘤可完全切除、无化疗间隔 >6 个月，争取二次减瘤术。局部耐药肿瘤，可用放疗。复发性卵巢癌手术治疗的价值、指征和时机尚有争议。应注意将一般原则和个体化原则相结合。

如果为铂耐药型复发，一般不提倡继续应用铂为主的化疗方案，如果继续应用铂为主的化疗势必导致毒性累积，同时也不会提高疗效。NCCN 指南首选非铂类单药治疗，如多西他赛、口服依托泊苷、吉西他滨、脂质体多柔比星、紫杉醇周疗，培美曲塞、托普替康。上述药物疗效相近，在选择化疗方案时应该仔细考虑患者和肿瘤的特点进行综合考虑。多数卵巢癌复发患者停止化疗不久，甚至尚在一线化疗期间，毒性反应还没有完全恢复，再次应用化疗除考虑效果之外，更重要的要考虑累积毒性和生活质量。

目前，托普替康、脂质体多柔比星、吉西他滨、培美曲塞无蓄积毒性，符合铂耐药型复发性卵巢癌的治疗需求。近年来，对于铂耐药型复发性卵巢癌比较推崇慢性病治疗理念，应最大限度地延长无铂间期和无治疗间期，合理地应用化疗药物，尤其是应用没有累积毒性的药物，尽最大可能减少对于以后治疗的干扰。而且应用没有交叉耐药性的化疗药物，最大限度地提高治疗效果。患者的宣教是必不可少的，需要让患者充分认识卵巢癌，充分认识卵巢癌慢性病的本质，积极地参与制订治疗计划中去。对于那些治疗效果不好或进展的患者，鼓励积极参加临床试验。

3. 低度恶性潜能上皮性癌的处理（交界性肿瘤） 交界性肿瘤通常见于年轻人群。交界性肿瘤占所有 EOC 的 15%，差不多 75% 的患者诊断时处于临床 I 期，预后较好，5 年生存率超过 80%。虽然初次手术后残存大的病灶预后通常不好，但是死于肿瘤并不常见。现已明确，引起死亡的原因主要是良性疾病的并发症（如小肠梗阻）和治疗并发症，只有少数死于恶性肿瘤转移。所以主要的治疗是初次手术分期及细胞减灭术。临床 I 期、希望保留生育功能者，经仔细检查腹膜和对侧卵巢以排除肿瘤，可以考虑进行单侧卵巢切除的保守性手术。患者若一侧卵巢或者两侧卵巢有囊性病变，可以切除部分卵巢保留生育功能。对于其他所有的患者，推荐行全子宫切除、两侧输卵管卵巢切除和最大限度地细胞减灭术。

所有期别的患者，在进行理想的细胞减灭术以后，如果转移病灶也是交界性肿瘤，那么患者只应当接受期待治疗，而不是联合化疗。没有前瞻性研究表明联合化疗会给患者带来益处。对于腹膜表面病灶或网膜结节有侵蚀性行为的小部分患者，化疗可能有好处。短期内腹腔内复发的患者需要化疗，这部分患者通常有未被发现的侵蚀性肿瘤。

很长时间后复发特别是长期缓解的患者，通常采用再次细胞减灭术，术后严密观察。只有很快复发的肿瘤才采用化疗。

术后没有复发征象患者的随访和 EOC 一样，可延长随访间隔。保留对侧卵巢者，随访时至少 1 年做 1 次阴道超声检查。C 级证据。

（二）非上皮性卵巢癌

1. 卵巢恶性生殖细胞瘤

（1）卵巢恶性生殖细胞瘤的临床特点：

1）来源于原始性腺生殖细胞，多发生于青少年，中位年龄 19 ~ 20 岁。

2）国内较多见，占卵巢恶性肿瘤 15% ~ 25%，国外仅占 2% ~ 3%。常见肿瘤为无性细胞瘤、未成熟畸胎瘤和内胚窦瘤。

3）60% ~ 70% 属早期。主要症状为腹腔肿块、发热、腹痛，常伴有急腹症。

4）肿瘤多单侧发生。

5）化疗敏感，术后辅助化疗预后好。

6）多数可保留生育功能（子宫和对侧卵巢正常）。

7）肿瘤标记物，卵巢内胚窦瘤 –AFP；卵巢无性细胞瘤 –LDH；卵巢绒癌 –HCG。

（2）恶性生殖细胞瘤的治疗原则：

1）早期，全面分期探查术和肿瘤细胞减灭术。Ⅰ、Ⅱ期手术的目的是明确诊断和分期，切除原发灶和转移灶。除肿瘤分化为Ⅰ级Ⅰ期的未成熟畸胎瘤和工期无性细胞瘤外，所有Ⅰ期术后均需辅助化疗 3 ~ 4 个疗程。对侧卵巢和子宫正常可保留生育功能。

2）晚期，Ⅲ、Ⅳ期应行肿瘤细胞减灭术：术后化疗 4 ～ 6 个疗程。卵巢无性细胞瘤是放疗高度敏感的肿瘤，术后亦可用放疗。

3）复发转移，二线化疗 + 手术。卵巢无性细胞瘤可用放化疗。

卵巢恶性生殖细胞瘤属化疗敏感的肿瘤，是继绒癌后第二个化学药物治疗可治愈的恶性肿瘤。由于化疗可以治愈多数生殖细胞瘤，即使是晚期肿瘤也能治愈，所以对于所有生殖细胞瘤、所有的临床期别，标准的治疗方法是保守性手术。除非少数患者在初次手术未将肿瘤完全切除，或者患者的原发肿瘤中含有畸胎瘤成分，否则，二次探查手术已经被证明没有益处。临床检查或者影像学检查发现有残留包块，应该行手术切除，因为这些包块可能含有畸胎瘤成分。

生殖细胞瘤的分期和上皮性卵巢癌一样，治疗不单取决于临床分期。无性细胞瘤相当于睾丸精原细胞瘤，对化疗和放射治疗非常敏感。肿瘤治愈率高，和肿瘤的分期无关。其他组织种类的肿瘤相当于睾丸的非精原细胞瘤。肿瘤的侵袭性决定于组织学类型，侵袭性最强的类型是内胚窦瘤和绒毛膜癌。通过化疗，它们的治愈率也很高。

化疗原则是及时、有效、足量、联合。化疗的演变大致经历 3 个阶段：VAC（长春新碱、放线菌素 D、环磷酰胺）、PVB（顺铂、长春新碱、博来霉素）及 BEP（博来霉素、VP-16、顺铂）。总疗程为 4 ～ 6 个，持续 0.5 ～ 1 年。BEP 与 PVB 方案疗效近似，但毒性较低，而且对晚期及复发性卵巢恶性生殖细胞肿瘤也有很好的疗效。美国国立卫生研究院（NIH）与欧洲 15 个国家均推荐 BEP 方案为卵巢恶性生殖细胞肿瘤的标准化疗方案。生殖细胞肿瘤次选方案如下：TIP 方案、VIP 方案、VeIP 方案、VAC 方案等。

无性细胞瘤是对放射线高度敏感及放疗可治愈的肿瘤。长期以来采用术后放疗，但放疗破坏了生育功能。因此，鉴于 BEP 化疗对无性细胞瘤的高效作用，对需保留生育功能的患者以选用化疗为宜。化疗现已逐步取代放疗。另外，放疗对术后化疗后复发的无性细胞瘤有一定疗效，可以参考应用。

2. 卵巢性索间质肿瘤

（1）卵巢性索间质肿瘤临床特点：

1）来源于原始性腺中的性索和间质组织，占卵巢恶性肿瘤的 5% ～ 8%。

2）以颗粒细胞瘤最多见，好发于 50 岁左右。

3）具有分泌性激素特征，可引起一些月经不调的临床症状。

4）就医早，60% ～ 95% 的患者为Ⅰ期，预后良好。

5）每一种性索间质肿瘤的诊断完全根据肿瘤的形态，而不以临床内分泌功能及肿瘤所分泌的特殊激素而定。

6）具有迟发性复发的特点，平均复发时间为 5 ～ 10 年。

（2）卵巢性索间质肿瘤治疗原则：

1）Ⅰa 期的年轻患者可行单侧附件切除或确定分期手术。

2）Ⅰb、Ⅰc 期已完成生育计划的患者，行确定分期手术；Ⅰb 期要求保留生育功能的患者，可以保留正常的卵巢组织，对可疑部分进行活检或楔形切除。

3）Ⅱ～Ⅳ期行肿瘤细胞减灭术，术后辅以化疗。

4）对复发的性索间质肿瘤应积极再次手术切除。

（3）化疗方案：卵巢性索间质肿瘤是对化疗比较敏感的一类肿瘤。具有以下任何一项的，术后辅助化疗是必须选择的。如：

1）核分裂象高者（≥ 10/10 高倍视野），说明肿瘤生长活跃，恶性程度较高，预后较差。

2）细胞分化较差。

3）肿瘤包膜已破裂。

4）腹腔冲洗液或腹水细胞学阳性。

5）肿瘤体积较大，肿瘤直径≥ 10cm 者。

6）患者年龄≥ 40 岁者。

7）经彻底手术的中、晚期患者和复发癌者。

8）手术不理想或无条件手术者，通过化疗使肿瘤暂不发展，减轻患者的痛苦；当患者一般情况得到改善，可再次进行肿瘤细胞减灭术。

9）卵巢性索间质肿瘤相对罕见，无法进行大规模随机对照研究。关于术后辅助治疗也无统一的标准，一般可选用 PEB 方案，3 ~ 6 个疗程。也可选用 PVB、VAC 方案。

（4）放射治疗：目前认为颗粒细胞瘤为放射敏感肿瘤。对于早期术后辅助放疗，意见尚未统一。对于晚期或复发的颗粒细胞瘤患者，放射治疗能够缓解临床症状，少数可以达到长期缓解的效果。

（三）放射治疗

卵巢恶性肿瘤放射治疗的敏感性与肿瘤的组织类型有关。卵巢上皮癌对放射治疗中低度敏感。随着新型化学药物的问世，尤其是多种药物综合使用后效果有所提高，加以放疗需要一些特殊设备，毒性反应持久，甚至终身存在，近来术后辅以放疗的已不多。此外，卵巢癌常需反复手术、反复化疗，放疗则增加手术难度和并发症的发生；使局部血管闭塞，降低化疗药物在肿瘤局部的浓度。因此，放疗多只用于极晚期、局部复发性，或难治性卵巢上皮癌的姑息性或局部性治疗。然而，卵巢无性细胞瘤和颗粒细胞瘤对放射治疗高度敏感，术后放疗作用肯定。

（四）生物治疗

临床一般应用卡介苗及其菌体成分、转移因子、α－干扰素、胸腺肽、左旋咪唑等进行免疫治疗。生物治疗正在成为重要的辅助治疗方法之一。目前已开展的肿瘤生物治疗绝大多数仍处于实验室和临床研究阶段，如果真正应用于临床还需要较长的时间和付出巨大的努力，甚至还有待于某些技术上的重大突破。肿瘤的生物治疗将作为手术、化疗、放疗等传统治疗方法的重要补充，在提高机体免疫力、控制微小残余病灶、延缓复发、提高生存期和生存质量等方面发挥越来越重要的作用。

（五）激素治疗

20 世纪 80 年代以来，发现卵巢癌有 ER，因此尝试雌激素受体拮抗药他莫昔芬、孕激素类药物等治疗，并用于一线化疗药物治疗失败或复发者，主要用于晚期患者的姑息治疗，或与化疗联合。Hatch 及其同事报道 105 例术后铂类联合化疗后复发的病例，TAM 治疗有效率为 18%，包括 10% 的 CR，因此对体质较差的晚期铂类联合化疗失败的病例，TAM 可作为替代二线方案使用。

（六）中医药在卵巢恶性肿瘤治疗中的应用思路和方法

现代医学治疗卵巢恶性肿瘤以手术为主，加用化疗及放疗，但手术可能引起并发症，化、放疗具有明显毒性反应。若配合中医药疗法，可以防治手术并发症，减轻放、化疗毒副反应，提高放、化疗疗效，延长患者生存期，提高患者生存质量。因此，卵巢恶性肿瘤的治疗应提倡包括中医药疗法在内的综合治疗。

卵巢癌属中医“肠覃”等疾病的范畴，除与正气不足，邪毒内蕴相关外，还与瘀血内阻关系密切，患者常表现为盆腔肿块、腹痛、下肢水肿、肝转移、腹水等，因此化瘀中药如丹参、莪术、红花、桃仁、西黄丸等临床应用较多，并时常配合软坚散结的中药如猫爪草、猫人参、炙穿山甲（代，先煎）、藤梨根、水杨梅根等，但化瘀散结药不宜长期使用，它有耗气伤胃之过，临床需引起重视。

手术期的中药应用旨在为手术创造条件，通过扶助正气，改善患者一般状况，调整机体阴阳平衡，提高手术耐受性，常用健脾益气、益气养血、滋补肝肾的方药，如四君子汤、八珍汤等。术后中药配合可促进患者体力恢复，可为后续抗肿瘤治疗提供条件。中医药配合化疗可减轻化疗引起的消化道反应，减轻化疗所引起的血液毒性；同时增加肿瘤细胞对化疗药物的敏感性。中医药配合放疗，则可减轻放疗所引起的膀胱炎和直肠炎，缓解全身乏力及口干不适等症状。对于完成手术、放化疗后进入随访期的患者，中药治疗以调体加辨证治疗为主，结合四时气候变化，以调整阴阳平衡为主，抑制或杀灭残存肿瘤微转移灶，常可配合具有免疫调节作用的西药。由于卵巢癌预后相对较好，所以随访期的中药应用应适当延长。

（七）卵巢癌随访与监测

卵巢癌是最易复发的恶性肿瘤之一，应长期密切的随访和监测。

1. 随访的时间　化疗结束后 2 年，每 2 ~ 4 个月 1 次；化疗结束 3 ~ 5 年，每半年 1 次；化疗结束 5 年以后，每年检查 1 次。

2. 监测的内容

（1）体检：盆腔检查（尤其是三合诊）、一般的体检、浅表淋巴结检查（包括锁骨上淋巴结、腹股沟淋巴结、腋窝淋巴结）。

（2）实验室检查：血常规、生化、肿瘤标记物等必须检查。

（3）影像学检查：每次应该行盆腹腔B超、胸片检查；按随访时间应该常规检查胸腹盆腔CT或B超、MRI等，尤其是体检发现异常时；必要时行PET检查，PET是目前最有效、最可靠的检查手段，但是较贵。

（4）肿瘤标记物：CA125，卵巢上皮性肿瘤最有效的标记物，尤其是对于浆乳癌、移行细胞癌；AFP，内胚窦瘤、胚胎癌和含有内胚窦瘤成分的卵巢生殖细胞肿瘤；HCG，卵巢原发绒癌和含有绒癌成分的混合性生殖细胞肿瘤；激素水平测定，某些卵巢肿瘤可以产生激素，尤其是性腺间质肿瘤。

参考文献

[1] 于世英，胡国清. 肿瘤临床诊疗指南［M］. 北京：科学出版社，2017.

[2] 李德爱，孙伟. 肿瘤内科治疗药物的安全应用［M］. 北京：人民卫生出版社，2011.

[3] 万德森. 临床肿瘤学［M］. 北京：科学出版社，2016.

[4] 李少林，周琦. 实用临床肿瘤学［M］. 北京：科学出版社，2016.

[5] 强福林，杨俐萍，葛艺东. 临床肿瘤学概论［M］. 北京：科学出版社，2016.

[6] 李少林，吴永忠. 肿瘤放射治疗学［M］. 北京：科学出版社，2016.

[7] 徐瑞华，姜文奇，管忠震. 临床肿瘤内科学［M］. 北京：人民卫生出版社，2014.

[8] 李进. 肿瘤内科诊治策略［M］. 上海：上海科学技术出版社，2016.

[9] 郑和艳，吕翠红，边兴花. 肿瘤科疾病临床诊疗技术［M］. 北京：中国医药科技出版社，2016.

[10] 韩俊庆. 临床肿瘤学指南［M］. 济南：山东科学技术出版社，2016.

[11] 高社干，冯笑山. 肿瘤分子靶向治疗新进展［M］. 北京：科学出版社，2016.

[12] 周际昌. 实用肿瘤内科治疗［M］. 北京：北京科学技术出版社，2016.

[13] 王俊杰，张福君. 肿瘤放射性粒子规范［M］. 北京：人民卫生出版社，2016.

[14] 曹军. 常见恶性肿瘤并发症的介入治疗［M］. 上海：上海交通大学出版社，2016.

[15] 夏建川. 肿瘤生物治疗基础与临床应用［M］. 北京：科学出版社，2016.

[16] 赫捷. 临床肿瘤学［M］. 北京：人民卫生出版社，2016.

[17] 蔡晶，季斌. 临床肿瘤放射治疗学［M］. 北京：科学出版社，2016.

[18] 王绿化. 肿瘤放射治疗学［M］. 北京：人民卫生出版社，2016.

[19] 茅国新，徐小红，周勤. 临床肿瘤内科学［M］. 北京：科学出版社，2016.

[20] 苏敏，马春蕾. 血液与肿瘤［M］. 北京：人民卫生出版社，2015.

[21] 张贺龙，刘文超. 临床肿瘤学［M］. 西安：第四军医大学出版社，2016.

[22] 陈金宝，刘强，姜桂春. 肿瘤护理学［M］. 上海：上海科学技术出版社，2016